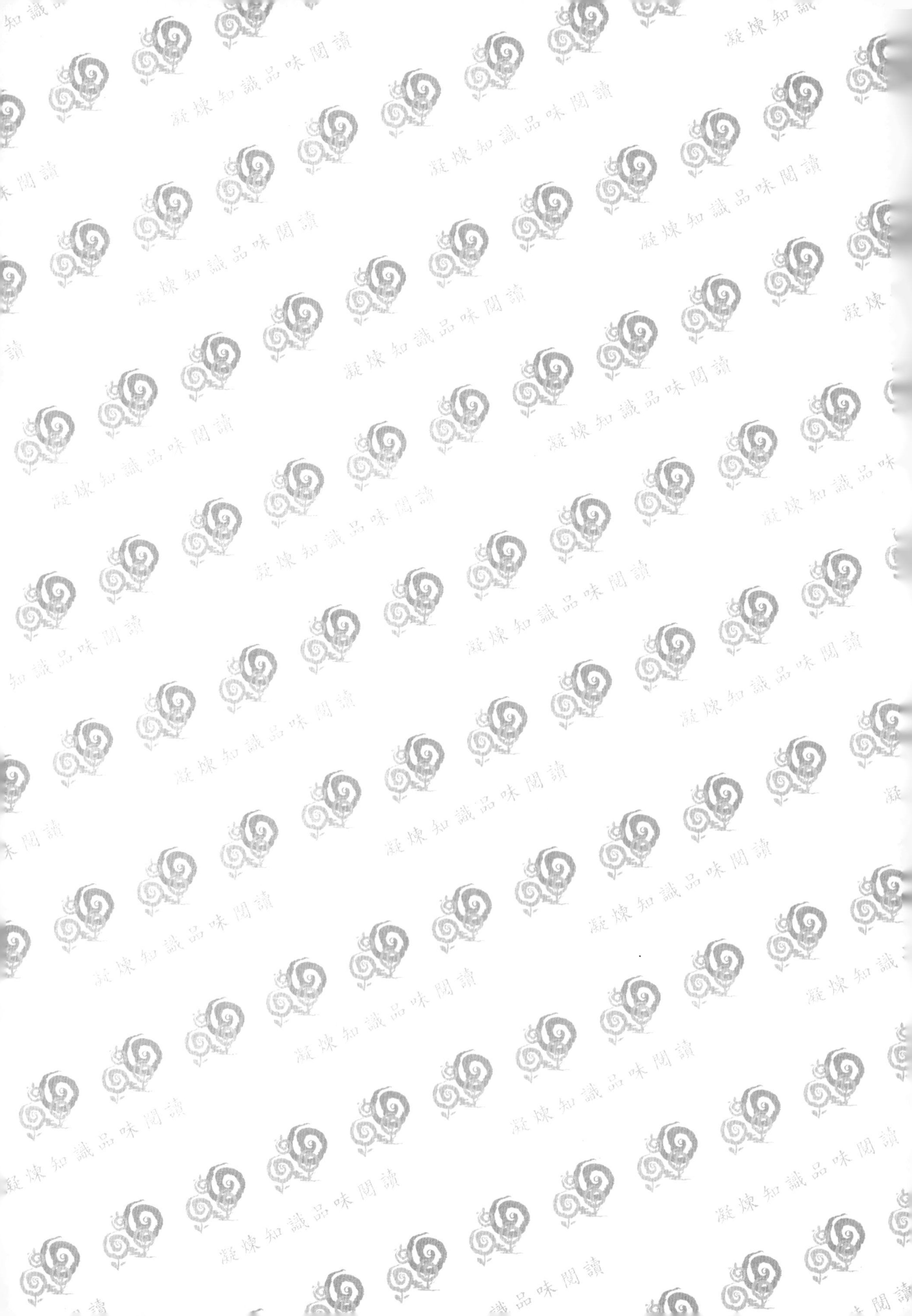
凝煉知識品味閱讀

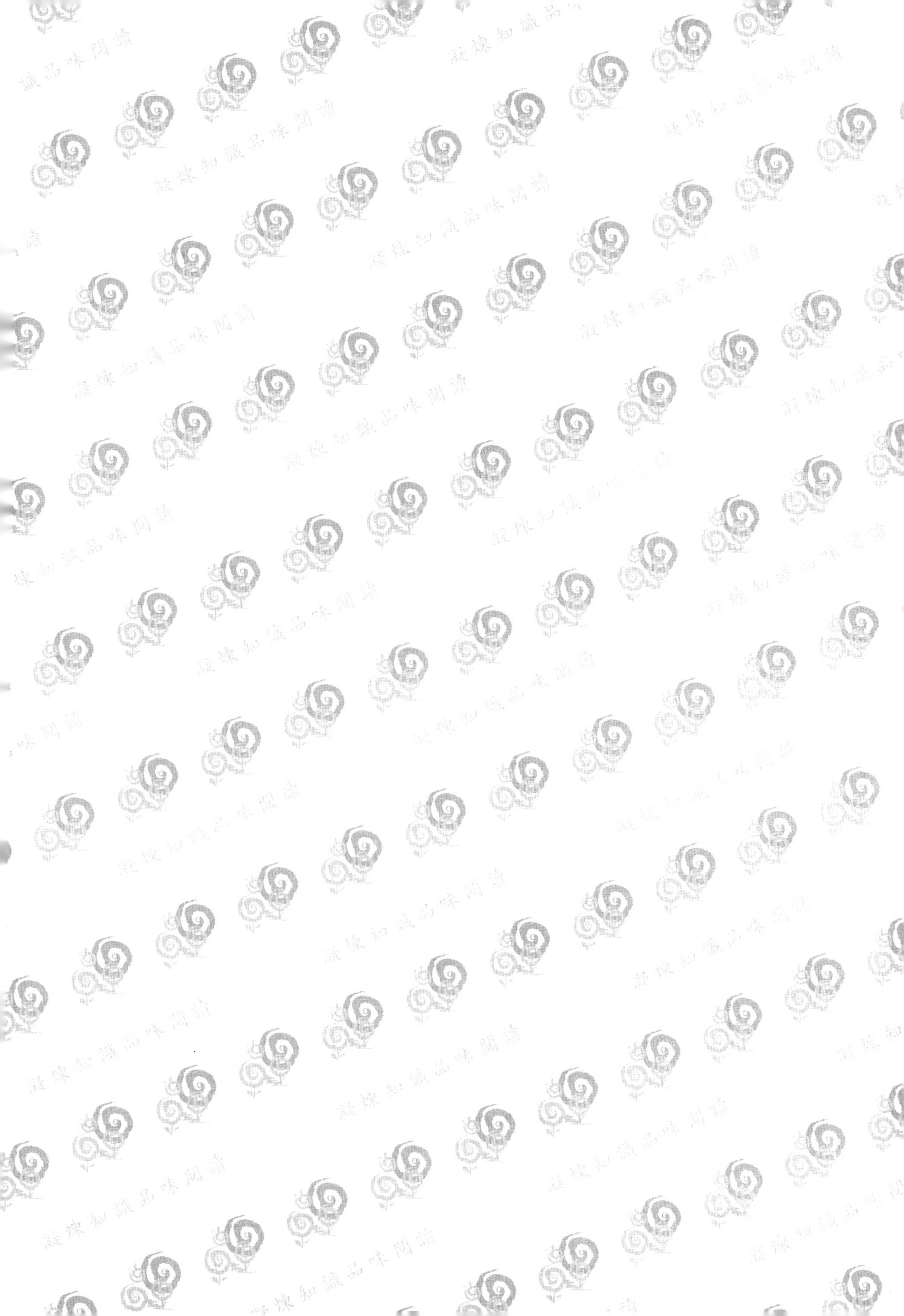

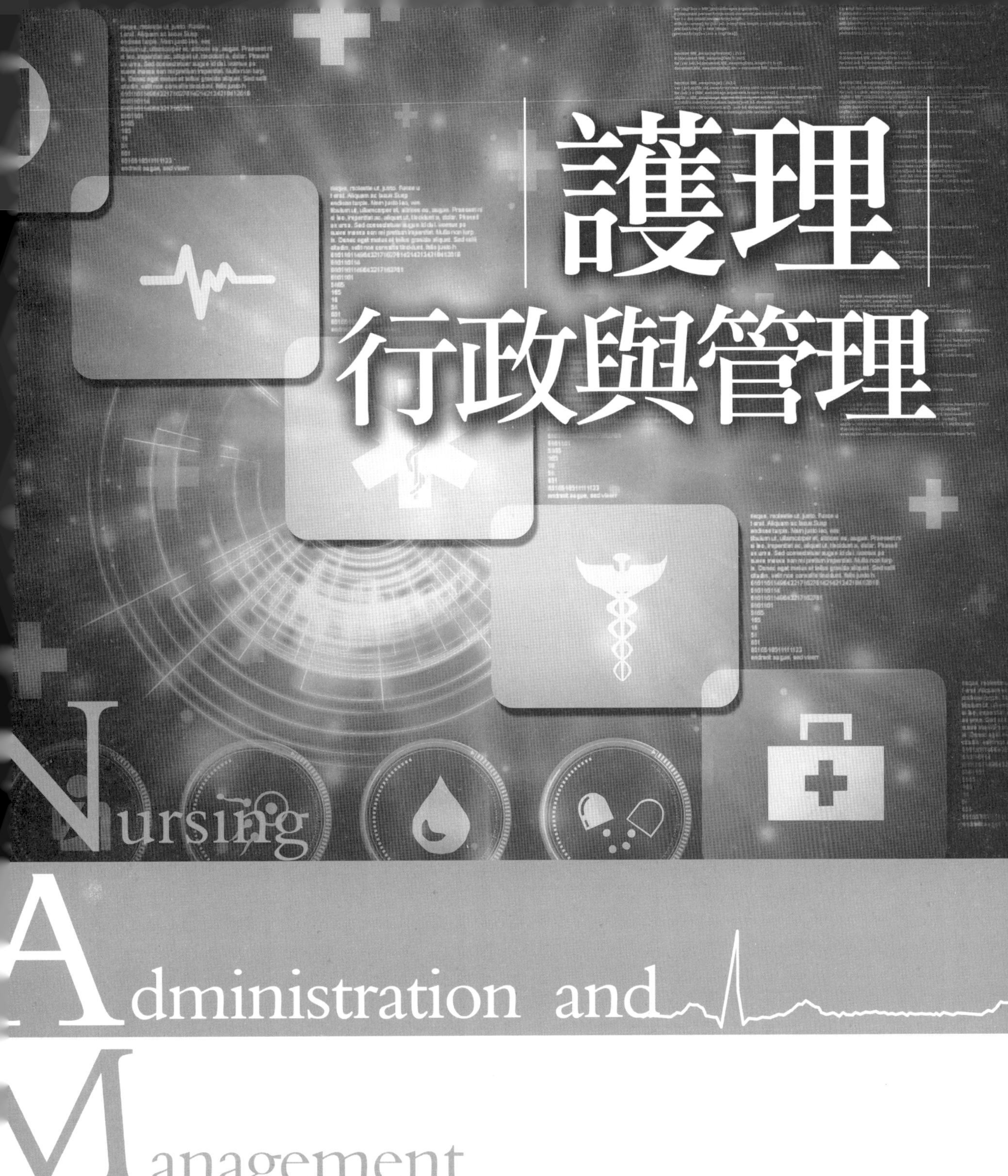

護理行政與管理

Nursing Administration and Management

盧美秀 著

自序

醫療產業最近幾年來由於醫療消費者要求不斷提高，強調病人安全至上，重視醫療照護品質，也重視醫病與護病關係，另一方面由於全民健保支付制度改變的衝擊，重視成本效益以及資訊化的應用，所以醫療機構特別重視經營管理技能。護理管理者也是醫療機構經營團隊中重要經營者之一，如何提升經營管理的知識與技能，已是當前最重要的要務。

本書共分七大篇三十六章，第一篇主要介紹行政與護理行政的基本概念，和護理行政管理理念。第二篇則將「管理理論」從傳統理論、行爲科學時期理論、系統理論以及現代化管理理論做一有系統介紹。第三篇到第七篇係以管理的五大程序：規劃、組織、人力資源管理、領導統御和控制爲主體，每篇均依護理行政運作所可能應用的知識與技能，以深入淺出的方式加以介紹；例如第三篇「規劃」的重要內容爲規劃、決策、目標管理和預算編列。第四篇「組織」則包括組織的基本概念、護理照護模式，以及組織氣候與組織文化。第五篇「人力資源管理」從人力資源管理概念、護理人才招募與甄選、工作分析與工作評價，兼論工作設計、彈性護理人力資源管理、臨床護理進階制度與護理生涯發展、護理專業角色拓展與專科護理師制度，一直到績效評核。第六篇「領導統御」主要包括領導與管理、領導理論、綜合運用各種領導型態展現高效能領導、第五級領導、時間管理、員工激勵、衝突管理和變革管理。第七篇「控制」內容非常豐富；包括全面品質管理、高品質低成本的經營策略、品管圈、醫療品質報告卡、平衡計分卡、病患安全管理、異常事件管理與根本原因分析，以及因應勞基法修法之護理排班釋疑和排班範例。

爲因應國內外醫療機構經營管理的變革，以及國家醫療政策與制度的調整，特進行本書內容全面修訂，其中以「專科護理師制度」及「年度病人安全目標」內容修訂幅度較大。此外，也增加一些新的主題，爲使同學在學習過程中，可自我測驗，隨時自我檢測學習成效，特編制試題120題。期望本書經過修訂，能帶給大家更豐富的管理知識與技能。

本書的內容除了可作爲護生學習護理行政管理的參考書外，也非常適合目前正從事護理行政管理工作的同仁參考。本書在編寫過程中，雖盡量力求完美，不過學海無涯，難免有不足之處，敬請各位護理先進不吝指教。

盧美秀 謹識

2017. 7. 1

目錄

第一篇　緒論

第1章｜護理行政與管理的基本概念 3

Ⅰ.行政、管理與領導的區別 3

Ⅱ.結合領導與管理之精隨突破困境 4

Ⅲ.行政管理程序 5

Ⅳ.管理技能 7

結語 13

參考文獻 14

第2章｜護理行政管理理念 17

Ⅰ.理念的定義 17

Ⅱ.護理理念的演變 17

Ⅲ.經營管理觀念 21

結語 22

參考文獻 22

第二篇　管理理論

第3章｜傳統管理理論時期 27

前言 27

Ⅰ.科學管理理論 27

Ⅱ. 管理程序學派 28
Ⅲ. 科層體制模式 30
結語 33

第4章 | 行爲科學時期 35

前言 35
Ⅰ. 霍桑實驗學派 35
Ⅱ. 需求層級理論 36
Ⅲ. X與Y理論 38
結語 40

第5章 | 系統理論時期 41

Ⅰ. 權變理論 41
Ⅱ. 系統理論 42
結語 43

第6章 | 現代管理理論時期 45

Ⅰ. 角色理論 45
Ⅱ. Katz的管理者角色理論 47
Ⅲ. Holle和Blatchley的二十一世紀護理管理者角色 48
Ⅳ. Z理論 48
Ⅴ. 動態管理理論 49
結語 51
參考文獻 51

第三篇　規劃

第7章 | 規劃 57

Ⅰ.規劃的原則 57

Ⅱ.執行規劃的好處 58

Ⅲ.規劃的要素 58

Ⅳ.規劃程序 58

結語 59

參考文獻 60

第8章 | 決策 61

Ⅰ.決策概論 61

Ⅱ.決策類別 63

Ⅲ.影響決策的因素 67

Ⅳ.決策制定技巧 68

Ⅴ.理性決策過程 70

Ⅵ.決策制定的陷阱 73

Ⅶ.決策思考方式 76

Ⅷ.直覺式決策 77

Ⅸ.護理長決策能力量表 87

結語 87

參考文獻 88

第9章 | 目標管理 91

前言 91

Ⅰ.目標管理的定義 91
Ⅱ.目標管理的目的和特點 92
Ⅲ.目標管理的理論基礎 93
Ⅳ.目標管理的流程 95
Ⅴ.目標管理成功的要件 98
結語 99
參考文獻 100

第10章 | 預算編列 103

Ⅰ.預算編列的目的 103
Ⅱ.預算的種類 104
Ⅲ.醫院預算內容 106
Ⅳ.預算編製 106
Ⅴ.護理部（科）之預算編製 109
結語 109
參考文獻 109

第四篇 組織

第11章 | 組織的基本概念 113

Ⅰ.緒論 113
Ⅱ.組織結構的類型 114
Ⅲ.組織設計原則 118
Ⅳ.組織設計程序 121
Ⅴ.傳統組織與現代組織之比較 123
結語 124

參考文獻 124

第12章 | 護理照護模式 127

Ⅰ. 護理照護模式的種類 127

Ⅱ. 護理照護模式的綜合運用 134

結語 138

參考文獻 138

第13章 | 組織氣候與組織文化 141

Ⅰ. 緒論 141

Ⅱ. 組織文化 141

Ⅲ. 組織氣候 148

結語 154

參考文獻 154

第五篇 護理人力資源管理

第14章 | 護理人力資源管理概要 159

Ⅰ. 人力資源管理的基本概念 159

Ⅱ. 人力資源管理新趨勢 160

Ⅲ. 人力資源管理原則 162

Ⅳ. 人力資源管理的重點 162

Ⅴ. 人力資源管理架構 163

Ⅵ. 運用人力資源管理促進組織發展的策略 165

結語 172

參考文獻 173

第 15 章 | 護理人才招募與甄選 …… 175
Ⅰ. 護理人員的流動與招募 175
Ⅱ. 護理人才招募 176
Ⅲ. 護理人才甄選 178
結語 181
參考文獻 181

第 16 章 | 工作分析與工作評價兼論工作設計 …… 183
Ⅰ. 工作分析 183
Ⅱ. 工作評價 188
Ⅲ. 工作設計 189
結語 191
參考資料 192

第 17 章 | 彈性護理人力資源管理 …… 193
Ⅰ. 前言 193
Ⅱ. 彈性人力資源管理概念 195
Ⅲ. 運用彈性人力資源管理策略解決護理人力短缺問題 195
結語 201
參考文獻 201

第 18 章 | 臨床護理進階制度與生涯發展 …… 205
Ⅰ. 臨床護理進階制度 205
Ⅱ. 臨床護理能力進階制度與進階護理師之培育 207
Ⅲ. 專業技能的成長 208
Ⅳ. 護理生涯發展 210

結語 218
參考文獻 218

第19章 | 護理專業角色拓展與專科護理師制度 221
Ⅰ.前言 221
Ⅱ.臨床進階護理 222
Ⅲ.我國專科護理師制度 223
結語 239
參考文獻 240

第20章 | 績效評核與績效面談 243
Ⅰ.前言 243
Ⅱ.績效評核 243
Ⅲ.績效評核面談 253
結語 257
參考文獻 257

第六篇 領導統御

第21章 | 領導概論 261
Ⅰ.前言 261
Ⅱ.領導的涵義 261
Ⅲ.領導者與管理者的區別 262
Ⅳ.領導者的權力基礎 263
Ⅴ.領導力與管理介入對組織運作的影響 264
Ⅵ.領導力發展藍圖 264

Ⅶ. 成功的護理領導典範應具備的特質 266
結語 266
參考文獻 266

第22章 | 領導理論 269

Ⅰ. 雙類型理論 269
Ⅱ. 領導連續體理論 270
Ⅲ. 管理方格理論 270
Ⅳ. 權變理論 272
Ⅴ. 路徑——目標理論 272
Ⅵ. 情境領導模式 273
結語 273
參考文獻 274

第23章 | 綜合運用各種領導型態展現高效能領導 275

Ⅰ. 前言 275
Ⅱ. 管與不管的藝術 275
Ⅲ. 領導的步驟 278
Ⅳ. 善用華人之持經達權藝術 279
Ⅴ. 綜合運用交易型、轉換型和真誠領導型態於護理人員留任 281
結語 288
參考文獻 290

第 24 章 | 第五級領導 295

Ⅰ. 前言 295
Ⅱ. 概念架構 295
Ⅲ. 領導的層級 296
Ⅳ. 第五級領導人的特質 297
Ⅴ. 第五級領導的領導策略 297
結語 302
參考文獻 303

第 25 章 | 時間管理 305

Ⅰ. 前言 305
Ⅱ. 時間管理的概念 305
Ⅲ. 造成時間浪費的因素 307
Ⅳ. 時間管理方法的演進及第四代時間管理 308
Ⅴ. 時間管理訓練 310
Ⅵ. 如何做好時間管理 312
結語 318
參考文獻 319

第 26 章 | 員工激勵 321

Ⅰ. 前言 321
Ⅱ. 激勵理論 323
Ⅲ. 落實激勵的各種概念架構 329
Ⅳ. 激勵的策略 336
結語 339

參考文獻 340

第 27 章 ｜ 衝突管理 345

Ⅰ.前言 345
Ⅱ.衝突的來源 346
Ⅲ.衝突的類型 347
Ⅳ.衝突的過程 349
Ⅴ.衝突對組織的影響 350
Ⅵ.衝突管理的原則 351
Ⅶ.衝突管理策略 352
結語 355
參考文獻 355

第 28 章 ｜ 變革管理 359

Ⅰ.前言 359
Ⅱ.變革理論 362
Ⅲ.員工抗拒變革的關鍵因素及情緒反應 365
Ⅳ.變革成功的策略 367
結語 368
參考文獻 368

第七篇　控制

第 29 章 ｜ 全面品質管理 373

Ⅰ.品質概念 373

II. 醫療品質觀念的演進 378
III. 品質管理 381
IV. 全面品質管理 387
結語 388
參考文獻 388

第 30 章 | 高品質低成本之經營策略 …… 391
I. 前言 391
II. 醫療品質模式 391
III. 高品質低成本經營管理的概念架構 393
IV. 高品質低成本的經營策略 395
結語 403
參考文獻 404

第 31 章 | 品管圈 …… 407
I. 前言 407
II. 推動品管圈的事前準備 408
III. 品管圈的推行步驟 408
結語 413
參考文獻 413

第 32 章 | 醫療品質報告卡 …… 415
I. 發展醫療品質報告卡的現況 415
II. 醫療品質報告卡的發展史 415
III. 醫療品質報告卡的定義及影響醫療院所使用的因素 416
IV. 醫療品質報告卡之指標 417

Ⅴ.醫療品質報告卡的種類 419
結語 420
參考文獻 420

第33章 | 平衡計分卡 423

Ⅰ.平衡計分卡的源起 423
Ⅱ.平衡計分卡之意義 423
Ⅲ.平衡計分卡轉化策略為營運之架構 423
Ⅳ.平衡計分卡實施流程 427
Ⅴ.臨床應用實例 429
結語 433
參考文獻 433

第34章 | 病患安全管理 435

Ⅰ.前言 435
Ⅱ.與病患安全有關之因素 436
Ⅲ.增進病患安全的具體策略 437
結語 451
參考文獻 452

第35章 | 異常事件管理與根本原因分析 455

Ⅰ.前言 455
Ⅱ.異常事件的類型 456
Ⅲ.醫療機構常見的警訊事件 457
Ⅳ.異常事件發生模式 457

Ⅴ. 異常事件管理策略 458
結語 468
參考文獻 468

第 36 章 | 因應勞基法修法之護理排班釋疑和排班範例 471

Ⅰ. 前言 471
Ⅱ. 勞基法修法的目的 472
Ⅲ. 勞基法修法前後勞動權益比較 473
Ⅳ. 勞基法修法後加班費給付計算方式和醫療機構排班範例 474
Ⅴ. 最適化排班原則 481
結語 482
參考文獻 482

測驗題 485

第一篇

緒論
（Introduction）

第1章 護理行政與管理的基本概念（Basic concept of administration）

Ⅰ. 行政、管理與領導的區別（The difference of administration, management and leadership）

一、行政（administration）

有關「行政」的定義眾說紛紜，茲擇要列舉於下：

1. 是一個機構利用適當的方式，有效管理人、事、財、物等行爲，以達成目標的過程（吳，2000）。
2. 是指透過他人以及和他人一起有效地完成組織目標的過程（Sergiovanni, Burlingame, Coombs, & Thurston, 1992）。
3. 是各組織（包括政府、事業機構、社會團體）於履行責任和執行方案時，所需運用的某些行政實務與管理技術（張，1998；張，2003）。

綜合上述論點，可知「行政」具有「管理」與「領導」兩大功能，必須運用管理與領導的知識與技能，才能順利運作。

二、管理（management）

管理是透過他人來完成事情的藝術，管理始於有任務需要完成，而且這個任務需要兩個人以上協力才能完成（盧，2001；2014）。

管理在組織生命週期的角色是帶領組織，保持組織的成長與健壯，預防和處理組織在發展過程中所遇到的問題（Adizes, 1988）。

三、領導（leadership）

管理者讓組織永保健壯就是領導，領導就是創造一種動態過程，使組織可以從某個意識層次，提升到另一個層次，從生命週期的一階段，邁進另一階段。領導者為組織解決了昨日的問題，並為面對明日的問題預作準備（Adizes, 1988）。

組織在不同的發展階段需要不同領導風格的領導人，有關領導統御將在本書第23章詳細介紹。

II. 結合領導與管理之精髓突破困境

「領導」是引導員工達成特定目標，讓員工去做領導者希望他們做的事。而「管理」則是透過別人來完成工作，促使組織內員工發揮最大工作潛力，達成組織經營目標。管理者讓組織永保健壯就是領導，所以，護理主管應該做到既是領導者，又是管理者，應用在醫療服務上強調的是把對的事做好（doing the right things right）。而做對的事（doing right things）是指每一個醫護人員必須有足夠的經驗、知識與技能，決定每位病人真正需要的醫療服務內容，這是一種高品質的決策行為，是在強調醫療服務的效益（effectiveness）。而把事情做好（doing things right）係指可以很正確的把事情做好，這需要具有良好的決策技巧、判斷力，以及執行時間的掌控，是一種高品質的執行能力，強調的是醫療服務的效率（efficiency），護理主管若能依循上述兩大原則提供妥適的管理和彈性領導，即可產生最佳績效（best performance）（圖1-1），就可突破各種臨床困境（朱，2016；莊，2003；盧，2014；盧，2016；謝，2015；Gifford, 2010）。

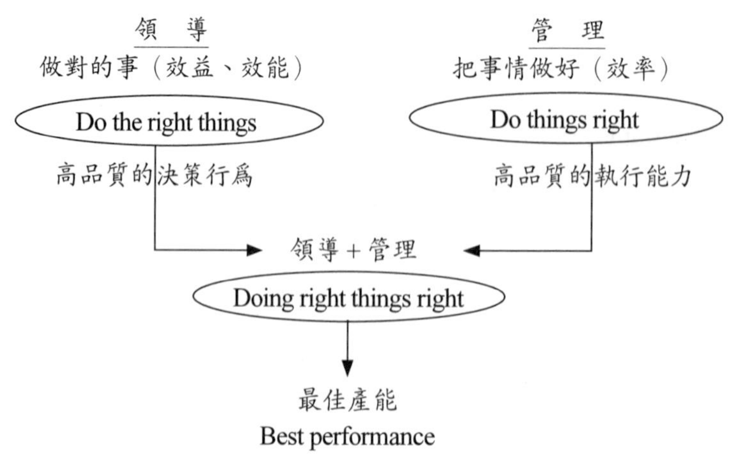

圖1-1　結合領導與管理之概念模式（作者自創）

Ⅲ. 行政管理程序（Administration and management process）

行政管理運作通常都會依循某些規則行事，稱爲行政管理程序，茲將學者專家的論點擇要說明於下：

一、Gulick 的行政管理七大要項

Gulick（1937）提出著名的POSDCoRB行政管理七要項，茲簡述於下：

1. Planning (P)：「規劃」是指爲達成組織目標而擬定工作方針與執行方法。
2. Organizing (O)：「組織」係指建立組織結構，以規範員工之間的權利義務關係；並使各部門的業務有所依據。
3. Staffing (S)：「人力資源管理」係指員工的招募、甄選、任用、生涯發展、人才培育、激勵以及福利薪酬等。
4. Directing (D)：「指揮」係指運用領導行爲影響部屬，發揮最大工作績效。
5. Coordinating (Co)：「協調」係指組織中各部門之間的溝通聯繫等。
6. Reporting (R)：「報告」係指將業務執行狀況或工作進度定期向相關主管或組織員工報告，以使組織中員工都能了解組織營運狀況。
7. Budgeting (B)：「預算」係指將各部門在年度中所預定的收入與支出作一前瞻性規劃，並作有效之運用。

二、Douglass 的護理行政四步驟

Douglass（1983）認爲護理行政包括下列四步驟：

1. 目標的設定。
2. 政策和方案的擬定。
3. 護理標準的建立。
4. 應用領導與影響力達到組織目標。

三、Gillies 的護理管理五步驟

Gillies（1994）強調管理是一種過程，除了包括管理的五大步驟外，更包括輸入、資料蒐集和輸出，而過程則包括：

1. 規劃（planning）：「規劃」包括設定目標、制定標準、擬定政策、作成決策以及編列預算等。
2. 組織（organizing）：「組織」包括設計組織表、做好工作設計、擬定工作職責、執行工作評價、建立工作團隊。
3. 人力資源管理（staffing）：「人力資源管理」包括病人分類、人力配置、選人、育人、用人以及留人等。
4. 領導統御（leadership）：「領導統御」包括解決問題、危機管理、衝突管理、權力應用、變革、授權以及激勵等。
5. 控制（controling）：「控制」包括品質管理、獎懲、勞資關係、績效考核以及資訊系統等。

四、戴明（Deming）的管理循環

戴明（1986）認爲經營管理是一種循環，廣被日本企業界所引用，其內容包括：(1)計畫（Plan; P）；(2)執行（Do; D）；(3)查核（Check; C）；(4)行動（Action; A）。

上述四種管理程序簡稱 PDCA，也稱爲戴明之輪（Deming's wheel）（見圖 1-2）。

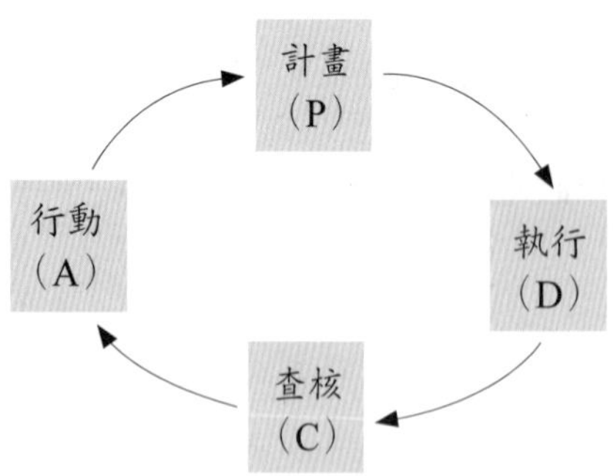

圖 1-2　戴明之 PDCA 管理循環

綜合上述諸位學者專家的論述，發現雖然在行政管理程序之要項或步驟，或許有些不同，不過可以確定的是管理並非隨興而爲，而是依循管理程序運作，以發揮最佳管理功能（management function）。管理功能涵蓋的範圍，主要包括規劃、

組織、領導、人力資源管理和控制等項目，若要發揮最佳管理功能，必須合理投入各項資源，在管理過程中，充分運用上述五大項目之強化，最後才能展現最佳績效，茲以系統理論概念圖示於圖 1-3（朱，2016；林等，2015；盧，2014；Gillies, 1994）。

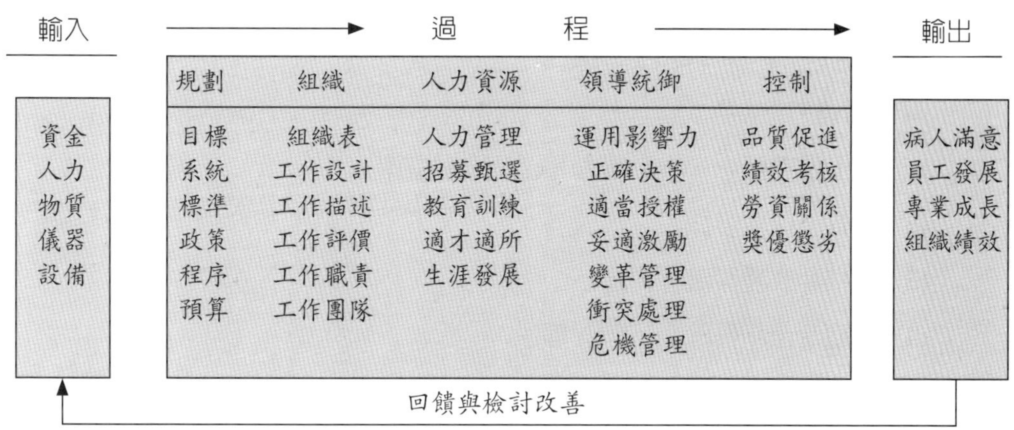

圖 1-3　以系統理論為架構的護理管理程序模式（作者自繪）

Ⅳ. 管理技能（Management skills）

一、各級主管應具備的能力

Katz（1974）認爲不同層級的行政管理者，所應具備的各種管理技能應有所不同，高階主管應具備較高的概念性能力，中階主管應具備較高的人際關係能力，而基層主管則應具備更多的技術能力（見表 1-1）。

表 1-1　各級主管應具備的能力

主管層級 技能層次	高階主管	中階主管	基層主管
概念性能力	+++	++	+
人際關係能力	++	+++	+
技術能力	+	++	+++

資料來源：參考 Katz（1974）重新整理而成。

二、護理督導與護理長的角色功能（the role function of supervisor and headnurse）

（一）護理督導的角色功能

黃素珍（2003）在指導教授盧美秀指導下，完成〈護理督導理想角色之初探〉碩士論文中所建構的護理督導的理想角色如下：

業務運作

1. 具創新能力
   (1) 能引進新觀念，推動護理用品與技術創新。
   (2) 能對工作內容做設計與改善。
   (3) 能推動改變與流程再造。
   (4) 能協助企劃醫院之行銷管理。
   (5) 能參與塑造醫院新形象。
2. 具品質管理能力
   (1) 能制定、修正，及評價各種作業標準程序，促進醫療照護品質。
   (2) 能建立、檢討，及改進各種規章制度。
   (3) 能積極推動全面品質管理。
   (4) 能建立評估護理品質之客觀指標，具體呈現護理服務水準。
   (5) 能推動品管圈活動並評估其成效。
3. 具成本管理能力
   (1) 能編列及審核預算。
   (2) 能對所管轄單位進行成本效益分析。
   (3) 能作資源之合理分配與控制。
   (4) 在兼顧醫療照護品質下，能追求部門或組織之營運效益。
   (5) 能對醫療給付制度有所了解與管控。
4. 具危機管理能力
   (1) 能參與建立危機管理模式。
   (2) 能做好危機管理、發覺異常狀況，即時處理。
   (3) 能處理同仁因組織變革而帶來的情緒反應。

(4) 能辨識潛在醫療糾紛事件，並加以防範。

5. 具開發潛力

(1) 能開發顧客、建立顧客關係管理計畫與推行。

(2) 能定期發表具創見與實用性的研究報告。

(3) 人力之開發，能挖掘具潛力之同仁，給予適當的培訓發展。

團隊合作

1. 具整合能力

(1) 具專案管理能力，能推動各項專案管理活動，並輔導部屬。

(2) 能協助跨單位的資源整合；如人力的運用、設備的共享，以提升整體營運績效。

(3) 能執行跨科室相關業務之溝通、協調、整合與解決問題。

2. 具領導統御能力

(1) 能帶領團隊，透過引導與互動，完成專案任務。

(2) 能鼓勵員工參與決策、制定及執行策略方針。

(3) 能公平公正執行員工之工作考核與績效評估。

(4) 具雙贏思維與談判技術能力，能處理跨單位的業務衝突事件，維持組織平衡運作。

(5) 具團隊意識，能組織標竿學習團隊，推動標竿學習。

(6) 具人力資源管理能力，能組織跨單位的小組，通力合作完成任務。

(7) 具集體合作意願和能力，能跨團隊或跨部門合作，發揮最大優勢力量。

組織與自我成長

1. 具組織策略規劃能力

(1) 能達成組織所交付的策略目標。

(2) 能參與建立護理科（部）及醫院各委員會的組織體系。

(3) 能擔任相關委員會之領導者角色。

(4) 能參與制訂及修正各階層人員之工作職掌。

(5) 能參與制訂及修正各委員會之工作職掌。

(6) 能擬訂長期照顧之發展計畫。

(7) 能參與擬訂社區健康營造之發展計畫。

(8) 能評估教育訓練需求，規劃人才培育發展計畫。

(9) 能執行員工之培訓、教育訓練，並評估成效。

(10)能配合主管機關及醫院之規劃，擬定可行之發展計畫。

2. 具知識管理能力

(1) 能擷取、整理、創造及分享相關資訊。

(2) 能利用網路資訊、研討會，不斷整理及傳承專業經驗與知識。

(3) 能將管理資訊化。

(4) 具系統性思考能力，能以系統性思考方式處理問題。

(5) 具建立團體共識能力，能傳承組織文化與組織價值觀。

三、護理長的角色功能

張麗玉（2005）在指導教授盧美秀指導下完成〈新世代護理人員對護理長的角色期望〉碩士論文中，所建構的護理長角色如下：

護理服務者

1. 於巡視病患時，能對病患與家屬提供護理照護之相關資訊。
2. 於巡視病患時，能提供護理人員有關病患之照護重點。
3. 能提供護理人員相關業務諮詢。
4. 能遵循護理倫理原則執行護理服務與管理。
5. 能解決病患及家屬問題，給予適切的心理支持。
6. 能了解護理人員工作情況，在必要時給予協助。

護理研究者

1. 能參與並支持護理研究。
2. 能教導護理人員如何搜尋工作相關資料。
3. 能教導護理人員如何進行文獻資料查證。
4. 能教導護理人員書寫個案報告與專案報告。
5. 能輔導護理人員書寫學術研究報告。

教育訓練者

1. 能制訂符合病患需求的護理指導教材。

2. 能主持個案討論會。
3. 能主持學術討論會。
4. 能規劃與執行護理在職教育。
5. 能協助指導醫護學生與醫護代訓人員臨床實習。
6. 能執行臨床護理技術指導。

業務創新者

1. 能針對臨床工作進行流程設計與改善。
2. 能引進新觀念，來推動護理服務。
3. 能以新方案、新主題變革業務流程。
4. 能鼓勵護理人員提出獨到見解或創新建議。
5. 能夠營造單位創新的文化。

品質促進者

1. 具備持續性品質改進的觀念。
2. 能落實各項品質促進活動。
3. 能積極推行全面品質管理。
4. 能針對各類護理指標監測結果進行檢討、改進。
5. 能督導各種護理標準作業之制訂與評核。
6. 能評價護理照護效果。

資訊應用者

1. 能具備運用電腦進行文件編輯的基本能力。
2. 能使用電子郵件與運用網際網路。
3. 能利用 Internet 來搜尋相關資料。
4. 能利用資訊科技來輔助病房管理。
5. 能參與護理資訊系統發展。
6. 能了解並操作醫院醫療資訊作業系統。

領導統御者

1. 能確立單位的整體目標。
2. 能具備跨部門醫療任務之整合、協調能力。

3. 能具備作正確決策的能力。
4. 能有系統執行工作並具時間管理能力。
5. 能夠適度授權給部屬。
6. 能夠激勵護理人員士氣，創造良好工作氣氛。
7. 能鼓勵護理人員運用批判性思考，以提升解決問題能力。

策略規劃管理者

1. 管理策略能符合醫院及醫療市場的改變與趨勢。
2. 能具備醫療風險管理的概念。
3. 能預防及處理單位危機事件。
4. 能針對問題提出具體之政策性建議。

人力資源管理者

1. 能適切配置各班護理人力並控制合宜。
2. 能凝聚向心力，促進團隊合作。
3. 能公平、公正進行人員工作考核。
4. 能輔導護理人員工作調適。
5. 能負責或協助單位人力之招聘與培育。
6. 能適才、適任、適用，有效運用人力資源。
7. 能公平、公正的執行獎賞、懲戒制度。
8. 能為工作人員爭取合理的福利。

人際關係管理者

1. 能與部屬建立開放溝通的管道。
2. 能運用人際溝通技巧，促進關係和諧。
3. 能尊重部屬並主動性的傾聽，能以同理心待人。
4. 能處理病患及同事間的抱怨投訴，並妥善解決衝突。
5. 能具備諮商與輔導的能力。
6. 能與其他部門保持良好關係。

財務管理者

1. 能具備成本概念。

2. 能編列單位年度預算。
3. 能整理完善單位財務報告資料。.
4. 能督導單位同仁正確記帳。
5. 能有效控管單位財務。

資材管理者

1. 能督導單位醫衛材分類管理。
2. 能依病房實際情況，計算醫衛材庫存量。
3. 能督導單位各類醫療物品、設備等之請購及請領工作。
4. 能督導各類儀器設備財產之使用、保管、維護或報銷工作。
5. 能針對不良醫衛材進行追蹤。
6. 能對醫衛材採購提出具體建議。

行銷管理者

1. 能協助宣傳醫院的重點服務項目讓病患知道。
2. 能參與製作衛生教育資料的規劃。
3. 能協助參與公共關係媒體宣傳。
4. 能發掘病患的潛在需求，並建議有效產品及服務。
5. 能夠參與醫院行銷方案擬定。

環境管理者

1. 能督導單位內環境清潔。
2. 能推行菸害防制活動。
3. 能制定與督導垃圾分類執行。
4. 能督導與維護病患安全的就醫環境。
5. 能達成5S（整理、整頓、整潔、個人清潔、紀律）的環境管理標準。
6. 能了解相關的環境管理政策。
7. 能夠強化護理人員環境管理認知與行動力。

結語

護理行政與管理是護理主管應用各種管理知識與技能，以及領導行爲進行科學化、系統化的運作，以達成組織和所有員工的願望與需求，它是一種科學，也是一種藝術，必須經過不斷的學習，追求實務經驗的累積，才能展現最佳行政績效。

參考文獻

中文文獻

1. 林秋芬（2015）。護理管理的基本理論與應用（2015）於林秋芬、林月桂、徐美玲、王憲華、楊勤熒編著，盧美秀總校閱，護理行政p.1-12。新北市：新文京。
2. 朱延智（2016）。企業管理緒論。於朱延智著。企業管理概論（二版）p.3-24。臺北市：五南。
3. 吳清山（2000）。學校行政。臺北市：心理。
4. 張金鑑（1998）。行政學。臺北市：三民。
5. 張銀富（2003）。學校行政——理論與應用。臺北市：五南。
6. 張麗玉（2005）。新世代護理人員對護理長的角色期望。未發表的碩士論文。臺北市：臺北醫學大學。
7. 黃素珍（2003）。護理督導理想角色之初探。未發表之碩士論文。臺北市：臺北醫學大學。
8. 盧美秀（2001）。管理導論。於盧美秀著。護理管理p.1-1至1-13。臺北市：華騰。
9. 盧美秀（2014）。行政的基本概念。於盧美秀著。護理行政與管理（二版），p.1-14。臺北市：五南。
10. 盧美秀（2016）。醫療保健市場的現況與護理主管面臨的挑戰和因應。新臺北護理期刊，18(1)，1-22。
11. 謝雯仔譯（2015）。跟世界頂尖 CEO 學領導。新北市：奇光出版。

英文文獻

1. Adizes, I. (1988). *Corporate lifecycles.* Los Angeles: Prentice-ltael.
2. Deming, W. E. (1986). *Out of the crisis.* Cambridge, MA: Massachusetts Institute of Teachnology.

3. Douglass, L. M. (1983). *The effective nurse leader and manager.* 2nd ed. St. Louis: C. V. Mosby Co.

4. Gifford, J. (2010). 100 Great leadership ideas from successful leaders and managers around the world. London: Marshall Cavendish International (Asia) Pre Ltd.

5. Gillies, D. A. (1994). *Nursing management: a system approach.* 3rd ed. Philadelphia: W. B.: Saunders.

6. Gulick, L. (1937). Notes on the theory of the organization. In Gulick, L. & Urwick (eds). *Papers on the science of administration* (pp.8-13). New York: Institute of public administration.

7. Katz, R. L. (1974). *The skills of an effective administrator.* Harvard Busineas Review: Sep/Oct, 90-102.

8. Ree, D. (1999). *The skills of management.*（洪瑞璘譯）。臺北市：五南。（原著出版於 1996）

9. Sergiovanni, T. J., Burlingame, M., Coombs, F. S., & Thurston, P. W. (1992). *Educational governance and administration.* 3rd ed. Boston: Allyn and Bacon.

第2章 護理行政管理理念（Philosophy of nursing administration and management）

Ⅰ. 理念的定義（Definition of philosophy）

專家學者甚至專業團體都有其理念定義，茲綜合於下：

理念是一種信念（belief），理念代表一個人的價值觀與信念體系，理念是指引一個人思考與行爲的價值觀與信念，理念是指個人所持有的價值觀，它可作爲個人選擇行爲標準的指引，理念協助人們判斷善惡、對錯，它提供某些原理原則，協助人們決定什麼行爲是有價值的（陳，1990；盧，2001；2014；Bavis, 1982；Clayton, 1989；Huber, 2000；Marquis & Huston, 2000）。

Ⅱ. 護理理念的演變（The diversity of philosophy）

一、四大護理理念

護理專業的發展深受苦行僧主義、浪漫主義、實用主義與具人文色彩的存在主義所影響，茲分別介紹於下（Bavis, 1982）：

（一）苦行僧主義（asceticism）

起源於理想主義與柏拉圖式信念，並深受基督教的影響。

1. 特質
   (1) 強調犧牲奉獻。
   (2) 否定金錢報酬與物質享受。
   (3) 追求精神上的昇華。

2. 對護理專業的影響

(1) 強調只付出，不計報酬，認爲身爲護士就是要燃燒自己，照亮別人。

(2) 認爲只要肯犧牲就是好的行爲。

(3) 把護士當成聖人，應對病人付出愛心，應獨身、隱居。

(4) 當時的護士被要求一天工作24小時，一星期工作7天，一年365天不休假是理所當然。

在此種理念下，讓醫療機構經營者認爲護士應該認眞工作，不必給予太高薪資。目前仍有許多醫療機構經營者持有此種理念，已影響護理專業發展，導致護理畢業生不願從事護理工作，現職護理人員的離職率也不斷升高（陳、陳、蘇，2006；蕭、劉、黃、謝、徐、黃等，2005）。

（二）浪漫主義（romanticism）

起源於現實主義，受文藝復興的衝擊而風行。

1. 特質

(1) 崇尚自由，追求美感。

(2) 強調服從，聽命權威。

(3) 喜歡依偎在醫師身旁，以醫師爲馬首是瞻。

(4) 關心醫師的感覺而非病人的感覺。

2. 對護理專業的影響

(1) 過度依賴醫師，缺乏護理專業認同感。

(2) 由醫師主導，一切聽命於醫師，喪失專業自主性及自決權。

(3) 護理發展停滯。

在此種理念下，護士以服侍醫師爲榮，護理缺乏專業主體性，也影響護理知識體系的發展。不過此種現象在護理界的努力下，已逐漸改善。

（三）實用主義（progmatism）

起源於第二次世界大戰，迫於照護大量傷患的實際需求而風行。

1. 特質

(1) 強調獨立自主。

(2) 重視行動策略及實際運用。

(3) 重視效益。

2. 對護理專業的影響

(1) 發展符合實際需求的護理模式。

(2) 主動規劃護理業務。

(3) 積極充實自己，使能獨當一面。

(4) 以病患的照護結果列為優先考量重點，不再以醫師或醫院為首要考量。

在此種理念下，護士認為要有效解決問題，應用心思考尋求對策，唯有自立自強，才能有所作為，展現醫療照護與經營管理績效。目前我國護理界正朝著此方向努力邁進。

（四）具人文色彩的存在主義（humanistic existantialism）

起源於傳統的希臘與拉丁文化，於第二次世界大戰期間由丹麥哲學家提出，並在第二次世界大戰後開始在美國風行。

1. 特質

(1) 強調每個人都是獨立的個體，具有個別差異。

(2) 重視人文素養，認為關懷是基礎。

(3) 對每個人都應予以尊重，重視每個人存在的價值。

2. 對護理專業的影響

(1) 帶動護理教育重視人文、倫理內涵。

(2) 講求人性關懷。

(3) 在照護病人的過程中，能抱持「心中有病人」理念。

(4) 在護理管理制度上講求人性化管理，將護理人員視為醫療機構最寶貴的資源。

在此種理念下，把病人當成顧客，重視病人的各種需求和滿足，強調病人第一，病人優先。目前我國護理界亦已朝此方向邁進。

二、護理理念的演變

我國與西方國家在護理理念的發展上有極大的落差，尤其在早期，我國起步較晚，中期雖努力迎頭趕上，但仍落後 40～50 年，近期則由於資訊科技的進步，護理逐漸無國界之分，所以我國目前正介於實用主義與具人文色彩的存在主義之間，而且正朝向具人文色彩的存在主義邁進（見圖 2-1 與圖 2-2）。

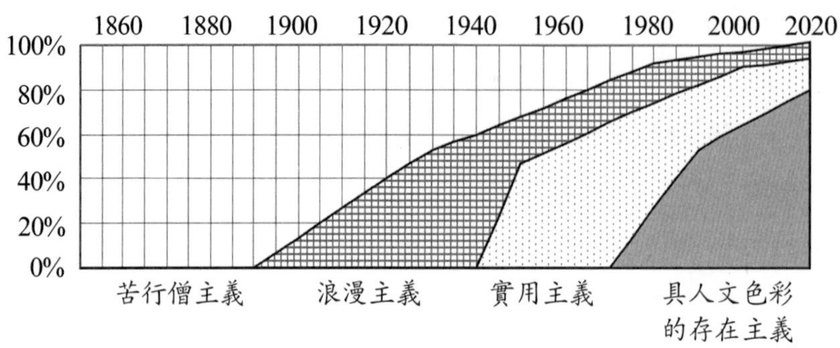

圖 2-1　美國護理理念的演進

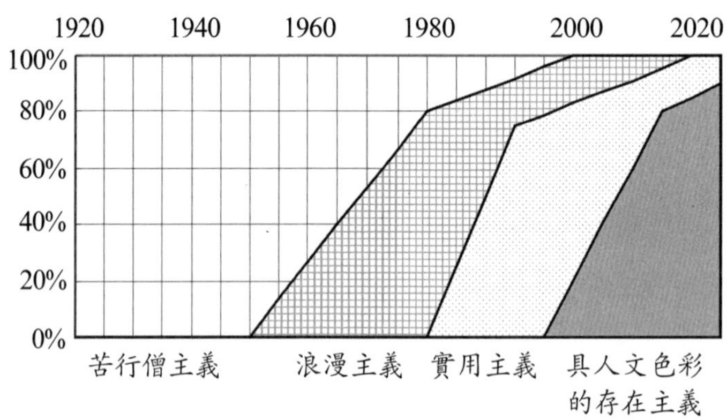

圖 2-2　臺灣護理理念的演進

三、護理行政管理理念

護理行政管理理念係指護理主管所持的行政管理的價值觀和信念，也是對護理管理的看法和信念（Bile, 1986; Txexler, 1987），諸如要求護理人員應「視病猶親，以客爲尊」、「尊重病人，尊重生命」、「品質保證，信譽第一」、「員工第一，顧客至上」、「品質第一，安全至上」等等。

四、不同領導風格者其行政管理理念也有所不同

1. 獨裁式領導者，專制獨裁是其主要理念。
2. 民主式領導者，仁慈是其主要理念。
3. 參與式領導者，團隊合作是其主要理念。

4. 放任式領導者，自由、放任是其主要理念。

五、不同的醫療院所和護理機構對護理的核心要素的理念也不同

護理教育界和臨床實務界通常會將護理的核心要素「人」、「健康」與「護理」，透過團體討論後的共識，當作該單位（機構）的護理理念（Poteet & Hill, 1988）。

臺北醫學大學護理學院的教育理念爲，護理學院秉承學校「熱愛學術，精熟醫護技術，宏觀世界和圓融待人」之教育理念，並將護理的核心要素「人」、「健康」與「護理」融入，成爲護理學院師生共同信守的理念，詳細內容如下：

「我們深信人是可以教育的，透過教育能培養學生照護、溝通、自我成長、管理與領導、教學、研究和批判等能力，並讓學生熱愛學術、精熟護理技術、宏觀世界和圓融待人。我們的照護對象包括個人、家庭或社區等，我們認爲人是一個開放性的獨立個體，有其生理、心理、社會及靈性需求，在與環境動態互動過程中，適時調適與統合在生物、物理、心理、社會、文化、靈性等的變化，以尋求達到安適的健康狀態。護理是一門關懷助人和利他的專業，強調以實證爲基礎，以人爲本，重視全人、跨領域合作及連續性照護；護理在幫助個案預防疾病，增進健康，由疾病中復原，或平靜的面對不可復原的情境。」

護理學院師生在此理念前提下，從所規劃的課程和教學活動中一一驗證，並身體力行（臺北醫學大學護理學院，2004）。

III. 經營管理觀念（The belief of management）

醫療機構經營管理者之理念也會隨著組織的初創、發展與成長，在「組織價值觀」和「組織文化」上有所轉變，茲以某醫院爲例，列表摘述於下（表2-1）：

表2-1　某醫院從初創到成為醫學中心，其經營管理理念的演變

分期 經營管理理念		1996-2000 草創到穩定	2001-2005 拓展與晉升	2006-2010 轉型與發展
組織價值		• 服務親切 • 環境舒適 • 建全醫療儀器設備 • 醫護人員具醫療照護能力與熱忱 • 追求量的成長	• 服務親切 • 環境舒適 • 醫療照護具效益 • 經營具效率 • 教學、服務、研究並重 • 追求質的提升	• 服務親切 • 環境舒適 • 醫療照護具效益 • 經營具效率 • 品牌經營與管理 • 學術與研究突破
組織文化	創新與冒險性	1 2 3 4 5 6 7 8 9 ⑩	1 2 3 4 5 6 7 8 ⑨ 10	1 2 3 4 5 6 7 8 ⑨ 10
	對服務細節之注意	1 2 3 4 5 6 7 ⑧ 9 10	1 2 3 4 5 6 7 8 ⑨ 10	1 2 3 4 5 6 7 8 ⑨ 10
	團隊導向	1 2 3 4 5 6 7 8 ⑨ 10	1 2 3 4 5 6 7 ⑧ 9 10	1 2 3 4 5 6 7 8 ⑨ 10
	以人爲重	1 2 3 4 5 6 7 8 ⑨ 10	1 2 3 4 5 6 7 8 9 ⑩	1 2 3 4 5 6 7 ⑧ 9 10
	成果導向	1 2 3 4 5 6 7 ⑧ 9 10	1 2 3 4 5 6 7 ⑧ 9 10	1 2 3 4 5 6 7 8 ⑨ 10
	積極	1 2 3 4 5 6 7 8 9 ⑩	1 2 3 4 5 6 7 8 ⑨ 10	1 2 3 4 5 6 7 8 ⑨ 10
	穩定	1 2 3 4 5 ⑥ 7 8 9 10	1 2 3 4 5 6 7 8 ⑨ 10	1 2 3 4 5 6 7 8 ⑨ 10
各期說明		管理部門對各單位皆給予較多支持與關懷，鼓勵創新與冒險，共同追求門診與住院病人數量的成長	員工的努力獲醫院評鑑肯定，建立品質尊嚴，投入教學與研究	在穩定中成長，在多院區均衡發展政策下，正試圖全面建立一致之制度，期待發揮對醫界影響力

結語

護理行政管理理念係指護理主管對行政管理運作的看法和信念，其深深的影響行政管理目標和決策的制定與執行。若醫療機構和各部門都有清楚明確的理念，在行政運作上將可使每個決策和所採取的行動都有共識基礎，定能充分發揮經營管理績效。

參考文獻

中文文獻

1. 臺北醫學大學護理學院（2004）。教育理念。臺北市：臺北醫學大學護理學院。

2. 陳迺臣（1990）。教育哲學。臺北市：心理。

3. 陳國瑚、陳麗如、蘇喜（2006）。護理人員對護理工作認知與離職傾向之探討。台灣衛誌，25(3)，177-188。

4. 蕭伃伶、劉淑娟、黃金蓮、謝佑珊、徐姍姍、黃嗣棻、蕭淑代（2005）。護理人員離職狀況及其相關因素之探討。領導護理，6(2)，11-19。

5. 盧美秀（2001）。護理管理理念。於盧美秀著。護理管理，p.2-1 至 2-12。臺北市：華騰。

6. 盧美秀（2014）。護理行政理念。於盧美秀著。護理行政與管理（二版），p.15-21。臺北市：五南。

英文文獻

1. Bavis, F. O. (1982). *Conceptual framework philosophical base at curriculum building in nursing*. St. Louis: C.V. Mosby Co.

2. Bile, D. A. (1986). Philosophy of nursing service as a control system. *Nursing management*, 17(9), 52-53.

3. Clayton, G. M. (1989). Curriculum revolution: defing the components. *Journal of Professional Nursing,* 5(1), 6-55.

4. Huber, D. (2000). *Leadership and nursing care management*. Philadelphia: W. B. Saunders Co.

5. Marquies. B. L., & Huston, C. J. (2000). *Leadership roles and management functions in nursing: theory & application.* Philadelphia: J. B. Lippincott Co.

6. Poteet, G. W., & Hill, A. S. (1988). Identifying the components of a nursing service philosophy. *Journal of Nursing Administration,* 18(10), 29-33.

7. Txexler, B. (1987). Nursing department purposes, philosophy and objectives: their use and effectiveness. *Journal of Nursing Administration,* 17(3), 8-12.

第二篇

管理理論
（The theory of management）

管理理論的演進隨著時代與社會的變遷，工業與商業的進步運行，大致可分爲傳統管理理論時期、修正管理理論時期、系統管理理論時期，以及現代管理理論時期，茲分別介紹於下。

第3章 傳統管理理論時期（Traditional stage）

前言

傳統管理理論時期（1900-1930）以科學管理（scientific management）爲基礎，其代表人物爲Taylor（1856-1915）的科學管理、Fayol（1841-1925）的管理程序和Weber（1864-1920）的科層體制模式。此學派的共同特點是從純經濟理性基礎出發，強調效率、資源分配與科學化（孫，1999；齊，2000；瞿，2000；戴，2015；盧，2014）。

Ⅰ. 科學管理理論（Scientific management theory）

科學管理學派強調時間和動作的研究（time-motion study），重點在改善基層員工的工作方法，將工作方法和程序標準化，使工作內容固定，適當分工，技術熟練，達到降低成本，提高效率之目的，茲將代表人物及其論點，簡述於下（李，2003；戴，2015；盧，2014；Kennedy, 1991/1993；Tylor, 1947）。

一、代表人物

科學管理學派的代表人物爲Frederick Winslow Taylor，是一位在鋼鐵廠工作的美國工程師，被稱爲「科學管理之父」，是動作時間研究與工作研究的先驅，認爲管理者的主要任務是同時實現老闆與員工的最大福祉。

二、本學派論點

（一）管理基本原則

Taylor 認爲在科學管理下，員工是積極主動的，主張科學管理的原則奠基於下列四大管理基本原則：

1. 發展科學的工作方法，取代過去由工人口耳相傳的經驗法則，達成預定目標可領到較高的薪水，未達成目標則扣減薪水。
2. 用科學方法甄選、培育工人，並在特定作業上將他們訓練成一流工作者。
3. 結合工作的科學方法與科學的選訓工人，依據每個人的生產量決定薪酬。
4. 工人與管理者工作與責任區分，工人從事實際之技術操作，管理者從事規劃、調配人手，以及檢驗、監督之工作，兩者在相互依賴下緊密合作。

（二）有效管理的要素

泰勒（Taylor）主張有效的管理包括：

1. 以最佳的科學方法達成工作任務。
2. 提供標準化的工作環境、設備與工具。
3. 給予員工適當的訓練。
4. 採用加薪的方法激勵員工。
5. 規劃工作與執行工作分開（分工）。
6. 工作方法標準化。

直到今天，泰勒的科學管理理論的許多思想和作法，仍被一些國家的企業參照採用。

II. 管理程序學派（Administrative process school）

管理程序學派強調中、高階管理，認爲管理原則有其普遍應用性，不管組織規模如何，都可以應用相同的管理原則，主張管理是一種程序，認爲管理活動就是預測與規劃、組織、指揮、協調與控制，茲將代表人物及其論點簡述於下（李，2003；戴，2015；盧，2014；Kenedy, 1991/1993；Fayol, 1949）。

一、代表人物

本學派代表人物爲Henri Fayol（1841-1925），是法國礦業工程師與管理者，他一直在研究「管理是什麼？」，並根據本身的管理經驗，分析管理活動的性質，最後將管理活動定義爲規劃、組織、指揮、協調與控制，此種將管理視爲程序的論點被譽爲「管理程序之父」。也是全世界第一位針對管理進行研究，並將其系統化的思想家。

二、本學派的論點

（一）管理的五要素

費堯（Fayol）對管理活動的定義，強調管理是一種程序，而且包括下列五個要素：

1. 預測與規劃：係指探究未來，訂定行動計畫。
2. 組織：係指建立完成行動計畫的結構，籌備必要的人力與物力。
3. 指揮：係指維持員工達成計畫的活動。
4. 協調：係指結合、整合組織的所有活動與努力。
5. 控制：係指確保所有事情按照既定的規則與指令進行。

（二）管理的一般原則

費堯（Fayol）根據自己在工業界服務的長期經驗，歸納出十四項管理的基本原則。

1. 分工：Fayol認爲分工的目的是讓員工建立工作技能，以同樣的勞力，製造出更多更好的產品，亦即分工專業化，以提高熟能生巧的工作效率。
2. 權責相等：授給員工權利也同時要求責任，不可有權無責或有責無權。
3. 紀律：建立紀律規範，主管與員工都應遵守相關紀律，以維持次序。
4. 指揮統一：採用單一指揮系統，不應該多頭指揮，也不應該接受不一致的命令指揮。
5. 方向一致，統一管理：組織的目標應明確，上下方向一致，集中全員力量，採取一致的行動。
6. 團體利益優先於個人利益：這是管理上最難突破之處，要使員工優先考量組織之團體利益，必須：

(1) 管理者態度堅定並以身作則。

(2) 各項規定公平公正。

(3) 管理者隨時監督，遏阻循私。

7. 薪酬公平：管理者應確保員工有公平合理的薪資報酬。

8. 集權：由高階主管作決策，主導業務運作，而決策權之集權化，或分權化程度，應視工作複雜度，及組織規模大小而調整。

9. 層級節制：訊息的傳達應依組織的規定遵守層級原則，不過，應設計平行單位之跳板或協調溝通網絡。

10.秩序：對於資源的分配與員工的行爲都應依據秩序原則，取得最佳平衡點。

11.公正對待員工：各階層主管應公正、合情、合理對待所有員工，並盡量培養員工的正義感。

12.職位穩定：新進員工應安排職前訓練，資深員工則應安排在職訓練，使員工勝任其工作，並在待遇和工作成就上留住能幹的好人才，避免太大的流動，而影響組織的運作。

13.主動積極創新：高階主管應具有積極性，鼓勵並帶動員工發揮積極創新精神，以因應社會的急速變化。

14.團隊精神：高階主管與所有員工均應具有團結合作觀念，發揮團隊精神，並激發員工士氣與工作熱誠，才會有競爭力可言。

費堯是一位將管理的理論與實務結合的行動家，其所提出的管理十四項原則，仍廣受企業界延用。

Ⅲ. 科層體制模式（Bureaucracy model）

科層體制模式又稱爲官僚模式，或層級結構模式，係以階層的結構取代個人主觀專制統治，強調上下之間層層節制，茲將代表人物及其論點簡述於下（李，2003；張，2003；戴，2015；盧，2001；2014；Kennedy, 1991/1993；Weber, 1947；Lunenburg & Ornstein, 2000）。

一、代表人物

本學派代表人物爲Max Weber（1864-1920），是德國社會學家與政治經濟學家。他是第一位分析組織內領袖角色，以及員工對不同形式的權威如何反應的管理學者。他認爲科層體制（bureaucracy）是最有效的管理形式，他強調：「精確、迅速、不含糊、根據檔案資料、連續、一致、下級嚴格遵守，以及減少摩擦、材料和人事成本等，都是理性科層制度的優點，其論點對許多管理與組織理論研習者產生極大影響，到90年代許多組織仍然採用科層體制，被稱爲「組織理論之父」。

二、本學派論點

（一）區別權力與權威

韋伯（Weber）認爲權力和權威是不同的兩件事。

1. 權力（power）

是強制他人服從的力量，也是領導者誘導，或影響追隨者履行其指令，或其所擁護之規範的能力，可分爲五種：

(1) 法定權（legitimate power）：運用職位的合法權力影響員工。

(2) 強制權（coertive power）：使用職位的懲罰權力影響員工。

(3) 獎賞權（reward power）：運用職位的獎賞權力影響員工。

(4) 專家權（expertise power）：運用其專業知識與技能影響員工。

(5) 親和權（referent power）：運用其個人魅力和親和力影響員工。

2. 權威（authority）

是讓人自然服從的力量，可分爲三種類型：

(1) 法理權威（legal authority）：是現代社會最主要的權威模式，其奠基於「爲了發揮組織最大績效所審愼議定的目標與功能系統上，並藉由一定的程序規章來執行。」理性權威係賦予職位權威，而不是賦予個人權威。由這種權威所建構的組織不講究私人關係，是一種科層體制，依層級運作。韋伯認爲是一種最有效的管理形式。

(2) 傳統權威（traditional authority）：傳統權威之權力係賦予個人，而不是賦予職位，例如家族企業的第二代很自然的便繼承了上一代留下來的權威。傳統權威雖然是封建時代的遺物，但在現代組織中仍存有其遺跡。

(3) 魅力權威（charismatic authority）：魅力權威係指領導者在人格特質上擁有魅力，很自然地產生吸引追隨者的力量，是個人特質的產物，是專屬且無法傳遞的。

（二）理想科層體制之條件

韋伯（Weber）認爲理想的科層體制應合乎下列條件：

1. 只論正式的理性權威關係，不談私人關係。
2. 職位體系界定明確，層次分明。
3. 有關各種職位的勝任條件都以書面清楚規範。
4. 以自由契約規範員工與職位之關係。
5. 職位係依據員工之技術認證派任。
6. 員工薪資係依職位階層高低，並參酌不同職位的責任與社會地位制訂。
7. 每一員工僅任一項職位。
8. 員工可按年資或成就晉升，升遷決定於主管的判斷。
9. 員工與生產工具的所有者分離，不將職位視爲己有。
10. 員工的職權行爲係受嚴格而有系統的紀律所控制。

（三）科層體制的特徵

1. **層級節制的權力體系，依法行事**（rules and regulations）

   組織制定嚴密詳明的法令規章，以規定組織的架構、員工的權責與關係，以及處事的步驟等，一切依法行事。

2. **專業分工**（division of labor and specialization）

   依員工的專長分工，並以法規形式規範每人擔任明定的工作，使每人集中注意力於某一工作上，提高效率。

3. **制訂正式法規保障任期**

   員工一旦被任用，即成爲專任人員，其工作依法受到保障，組織不能任意將其解職，唯有如此，員工才能盡最大努力爲組織奉獻。

4. **依年資或貢獻升遷**（career orientation）

   員工的工作報酬有明確規定，包括任什麼職位，或做什麼事，應給予什麼待遇都有明確規定，獎懲與升遷制度也有明確規定。

5. 不講人情（impersonality）

   員工待人處事一切依法行事，鐵面無私，以法律、法規、條例和正式文件規範組織內員工的行爲，公私分明，對事不對人。

6. 權威階層（hierarchy of authority）

   分層辦事，上一層級管理下一層級，只聽從一位上司的命令，不接受其他人指揮，權責分明。

目前仍有很多國家的政府機關，採用的大多屬於典型的韋伯層級官僚模式，形成層層管理與節制現象。

結語

傳統理論時期的各派學說具有系統化、計畫化、協調化、效率化與標準化等特性，強調分工，在該年代確實發揮了增加生產量的功能。不過由於其過分強調機械化的效率觀念，將組織視爲封閉系統（closed system），而且假設人都是好逸惡勞，必須加以嚴密監督，以及過度分工，員工每天不斷重複單調的工作，缺乏滿足感，因此，導致行爲學派與近代管理思想之崛起。

第4章 行爲科學時期（Behavioral stage）

前言

行爲科學理論時期始於1930年代，止於1960年代，以行爲科學和管理科學學派爲主，強調人類行爲與管理之間的發展，其代表人物包括Mayo（1880-1949）的霍桑研究、Maslow（1908-1970）需求層級理論，以及McGregor（1906-1964）的X、Y理論，茲將代表人物及其論點摘述於下（李，2003；戴，2015；盧，2014；Kennedy, 1991/1993；Mayo, 1949）。

Ⅰ. 霍桑實驗學派（Hawthorne experimental school）

一、霍桑實驗始末

霍桑實驗係由梅約（Mayo）和羅斯利伯格（Roethlisberger）共同主持，以西方電氣公司之霍桑廠的29,000名員工爲研究對象，從1927-1932年進行爲期五年的研究，分爲實驗組與對照組，研究「工作條件改變與員工工作績效之間的關係」，結果發現實驗組在照明度改善後生產力大幅提高，但對照組在照明度沒有改變的情況下，生產力也同樣大幅提高，於是又繼續進一步研究，甚至改變了十種工作條件，包括較短的工時、較多的休息時段以及其他的誘因。參與研究人員，花很多時間向六人一組的作業人員解釋工作條件改變的情況，但是隨著每次工作條件改變，生產力都提高了，更不可思議的是當工作又回復到原來每星期48小時，在沒有誘因、沒有休息時段情況下，生產力更達到前所未有的最高點，此外，缺勤率也減少了80%，此研究的最後結論是「員工從身爲團隊分子的經驗中，和從研究人員的詳細解說中，獲得受重視的感覺，產生了個人與團隊的責任感，這種團隊的凝聚力與個人的自尊，對工作績效的影響，比工作環境的改善還重要」。

依Mayo的看法，霍桑實驗最大的成就是推翻泰勒（Tylor）堅信的自利哲學，並提出「人群關係和尊重個人」的論點，也證實了人的行為可以掌控生產量。

二、代表人物

霍桑試驗的代表人物為Elton W. Mayo，1880年出生於澳洲，於1949年去世，被尊稱為「工業社會學之父」，也被稱為「人群關係運動創始者」。1923年移民美國，在賓州一家紡織公司從事研究工作，1926年進入哈佛大學擔任工業研究副教授，退休時是哈佛企管研究所工業研究教授。

Mayo最重要的貢獻是「指出工作滿足的非經濟因素」及發現「管理者與員工之間的溝通非常重要」，對後來的管理學者極具啓發作用。

三、本研究的結論

1. 工作是團體活動。
2. 工作是成人的主要活動，工作關係是成人世界重要的人際關係。
3. 員工對讚美、認可、安全與歸屬感的需求比工作的物質條件對士氣和生產力的影響為大。
4. 員工的抱怨不一定是針對特定事實，通常是顯示其對個人地位的不滿。
5. 員工的工作態度與績效，受工作內外的社會關係與人際壓力的影響。
6. 工作場所的非正式團體，對員工的工作態度有極大的社會控制力。
7. 社會的變化，會對組織或產業產生干擾與衝擊。
8. 團體合作所產生的凝聚力可以抗拒社會變動所帶來的干擾。

II. 需求層級理論（Hierarchy of human basic needs）

一、前言

馬斯洛（Maslow）指出人類行為受到各種基本需求的支配，這些需求引導人類的行為至獲得需求的滿足。他認為所有生物體的行為狀態，都是由動機所支配，當一個需求得到滿足後，只有未得到滿足的需求才能對人類產生作用，並影響其行為，Tappen（1995）也將Maslow的需求層級理論應用於護理行政管理運作之中。茲將Maslow的生平和本理論論點摘述於下（李，2003；盧，2014；Kennedy, 1991/1993；Tappen, 1995；Maslow, 1970）。

二、代表人物

Abraham Maslow，1908年出生於紐約，於1970年去世，是心理學與行爲科學家，曾在工業界任職及在麻省布蘭迪斯大學任教，提出「需求層級理論」，用以解釋人類行爲的動機，其對人性所抱持的樂觀態度，受第二次世界大戰後的氣氛影響很大，他的理論也深深的影響McGregor（1906-1964）、Likert（1903-1981）和Herzberg（1923出生）等管理學家。

三、本理論論點

Maslow將人類的需求，依其重要性分爲五大層級，低層級的需求獲得最低限度的滿足後，才會出現較高層級的需求，因此，人類會先滿足較低層級的需求後，才再追求更高層級的需求（圖4-1）。

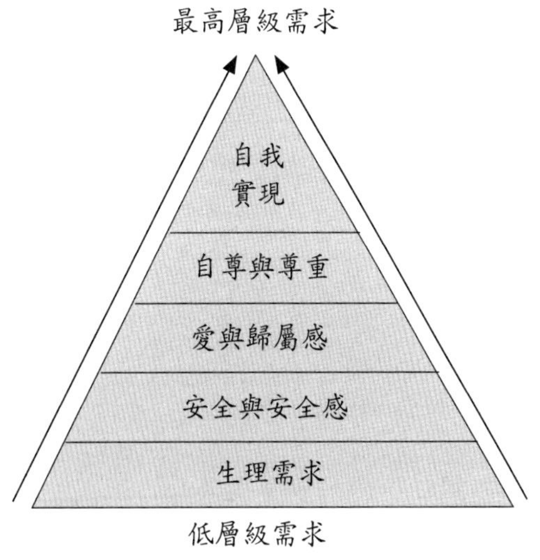

圖4-1　Maslow的人類基本需求層級

（一）生理需求（physiological needs）

是人類最基本，也是最主要的需求，例如：食物、空氣、水、排泄、休息與睡眠，以及性的需求等。

（二）安全與安全感的需求（safety and security needs）

包括身體安全與心理安全。

（三）愛與歸屬感的需求（love and belonging needs）

包括需要愛與被愛的親密情感關係，需要被人採納與接納別人，需要關懷別人與被關懷，需要與別人建立良好的人際關係，需要與別人分享快樂、緊張、焦慮、害怕、悲傷等感覺，以及對所屬的團體有歸屬感和親密感，能免於孤獨等。

（四）自尊與尊重的需求（esteem needs）

包括追求自我的價值感與正向的概念，感覺自己是有用、有價值的人，也需要被別人接受、尊重、認同、肯定與重視，並獲得尊敬與價值感，它是雙向的，一方面是自己對他人，另一方面則是他人對自己。

（五）自我實現的需求（self actualization needs）

包括追求成長的需求，發揮個人潛力與能力之極致，是最高層級的需求，也最難獲得滿足，通常必須其他層級的需求都獲得滿足後，才能達到自我實現的境界。

需求層級理論爲激勵員工之工作動機提供了一個合理的指導思維，Maslow 對人類動機的研究，打動了人際關係運動繼起的推動者。管理大師杜拉克（Druck）即指出當某種需求滿足後，使得要維持該滿足水準的誘因量必須增加，以經濟需求而言，表示企業必須不斷加薪，才能維持一定的滿足水準，這項認識對當前有關激勵方式的討論，具有相當的啓發性。

III. X與Y理論

一、前言

X 理論與 Y 理論就是權威式管理與參與式管理，是 Douglas McGregor 所倡導。麥克里哥（McGregor）認爲任何組織的管理方式均決定於管理者的信念，管理者的所有決策與行爲，都以其對人性與人類行爲的假定爲基礎，他從人性面提出 X 與 Y 理論，茲簡述於下（李，2003；戴，2015；盧，2014；Kennedy, 1991/1993；Mc Gregor, 1960；Rees, 1999）。

二、作者簡介

Douglas McGregor（1906-1964），是美國社會心理學家，專門研究組織內人類行爲，他曾擔任安提歐學院院長及麻省理工學院管理學教授。McGregor、Maslow與Likert對人類需求的觀點極爲相近，早在費堯（Fayol）作品流行年代，即提出以X理論來規範管理者思想的一組假設，後來又將組織的員工歸納爲X與Y兩種。

三、X理論

（一）緣起

X理論假設人性本惡，天生不喜歡工作，只會對亦步亦趨的指導與控制有所反應，需要胡蘿蔔與棍子軟硬兼施才願意工作，認爲人都是不成熟、需要指導、無法承擔責任的，認爲應採權威式管理才能發揮管理成效。

（二）X理論的前提假設

1. 人性本惡，需予以強迫、控制、指導、威脅或懲罰，才會努力工作。
2. 人天生好逸惡勞，缺乏企圖心。
3. 追求安全感，逃避責任。

四、Y理論

（一）緣起

Y理論的論點恰好與X理論相反，Y理論認爲人性本善，人都有工作需求。這是McGregor觀察到1930年代大蕭條時期之後，已使傳統管理思想發生轉變，而產生了目的在發揮人類潛能的Y理論，它是一種參與式管理。

（二）Y理論的前提假設

1. 工作與休息一樣自然，人天生就喜歡工作。
2. 員工爲了達成組織目標，會自我指揮及自我控制。
3. 大多數人希望工作，爭取成就，主動承擔責任。
4. 人大多存在著解決組織問題的高度想像力和創意。

（三）Y理論的實務應用

X理論與Y理論代表一個連續體的兩端點，而不是兩個完全無關的論點，雖然Y理論表面上似乎比較受歡迎，但Maslow在加州電子工廠的實務經驗中發現，工廠員工之成熟度高，個性也堅強，但仍渴望有結構與指導所提供的安全感，所以他認爲應該將Y理論略作修正來取代X理論，而不是一昧的採行Y理論，這對日後有關彈性或自由形式組織的討論，相當具有啓發性。

結語

行爲科學理論時期在組織理論和管理方式上對近代管理產生極大的影響，諸如強調非正式組織的重要性，組織成員間有相互需要、彼此滿足的關係，組織中每個員工都有其重要性，不可因其地位低而加以忽視。此外，在管理方面更由嚴密監督到人性的激發，由消極的懲罰到積極的激勵，使員工發揮最大潛力，以及由權威式領導到參與式領導等。

第5章 系統理論時期（System stage）

系統理論時期主要以「開放系統」和「權變理論」爲主軸，茲介紹於下（戴，2015；盧，2014；Rees, 1999; Fiedler, 1967）：

I. 權變理論（Contingency theory）

權變理論（contingency theory）是費德勒（Fiedler）（1967）所提出，主張各種管理技能的應用，均應隨著情境不同而改變，應依當時的人、事與情勢而定。

一、可能影響領導行爲的因素

1. 領導者與員工的關係：又稱爲上下關係，可分爲良好與不佳兩種。
2. 工作的結構程度：工作的例行性性質愈高，其結構程度也愈高。
3. 領導者／管理者所處位置的權力與威權：分爲強和弱兩種。

二、領導型態

費德勒（Fiedler）將領導型態分爲兩種：

1. 工作導向（task-oriented）：領導者／管理者重視的是完成指定的工作。
2. 人際關係導向（relationship-oriented）：領導者／管理者重視的是人際間的和諧。

Fiedler 認爲沒有哪一種固定的領導型態可適用於所有情況，他建議領導者／管理者應針對組織的情勢及不同的人與事，採用不同的領導方式，其決定情勢的因素包括：領導者與員工關係的好壞、工作結構的高低以及管理者權力地位的強弱、員工的成熟度等選用以工作爲導向或以關係爲導向的領導（見圖5-1）。

上下關係	+任務結構	+權力地位	→有效的領導型態
不佳	高	強	關係導向
不佳	高	弱	關係導向
不佳	低	強	關係導向
不佳	低	弱	工作導向
良好	高	強	工作導向
良好	高	弱	工作導向
良好	高	強	工作導向
良好	高	弱	關係導向

圖5-1　Fiedler權變理論的領導型態

II. 系統理論（System theory）

一、系統理論的四大要素

系統理論有「開放性」與「封閉性」兩種型態。開放系統（open system），主要包括投入、轉化、產出與回饋四個要素，強調不斷自外界環境取得各種資源投入，經過系統運作，轉變為產品，周而復始（回饋）循環不息（見圖5-2）。

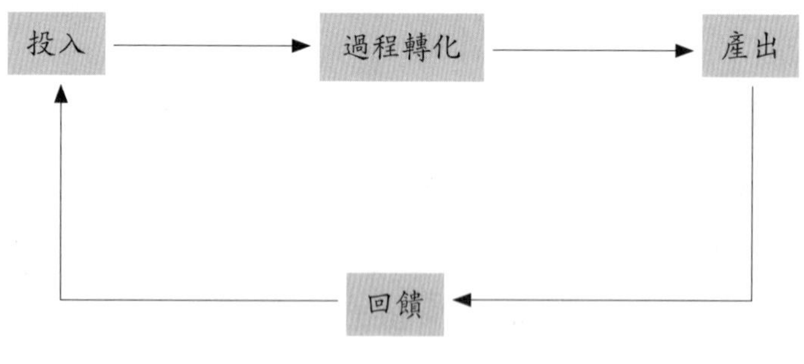

圖5-2　系統理論

二、主要論點

1. 組織不但是一個開放系統，也是一個回饋系統。
2. 組織中各部門是一次系統。

3. 組織具有適應與維持作用。
4. 組織的成長是經由內部精心設計，從資源投入、過程轉化、產出與回饋，都應細心規劃與運作。

系統理論目前在護理行政管理上廣被運用，就如本書第 1 章圖 1-3 即是以系統理論爲架構，圖示護理管理程序模式，包括每個醫療機構都應先投入各種所需人力、物力等資源，再經由管理運作過程，從規劃、組織、人力資源管理與發展、領導統御和控制等之推動，最後才會有良好的產出結果。

結語

組織的生存有賴和環境保持一種良好的交換關係，因此組織必須密切配合環境的改變而調整，系統理論強調與外界環境互動以及保持各子系統間的平衡狀況。

第6章 現代管理理論時期（Current stage）

1980 年代以後最具代表性的管理理論包括「角色理論」和「動態管理」（戴，2015；盧，2014；Mintzberg, 1973; 1990）。

I. 角色理論（Role theory）

一、前言

管理者是經由指派而獲得職權，具有正式職位及特定職權。管理者角色理論是針對管理者之工作上角色扮演的理論。有關管理者角色理論較具代表性者包括 Mintzberg 的管理者十大角色、Katz 的三種角色，以及 Hole 和 Blatchley 的二十一世紀護理管理者角色。

二、Mintzberg 管理者角色理論

Henry Mintzberg 是麻省理工學院的工程博士，1939 出生於加拿大，曾擔任雜誌社主編及蒙特羅麥克基爾大學教授。

（一）對管理者工作特質的研究

他從 1966 年開始探討 Fayol 的理論應用於管理者的角色功能，並花費 5 星期觀察五所不同組織（包括學校、資訊公司、百貨公司、工廠和醫院）的管理，記錄管理者每天工作的項目和工作範圍，最後整理出下列六項管理者的特質：

1. 管理者做了許多不屬於行政管理的工作，每天大約花了 1/3 時間在打電話、寫信等雜事上。
2. 管理者的活動無法持續，常會被許多其他事物干擾或打斷。
3. 管理者喜歡非常規性的挑戰工作。
4. 管理者付出許多時間與其他管理者溝通，但有時也從同事處獲得許多不必

要的訊息。

5. 管理者顯示出高效率的溝通技巧。

6. 資深的管理者顯示出掌控自己工作的環境。

（二）對管理者角色的研究

Mintzberg對管理者角色作極爲深入的研究，並強調必須以下列四個觀念來確認所發展的十個角色：

1. 每一種角色均可以觀察。

2. 角色可以隨時空或環境而改變。

3. 角色不可獨立作業，亦即一種角色可以與其他角色功能重疊。

4. 管理者每天扮演各種角色需要花費的時間比例，隨主管階層不同而異。

（三）管理者的十種角色

Mintzberg（1973, 1990）將管理者的十種角色歸納爲三大類，介紹於下：

1. 人際關係角色（interpersonal roles）

    (1) 精神領袖（figure head）：管理者在許多場合都是單位或組織的代表，代表該單位或組織面對外界。

    (2) 領導者（leader）：負責激勵員工，帶領員工朝組織目標共同努力。

    (3) 聯絡者（liaison）：包括員工間、單位間以及組織內外的聯絡。

2. 資訊角色（informational roles）

    (1) 監督者（monitor）：隨時監測員工的工作表現，並掌握工作環境狀況。

    (2) 傳播者（disseminator）：與員工分享資訊，將重要資訊傳播給員工，包括對員工的指示和新政策的宣導。

    (3) 發言人（spokesman）：代表單位或組織對外發言。

3. 決策角色（decisional making roles）

    (1) 企業家（entrepreneur）：因應環境的變化，有效規劃因應策略，包括目標設定、制定計畫、執行計畫與評估改進等。

    (2) 干擾處理者（disturbance handler）：管理者有責任處理員工間的衝突、單位間的衝突，以及醫—病間或護—病間的衝突。

    (3) 資源分配者（resource allocator）：管理者有責任做好人力、儀器設備以及其他經費的分配。

(4) 協商者（negotiator）：管理者在員工、部門以及機構間均具有溝通協調責任。

（四）十大管理者角色之間的關係

Mintzberg（1990）將十大管理者角色之間的關係圖示如下（圖6-1），並強調這十大角色之間不容易區分，建議管理者要隨時自我反省及接受教育，以發揮各種角色功能。

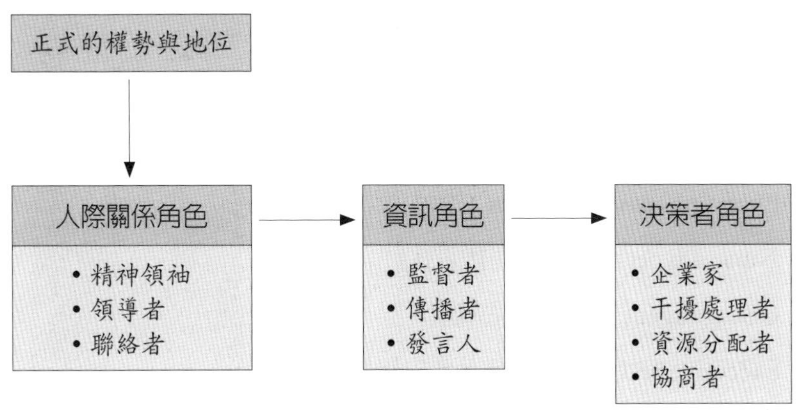

圖6-1　Mintzberg十大管理角色之間的關係

資料來源：Mintzberg, H. (1990). The manager's job: Folklore and fact. *Harvard Business Review. Mar/Apr,* 163-176.

II. Katz的管理者角色理論

Katz（1978）針對管理者的理念、技能與人際關係等功能，發展出下列三種管理者的角色：

1. 矯治者（remedial person）：指管理者有處理不良事件或改善流程設計的責任。
2. 維護者（maintenance person）：指管理者應維持單位或部門之正常運作。
3. 創新者（innovator）：指管理者應負起行政管理和業務創新的責任。

Ⅲ. Holle和Blatchley的二十一世紀護理管理者角色

Holle 和 Blatchley（1987）提出二十一世紀護理管理者角色，並以COMPETENCE代表，其內容如下：

1. C：Care-giver professional，指專業照護提供者。
2. O：Organizer，指組織者。
3. M：Manager of personnel，指人力資源管理者。
4. P：Professional manager of care，指專業照護管理者。
5. E：Employee educator，指員工教育者。
6. T：Team strategist，指團隊策劃者。
7. E：Expert in human relations，指人際關係專家。
8. N：Nurse advocate，指護理代言人。
9. C：Change agent，指改變主導者。
10. E：Executive and leader，指行政主管和領導者。

Ⅳ. Z理論（Z theory）

西斯克（Sisk）和威廉大內（Ouchi）分別提出Z理論，茲將其論述說明於下（戴，2015；盧，2014）。

一、西斯克之論點

西斯克在1961-1974年於其所著《管理原理：管理過程之系統研究法》一書中提出Z理論。重點如下：

1. 科學管理學派著重「制度」，行為學派著重「人」，均各有偏頗，強調須兼顧兩者，才能體現管理的真義。
2. 強調「人性無善惡」，當人們未達經濟基本需求時會努力工作，但一旦達到就會想尋求可以發揮創造力和生產力的工作環境，因此營造人性化的工作環境是時勢所趨。
3. 認為有些員工須用「講理」和「激勵」，有些員工則須用「處罰」，管理對象不同，方法和手段亦須有所不同。

4. 主張管理應心理和生理並重，將X和Y理論兩者融合，才能提高工作效率，並讓員工快樂工作。
5. Sisk將組織視爲一「有機體」，並注意到系統內和系統外的環境，認爲融合X和Y理論成爲Z理論更能符合員工需求。

二、威廉大內之論點

（一）主要論點

日裔美國人威廉・大內（Ouchi）亦於1981年提出Z理論。

1. 主張人是可以激勵的，認爲激勵可以產生員工的滿足感並提升生產力。
2. 重視員工的意見或建議，認爲員工擁有被委託和參與制訂決策的感覺，可使員工感覺到自己在組織內具有控制情境的能力，並願意全力以赴。

（二）在管理功能的應用

1. 運用團隊方法制訂計畫。
2. 運用團隊方法制訂適當的組織結構和責任分擔範圍。
3. 利用團隊方法進行人才甄選和人力發展計畫。
4. 在組織目標和個人目標間尋求互動關係。
5. 運用團隊方法分析得失，並決定改進行動。

V. 動態管理理論（The theory of dynamic management）

爲適應社會經濟的變化和市場的多變性，以及人們價值觀的改變，最近已有管理學的學者專家提出「動態管理」，根據服務型態和人們需求的變化，隨時檢討、改進或修正管理計畫，使管理保持一定的彈性（戴，2015）。

一、基本概念

將管理程序中之規劃、組織、領導和控制，保持適當的彈性，以因應不斷改變的市場變化，其重點如下（戴，2015）。

1. 動態的規劃

單位主管必須強化動態規劃能力，依據環境變化和單位的人力、物力資源，採取機動性規劃、持續性規劃、有效規劃，甚至每日重新規劃，尤其醫院各單位護理長更須具備此項活動規劃能力，隨時依照病人數量、病情嚴重度和護理人力結構和數量，選擇護理模式，分配工作，甚至重新做工作設計，以確保病人安全，並減少護理人員的挫折感。

2. 動態的組織

當環境變化太大時，就必須調整組織結構和權責關係，以達成安全目標為重要考量，所以組織可以是彈性組織、變形蟲組織、移動式組織以及目標組織，應用於護理管理上，就是當護理人力短缺時，為了及時做好病人的醫療處置和必要的護理照護，可以採用功能性護理或成組護理，甚至動用浮動人力支援，解決病人照護需求，必要時甚至應以關病床或減床來因應，以維護病人安全並避免護理工作負荷過重、壓力太大，而引發更大離職潮。

3. 動態的領導

單位主管的領導風格應能依不同環境狀況和護理人員的個人特質、經驗和工作熟練度而改變，可以採用權變領導、走動式領導、現場領導等動態式領導，視當時、當場之情境，採取創新之動態領導模式，以適時解決問題。

4. 動態的考核控制

靜態的控制通常無法在事前掌握問題所在，所以應隨時進行現場觀察或巡視以掌握狀況，就地採取控制措施。尤其醫院上夜班的護理長，在夜間上班時段，不應只在辦公室待命，應採走動式管理，到各單位巡視，對新進人員上夜班人數較多的單位，更應多去觀察協助，以提供安全感並給予實質的支持與協助。

二、運用動態管理應注意事項

1. 必須要有穩定的基礎

在運用動態管理之前，醫療機構應公開宣示並詳加說明當前狀況，也應分層辦理相關訓練，提高應對能力，使能應付各種變化狀況。

2. 重視發展與創新

鼓勵員工提出各種應變的創新思維，並將其發展成員工的應變能力，以有效的因應內外部環境的變化。

3. 發掘各方面人才，激發其潛力

每個醫療機構都應用心發掘各類人才，鼓勵創新與研發，才能在動態環境下立於不敗之地，並居於領先地位。

4. 切實推行各類管理活動

每個醫療機構都應積極推動管理程序中包括計畫、組織、人力配置、協調、領導和控制等管理活動，以便因應環境變化隨時採取有效對策。就如臺灣新實施的勞基法和長照2.0政策，醫療機構必須切實檢討目前推行的各類管理活動，並提供因應策略，以保持競爭力。

5. 不能以不變應萬變

每個醫療機構都應用心了解員工的工作習慣、工作能力和生活需求，鼓勵員工共同認識環境的變化、努力充實自己，以創造競爭優勢。

結語

現代管理理論已被護理界廣泛應用，例如：角色理論強調不同領域的管理者，其扮演的角色可歸納爲三大類十種角色，護理界也將其應用到護理長的角色功能上。對Z理論的團隊運作，目前也廣被採用。尤其在醫療環境變化下，也應嘗試運用動態管理理論，使護理管理者在現代管理理論的薰陶下，也能大有作爲。

參考文獻

中文文獻

1. 李麗紅（2003）。管理理論。於李麗紅、洪芬芳、李采珍、楊政議、石惠美編著。護理行政學（初版，頁20-38）。臺北市：高立。
2. 孫耀君（1999）。西方管理學名著提要。臺北市：昭明。
3. 張銀富（2003）。學校行政——理論與應用。臺北市：五南。

4. 劉影梅（2000）。管理的基本理論與概念。於李麗傳、李引玉、林秋芬、周傳姜、明勇、胡順江、郭碧照、劉影梅編著。護理管理（p.9-21）。臺北市：匯華。
5. 盧美秀（2001）。管理導論。於盧美秀著。護理管理（p.1-13, 1-14）。臺北市：華騰。
6. 盧美秀（2014）。管理理論。於盧美秀著。護理行政與管理（二版），p.51-68。臺北市：五南。
7. 戴國良（2015）。管理學派的演進。於戴國良著。圖解管理學（二版），p.30-45。臺北市：五南。

英文文獻

1. Crainer, S. (2000)。企管大師報到：創造管理的五十位思想家（瞿乃明譯）。臺北市：華騰。（原著出版於1998）
2. Fayol, H. (1949). *General and industrial management.* London: Pitman.
3. Fiedler, F. E. (1967). *A theory of leadership effectiveness.* New York: McGraw-Hill Co.
4. Gabor, A. (2000)。新世紀管理大師（齊若蘭譯）。臺北市：時報。（原著出版於2000）
5. Holle, M. L., & Blatchley, M. E. (1987). *Introduction to leadership and management in nursing.* 2nd ed. Boston: Jones & Bestlett.
6. Katz, D., & Kahn, R. L. (1978). *The social psychology of organizations.* 2nd ed. New York: John Wiley & Sons.
7. Kennedy, C. (1993)。管理大師小傳（徐聯恩譯）。臺北市：長河。（原著出版於1991）
8. Lunenburg, F. C., & Ornstein, A. C. (2000). *Educational administration: concepts and practice.* Stanford: Wadsworth.
9. Maslow, A. (1970). *Motivation and personality.* 2nd ed. New York: Harper & Row.
10. Mayo, E. (1949). *The social problems of an industrial civilization.* London: routhedge and Kegan.
11. McGregor, D. (1964). *The human side of enterprise.* New York: Mcgraw-Hill.
12. Miller, D. C., & Form, W. H. (1951). *Industrial Sociology.* New York: Harper.

13. Mintzberg, H. (1973). *Nature of Managerial work.* New York: Harper and Row.
14. Mintzberg, H. (1990). The manager's job: folklore and fact. *Harvard Business Review, Mar/Apr*, 163-176.
15. Ouchi, W. G. (1981). *Theory Z.* M. A.: Addison-Wesley.
16. Rees, W. D. (1999). *The skills of management.* International Thomson Business Press.
17. Tappen, R. M. (1995). *Nursing leadership and management: concepts and practice.* 3rd ed. Philadelphia: F. A. Davis.
18. Taylor, F. W. (1947). *Scientific management.* New York: Harper & Row.
19. Weber, M. (1947). *The theory of social and economic organization.* New York: The Free Press.

第三篇

規劃
（Planning）

規劃（planning）是管理程序中，針對未來所擬採取的行動，進行分析與選擇的過程，包括目標、系統、標準、政策、程序和編列預算等（Gillies, 1994）。本篇內容將把重點放在規劃、決策、目標管理和預算編列上。

第7章　規劃（Planning）

規劃乃是「未雨綢繆」、「謀定而後動」之意，係針對未來所擬採取的行動，進行分析、研擬可行方案，以達成具體目標的過程。

Ⅰ. 規劃的原則

規劃旨在設定組織目標、建立整體策略，發展全面性的計畫策略，以整合與協調組織的活動，下列各項是必須遵循的原則（李，2016；李、李，2015；林，2015；戴，2015）。

一、規劃應具體，切合實際

規劃是管理循環的首要步驟，沒有具體及切合實際的規劃，就無法循序進行組織、人力配置、領導、協調與考核。

二、規劃宜理性進行

規劃係根據客觀數據，經過科學化和邏輯性分析，以及嚴謹的評估等程序所完成，應具備理性而不摻雜人情或情緒在內。

三、規劃具備時間性

規劃爲考量時效性，應將時間列入規劃，並列出優先次序。

四、規劃應講究連貫性

通常在規劃時，應前後連貫，並訂定短、中、長期之持續性計畫，以發揮累積效用。

五、規劃要有前瞻性

規劃時爲掌握市場先機，除了應順應現狀外，又應具有創意，也就是必須具有前瞻性，才能創造競爭優勢。

Ⅱ. 執行規劃的好處（林，2015；戴，2015；Longest, 1996）

一、可使管理階層有效因應環境的改變，提高效率和效能。

二、可增進組織成功的機會，降低不確定因素。

三、可促使全體員工關注整體目標，並有努力的方向。

四、有助於各項管理功能之發揮，創造組織的競爭優勢。

Ⅲ. 規劃的要素

在規劃過程中，可以運用「5W + 3H」的原則，作爲思考的指引（李、李，2015；戴，2016）。

1. Why：先問爲什麼必須做此項規劃，以審慎思考是否非做不可，以免浪費時間和金錢。
2. What：要做什麼？規劃執行時必須取得那些資源？規劃執行後會有什麼具體成效？
3. Where：在哪裡執行，或從哪裡取得所需資源？
4. When：何時開始？所需資源何時可以取得？
5. Who：由誰來執行？是否應組成規劃小組？
6. How：包括

   How to do：要如何進行？

   How much：要編列多少預算？

   How long：要用多久時間完成規劃？

Ⅳ. 規劃程序（Planning procedure）

規劃大多依照下列程序進行（林等，2015；戴，2015）

一、界定組織的經營使命

「使命」旨在說明組織所能提供社會和顧客之服務，並以此確定組織的存在理由和發展方向。

二、設定目標

依據經營使命設定組織想達成的目標，並建立評量之指標。

三、進行環境因素預測

組織爲有效達成設定目標，必須了解影響經營管理的相關因素，以降低對環境的依賴，並將影響因素降至最低點。因此嚴謹的評估與預測非常重要；包括經濟景氣、消費者喜好、市場競爭程度以及政治氛圍等。

四、評估組織的資源條件和優劣勢

組織在進行規劃前宜認眞評估組織所擁有的資源條件；最好先進行 SWOT 分析，了解組織的優勢、劣勢、機會和威脅，以穩健的手法進行布局。

五、發展可行方案

在了解組織的競爭優勢和實際資源條件後，即著手研擬各種可行方案，並分析各個方案的優缺點，從中選擇一個最適當方案。

六、實施計畫方案

將所選擇的最適當方案積極推動，並研擬其他必要的配套措施，提高計畫的成功率。

七、評核、檢討與改善

監測執行結果是否達成預先設定的指標，以評值是否達成所設定的目標，必要時應予修正、改善並尋找適當的對策。

結語

規劃有大有小，大者爲組織整體發展規劃，小者則爲員工個人發展規劃。本章旨在闡述組織發展規劃，不過有關「規劃的原則」、「規劃的要素」和「規劃的程序」，可以適用於各種大小不同的規劃。以「護理行政管理」而言，護理部主任應以擬訂長中期規劃爲主，護理長則宜以短期常規性規劃爲主，督導長則以承上啓下，使短、中、長期規劃具體完成，並落實執行。護理部各階層主管若能將護理的發展視爲己任，用心規劃護理行政管理相關政策和護理品質標準，一定可以創造護理的競爭優勢，提高護理專業地位和形象。

參考文獻

中文文獻

1. 李佳蓉譯（2016）。企劃力4.0。新北市：好優文化。
2. 李麗紅、李采珍（2015）。規劃。於李麗紅、洪芬芳、李采珍、楊政議、石惠美編著。護理行政學（p.44-50）。新北市：高丘。
3. 林秋芬（2015）。規劃與決策。於林秋芬、林月桂、徐美玲、王憲華、楊勤熒編著，盧美秀總校閱。護理行政（p.17-21）。新北市：新文京。
4. 戴國良（2015）。規劃。於戴國良著。圖解管理學（二版）p.92-95。臺北市：五南。

英文文獻

1. Gillies, D. A. (1994). Nursing management: a system approach. 3nd ed. Philadelphia: W. B. Saundere.
2. Longest, B. B. (1996). Health professionals in management. Connecticut: Applelon & Lange.

第8章 決策（Decision-making）

Ⅰ. 決策概論

我們每個人每天都花很多時間和精神在「作決策」，生活中的許多活動都有待我們一一作成決策，但很少人會把「作決策」這件事當作一門重要學問看待。

to be or Not to be?做或不做？要或不要？前進或後退？左轉或右轉？千算萬算不如做對決策划算！

一、決策的定義

「決策」是指在解決問題和採取行動時，對一連串事務有所認識、理解、分析及選擇的審慎處理過程，也是針對問題，爲達成既定目標，作一最後判斷與選擇的過程，也是擬訂及評估各種備選方案，並從中選擇一最佳方案的過程。其特性如下（許，1999；戴，2015；盧，2014；Gore, Murray, & Richardsin, 1992）：

1. 決策是解決問題的思考過程。
2. 決策是由前提假設導出結論的有意識推論。
3. 決策須先搜尋、發展和評估相關資料。
4. 決策過程可以劃分爲多個階段。
5. 方案之執行並不一定在決策過程中。

二、決策與管理程序

不論是基層、中階或高階主管在執行規劃、組織、人員管理、領導和控制等管理程序時都會用到決策技能，詳見表 8-1（盧，2014）。

表8-1 決策在管理程序的運用

管理程序	決策運用
規劃	• 決定組織的短、中、長程目標 • 決定目標的優先順序 • 決定組織的短、中、長程目標的策略 • 決定編列多少預算
組織	• 決定組織的層級 • 決定管轄幅度 • 決定各層級人員的工作執掌
人員管理	• 決定員工的遴用、升遷、調動及考核標準 • 決定員工的職前、在職訓練課程 • 決定員工的生涯發展策略
領導	• 決定領導風格 • 決定獎懲方式 • 決定集權或分權化程度
控制	• 決定需要控制的活動項目 • 決定管理系統建構方式 • 決定稽核方式 • 決定績效評量指標及評量方法

三、決策與管理過程

在管理過程中，首先要先決定之事項，見圖8-1（盧，2014）：

1. 決定評估哪些項目？

2. 決定如何確立目標？

3. 決定如何評估現有的潛力和條件？

4. 決定如何發展備選方案？

5. 決定如何分析比較各種方案？

6. 決定選擇哪一個方案？

7. 決定如何制定補助計畫和編列預算？

8. 決定如何執行，由誰負責？

9. 決定如何評估績效？

所以，在經營管理過程中，隨時都在作決策，如何強化各級主管的決策能力，對醫療機構的發展影響重大。

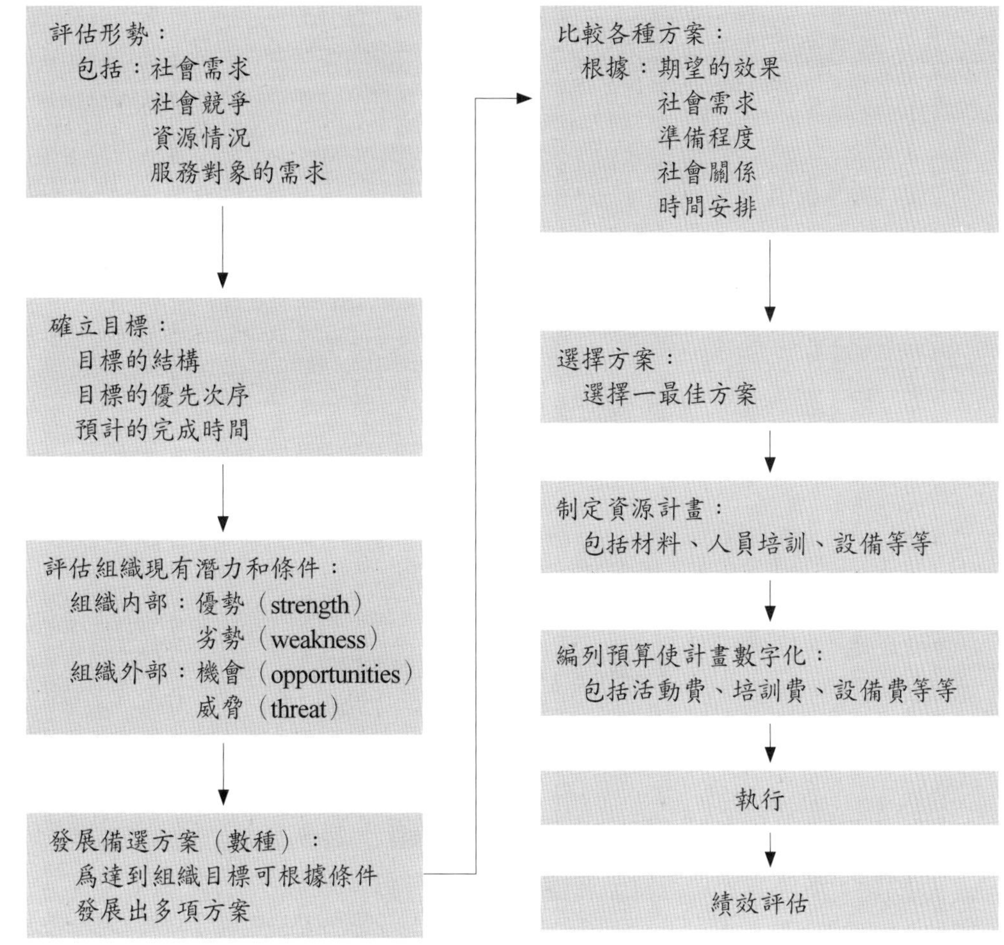

圖8-1　決策與管理過程

四、決策之基準和風險

決策時應依據想要獲得的成果，制定決策的基準，而且對於所擁有的能力／資源、風險與機會應做集中且具體的評估與預測，思考如何事前做好準備來規避風險或隨時掌握機會；見圖8-2（盧，2014）。

II. 決策類別

決策的種類繁多，茲分別介紹於下（盧，2014）：

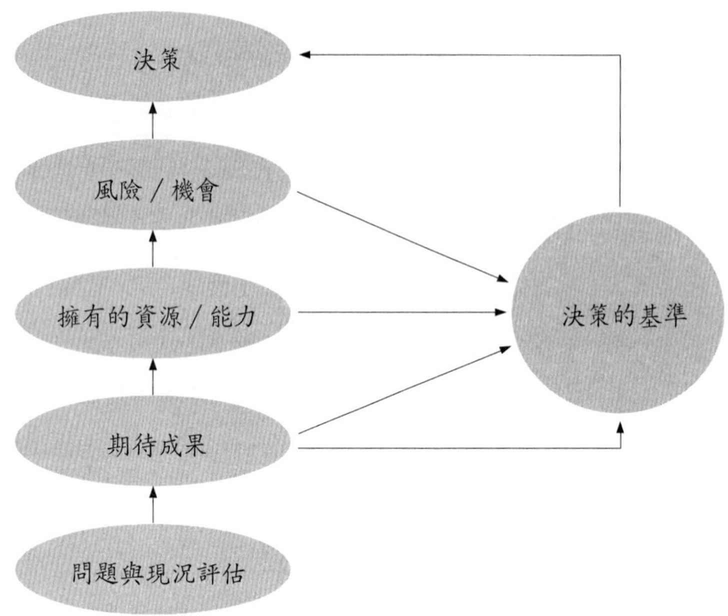

圖 8-2 決策之基準與風險

一、依問題解決方式是否需要調整分類

以問題之解決方式是否需要調整，將決策分爲：

1. 例行性決策（routine decision-making）

   決策者依已制定的原則或準則，執行某些日常業務。

2. 適應性決策（adaptive decision-making）

   決策者對資料做表面與深入的檢視組合，概略考慮各項事務和選擇，再對事實和選擇關注的子集合做詳細的檢視，是一種「混合審視」的做法，尋求儘可能充分利用局部的知識，而非在一無所知之下盲目進行。醫師對病人的診療就是使用這種方式，他們不會在初步診斷時就投入所有資源，也不會等拿到詳盡的病人資料才開始治療。醫師會針對病人特定的病症對症下藥，然後再繼續觀察、蒐集資料，修正治療方式，護理照護的執行也是如此。

3. 創造性決策（innovative decision-making）

   決策者摒除過去的決策方式，改採新的策略方式。

二、依問題發生性質分類

Simon（1960）以問題是否爲例行性和重複性發生，以及其可被明確處理的性質，分爲：

1. 程式化決策（programmed decision-making）
   是一種性質單純而且經常發生的例行性、重複性決策，通常有可被明確處理的性質，具有穩定性，容易掌握資訊，又稱爲計量決策（quantitative decision-making）。
2. 非程式化決策（non-programmed decision-making）
   是一種從未發生過，問題的性質獨特，結構不容易了解，也無前例可循，需要以專案方式處理。

三、依決策之解決方案是否明確分類

Ackoff（1962）以問題之解決方案是否明確分爲：

1. 評價式決策（evaluative decision-making）。
2. 發展式決策（developmental decision-making）。

四、依問題之獨特性分類

Drucker（1967）依問題的獨特性分爲：

1. 一般性決策（general decision-making）。
2. 獨特性決策（unique decision-making）。

五、依決策者偏好分類

Thompson（1967）以決策者對「因果關係是否明確」和「偏好是否確定」，分爲：

1. 計算性決策（computational decision-making）。
2. 折衷性決策（compromise decision-making）。
3. 判斷性決策（judgmental decision-making）。
4. 靈感性決策（inspiration decision-making）。

六、依問題之結構化分類

Gorry和Scott Morton（1971）以組織面臨的問題是否具結構性，分爲：

1. 結構式決策（structured decision-making）：以演算法則（algorithm rule）來解決結構化問題。
2. 半結構式決策（semi-structured decision-making）：以經驗法則來解決半結構化問題。
3. 非結構式決策（non-structured decision-making）：以創造性法則來解決非結構化問題。

七、依決策情況分類

管理者通常是在下列三種情境下作成決策（龔，1991；Robbins & Coulter, 2002）：

1. 確定性決策（certainty decision-making）

   決策者是在確定的已知狀況下作決策，已有各種資訊，對所作決策的後果較有把握。

2. 不確定性決策（uncertainty decision-making）

   決策者在作決策時，沒有足夠資訊，係在全然不可預期、成功機率也不可知的狀況下作成決策。樂觀的管理者會追求積極之利益最大化（maximax），悲觀的管理者則採消極的利益最大化（maximin），中庸者則採損失最小化（minimax）。

3. 風險性決策（risky decision-making）

   決策者在作決策時，雖有一些資訊做依據，但仍無法預測決策的後果，必須承擔某些風險。

八、依決策的理性程度分類

1. 理性決策（rational decision-making）

   決策者在作決策時，是採系統性分析，完整地審視所有相關資料，能清晰地界定問題，目標明確不衝突，知道各種方案的結果，對決策準則有明顯的喜好次序，而且持久不變，無時間或成本限制，在決策過程的每個步驟，都可以產生經濟利益極大化方案（戴，2015；Robbins & Coulter, 2002）。

2. 有限理性決策（bounded rational decision-making）

決策者在作決策時由於個人對資訊的處理能力有限，所蒐集的資料常是挑選容易取得但不是最好的，也常受限於時間與成本的壓力，因此只能勉強作成大致滿意的決策，而非最佳決策。

九、依決策的主體分類

決策依決策者的主體性可分爲「個人決策」和「團體決策」（Robbins, 1998）。

1. 個人決策（individual decision-making）

決策者在作決策時完全依個人經驗、想法和直覺判斷行事，可加速作成決策，效率較高，但其準確性、創造性和接受度可能比團體決策差。

2. 團體決策（group decision-making）

決策由一組人共同完成，是一種以委員會、專案小組、任務小組方式，採共同討論後作成決定。可在具有完全資訊和知識下，開發更多的備選方案，並從中選擇一個最佳的方案，也增加決策程序的合法性、正當性和接受度，但常會有耗用太多時間及責任界定不清的問題。

III. 影響決策的因素

決策是決策者在各種不同環境中所做的選擇，既然是一種選擇，就應在作決策時完全掌握所有環節和可能影響決策的因素，茲引用戴國良（2015）的論述和圖示，略加修飾於圖 8-3。

1. 決策者的經驗與態度
決策者過去的成功經驗和對環境變化的看法與態度，會影響決策的規劃走向。

＋

2. 組織創業營運時間長短
組織創業營運時間較長久，決策者經營管理經驗豐富，具較佳決策力。

＋

3. 組織規模與資源
組織規模大而且資源豐沛者，對環境變化更具掌握力，其決策的正確性和可行性亦佳。

＋

4. 所處環境科技變化的穩定程度
決策當下所處環境變動的幅度和不可預測度的大小，也會影響決策的正確性。

＋

5. 決策區域範圍的大小
地方性或小區域的決策較單純，大區域或全球性之經營管理決策複雜度高且難。

＋

6. 業務的複雜性
服務對象多元化、市場愈複雜、決策過程要考慮的面向更多元、決策困難度較高。

圖8-3　影響決策的因素

Ⅳ. 決策制定技巧

決策制定技巧可分爲三個階段，詳見圖8-4（盧，2014）。

一、策略階段（strategy stage）

策略是指個人或組織／機構想成爲怎樣，是將目標明確化。

主要在確定個人或組織／機構的希望與未來目標的方向，重點在決策者「思考什麼」，是一種決策者個人的意思或期望。

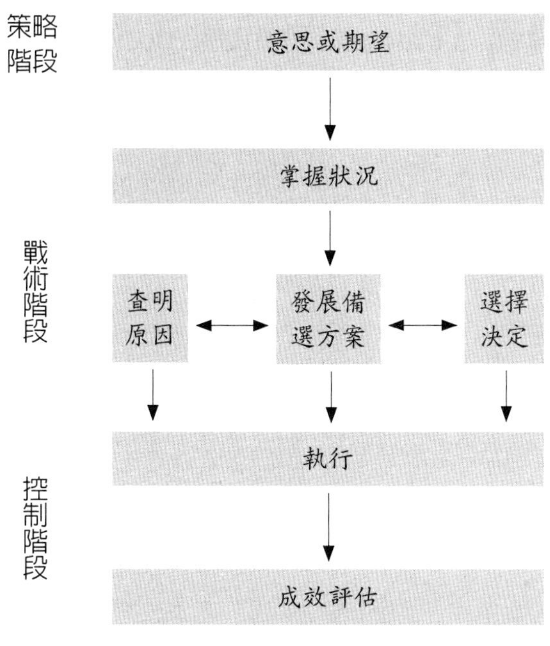

圖8-4　決策制定技巧

二、戰術階段（tactics stage）

戰術包括掌握狀況、查明事實原因、發展備選方案、進行優缺點分析和選擇決定。

三、控制階段（control stage）

依據所選擇的最佳方案，擬定具體可行措施，指定專人負責執行，執行過程中持續追蹤，並評估具體成效。

上述三階段事實上是表示「自己的未來掌握在自己的手中」，包括「思考什麼」和「如何思考」（見圖8-5）。

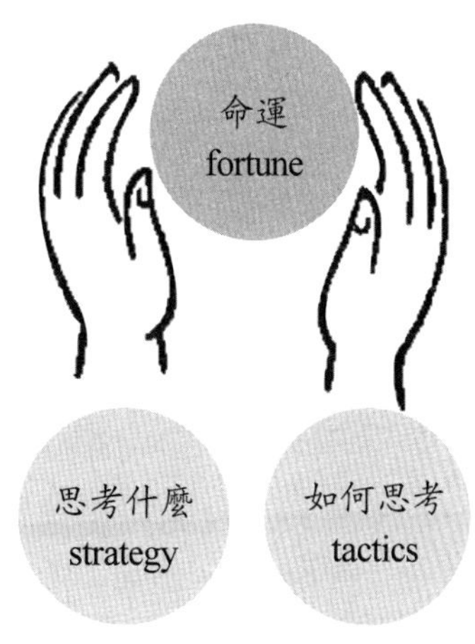

圖8-5　命運與思考的連結

Ⅴ. 理性決策過程（Process of rational decision-making）

決策過程可以看成是問題解決的主要思考，是一連串有意識且前後連貫的總和，包含下列步驟（竺、胡，1991；林，2001；林，2002；張，2001；陳，1990；戴，2015；盧，2014；Altier, 1999；Drucker et al., 2001；Kerrigan, 1991；Robbins & Coutter, 2002）：

一、確定問題的類型（identifying a problem）

決策者在面對一個存在的問題時，首先應先了解問題的性質，是屬於一般性或特殊性問題？是第一次出現或已反覆出現很多次？

1. 認清什麼是你要眞正解決的問題，思考問題的角度不同，往往會導致完全不同的結果，要做出正確的選擇，應先把問題界定清楚。
2. 在確立問題時，可先自問下列問題：
   (1) 現況與期待的標準是否有落差？此項落差是否會影響到醫療照護品質或機構的整體營運？
   (2) 現實情境是否具有必須採取行動的壓力存在？
   (3) 是否有足夠的資源可以支持所要採行的解決方案？
3. 決策者應花些時間去判斷問題的類型，並做正確歸類，歸類不正確可能會做出錯誤的決策。
4. 定義問題
   (1) 當決策者將問題歸類爲一般性或特殊性問題後，即可將問題加以定義，包括「到底出了什麼事」、「重點在哪裡」、「問題的關鍵是什麼」，應避免提出似是而非，同時也不完整的定義。
   (2) 定義問題時應針對所有自己所見、個別或具體的事實與資料，一再重複檢查，一旦發現定義無法涵蓋其中任何一項事實，就必須重新定義。
5. 決策者最常犯的錯誤包括
   (1) 將一般性問題視爲一連串的獨立事件來處理：決策者往往缺乏對一般性問題的了解，也不知道應該運用一般性原則，當然更無法累積處理問題的經驗。
   (2) 每次遇到新問題，即將其視爲舊問題的翻版，並採用舊方法來處理新問題。

二、詳細列出所期望的目標

不同的決定會把我們帶往不同的方向，每個決定都會帶來不同的結果，因此，應先評估什麼最重要，哪些利害關係與想要達到的目標有關？清楚釐清自己期望的目標，會有助於決定該走的方向。

目標是否明確有效，與下列因素有關，決策者成功的特徵之一就是對周遭資訊的變化有極高的敏感度，包括：

1. 經常觀察周遭變化

能觀察出社會變遷、價值取向、科技進步、消費者需求、經濟動態、人口變化、政府法規以及國際政經變動等。

2. 注意競爭對手的動向

能注意到直接競爭對手、間接競爭對手或潛在競爭對手的優勢，了解個人或組織／機構的優、劣勢。

3. 了解個人或組織／機構的資源／能力

能了解個人或組織中可用資源包括：人力、物力與財力，尤其是員工的能力／技術和組織／機構的資金／設備等。

決策者如果對上述三種領域的資訊反應敏銳，隨時能反省、思考個人或組織／機構想成爲什麼？想做些什麼？即可讓個人或組織／機構的目標明確化。

三、界定解決方案範圍，研擬可行方案

1. 找出所有可能的備選方案

決策者在界定解決方案範圍時，應先澄清決策的目的或目標，然後列出所有可能達到目的或目標的重要方案。

2. 界定邊界條件，充分了解可能的後果

決策者應針對決策必須完成的事項定義清楚的範圍，亦即科學家所稱的邊界條件（boundary conditions），能符合邊界條件的決策才是有效的決策，我們應該了解無法符合邊界條件的決策，將比問題定義錯誤的決策還糟糕。

決策者應對邊界條件做清晰的思考，以便在所有可能的決策中指出最危險

的一個，也就是雖然滿足了問題的範圍，但在現實世界中，可能行不通的決策。

清楚界定備選方案非常重要，在界定備選方案時，應有正確而且充足的資訊，並精確估算成本和效益比，以及審慎評估每項備選方案會產生的所有重要結果。

3. 誠實的找出平衡點

許多事情有時是相互衝突的，應找出自己可以接受的平衡點，也就是要有所取捨，最好排出優先順序，以找出平衡點。

4. 訂定風險容忍底線

訂定風險承擔底線，並預作心理準備，可使作決策的過程更順利也更有效率。

5. 把相關的決策一起列入考慮

在考慮近程的決策時，就應把和未來發展有關的資訊一起放進來思考，以便在這個充滿不確定的年代裡，作出聰明的決定。

四、作出正確的決策

決策者必須一開始就選擇正確的決策方案，而不是可接受的決策方案，決策者若不知道何者才能夠符合邊界條件，就無法分辨正確的決策或錯誤的決策，也就沒辦法作出正確的妥協。

妥協包括兩種類型：

1. 像俗話所說的「聊勝於無」，例如「與其兩手空空，不如只分到半條土司」，它能滿足邊界條件，因麵包是給人吃的，半條吐司也是食物。
2. 像舊約聖經中所羅門（Solomon）判決中得到的體認：「與其將小孩剖成兩半，不如把小孩讓給對方。」因小孩被剖成兩半就是死亡，就不符合邊界條件。

決策者應將每項方案的後果與目的進行比較，並選出其後果與目的最為相稱的方案。

五、採取行動

將決策化爲行動是決策者的責任，所以決策者一開始就應將行動承諾納入決策之中，具體思考「哪些人必須知道這項決策？」、「必須採取什麼行動？」、「由誰負責執行？」、「事情要做到什麼程度？」。

決策的相關行動能否成功，與負責執行的人是否足以勝任有關，而且如果決策的執行關係到員工的行爲、習慣或態度的改變，決策者就應明確分派責任給特定員工，並確認這些員工有能力完成任務，同時將工作績效指標、完成任務的標準以及激勵員工的辦法加以公布，讓員工依據採行。

六、檢視與回饋

決策執行中的監督和執行者的定期報告也是一重要步驟，爲持續檢視並比對實際狀況和預期目標是否一致，決策者應親赴現場觀察。

VI. 決策制定的陷阱

在決策制定過程中，下列陷阱特別可能影響決策的形成以及決策的正確性（王，1999；榮，2002；盧，2014）。

一、先入爲主的陷阱

先入爲主的陷阱係指人們在作決策時，內心會過分依賴首先接收到的資訊，亦即以先入爲主的最初印象、估算和數據，而牽制住接下來的想法和判斷，其防範方法如下：

1. 從不同的角度看問題：嘗試從不同的觀點和使用不同的方法探討問題，避免在最初印象或最先的想法裡打轉。
2. 在徵詢他人意見前，自己先思考問題的解決方法，避免被他人的想法左右。
3. 正確蒐集資訊：開放心胸多方蒐集資訊，聽取各方意見，擴展參考範圍，使自己有新的思考方向。
4. 充分運用諮詢技巧：向學者專家請教時，盡量提出與該項決策有關的各種問題，最好不要向對方提出自己的想法、估算或暫訂的決策，以免影響他們，最後變成只得到自己的想法。

二、安於現狀的陷阱

決策者對維持現狀常帶有強烈偏好，不想採取會改變現狀的行動，現狀陷阱的根源一直深深地埋藏在每個人內心深處，因爲在各醫療機構，「做錯事」所得到的懲罰通常比「什麼都不做」要嚴厲得多，因此，維持現狀顯得特別具有吸引力。雖然在很多決策中維持現狀可能是最好的選擇，但我們不能只因爲維持現狀讓人比較安心就選擇不改變，我們在決策過程中，應盡量運用下列技巧來減輕其影響力：

1. 重新思考維持現狀所可能產生的影響。
2. 避免將維持現狀當成唯一的選擇，應詳細評估所有備選方案的優缺點。
3. 避免誇大改變現狀所必須投下的心力與成本。
4. 若有數個備選方案都比維持現狀好，千萬不要因爲難以抉擇，而寧可維持現狀，應強迫自己作出抉擇。

三、保護先前選擇的陷阱

保護先前選擇的陷阱又稱爲沉積成本的陷阱。沉積成本（sunk cost）係指過去投資的時間和金錢，現在已血本無歸，其雖與新的決策沒有絕對相關，但決策者往往因爲不願意承認錯誤，所以寧可固守過去的決策，再次落入陷阱之中。

有時候一個機構的組織文化也會強化沉積成本的陷阱，尤其如果決策錯誤所受的懲罰過於嚴厲，可能會迫使決策者無止盡的拖延，幻想自己能夠化危機爲轉機，而繼續固守過去的決策。

避免掉入保護先前選擇陷阱的方法如下：

1. 聽取一些先前沒有參與決策，以後也不會參與決策者的意見和評論。
2. 用心探討自己未發現錯誤或不承認錯誤的原因。
3. 在宣布決策時，直接解釋本次決策的依據及理由，供大家公開檢視。
4. 避免塑造害怕失敗的文化，以免導致員工一錯再錯。謹記投資專家華倫・巴菲特（Warren Buffet）的名言：「當你發現自己身陷坑洞時，最明智的方法就是停止往下挖。」

四、尋求支持自己論點的陷阱

大多數人在作決策時內心都會有兩股力量，其一是在我們釐清決定做某件事的原因之前，我們往往在潛意識裡已經決定要怎麼做。其二是我們往往會傾向投入自己喜歡的事情，因此，我們常會尋求支持個人既有想法的資訊，而避開接受相反論點的資訊。

下列方法可預防個人在作決策時掉入此陷阱：

1. 反問自己在評估各種資訊時，態度是否一樣嚴格？儘量避免毫無疑問的就接受那些支持自己看法的資訊。
2. 請專家針對你的看法提出批判，虛心接受批判或建議。
3. 用開放的心胸去思考，舉出讓你選擇相反決策的最強烈理由，以及第二強烈的理由。
4. 誠實面對自己，自問是否眞的蒐集足夠的資訊幫自己作出聰明決定？或只是隨便找點支持自己的論點的資料而已？
5. 尋求別人意見時，避免用問題引導其說出同質性的主張，而將他們帶入你設定的答案中。

五、問題描述的陷阱

一個問題用不同方式描述，會引導出不同的問題重點，最後作出不同的選擇。例如：某兒科病房最近有兩種治療兒童白血病的新藥，甲醫師告訴病童父母：A藥治癒率75%，但合併症發生率高達85%，而B藥的治癒率60%，合併症發生率只有70%，結果有70%父母選擇B藥。但乙醫師也同樣採用此兩種新藥，他告訴病童父母：A藥雖有85%會發生嚴重度不一的合併症，但成功治癒率高達75%，而B藥雖然合併症發生率只有70%，但成功治癒率也只有60%，結果有80%父母選擇A藥。其實這兩組選擇是一樣的，只是用不同的方式呈現而已。甲醫師強調合併症發生率，而乙醫師則強調治癒率，因此，最後的選擇也截然不同。

爲避免問題的描述影響最後決定，應：

1. 不要無條件的接受既定的問題描述，應嘗試以不同的方式重新描述問題，看看不同的問題描述會帶來什麼樣的不同結果。
2. 嘗試以中立及多元方式提出問題。

3. 在決策過程中，應審愼思考每一環節，尤其在最後作成決策時，更應反問自己，所採用的問題描述是否恰當？會不會造成誤導……。

六、過度自信的陷阱

當我們在面對不確定性作判斷時，很難做到精準，但大多數人在作決策時，卻常表現充滿自信，也因此導致錯估情勢，作出不當決策。

避免過度自信造成決策不當，應：

1. 避免受限於一個初始值的預測，當預測一個範圍時，先考慮其最大與最小值。
2. 努力想像實際值超過最大值，或低於最小值的情況，並依情況調整預測。
3. 避免低估關鍵變數的上限，或高估關鍵變數的下限，以免錯失良機，或將自己暴露在比預期更大的風險中。

七、過度謹愼的陷阱

人們在面對重大決策時，常常只求安全可靠就好，所以自然地採取過度謹愼的做法，甚至使用「最壞情況分析」，結果使成本大幅增加，例如：醫院每逢過舊曆年，由於大多數病人回家過年，而關閉某些病房，但又擔心有些病人可能不出院或可能會有新病人或急診病人住院，因此安排比預期需求多一倍的人力待命，結果造成更多護理人員不能回家過年，也增加醫院的人力成本負荷。

爲預防過度謹愼而作成不當決策，應：

1. 誠實地說明你的估計值，在與相關人員溝通後，若無絕對必要，不必爲了謹愼或其他理由而調整你的估計值。
2. 將你的參考資訊放進你的評估計畫中，作爲佐證資料。
3. 向每個提供資料的人強調，你要最誠實的資料。
4. 事先準備應變計畫，當情況需要時，立刻有備選方案因應。

VII. 決策思考方式

決策思考可分爲直覺式（intuitive）和系統式（systematic）兩類（盧，2014；McKenney & Keen, 1974; Laudon & Laudon, 1998）：

一、系統式思考（systematic thinking）

決策者在作決策時會利用某些正式的方法將問題結構化地表達出來，可以引發決策者對問題的洞察力。

二、直覺式思考（intuitive thinking）

決策者在作決策時，並沒有將問題以結構的方式表達出來，而是以反射式的思考方式，憑著個人的「專業判斷」、「直覺」、「內在的本能」、「內心的聲音」和「預感」等作出反應。一個人的「情緒」和「感覺」對作出良好決定的直覺能力不只很重要，而且不可或缺。

直覺和判斷是習慣成自然的分析，我們運用直覺就是在擬訂我們無法清楚說明的規則和模式，我們平常作決策所達成的結論，都是根據在感覺系統中進行的事情，在感覺系統中，我們知道感覺的結果，卻不知道步驟爲何，直覺只是那些步驟介於其間的機制（Simon, 1960）。在一般管理階層中，如果其他所有事情都相同，則閱歷多、經驗豐富的人可能會比較有價值，而且學習速度也會比較快，因爲他們可以辨識更多模式。

VIII. 直覺式決策（Intuitive decision-making）

直覺式決策是蓋瑞·克萊恩（Gary Klein）所倡導，他也被封爲「直覺學者」，他在1998年所出版《力量之泉：人如何做決策》（Sources of power: how people make decision）一書中，特別強調一個人一旦擁有直覺決策技巧，就可以在分秒間立即下決定，若不開發直覺，則不可能作出有效的決策。

直覺不是超能力，直覺係源自經驗和準備的自然產物，也是經驗的自然延伸，高階管理者應能在不必蒐集所有相關資料，進行所有必要運算的情況下，看出問題萌芽的跡象，找到機會。直覺和中階管理者也息息相關，因爲中階管理者藉著直覺，才能從同儕中脫穎而出，擁有評量情況與宏觀技巧，是決定能否承擔大任的關鍵。擁有正確的直覺能力，就能成爲機構內重要人物，成爲其他人碰到困難時討教的對象。所以，新進人員應及早培養直覺，高階管理者則須守住直覺，並傳給下一代接班人（今村，2000；盧，2014；Klein, Orasanu, Calderwood, & Zsambok, 1993；Sweeney & Moeller, 2000；Zeelenberg, 1999）。

一、開發直覺可做出有效決策

直覺型決策是一種「不做比較就下決定」的觀念。Klein（2002）與今村（2000）認爲人們在特定領域中的知識與經驗愈豐富，愈仰賴直覺。直覺是源自知識與經驗的自然結果，是人們把知識和經驗轉譯爲行動的方式，知識與經驗讓人們了解眼前發生了什麼事（判斷）及如何因應（決策）。知識的獲得必須花費龐大的累積能源和時間，經驗則靠不斷的累積而成（圖 8-6）。

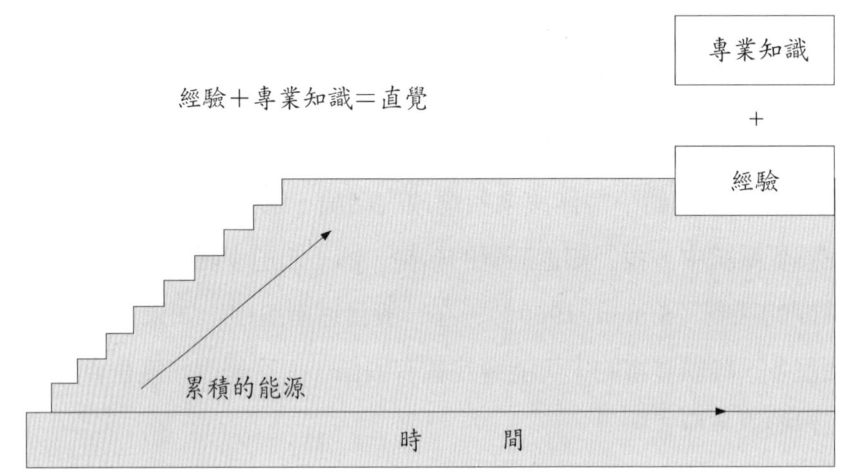

圖 8-6　直覺型決策的理論基礎

資料來源：今村榮三郎著（2000）。意思決定的技術。東京：東洋經濟。

二、塑造直覺

（一）直覺的由來

作決策的經典模式是徹底分析問題，列出各種可能的備選方案，依據一套共同標準評估這些備選方案，分析、比較後再做成決策，但在實際情況下，這個理想模式的運作並不很順利，也許在實驗室可以請大學生運用如上述過程作出決策。

一般人當面對熟悉的問題時，最先想到的答案往往最能奏效，因人們主要是透過以直覺爲基礎的過程作決策。直覺會敲響我們腦中的警鐘，而我們平時因經歷了一再重複的經驗，下意識裡已把它們聯結在一起，構成一個「模式」。所謂「模式」就是一組相關的「線索」，當我們看到其中一些「線索」時，就會聯想到另外的「線索」。不論在哪一個領域，在累積經驗之後就可歸納成可「辨識」的

「模式」，存在自己腦部的資料庫中，儲存的「模式」愈多，在作決策時，就愈容易從資料庫中找出與新情況相關的「模式」，例如新生兒加護病房敗血症新生兒的例子，新進護理人員和護理長眼中看到的是完全不同的世界，護理長知道新生兒的皮膚是健康的重要指標，其準確性不亞於連接在寶寶身上的各種儀器，她把眼前所看到的皮膚顏色花花的、昏昏欲睡和圓鼓鼓的肚子聯想到先前其他新生兒感染病例的經驗模式，所以不需要詳細分析，就能啓動「行動腳本」而作出有效的決策（見圖 8-7）。

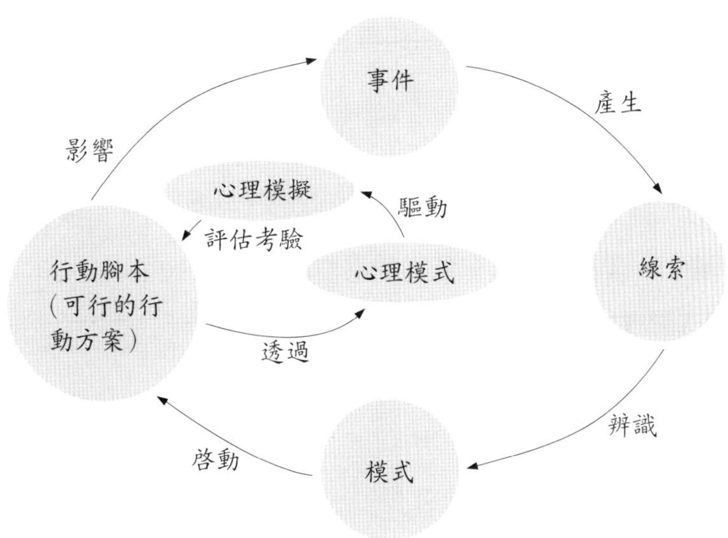

提示：
1.先有線索，讓人們認出模式。
2.模式啓動行動腳本（想出可能的行動方案）。
3.透過心理模擬，評估行動腳本。
4.心理模擬，想像如何實地作出反應，是由心理模式驅動。

圖 8-7　直覺型決策模式

直覺是將經驗轉譯爲判斷和決定的方法，運用辨識出的模式，了解所發生的狀況，並找到解決方案，採取行動。擁有的模式和行動腳本愈多，專業技巧就愈多，也就更容易作出決策。這些模式告訴我們該做什麼，而行動腳本則教我們如何採取行動。模式通常在瞬間發生，並非經由有意識的思考，所以我們往往不知不覺地作出直覺判斷。不過，直覺並不能解決所有問題，分析是直覺決策的輔助工具，只要有時間，也可善加利用。

雖然直覺型決策有時是在瞬間完成，但事實上都會經過心理模擬，亦即決策者會模擬並想像發生的情況，在腦海裡演練特定情境下，執行此決策的後果，若認爲後果頗佳，就準備採取行動，若後果不佳，通常會改變行動腳本。這種找出相配模式和心理模擬的過程，稱爲認知預示決策（recognition-primed decision）。此模式強調在直覺型決策過程中，需要經過心理模擬的考驗評估。

建立有效的「心理模擬」應先針對事物運作方式，建立良好的「心理模式」，這是專業知識與技能的另一個層面，也是把經驗轉譯爲行動的另一個方式，例如處理敗血症，護理人員應知道感染是如何發生，病程進展過程和可能的結果（盧，2014）。

（二）直覺養成訓練

直覺是可以訓練的，訓練直覺的祕訣，就是不斷的練習、再練習，透過不斷練習才能培養判斷力，累積培養直覺能力的必要經驗（盧，2014）。

1. 直覺養成訓練的目標

(1) 更輕鬆、迅速的掌握狀況。

(2) 更快速辨識出問題和異常所在。

(3) 對個人之瞬間決策有信心。

(4) 明確了解接下來會發生的情況。

(5) 避免爲蒐集足夠資訊而耗用太多時間與精力。

(6) 在狀況不夠和時間壓力下，能沉著鎮定應對。

(7) 能適時找出可行方案。

2. 直覺養成訓練的基本要素

(1) 辨識並了解工作所需的「決策條件」

決策條件係指圓滿完成工作所需掌握的直覺、判斷和技巧，要具有辨識工作所需的決策條件能力應朝下列方向努力：

找出舉足輕重，而且常常得作的困難決策或判斷，當找出對工作最重要也最困難的決策之後，應自問爲什麼很難？如何看出潛在問題？常犯的錯誤是什麼？經驗豐富的老手和毫無經驗的新手會作出什麼樣不同的決定？在不斷自問上述問題的過程中，就可以找到作決策的線索和策略，也可以發現應該如何作準備，如何列出工作優先順序，如何評估完成計畫所需的時間，而建立更複雜的心理模式，了解如何爲未來的計畫作準備。

(2) 實地練習困難的決策

了解個人在工作上常會遇到的重要困難決策後，就要找機會刻意練習。爲方便練習，可設計一個典型、困難的案例，列出一些基本細節，進而帶出進退兩難的困境，也就是「決策遊戲」。

在設計決策遊戲時，應該要很容易參與、技術簡單、規則清楚、有彈性、好適應、放諸四海皆準，可帶動思考和討論，最好以即將要作的計畫來做遊戲，讓參與者知道他們將要面對什麼問題。

決策遊戲在設計時應包括：

①名稱：可取自一般情況、現實環境、困境或其他明顯的特點。

②背景：應該說明事件背景。

③情境：說明參與者面對的困境，何時應作成決策，讓參與者辨明個人在遊戲中的身分、目標、環境、擁有的資源及困境，最好依時間順序排列這些資料，由一般情境逐漸進入特定情況。

④輔助資料：儘可能提供圖表說明相關細節。

決策遊戲可提供模擬經驗，並獲得下列結果：

- 顯示出心理模式的限制，使個人的心理模式更豐富、更寬廣。
- 了解關鍵線索和模式的重要性。
- 塡補經驗基礎的不足。
- 以更好的方法處理不確定事件。
- 練習如何協調衝突的目標。
- 看到施力點，構思新選擇的起點。
- 訓練察覺問題的能力。
- 由別人的觀點來看情況。
- 訓練分配有限的資源。
- 結合現實、更快學習事實和技術上的知識。
- 提供練習機會，清楚說明你個人的評估和意向。

決策遊戲的後續討論比遊戲本身重要，可以請參與者發表意見後，再討論其意見的異同，或直接提問參與者會蒐集什麼資料，或如何評估情勢等等。

(3) 決策檢討

研究已證實運用回饋方式可了解自己直覺決策過程的缺點，改進決策的技巧，人們從回饋過程中可學到許多教訓，知道自己的決策是否正確，可檢討自己哪裡做錯，並期待有機會能再嘗試一次，對提升決策品質極有助益。

直覺決策是一種決策能力，運用模式辨識出事件本質，據以決定該採取什麼腳本因應，所以直覺決策時應檢視你衡量情況的方式，包括你所辨識出和錯失的線索和模式，檢查自己回應問題的腳本是否有用？或還有其他更好的腳本，有了上述的回饋過程，就能加強判斷力。

（三）用分析輔助直覺

只用分析或光憑直覺，不一定可以作出有效決策，刻意分析有礙決策，但直覺並非無所不用，因此分析與直覺並用，將可相輔相成。

1. 直覺引導分析

直覺讓人們辨識出事件的情況，協助人們決定如何回應。而分析則證明了直覺，確定決策的正確性。

分析和直覺在人類心智中攜手並進，初學者要學習新技巧時，必須分析思考。分析在專業技巧的最高層級上也非常有用，可以磨練並澄清直覺的洞察力。

2. 刻意分析有礙決策

分析是創造一個理性選擇模式（rational choice model），也就是根據同一套標準比較各種選擇的方法。理性選擇模式所用的決策方法在分析過程中，也需要運用直覺列出問題、分析問題、擬訂選擇模式、分配加權數以及評估可能性等，若不靠直覺同樣無法進行分析。

刻意分析有時會操控分析方法，讓它達到我們想要的結果。

3. 分析與直覺相輔相成

人們在作決策時有時得依賴直覺，有時又得著重分析，當情況不斷變化，時間壓力緊迫，或目標混淆不清時，就應依靠直覺，不要使用分析。當所要作的決策比較複雜，並需找出解決問題的最佳抉擇時，就必須使用分析方法，以比較各項可行方案的優劣，以下是運用分析提升直覺的建議：

(1) 以直覺而非分析開始：一開始就採用分析方法可能會壓抑直覺，所以先以直覺取向開始。

(2) 避免以作「最正確」的選擇爲目標：我們往往很難知道什麼決定才是最好的，因此爲了追求最好的選擇而執著於根本無關緊要的細節是不對的，決策目標應該是作出自己可以接受的好選擇，也就是寧可迅速作出好決定，作好執行準備，而不要爲了「完美」的決定而錯失時機。

(3) 列出每個選項的優缺點，而不排列優先順序：在比較各種可能方案時，應在紙的兩端，列出各個方案的優缺點，以便對影響決策的重要因素一目了然。

(4) 運用心理模擬衡量：針對列出的可能方案及其優缺點，運用心理模擬，花些時間想像其實際執行的情況，如此一來，就可以看出每一個方案可能的風險。

(5) 簡化比較過程：一次比較兩個方案，淘汰缺點較多方案，再找新的方案對決，此法不但可以一邊比較各種方案，也可以一邊依賴直覺傾向。

(6) 藉他人的直覺檢視自己的分析結果：「直覺」常常可以找出分析的錯誤，因此，讓客觀的第三者憑直覺檢視自己的分析結果，常可以提出新的看法。

(7) 避免以程序取代直覺：直覺並非偶然產生，而是源自經驗，在許多情況下，程序確實有其必要，但若一直以程序取代專業知識和直覺，很可能錯失培養直覺的機會，就會降低學習曲線，久而久之，可能會將直覺扼殺掉，因此最重要的是要找出方法運用程序，不要讓程序限制直覺。

三、運用直覺

直覺最重要的用處就是警告人們出了問題，即使還不知道問題在哪裡，只要本能發出恐懼或憂慮的訊號，就應該提高警覺，因爲在我們運用這些隨腦部活動而來的情感訊號時，就用到了直覺。這種直覺的運用能力，可能是專業生涯成敗的關鍵。

以下特舉兩個案例說明直覺的運用：(1)案例一係描述小兒加護病房護理長如何運用直覺挽救小萱的生命；(2)案例二是描述在急迫時間壓力下如何作決策，包括運用直覺在內（盧，2014）。

案例一

李如玉大學護理系畢業，畢業後一直擔任嬰兒室護理師，最近五年則轉到新生兒加護病房服務，在事件發生時，她已升任護理長。另一位護理師郭淑玲是專科畢業，已有二年兒科病房經驗，三個月前才轉到新生兒加護病房，還算新人，不過她已完成新生兒加護病房訓練，並由李如玉護理長擔任她的 preceptor，負責一對一指導，目前只需偶爾監督追蹤，不必一一指導。

郭淑玲負責照顧的一個新生兒小萱，並不會太難照顧，她的體重逐漸增加，一切都顯示將脫離危險期。某日早上郭淑玲即將下大夜班，在與李如玉護理長交班時，表示小萱除了比平常吵鬧外，一切尚可，由於夜間哭鬧所以早上餵奶時，小萱昏昏欲睡，郭淑玲按時為小萱量體溫，幾次都比正常略低，她便一再調高保溫箱溫度，快下班時醫檢師來幫小萱作例行性抽血檢查，在腳跟上刺一下，抽完血在傷口上貼一小塊彩色 OK 繃，小萱的傷口流了一點血，在 OK 繃上留下一小塊黑點。李如玉護理長走過小萱保溫箱時，覺得有些不對勁，走近察看，又沒什麼明顯症狀，只是覺得小萱看起來「怪怪的」，她再仔細檢查，發現小萱的腳後跟傷口還在流血，臉色發白，肚子也圓鼓鼓的，皮膚花花的，於是找來郭淑玲，問她小萱是否一直昏昏欲睡，體溫是否持續下降後，即呼叫其主治醫師，醫師診斷後認為小萱情況危急，立即作血液培養，並施打抗生素，24 小時後血液培養證實是敗血症，如果未及時發現並立刻處理，小萱可能死於敗血症。後來小萱總算康復出院了，這正反映出李如玉護理長經驗豐富，其直覺反應救了小萱。

案例分析

李如玉護理長簡直不敢相信郭淑玲竟看不出這麼明顯的敗血症症狀，所有護理人員都受過訓練要對這些症狀與徵象提高警覺。

其實郭淑玲並不是沒注意到，但小萱的體溫下降並未超出正常範圍，每次量完體溫，都只調高保溫箱的溫度，一連四次，這是合理的反應，通常護理同仁比較擔心的是發燒，而不是體溫下降，不過李如玉護理長卻憑經驗知道體溫下降很可能是發燒或敗血症的前兆。

郭淑玲也注意到小萱針刺傷口未癒合，但卻認爲可能是技術太差造成的，而李護理長卻知道血流不止是另一個危險徵兆。郭淑玲也注意到小萱昏昏欲睡，但她以爲小萱本來就應該一直睡，至於小萱肚子圓鼓鼓的，皮膚花花的，意味著血流無法輸送到皮膚，但郭淑玲並無此方面體會，此外她也認爲新生兒消化系統尚未發育成熟，免不了會脹氣，但李護理長卻注意到小萱臉色帶橄欖綠，可能與感染有關。

事實上重點並不是單一的異常症狀，而是一系列特定的症狀，郭淑玲雖然看到所有單一症狀，但卻不能把這些症狀聯想在一起，因此無法作出正確判斷，這與她的經驗不足有關，而李護理長由於經驗豐富，在驗血之前就認出小萱的一連串症狀，可能與敗血症有關，及早投藥，而挽救了小萱生命。

案例二

臺北市某醫學中心院長在開會之前10分鐘，接到家人電話，要他立刻趕去美國，其父親病危，隨時可能過世，但他手上正有四個重要議案必須作成決議，距離他搭機去美國還有1小時時間可以使用，請問如何利用1小時時間作成下列四項重大決定？

1. 選擇汙水處理場地點。
2. 決定興建醫院包商。
3. 通過公辦民營案。
4. 一週內重訂感染廢棄物處理合約。

因爲必須在1小時內作成決策，所以必須先決定每個議案可以使用的時間，最簡單的做法就是把1小時平分爲四等分，每個議案使用15分鐘，但如此分配並不是最好的分配方式，先判斷哪個議案最需要討論，再作時間分配可能較符合實際。

上述四個議案性質不同，院長在會議開始前即私自內定第一個議案2分鐘，第二個議案28分鐘，第三個議案5分鐘，第四個議案25分鐘（表8-A）。

表8-A　決策案例

決策點	背　景	決策方式	理由／時間
選擇汙水處理場地點	• 已做過無數研究，證明有兩個地點都適合。 • 支持兩個地點的人數相當。 • 兩個地點優劣點相似。	是一無關緊要的選擇，請兩案支持者代表以擲銅板方式決定。	• 不採投票表決，因這得花時間，而且會造成其中一個選擇比另一個明智的印象。 • 2分鐘作成決策。

（續）

(續)

	• 其中一個地點雖然成本較低，但延誤的風險較高。 • 必須近期作成決定以便開工。		
決定興建醫院包商	• 共有三家合格建商可以選擇。 • 已有一個小組研究了每家公司的優缺點，並且作了一份完整報告。 • 研究小組無法提出一致的推薦名單。 • 期限只剩3天，無法再展延。	採比較選擇方式決定 • 以共同標準比較分析，將各建商的信譽、標價、採用的方法、施工品質、各工作所需的後勤、完工時間做比較後決定其中一家。 • 在開始分析前，先了解與會者的喜好，了解大家的直覺想法，試著由主席作決定。	• 是一需要比較的選擇方案，應仔細分析比較。 • 28分鐘作成決策。
通過公辦民營案	• 已有一個團隊花了半年時間準備參加某公辦民營醫院投標。 • 有人對這個團隊沒有信心，擔心疏忽了某些潛在問題，在那樣的合約下可能造成虧損。	仰賴直覺選擇 • 如果未來的結果不可靠，就該放棄。 • 如果有某種程度的風險，但成功的可能性頗高，則可放手一搏。	• 專業技術在這裡可能派不上用場。 • 5分鐘作成決策。
一週內重訂感染廢棄物處理合約	目前國內符合政府規定的感染性廢棄物處理的廠商只有一家，而且政府的評鑑標準極爲嚴格，只要有一項不合規定即處罰，所以廠商要求提高一倍價格才願意繼續承包，這項額外支出，每年將增加500萬元，但不與這家廠商簽約，則醫院的感染性廢棄物將無法處理，廠商要求在一週內重訂合約，否則不再提供任何服務。	是一必須解決的問題 • 成立小組，針對合約內容提出建議。 • 推派談判代表，並給予適度授權。 • 研擬萬一談判破裂的補救措施。	• 問題必須解決，而且在一週內解決。 • 25分鐘作成決策。

IX. 護理長決策能力量表

林、張、楊、高、盧（2006）發展一份護理長決策能力量表，包括三大類二十二項，提供給各位讀者參考採用（見表8-2）。

表8-2　護理長決策能力量表

決策思考	1. 面對各種策略時能依決策準則選出最好的方案。 2. 能適當的設置監督機制，並利用它們來檢測進展的情況。 3. 能將決策解釋清楚，並努力使他人理解。 4. 當評估不確定性問題時能注意問題的變化。 5. 制定決策時能注意耗用的成本。 6. 能做出詳細的決策執行計畫。 7. 能指定一個合適的人選對某個具體的行動負責。 8. 作決策時，能打破個人維持現狀的偏好，作出有效的決策。 9. 作決策時，不會爲保護先前選擇，而固守過去的決策。 10.作決策時能在安全可控制的範圍內做調整。 11.能從檢討失敗的教訓中找出有利於決策成功的關鍵。 12.能判斷決策的結果及品質。 13.能及時地作出決策，並及時地實施。 14.會考慮當時是否爲作決策的最好時機。 15.能用具挑戰性、創新性的方法來剔除陳舊的觀點。 16.有足夠的知識針對問題制定決策並說服別人去遵行。
決策參與	17.制定決策時會鼓勵同仁參與討論。 18.在決策的過程中，能向合適的人選諮詢以獲得他們的幫助。
方案評估	19.作決策過程中會考慮所有可能方案。 20.能試著去發現所有方案的可能缺失。 21.能根據最終的目標，客觀地分析和評估所有可能的方案。 22.在分析結果時，能客觀的判斷每種方案成功的可能性。

結語

「作決策」是每個人每天的重要工作，決策是可以學習的，所以我們不但要增進專業知識與技能，也應累積各方面的經驗，培養批判性思考及直覺判斷能力，以便隨時都可以作出正確決策，提高領導管理績效和護理照護品質。

參考文獻

中文文獻

1. 今村榮三郎（2000）。意思決策的技術。東京：東洋經濟。
2. 王慧雲譯（1999）。Bye-Bye，猶豫先生！臺北市：商業周刊。
3. 林正昌（2001）。決策過程中權變性決策行為之研究。未發表之博士論文。臺北市：臺灣師範大學。
4. 林秋芬（2015）。規劃與決策。於林秋芬、林月桂、徐美玲、王憲華、楊勤熒編著，盧美秀總校閱。護理行政（p.17-21）。新北市：新文京。
5. 林秋芬、張元玫、楊勤熒、高靖秋、盧美秀（2006）。以護理人員角度評價護理長決策能力。新臺北護理期刊，8，57-68。
6. 林麗冠譯（2002）。決策制訂。臺北市：天下。
7. 竺乾威、胡君芳譯（1991）。決策過程。臺北市：五南。
8. 張秋明譯（2001）。成功的決策：一學就會的決策技術。臺北市：小知堂文化。
9. 許芳銘（1999）。一個決策過程的系統式思考型構。未發表之碩士論文。新竹：交通大學。
10. 陳海鳴（1990）。一個決策過程概念及架構的討論—從認知的觀點。未發表之博士論文。新竹：交通大學。
11. 榮泰生（2002）。決策高手避免決策陷阱。管理雜誌，336，46-49。
12. 盧美秀（2014）。決策。於盧美秀著。護理行政與管理（二版），p.73-98。臺北市：五南。
13. 戴國良（2015）。決策。於戴國良著。圖解管理學（二版），p.150-163。臺北市：五南。
14. 龔平邦（1997）。管理學。臺北市：三民。

英文文獻

1. Ackoff, R. L. (1962). *Scientific method: optimizing applied research decisions.* New York: John Wiley & Sons.
2. Altier, W. J. (1999). *The thinking managers toolbook: effective processes for problem*

solving and decision making. New York: Oxford university press.

3. Drucker, P. (1967). *The practice of management.* New York: Happer & Row.
4. Drucker, P. F., Hammond, J. S., Keeney, R. L., Raiffa, H., Etzioni, A., Argyris, C., Stryker, P., & Hayashi, A. M. (2001). *Harvard Business Review on decision making.* Boston, M. A.: Harvard Business School Publishing Corporation.
5. Gore, C., Murray, K., & Richardson, B. (1992). *Strategic Decision-Making.* New York: Cassell.
6. Gorry, G. A., & Morton, S. (1971). A framework for MIS. *Sloan Management Review, Fall*, 55-70.
7. Kerrigan, K. (1991). Decision making in todays complex environment. *Nurs Adimin Q,* 15(4),1-5.
8. Klein, G. A., Orasanu, J., Calderwood, R., & Zsambok, C. E. (1993). *Decision making in action: models and methods.* New Jersey: Albex publishing corporation.
9. Klein, G. (2002). *Intuition at work: why developing your gut instincts will make you better at what you do.* New York: Brockman, Inc.
10. Laudon, K. C., & Laudon, J. P. (1998). *Management information systems: New approaches to organization & Technology.* Englewood Clifts: Prentice-Hall.
11. Longest, B. B.(1996). Health professionals in management. Connecticut: Appleton & Lange.
12. McKenney, J. L., & Keen, P. G. (1974). How managers' minds work. *Harvard Business Review, May/Jun*, 79-80.
13. Robbins, P. S., & Coultee, M. (2002). *Management.* 7th ed. New York: Prentice Hall.
14. Robbins, S. P. (1998). *Oranizational behavior: Concepts, Controversies & applications.* 8th ed. Englewood Clifts: Prentice Hall.
15. Simon, H. A. (1960). *The new science of management decision.* New York: Harper & Row.
16. Sweeney, J., & Moeller, L. (2001). *Decision training-the use of a decision curricuium with in basket simulation.* Iowa: Iowa State University.

17. Thompson, J. D. (1967). *Organization in action.* New York: McGraw-Hill.

18. Zeelenberg, M. (1999). Anticipated regret, expected feedback and behavioral decision making. *Journal of Behavioral Decision Making,* 12, 93-106.

第9章 目標管理（Management by objectives）

前言

目標管理（management by objectives; MBO）係由美國管理大師杜拉克（Drucker）於1954年所倡導，它是一種過程，在此種過程中，組織中的大目標（goal）和小目標（objectives）係經由組織成員共同參與而設定。其基本觀念來自「參與管理」的理念。而所謂的「參與管理」是一種過程，員工在其應負之責任內，獲得較多的自我控制和較大的決定自由。它不但是一種主動的管理方式，也是一種追求成果的管理方式，具有考核獎懲的後續功能（吳，1991；戴，2015；盧，2014；Jun, 1976；Odiorne, 1979；Marquis & Huston, 2000）。

Ⅰ. 目標管理的定義

很多專家學者提出對目標管理的定義，茲擇要彙整如下（林，1997；許，1998；陳，1994；張，1998；陳，2000；黃，1999；盧，2001；2014；戴，2015；Drucker, 1954；Gillies, 1994；Odiorne, 1979；Jun, 1976；Positer & Streib, 1995；Rodgers & Hunter, 1992）：

1. 目標管理是一種過程，在此過程中，組織／機構的最高主管及各單位主管共同確認一般性目標，再依此目標確定每一個人的職責範圍，最後並以此作爲各單位運作的指導原則及評量每一個人的貢獻。
2. 目標管理是根據人性行爲科學的理論，由主管與部屬共同協商一定期間內應完成的目標，計畫各種達成目標的活動，確定彼此的職責範圍，並定期評價其進度和成果的管理方法。
3. 目標管理是以目標的自我設定、進度的自我控制、成果的自我評量爲手段，激勵員工的責任感和榮譽心，達到發揮員工個人的最大潛能爲依歸。

4. 目標管理是一種強調「參與管理」的管理哲學，是由組織／機構全體員工共同參與，並進行自我控制與自我評價，以增進工作效能的一種計畫與考核管理方法。
5. 各組織或機構及其各部門、各單位都應該設定各自應達成的目標數據，並定期考核追蹤、確定目標是否達成。

II. 目標管理的目的和特點

一、目標管理的目的

目標管理的目的如下（曾，2002；陳，1994；黃，1999；張，1998，盧，2001；2014；戴，2015）：

1. 使員工都有清楚的目標從事各自的工作。
2. 掃除集權控制的弊害，使人人自動自發，各盡其責，各展所長。
3. 提供員工參與組織／機構經營的機會，充分發揮個人的力量與潛能。
4. 鼓勵協商，集思廣益。
5. 提供良好的工作績效評核基礎，提高達成目標的可能性。
6. 培養各階層主管獨當一面的能力。
7. 客觀的評價努力成果，獲得員工的認同與信賴，建立員工的自尊與自信。
8. 集中全體員工的努力在組織／機構目標上，使經營成效達到最高境界。
9. 有助發掘優秀人才和傑出單位。
10. 提升組織／機構的競爭力。

二、目標管理的特點

目標管理具有下列特點（許，1991；黃，1999；張，1991；張，1998；盧，2001；2014；戴，2015；Gillies, 1994）：

1. 是一種以人性爲中心的管理。
2. 將員工的願望與組織的願望相結合。
3. 以激勵代替懲罰，以民主代替集權領導。
4. 重視人才的運用，而不是只講求方法或步驟。

5. 強調授權比指揮、督導工作的進度更重要。
6. 符合人類基本需求，可滿足個人的成就感、控制感和參與感。
7. 強調民主的程序、共同參與和激勵技巧。
8. 偏向追求成果的管理，較不強調規章、程序。

Ⅲ. 目標管理的理論基礎

目標管理的理論基礎以激勵理論爲其思想的根源，其架構是建立在 Maslow（1954）的需求層次理論（hierarchy of needs），Blake 和 Mouton 的管理方格理論（managerial grid theory），Herzberg（1959）的保健激勵理論（motivation-hygiene theory）以及 McGregor（1964）的 Y 理論基礎上。茲簡述於下：

一、需求層次理論（the theory of hierarchy of needs）

Maslow（1970）指出人類行爲受到各種基本需求的支配，這些需求是有層次及順序的；依序爲生理→安全與安全感→愛與歸屬感→自尊與尊重→自我實現的需求（見圖 9-1）。當低層次的需求滿足後，才會出現較高層次的需求，而最高層次自我實現需求的根基在於低層次需求的滿足，因此在推動目標管理時，應重視員工需求的滿足，並帶動其發展自我，成就自我的意願。

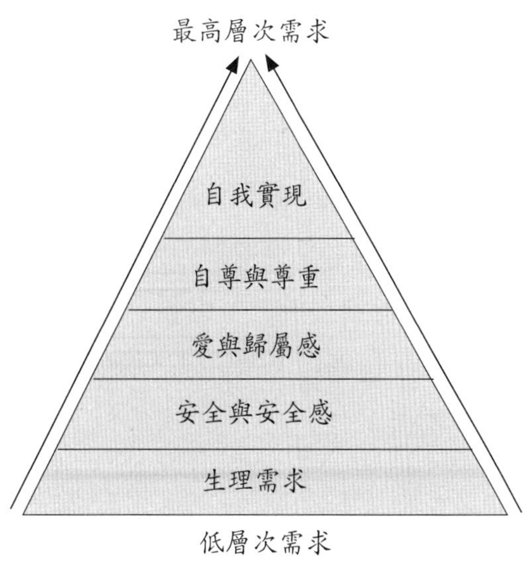

圖 9-1　需求層次理論（Maslow, 1970）

二、管理方格理論（managerial grid theory）

目標管理以激勵爲主要理論基礎，而激勵與領導行爲有關，Blake和Mouton（1960）所提出的管理方格理論，包括關心員工與關心工作（見圖9-2）。

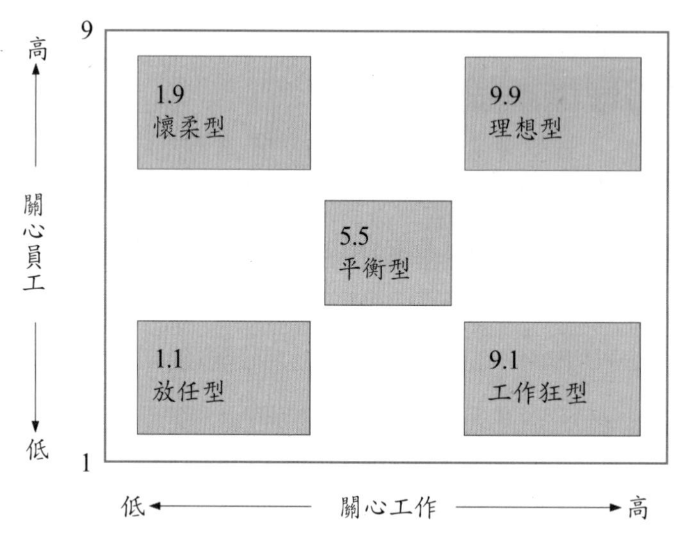

圖9-2　管理方格理論

1. 它以座標方式表現上述兩構面的各種組合方式，各有9種程度，可以描繪出81個方格。圖中所顯示的81個可能組合關係中，最具代表性的5個組合，依其所在座標，有不同的命名。
2. 領導風格可區分爲下列五種類型：
   (1) 放任型（1.1）：採取無爲而治或放任態度，施以最小控制。
   (2) 工作狂型（9.1）：較不關心員工，但特別關心工作。
   (3) 懷柔型（1.9）：較不關心工作效率，但特別關心員工。
   (4) 理想型（9.9）：不但關心員工，也關心工作效率，認爲爲求達成工作目標，應關心員工，透過員工對組織／機構之共識而產生相互信賴，進而爲共同目標而努力。
   (5) 平衡型（5.5）：維持員工士氣和工作績效之間之適度平衡。

（5.5）和（9.9）型的管理，包括管理與領導技巧的運用，以追求組織目標和員工目標爲重心，是一比較理想的方式。

三、保健—激勵兩因素理論（two-factor theory）

Herzberg（1959）的研究發現，凡引起工作不滿足的因素完全屬於保健因素，凡引起工作滿足感的因素則屬於激勵因素。因此認為決定員工的滿足因素是被主管賞識、工作有成就感、有生涯發展機會。目標管理就是當員工在一定期限內完成自訂的目標，得到成就感後，會激勵自己再訂定另一層次的目標，如此不斷循環，以成就感作為工作辛苦的獎賞，來獲得自我實現的滿足。

四、Y理論

McGregor（1964）認為人類除了靠低層次需求來維持生活外，也會追求較高層次需求的滿足，健全的組織／機構應締造良好環境，使員工在完成組織／機構目標的同時，也能滿足個人需求，他強調：

1. 人性本善，組織內員工喜歡工作就如同喜歡休息和娛樂般自然。
2. 員工在其責任範圍內會運用自我導向和自我控制達成目標。外在的控制和處罰並非達成組織／機構目標的唯一方法。
3. 員工為滿足自我實現，會努力去完成組織／機構的目標。
4. 員工在合適的工作情境下，不但願意接受責任，還會追求更多的責任。

目標管理的特點就是以人性思想為中心，讓員工在自我導向和自我控制的原則下，自動自發達成自訂的目標，滿足自我實現的最高需求，獲得個人的成就感。

Ⅳ. 目標管理的流程

目標管理是一種以行動來爭取成果的思考方式，每個組織／機構推行目標管理所設定的大目標和個人目標，即為管理階層釐定各項經營管理計畫與分配資源的基礎，最終目的在提高品質、降低成本、提高經營績效和健全組織／機構體質，其執行過程如圖9-3（黃，1999；張，1998；盧，2001；2014；戴，2015；賴，2001；Armstrong, 1992；Drucker, 1954；Gillies, 1994；Harry, 2003；Stomer & Freeman, 1992）。

一、設定目標（setting objectives）

1. 目標包括組織／機構的經營目的、產出、結果或績效的標準。

2. 目標設定應清楚，不可含糊，應是可以測量的，應使用明確的措辭或數字。
3. 目標的層次系統：
   (1) 最高管理階層應先決定組織／機構目標。
   (2) 最高管理階層與部門主管共同決定部門目標。

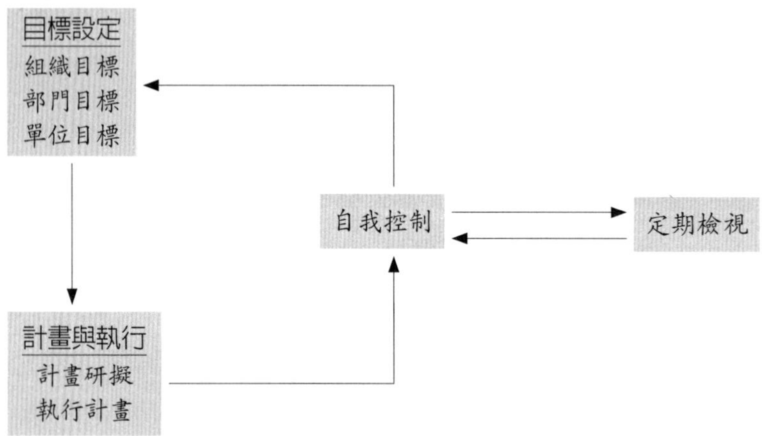

圖9-3　目標管理流程

   (3) 部門主管與基層單位主管共同決定單位目標。
   (4) 單位主管與員工共同決定員工的目標。
4. 目標的設定：目標具有激勵員工的作用，應注意下列重點：
   (1) 明確的目標比盡你所能式的目標，更能產生高績效，因明確的目標可以提供員工努力的方向。
   (2) 有點難度的目標比極度困難或太簡單的目標，更能引發員工的工作動機，而且員工也比較容易得到好成績。
   (3) 明確而且可量化的目標比模糊不清的目標更會產生高的績效。
   (4) 依據員工的人格特質設定目標的高低，比較可以得到好績效，也可預防員工產生過大的挫折感。
5. 當員工的目標確定後，單位主管應把可見及不可見的人力、物力、財源及設備等資源整合，建立單位的長程目標（goals）。
6. 接著應界定主要的成就區域：包括日常作業、期望的創作發明、待解決的問題、員工的專業成長以及管理技能的成長等。

7. 依單位的長程目標，訂定短程目標（objectives），短程目標的敘述方式應包含：
   (1) 要得到的結果是什麼？
   (2) 由誰在什麼時候或什麼地方完成？
   (3) 希望達成多少（量性目標）或多好（品質目標）？
8. 目標的書寫方式，見圖9-4。

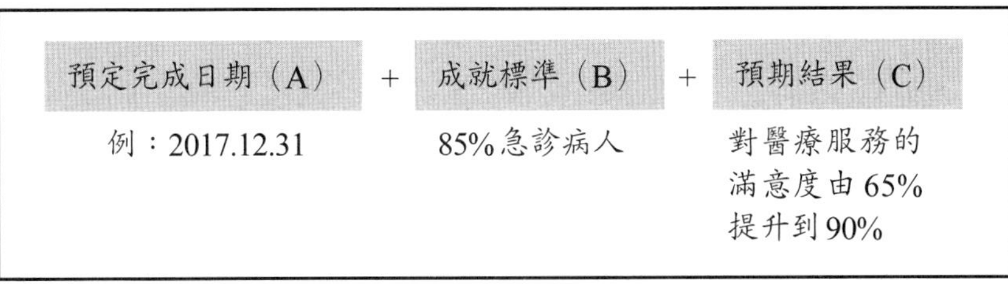

圖9-4　目標的書寫範例

二、計畫與執行（developing an plan and action）

（一）擬定合適的計畫

當目標確定之後，應計畫所要進行的活動，包括由誰負責、期限如何？所需資源為何？目標能否成功達成，有賴：

1. 活動計畫是否周詳？
2. 活動計畫是否具體可行？
3. 活動進度是否能有效掌控？
4. 主管的支持、了解與鼓勵程度。

行動計畫最好做成「目標實行工作單」，據以執行（表9-1）。

（二）執行計畫

提高員工對目標的接受度，以落實執行。

1. 應向員工說明設定目標的理由，實施過程以及可運用的資源。
2. 讓員工參與目標的設定，使其有「我也有一份」的認同感，加強其對目標的承諾。
3. 提供支持性的環境，在必要時介入，給予支持與協助。

表9-1 目標實行工作單

重要成果項目	提升急診病人對醫療照護服務的滿意度		
近程目標	2017.12.31以前，提高急診病人的滿意度		
成果衡量	85%、急診病人對醫療服務滿意度達90%		
實際活動計畫	預定完成日期	完成日期	負責人

三、自我控制（self-control）

員工應定期評估其產出與預定目標之間的差距。單位主管應定期提供目標執行進度和結果的訊息，使員工知道其表現是否符合要求，鼓勵員工依個人責任範圍，運用系統方式自我監督及衡量自己的工作績效，並確實掌控進度。

四、定期檢視（periodic review）

1. 在預定期限內評估目標是否達到。
2. 應訂定客觀的評核指標。
3. 可採取同儕評核、督導評核或主管與部屬會談方式。
4. 若出現偏差，應立即加以修正。
5. 對表現優良員工應給予適當獎勵。
6. 對表現欠佳員工應給予輔導。

V. 目標管理成功的要件

成功的推動目標管理，不應只將目標管理簡化為一種管理程序，應包括下列十個面向（江，1994；盧，2001；2014；戴，2015）：

1. 溝通：應讓員工參與目標的訂定，創造出一種鼓勵溝通、參與和歸屬感的氣氛，並經由不斷的溝通和參與，讓員工覺得意見受到重視。

2. 激勵：給予員工適時的激勵，以激勵替代鞭策，以自動自發替代監督，以榮譽替代懲罰。
3. 授權：透過授權方式有系統地把權限與責任分授給各級管理者，讓他們充分發揮其具創造性的領導能力。
4. 互動：目標管理所追求的是一種「共識型的決策（decision-making consensus）」，應透過面對面的互動過程，才能掌握問題的關鍵。
5. 協力合作：在目標開始設定時或最後結果的評定與回饋，都應由主管和員工共同完成。
6. 評估：透過評估方式，對於達成目標者可予以適當的激勵，對於執行不力者，則予以輔導，對於計畫不當之處，也可加以修正改進，有利目標的推動與成果的展現。
7. 彈性：保持彈性可因應快速變遷、充滿挑戰的環境，讓員工有適當彈性的空間與作爲。
8. 宏觀：在目標設定過程中，經由全體員工的參與，使員工不但了解個人的工作目標，同時也了解組織／機構的目標，使員工都有宏觀的視野，以產生整體協調一致的功能。
9. 民主：在目標管理過程中，採用參與式領導，主管與員工共同決策，可培養員工的責任與榮譽感，可使員工更樂意互相合作。
10. 資訊化：目標管理應資訊化，並與現行資訊系統相結合。

結語

目標管理不只是一種觀念或管理技術，它係以團隊精神爲根本，以提高績效爲導向，運用激勵的人性論、互相依存協力合作的社會觀、溝通理論以及民主參與等各種理論思想融合而成，也是一種管理哲學，成功的目標管理，強調管理者在推動過程中，應具有正確的目標管理觀念，授權之後應注意員工是否正確掌握方向與進度，視需要提供必須的資源與指導。

參考文獻

中文文獻

1. 江明修（1994）。目標管理在學校經營上的應用。技術及職業教育雙月刊，35，23-28。
2. 林正明（1997）。目標管理成功入門。臺北市：清華。
3. 張志育（1998）。管理學。臺北市：前程企業。
4. 許道然（1998）。目標管理：理論與評論。空中大學行政學報，8，249-272。
5. 陳照明（1994）。目標管理。臺北市：世茂。
6. 陳蒼杰譯（2000）。目標管理的入門。臺北市：建宏。
7. 黃憲仁（1998）。目標管理實務。臺北市：憲業企管。
8. 盧美秀（2001）。目標管理。於盧美秀著。護理管理，p.4-3～4-11。臺北市：華騰。
9. 盧美秀（2014）。目標管理。於盧美秀著。護理行政與管理（二版），p.101-110。臺北市：五南。
10. 賴景煌（2001）。目標管理提升組織績效。管理雜誌，325，92-94。
11. 戴國良（2015）。目標管理的優點及推行。於戴國良著。圖解管理學（二版），p.96-97。臺北市：五南。

英文文獻

1. Armstrong, M. (1992). *A handbook of management techniques.* Harvard Business Review.
2. Blake, R. R., & Mouton, J. S. (1960,1985). *Managerial grid.* Houston: Gulf.
3. Drucker, F. P. (1954). *The practice of management.* New York: Happer & Row. Pub.
4. Gillies, D. A. (1994). *Nursing Management: a systems approach.* 3rd ed. Philadelphia: W. B. Saunders.
5. Harry, L. (2003). Management by whose objective? *Harvard Business Review,* 84(1), 108-117.
6. Herzberg, J., & Mausner, B. (1959). *The Motivation to Work.* New York: Wiley.

7. Jun, J. S. (1976). *Management by objectives in government: theory and practice.* California: Sage Publishers, Inc.

8. Marquis, B. L., & Huston, C. J. (2000). *Leadership roles and management functions in nursing: theory and application.* 3rd ed. New York: Lippincott.

9. Maslow, A. (1970). *Motivation and personality.* 2nd ed. New York: Harper & Row. Pub.

10. McGregor, D. (1964). *The Human Side of Enterprise.* New York: McGraw-Hill.

11. Odiorne, G. S. (1979). *MBO II: a system of managerial leadership for the 80s.* Belmout: Fearon Pitman Publishers, Inc.

12. Poister, T. H., & Streib, G. (1995). MBO in municipal tool. *Public Administration Review,* 55(1), 48-56.

13. Rodgers, R., & Hunter, J. E. (1992). A foundation of good management practice in government: management by Objective. *Public Administration Review,* 52(1), 27-39.

14. Stoner, J. A. F., & Freeman, R. E. (1992). *Management.* New Jersey: Prentice Hall.

第10章 預算編列（Budgeting）

Ⅰ. 預算編列的目的

預算（budget）是一種以金錢收支表現的月、季或年度計畫，也是一種主要的控制工具，更是一基本管理工具。組織／機構若想確保競爭優勢，就必須事先參考過去的經驗值，擬定未來年度的可能收入和支出，作爲經營管理的評估依據，其重要功能如下（許，1988；徐，2001；盧，2014；戴，2015；Huber, 2000）：

1. 使各種計畫有具體內容。
2. 運用預算編列過程，全面檢視醫院各部門的業務表現，發現問題並加以改進。
3. 作爲控制工具，使各部門及員工了解其支出限度。
4. 作爲績效設定指標，讓各部門和員工有一具體努力目標。

預算是財務管理過程的首要步驟，與整個組織／機構的營運計畫息息相關，其相關性由圖 10-1 可以看出（Huber, 2000）。

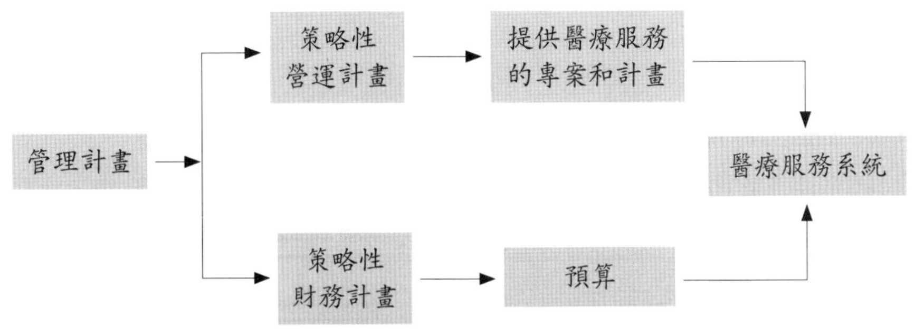

圖 10-1　管理和策略性規劃流程

資料來源：Huber, D. (2000). *Leadership and nursing care management.*

II. 預算的種類

一、財務預算（financial budgeting）

1. 財務預算係將收支分開編列。
2. 在支出方面係按支出項目之性質歸類，並按照組織／機構部門編製。

優點

1. 各部門可了解能動用的資源。
2. 各部門可按照預定項目和金額與實際狀況做比較。

缺點

1. 無法將支出與所獲得的結果（目標或產出）發生關聯。
2. 無法評估究竟某些支出所得到的結果如何？是否值得投入？
3. 部門的實際支出與其預算項目金額完全相符之意義又如何？

二、計畫預算（program budgeting）

計畫預算係將支出項目依其目標或結果歸類，在此種預算觀念下，組織／機構：

1. 應先界定目標。
2. 設計可達成目標的各種替代性計畫。
3. 估計所需之預算。
4. 針對各計畫進行成本效益分析和效能比較，從中選擇最佳之計畫。
5. 根據所選之計畫決定所需預算。
6. 根據所決定的預算內容，改編爲傳統的財務預算以供執行和控制之依據。

優點

1. 將支出與目標產生關聯。
2. 可預估某些支出將得到某些結果。

缺點

1. 過於理性，忽略實際行爲面。
2. 各部門之間，會有明爭暗鬥以獲取較多經費的情形。
3. 有時勉強訂定目標，常與眞正結果不符。

三、零基預算（zero-base budgeting）

1. 零基預算係指在年度開始時，每一預算項目都和新列項目一樣，都應說明編列的理由，與傳統預算只需對新增項目提出說明不同。
2. 零基預算係由最基層的決策單位主管擬定一系列個別計畫，通稱爲決策包（decision packages），排定其優先次序，最後依據這些計畫提出預算要求。
3. 優先順序的決定，通常由各主管對本單位所提出之計畫自行決定優先順序，再由上級主管根據所屬部門提出的計畫通盤審核後決定。
4. 當優先順序排定後，根據支出總額即可確定當年預算。
5. 此種預算法，使組織／機構內每項活動都經過檢討與評估，不過由於過程繁瑣，仍有其優缺點。

優點

1. 藉由零基預算編列過程，將組織／機構內各種任意性支出都經由評估程序，了解其目的與成果，並對達成相同目標的不同方法加以比較選擇。
2. 可彈性應用，對於比較重要的活動項目可直接採用零基預算，對於能力不及或無關重要的項目，可不必採用。
3. 可以節省高階主管的精力和時間，專心於最具爭議的計畫。
4. 便於組織／機構之全盤檢討，提供溝通參與機會，具有訓練和教育功能。

缺點

1. 與計畫預算一樣，通常會採主觀衡量一個「決策包」的成本效益。
2. 每年對各單位提出的計畫逐一檢討，需要投入相當大的人力、物力，有時成效相當有限。
3. 可能被人爲操縱。

四、變動預算（variable budgeting）

變動預算係以事實爲依據。某些預算支出項目與產量或銷售量（服務量）有一定關係，稱爲變動預算。有些則沒什麼關係，稱之爲固定成本。

變動成本預算之編製係依據服務量估計，依照實際上所發生的服務量調整變動成本。如此即可使預算內容不會因服務量改變，而失去效用。

五、移動預算（moving budgeting）

移動預算係將預算年度分爲若干期，可分爲一個月爲一期，或以每兩個月或三個月一期，每過一期，即重新檢討未來各期的預算，並向前延伸。例如若以每兩個月爲一期，在第一期結束時，高階管理者即可對第一期之實際績效與預算目標做比較與評估，並據以調整第二期的預算，必要時也可以順便修正第三期預算。

六、落日預算（sunset budgeting）

落日預算重點在設定最後終止日期，如過了最後期限，預算費用即不能使用。例如科技部或衛生福利部的研究計畫經費，若在設定期限未用完，就不能再動用，應繳回。有些落日預算可辦理延期。

Ⅲ. 醫院預算內容

一般而言，醫院預算包括下列各項內容：

1. 收入預算：包括各項營運內和營運外收入。
   (1) 營運內收入：包括門、急診、住院收入。
   (2) 營運外收入：包括停車場收入、福利商店收入、產學合作收入、政府補助收入、利息收入、處分資產收益、盤盈收入、捐贈收入等。
2. 生產預算：生產預算係估計提供各項醫療服務所需之醫療設備、藥品、衛材、人事費及管理費等支出費用。
3. 財務預算：財務預算爲對於現金收支之預計。
4. 資本支出預算：資本支出預算包括固定投資擴增項目，例如貴重儀器採購。
5. 費用預算：包括所有其他未估計在內的支出項目。

Ⅳ. 預算編製

大多數醫院都有年度預算，通常在年度結束前三個月開始編製，以便在新年度開始時，預算已獲最後定案，並據以執行。年度預算編製時，應有較詳細的季預算，甚至做成月預算，以便逐月或逐季追蹤考核，預算編製過程如下（許，1988；徐，2001；莊、黃，2000；盧，2014；Huber, 2000）：

一、估計年度收入

透過內部溝通討論以及市場分析，配合現行醫療政策，嚴謹評估未來一年可能的收入，包括：

1. 營運收入
   (1) 醫務收入——門診、急診。
   (2) 醫務收入——住院。
   (3) 醫務收入——其他，例如血液透析等特殊收入。
2. 營運外收入
   (1) 利息收入。
   (2) 捐贈收入。
   (3) 其他收入，包括停車場、福利商店出租之收入。

二、估計各項支出

各項業務之年度支出包括：

1. 營運成本
   (1) 人事成本：包括員工薪俸、各項加給、績效獎金、退休撫卹、保險以及加班費。人事費用以不超過總成本的50%爲宜。
   (2) 藥品成本：以不超過20%爲宜。
   (3) 衛材成本：以不超過8%爲宜。
   (4) 其他材料費：以不超過5%爲宜。
   (5) 管理費用：以不超過10%爲宜。
2. 營運外支出
   (1) 利息支出。
   (2) 處分資產損失。
   (3) 其他支出。

3. 準備金：以5%編列。

三、彙編年度損益計畫書

根據上列收支預算彙編爲損益計畫書，顯示收支相抵後可能獲得之盈餘或發生之虧損，以及年度結束時可能的資本負債狀況（表10-1）。

表10-1　某醫院106年度損益計畫書

項　目	金　額	%	小　計	%
營運收入			235,181,522	100.00
醫務收入—門診	129,032,876	54.87		
醫務收入—住院	98,484,357	41.88		
醫務收入—其他	8,293,737	3.53		
醫務收入折讓—門診	(422,349)	(0.18)		
醫務收入折讓—住院	(207,099)	(0.09)		
營運成本			235,664,171	100.21
人事成本	112,586,505	47.87		
藥品成本	48,459,814	20.61		
衛材成本	15,261,945	6.49		
其他材料費	12,220,372	5.20		
管理費用	47,135,535	20.04		
營運餘絀			(482,649)	(0.21)
營運外收入			5,019,017	2.13
利息收入	2,346	0.00		
處分資產收益	—	—		
盤盈收入	3	0.00		
捐贈收入	748,009	0.32		
投資收入	—	—		
兌換盈餘	—	—		
其他收入	4,268,659	1.82		
營運外支出			4,153,556	1.77
利息支出	4,142,836	1.76		
處分資產損失	2,044	0.00		
其他支出	8,676	0.00		
本期餘絀			382,812	0.16

※(　)表示負數

V. 護理部（科）之預算編製

1. 檢討本年度的預算執行情形。
2. 確定下一年度的目標和業務規劃。
3. 根據下年度的目標和業務所需經費編列預算。

   護理部所提出的應是支出預算，包括：

   (1) 設備與維修費：執行護理服務所需的設備，包括新購和汰舊換新以及維修等。
   (2) 衛材費：包括各種注射器、導尿、灌腸、換藥、給藥、手套、紗布、衛生紙、肥皀和洗手液等費用。
   (3) 業務費：包括護理部門辦公所需的相關費用，例如紙和筆。
   (4) 圖書經費：包括購買新書、雜誌、報紙等費用。
   (5) 教育訓練費用：包括辦理新進人員訓練、在職教育訓練、繼續教育等之講師費、教學軟硬體設備、講義印刷費，以及參加院外在職教育活動之報名費等。
   (6) 學術研究費：包括護理部所屬單位之年度研究計畫案所需經費。
   (7) 差旅費：包括國內外參觀、訪問以及參加各種重要研習會之出差、住宿費等。
4. 護理部彙整各單位所提出之費用後，提交給會計部門，編入下年度預算。

結語

預算在行政管理中屬於規劃的一部分，若能事先調配可用資源，分配各部門作業權責，並明確掌控收入與支出，則醫療機構將可永續經營。

參考文獻

中文文獻

1. 徐南麗（2001）。護理行政與管理。臺北市：華杏。

2. 莊逸洲、黃崇哲（2000）。財務、研究、品質暨設施管理。臺北市：華杏。
3. 許士軍（1988）。管理學。臺北市：東華。
4. 盧美秀（2014）。預算編列。於盧美秀著。護理行政與管理（二版），p.130-120。臺北市：五南。
5. 戴國良（2015）。預算管理。於戴國良著。圖解管理學（二版），p.264-267。臺北市：五南。

英文文獻

1. Huber, D. (2000). *Leadership and nursing care management.* Philadelphia: Saunders.

第四篇

組織
（Organization）

組織是管理的基礎，是一個機構的必要因素，也是管理程序之一。Drucker（1974）認爲組織是結構與工作設計組合而成，係依據機構的任務及目標，將人、事、物作最妥當安排，使人盡其才，物盡其用。醫療機構是一個複雜的組織，透過機構中各部門的聯繫，以及各部門之間相互依存的工作組合，提供病患所需的醫療照護（盧，2014）。

第11章 組織的基本概念 (Basic concept of organization)

Ⅰ. 緒論

一、組織的定義

很多學者專家提出組織的定義，不同時代的學者專家所提出的定義亦有所不同。特列舉於下：

1. 組織是由個人和職位所構成，官僚體制（bureancracy）的組織是一理想的組織形式（Weber, 1964）。
2. 組織是人的結合，係以集體合作爲基石，也是一種過程和一種產物，其功能與人體結構相同，組織的各部門係經過精密的設計，以和諧合作協同一致的行爲，達成總體的功能（林，1990）。
3. 組織是個人或團體達成目標的一種工具，能具體表現出個人或團體的知識、價值觀和願景（Jones, 1994）。
4. 組織是爲便利達成某些大家同意的目標，經由分配權力和責任，而對員工所做的人事安排與配合（張，1998）。
5. 組織是一群人爲達成共同目標，經由人力的分工和職能的分化，運用不同層次的權利與職責，合理地協調這一群人的活動，以達成共同的目標（莊，黃，2000）。
6. 組織是一群執行不同工作，但彼此協調統合與專業分工的人之組合，並努力有效率推動工作，以共同達成組織／機構目標（戴，2015）。

二、組織的要素

組織應包括下列要素（莊、黃，2000；Huber, 2000）：

1. 員工：組織是由一群人共同組成，負責執行組織內的各項工作。

2. 共識：員工應有一致的想法與特有的共同目標，才有共同努力的方向。
3. 結構：具有達成組織目標的權責架構、工作設計與員工關係。
4. 命令與職務：組織內員工擔任某項職務，即意味承擔組織所賦予的責任與義務，同時對於組織所下的命令，必須忠實的執行，才能使組織正常運作。
5. 共通的資訊：組織內員工應能接受共同而且一致的訊息，所以組織應具有員工執行各項任務所需要的資訊。
6. 規範：組織內應有一定的規範，以作爲組織內員工行爲的依據。

三、組織的功能

一個健全的組織，應可以發揮下列功能：

1. 員工的工作效率最大化。
2. 員工獲有最大成就感。
3. 員工具有向心力，對組織和工作具高承諾度。
4. 能圓滿達成組織目標。
5. 組織的力量發揮極大化，具競爭優勢。

II. 組織結構的類型

組織結構有兩大分類法，即依權責和依架構的特性分類（林，2003；許，1993；張，1998；盧，2014；戴，2015；Huber, 2000；Jones, 1995；Marquis & Huston, 2000；Tomey, 2000；Shortell & Kaluzny, 2000）。

一、依職權劃分

1. 高聳或中央集權組織（tall or centralized organization）

   決策權集中在最高主管手上，透過層級發布命令，溝通傳達採直線架構，較易達成一貫政策，但因層級多，有時會較無效率（見圖 11-1）。

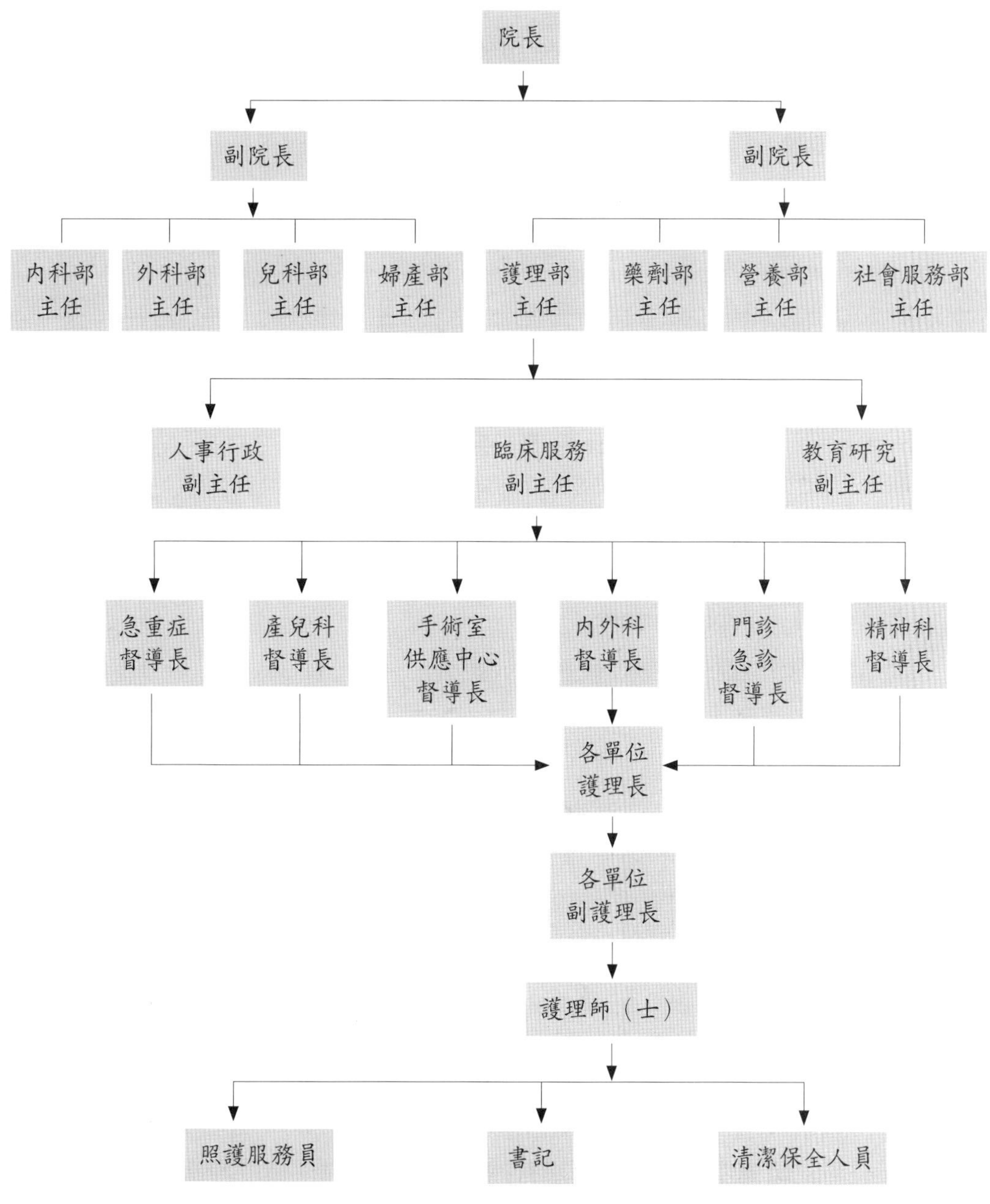

圖 11-1　高聳型或中央集權組織

2. 扁平或分權組織（flat or decentralized organization）

在扁平或分權組織中，各階層的工作人員有較多的自主權，可以管轄的部屬人數較多。由於層級少，在訊息傳達上較爲快速，讓員工有更多的參與感，並更具責任感（見圖 11-2）。

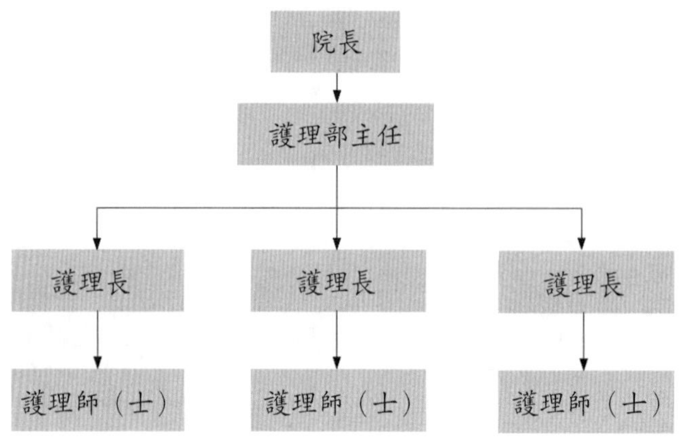

圖 11-2　扁平或分權組織

二、依架構的特性劃分

1. 簡單結構（simple structure）

簡單結構略似扁平組織，較適合小型醫院（見圖 11-3）。

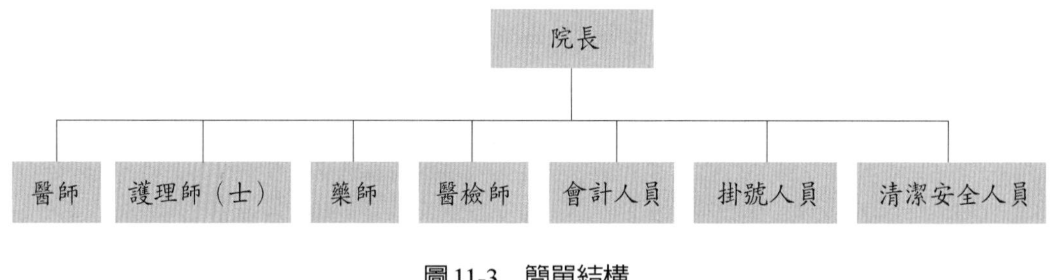

圖 11-3　簡單結構

2. 科層式結構（bureaucratic organization）

在科層式結構中，主管對部屬有控制權力，強調明確的層級關係，通常應用在官僚式組織，是一種最簡單的組織形式。採用主管和部屬垂直溝通（見圖 11-4）。

3. 功能式結構（functional organization）

功能式結構係依專長作為部門劃分的基礎，將相似或相關的專業人員放在同一部門，此種組織結構可取得專業分工之優勢，並能將作業標準化，溝通也較客觀（見圖 11-5），但可能會造成各部門間的競爭，而損害組織的整體利益。

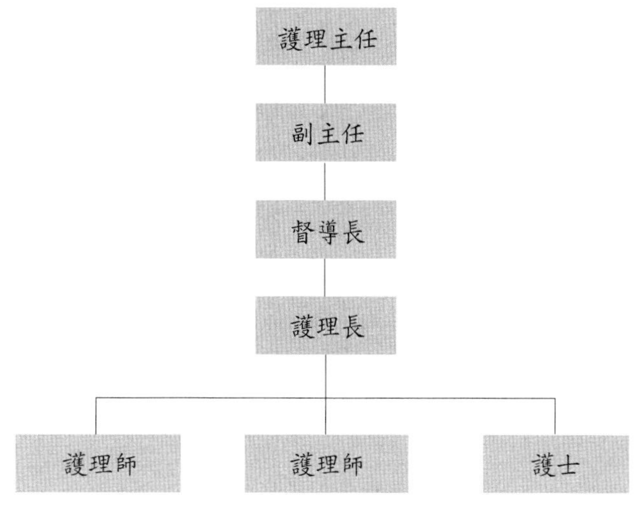

圖11-4　直線式組織

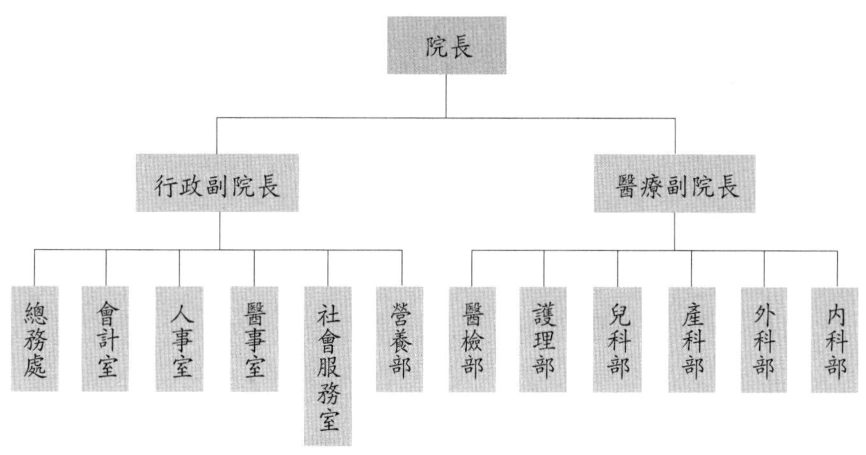

圖11-5　功能式組織

4. 部門式結構（divisional organization）

部門式結構係將醫院的眾多工作，分別根據其服務性質而組成不同部門，通常應用於較大型的醫院（見圖11-6）。

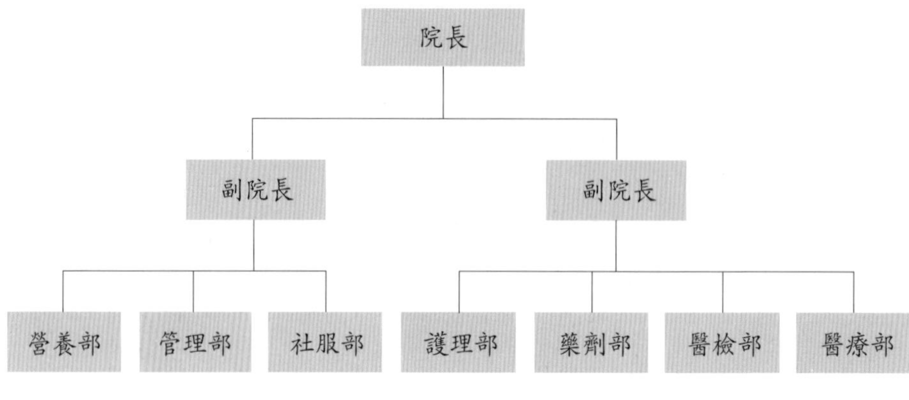

圖 11-6　部門式組織

5. 矩陣式組織結構（matrix organization）

矩陣式組織結構除了維持傳統的功能部門外，又有直屬於高層主管的專案經理，後者所需人員大部分從原有功能部門調派，在專案進行期間歸專案負責人調度。在這種組織結構下，一方面原有功能部門主管仍執行其垂直（縱）的職權，而專案負責人則橫跨各部門，行使其水平（橫）的職權（見圖 11-7），其優點為：

(1) 具有彈性，可配合任務需要設置或解散，不會影響組織的結構與業務。
(2) 集中全力於所承擔的業務，不受經常業務干擾。
(3) 可吸取各方面人才和專家，集思廣益，創新業務。

III. 組織設計原則

在設計組織結構時，應注意下列原則（許，1998；林，2003；李，2003；盧，2014；戴，2015；Gillies, 1994；Huber, 2000；Marquis & Huston, 2000；Shortell & Kaluzny, 2000）：

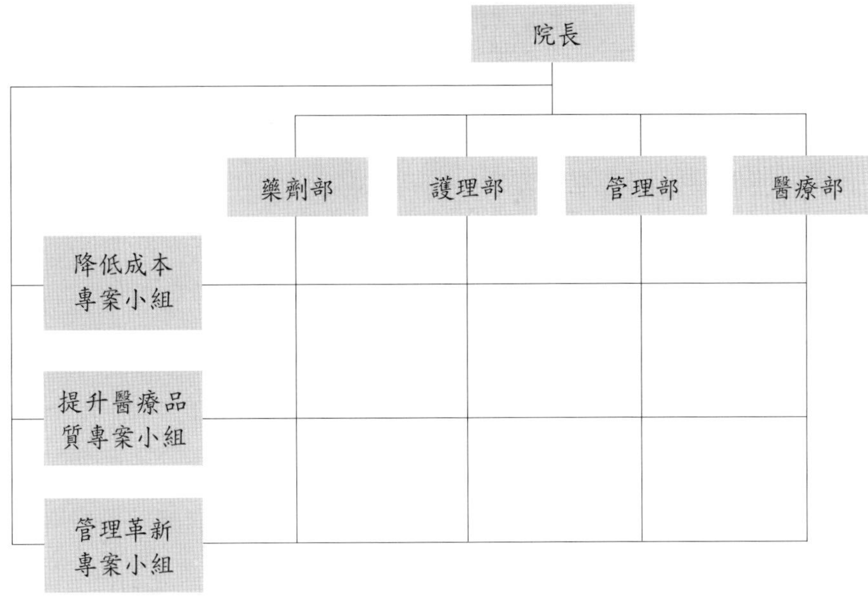

圖 11-7　矩陣式組織

1. 目標一致原則

組織設計時應先設定組織目標，在設定部門目標和個人目標時，都應與組織目標一致。

2. 分工與專業原則

(1) 分工（division of labor）：一個組織或醫療機構的業務非常繁雜，不可能由一個人包辦，應由若干人共同分擔，所以組織結構的設計，首先應考慮的是分工。

(2) 專業化（specialization）：工作依特定原則細分後，可使個別工作者就所負擔的工作發揮其專長，就是所謂專業化，不但可提高效率，也可提高品質。

以分工和專業化原則來看組織結構，就是將醫院的整體任務，不斷予以區分爲許多性質不同之具體工作，再將這些組合爲特定單位或部門，同時將一定的權責授予此些部門的管理階層。

3. 權責相稱原則

權責（authority and rights）相稱係指當賦予主管職位的權力時，也應賦予相對的責任。相反的，當授予責任時，也應授予權力。

4. 單一指揮原則

單一指揮（unity of command）係指組織中的每一位員工應該只向一位主管負責。應明確規範各單位職掌，訂定組織內之報告系統，使形成一個完整的組織網。

5. 維持平衡原則

維持平衡（maintain the balance）係指組織中各部門人數的多寡，權責輕重，工作負荷量都應有一定的標準，務必做到部門間的平衡。

6. 保持彈性原則

保持彈性（maintain the flexible）係指為使組織可以適應外界環境的變化，維持競爭力，組織結構應保持某種彈性，必要時可作彈性調整。

7. 加強聯繫原則

加強聯繫（enhancing communicate）係指在組織設計時，應建立員工意見溝通路線，使主管與員工之間和部門與部門之間，隨時都可以溝通聯繫，以加強合作。

8. 切合實際原則

切合實際（full reality）係指組織中的各項業務運作程序應予標準化，並適時修正，以切合實際需要。

9. 任務權宜原則

任務權宜（the mission in determining will be appropriate design）係指組織中各項任務應順應時勢變化，適時調整，以維持組織最高效益。

10.管轄幅度原則

管轄幅度（span of control）係指一名主管之下直接指揮監督的單位或人員數。由於主管的學識、經驗、能力、精力和時間都有其極限，所以管轄幅度應合宜，才不致因幅度過大而造成疲累不堪，顧此失彼，或因幅度過小，而造成事事干預，使員工產生依賴或抗拒。

傳統上認為理想的管轄幅度是8～10人，不過現代的管理學者認為管轄幅度的大小會受組織層級所影響。管理層級愈高，必須處理的結構性問題也較多，所以高階主管之管轄幅度應小於中階主管，約為1：3，而中階主管之管轄幅度應小於基層主管，約1：6，而基層主管則爲1：20～30或更多。

除了以上十大原則之外，在組織設計時，也應給組織單位有適當名稱，讓員工能以在該單位任職爲榮。

IV. 組織設計程序

組織設計應該是一個有機的過程，應先確認組織具有哪些功能，以組織長期發展目標爲主軸，依下列步驟（見圖11-8）進行設計（林，2003；莊、黃，2000；盧，2008；戴，2015；Marquis & Huston, 2000；Shortell & Kaluzny, 2000）。

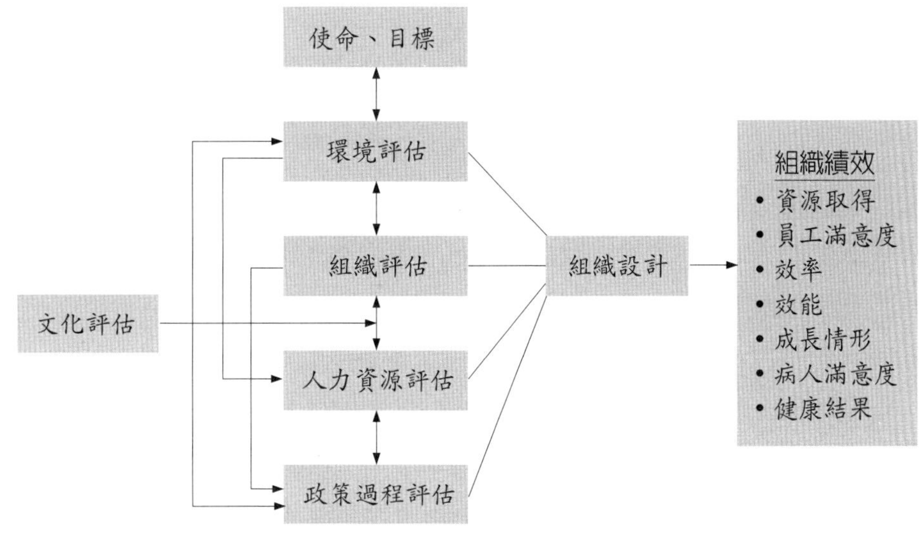

圖11-8　組織設計流程圖

資料來源：Shortell, S. M., & Kaluzny, A. D. (2000). *Health care management: organization design behavior*. 4th ed. p.282.

一、使命與目標（the mission and goal）

在組織設計時最重要的是確認組織的使命和目標。在確立組織的使命和目標時，應經由策略性規劃過程，透過廣範圍的共同參與，提供清楚的組織願景和目標，包括病人服務和管理的價值和理念。

二、環境評估（environmental assessment）

環境的不穩定性和不確定性會影響組織結構層級、人際關係的性質和時間方向。當不確定性增加，則環境的穩定性降低，組織設計可能需朝向特殊化操作之功能性結構，以確保達到預期效益。

三、組織評估（organizational assessment）

重新設計一個組織的重要步驟是確認組織的長處和限制，因爲每一個組織都是不同的，可以組成跨領域焦點團體，討論組織的最大優點和缺點，大多數組織都以自己專長來設計。

四、文化評估（cultural assessment）

組織文化對組織的成功頗具重要性，尤其在組織的變革上。成功的機構皆具有其獨特的組織文化。在組織設計時，創始人或高階主管應發展對機構有利的組織文化。

高階主管（院長）對醫院的看法與期待，可透過焦點團體採腦力激盪法建立共識，或以舉辦共識營方式取得共識，並運用標語、符號和儀式強化。

五、人力資源評估（human resources assessment）

組織是由一群人共同組成，爲組織注入生命力。人是組織中最寶貴的資源，一個組織的運作是否順利，經營績效是否良好，完全依其是否找到最適任員工，而且適才適所而定。

六、政治過程評估（political process assessment）

所有組織除了正式組織之外，都會有非正式組織（informal organization），領導或管理階層應了解其存在狀況及誰是主要領導者，其影響力如何？應設法將非正式組織的阻力化爲助力。例如：主要帶頭者可能會帶動或創造一些障礙以阻止新的組織設計，所以領導人或管理階層應對非正式組織運作過程有所警覺，並設法運用政治手腕和溝通技巧，將阻力轉化爲助力。

依照圖 11-8 的架構，我們認爲經由使命、目標、環境、組織、文化、人力資源和政治過程等的系統性評估，以設計出符合特殊需求的組織是有其必要的，採用此種系統性方法設計組織，將可促使組織發揮最大營運績效。

V. 傳統組織與現代組織之比較

組織理論隨著社會的進步和時代的變遷，已從古典組織理論演化到現代組織理論，茲簡介於下（戴，2015）：

一、古典組織理論

古典組織理論又稱爲傳統組織理論，其盛行時期爲十九世紀末二十世紀初，其主要包括科學管理理論、行政管理理論和官僚制理論三種學派。

基本論點著重在組織分工、控制幅度以及指揮統一。

二、現代組織理論

現代組織理論將組織視爲一個開放系統，除了從組織內部分析各次系統的特點和其相互關係外，特別著重組織與外部環境的相互作用。

其論點著重在內外在兼顧，並特別注重外部環境的變化與因應。

三、傳統古典組織與現代組織的差異

茲將兩者之差異列於表11-1（盧，2016；戴，2015）。

表11-1　傳統古典組織與現代組織之比較

特色＼組織型態	傳統古典組織	現代組織
經營環境	單純、穩定	複雜、動態、不確定
經營定位	國內的	全球的（國際化、全球化）
經營取向	專注內部	內外部兼顧
組織型態	少有大型組織 功能／部門式官僚組織	很多大型且具影響力組織 扁平式、變形蟲式、虛擬式、網路型組織
經營指標	大量生產：重視 附加價值；例如生產力、利潤	全面品質管理；重視 價值創新；包括品質、顧客滿意、企業形象、企業責任與倫理

（續）

（續）

專業分工	功能專家，但專業經理人不多，專業分工不明確	專業分工明確，但採跨功能團隊與功能專家並重
管理單位	單一固定的	各單位都有責任
資訊	個人	多元化的
決策	個人	團隊
組織溝通	正式（上對下）溝通	開放的、平行的溝通
升遷	層層節制、強調年資	能力好與績效佳者優先
管理機制與權力分配	集權式管理	政策與控制採用集權、管理作業採用分權、授權、即時決策
	強調責任、努力、忠誠、規章、制度、程序	強調專業和管理能力、績效貢獻、企業文化、資訊管理系統、專業技能與自我管理
領導風格	威權領導	綜合運用交易型領導、轉換型領導、眞誠領導
管理取向	重視效率、較機械化	除重視效率與效能外，也重視人性化

結語

醫療機構是一個組織，也是人的結合體，在設計組織架構時應依組織設計原則並採用系統性方法整體思考，畫出組織圖，使組織有一套完整和健全的結構，並依環境變化做適度調整，以確保組織運作發揮最大效能，每年都能獲取最大資源，有高度的員工滿意度、效率和效能，績效高度成長，病人滿意度高，以及病人亦有滿意的健康成果。

參考文獻

中文文獻

1. 李麗紅（2003）。組織。於李麗紅、洪芬芳、李采珍、楊政儀、石惠美編著。護理行政學（頁 73-95）。臺北市：高立。
2. 林秋芬（2003）。組織的基本概念與結構。於林秋芬、林月桂、徐美玲、王憲華、楊勤熒著。護理行政（頁59-87）。新北市：新文京。
3. 林欽榮（1990）。人事管理。臺北市：前程。
4. 莊逸洲、黃崇哲（2000）。組織經營。臺北市：華杏。
5. 許士軍（1993）。管理學。臺北市：東華。
6. 張潤書（1998）。行政學。臺北市：三民。
7. 盧美秀（2014）。組織的基本概念。於盧美秀著。護理行政與管理（二版），p.123-133。臺北市：五南。
8. 盧美秀（2016）。醫療保健市場的現況與護理主管面臨的挑戰和因應。新臺北護理期刊，18(1)，1-20。
9. 戴國良（2015）。組織。於戴國良著。圖解管理學（二版），p.48-59。臺北市：五南。

英文文獻

1. Druker, P. F. (1974). *Management: tasks, responsibilities, practices*. London: Heinemann.
2. Gillies, D. A. (1994). *Nursing management: a system approach.* Philadelphia: W. B. Sannders.
3. Huber, D. (2000). *Leadership and nursing care management.* Philadelphia: W. B. Sannders Co.
4. Jones, G. R. (1995). *Organizational theory: text and cases.* New York: Addison-Wesley.
5. Marquis, B. L., & Huston, C. J. (2000). *Leadership roles and management functions in nursing: theory and application.* 3rd ed. Philadelphia: Lippincott-Raven Publisher.
6. Shortell, S. M., & Kaluzny, A. D. (2000). *Health care management: organizational design and behavior.* 4th ed. New York: Delmar Thomson Learning.
7. Tomey, A. M. (2000). *Guide to nursing management and leadership.* 6th ed. St. Louis: Mosby, Inc.
8. Weber, M. (1964). *The theory of social and economic organization trans.* New York: the free press of Glencoe.

第12章 護理照護模式（Nursing care models）

護理照護型態（模式）歷經多次演變，不同時期由於時代背景不同，因此在型態（模式）上也不一樣，尤其臺灣人口老化快速，罹患多重慢性病者多，失能程度和依賴程度偏高，爲提供住院病人周全的照護需求，有必要綜合運用各種護理照護模式，甚至推動醫學照護和生活照顧整合的整合式照護或全責照顧模式，特將各種護理照護模式和其運用簡述於下（王等，2014；林，2016；周，2000；徐，2001；閻、李、李，2004；盧，2014；2016；盧等，2011；Bernhard & Walsh, 1990；Ma, 2012；Mac Macken, 2012；Marquis & Huston, 2000）。

Ⅰ. 護理照護模式的種類

一、功能性護理（functional nursing）

（一）基本做法

1. 功能性護理是將護理活動依不同功能加以細分。
2. 由不同的護理師（士）分別執行不同的工作，每項工作涵蓋整個病房所有病人（見圖12-1）。
3. 護理工作的分配，以技術需求爲標準。
4. 每個病人可能同時有多項技術需求，需由數位護理人員同時照護。

（二）適用情境

1. 當病房護理人力短缺或能力不足時，爲確保各項醫療處置，均能在時間內完成。
2. 有其他單位的支援人力時，可以快速提供技術性協助、減輕病房護理人員工作負荷。

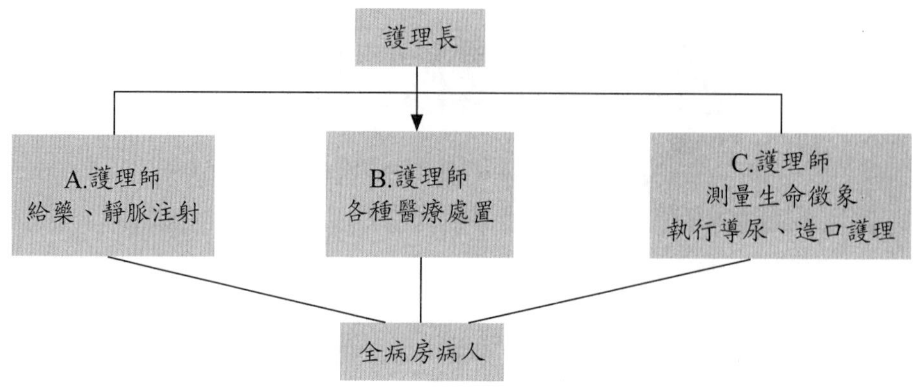

圖 12-1　功能性護理模式

3. 新進護理人員採用以技術爲導向的工作方式，能快速熟悉各項常規和技術的熟練度，亦可降低其工作壓力與責任負荷感。

（三）優缺點

1. 優點：(1)成本較低，(2)熟能生巧，(3)工作效率較高，(4)能依護理人員的經驗與護理能力來分派工作。
2. 缺點：(1)每個護理人員只負責一部分護理活動，(2)工作固定較乏味，(3)當病人有問題時，找不到主要負責任護理師（士），(4)病人的照護較缺乏整體性。

二、成組護理（team nursing）

（一）緣起

此種照護模式起始於第二次世界大戰時，由於護理人力不足，由各個醫院自行訓練護佐或照護服務員加入工作行列。

（二）基本做法

1. 將病房分成數個群體或數個區域。
2. 將護理人員和護佐／照服員進行分組，每人都納入不同組別中。
3. 每一群體由一位護理師擔任小組長，帶領數位組員包括護理師（士）、護佐或照護服務員，共同完成護理照護工作（見圖 12-2）。

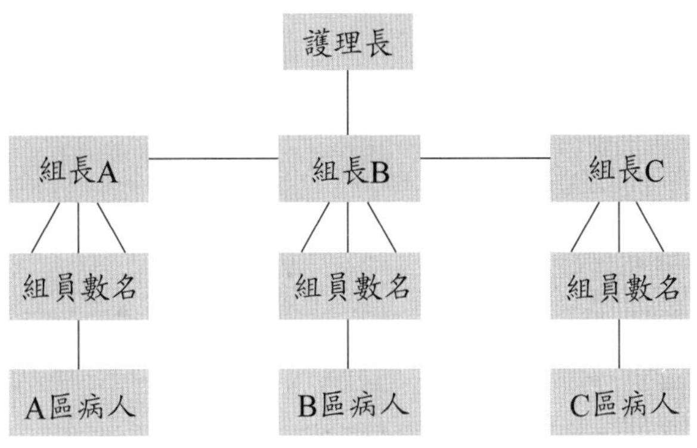

圖12-2　成組護理模式

4. 小組長會先評估病人病情和小組成員的照護能力，再作工作分配，並隨時提供協助，或做必要的監督協調。
5. 整組的工作計畫由組員共同負責，每個組員也要和同組組員分享所負責的任務達成情形。

（三）適用情境

1. 病房的人力結構兩極化，資淺者多，又有護理輔助人力參與其中。
2. 病房人員專長不同，爲能達到互相學習和照護技術互補功能，以確保病人安全。

（四）優缺點

1. 優點：(1)分工合作。(2)組員共同學習與分享照護經驗和照護成果。(3)可充分發揮組員的能力，病人可以得到適當的照護。(4)護理長由於管轄幅度縮小，可有更多時間監測單位的護理品質，並和病人充分溝通。
2. 缺點：(1)若小組長不適任或採輪流擔任方式，可能會造成責任混淆，護理品質低落。(2)小組花在討論會、溝通協調時間較多，有時每天的定期討論會議易流於形式。

三、主護護理（primary nursing）

（一）緣起

美國在1970～1980年代爲提高護理生產力和推動護理專業化，實施主護護理，提高註冊護士（RN）比例在79%以上，非護理專業工作則由輔助人力執行。臺灣護理界在1990年代開始仿行，但未納入輔助人力，茲將其基本做法、適用情境及優缺點簡述於下（盧，2014；盧等，2011；Ma, 2012；Mac Macken, 2012）。

（二）基本做法

臺灣在實施此護理模式時將其譯爲全責護理，但事實上因爲並未有合理的護理人力配置，也沒有輔助人力執行病人的生活照顧，只能姑且稱主護護理或主責護理。

1. 由一位護理師負責照護數位病人。
2. 負責病人由入院到出院的護理計畫擬定與執行。
3. 當其休假時，則由其他護理師依原計畫執行護理照護，稱爲代責護理師（associated nurse）。
4. 護理長負責分配病人給每一位主護護理師（見圖12-3）。
5. 是一扁平組織結構。
6. 主護護理師對病人負有照護全責。

（三）適用情境

1. 病房護理師都具有豐富經驗，能獨立自主提供病人最佳照護。
2. 人力配置合適，護理師有足夠時間提供完整的照護。

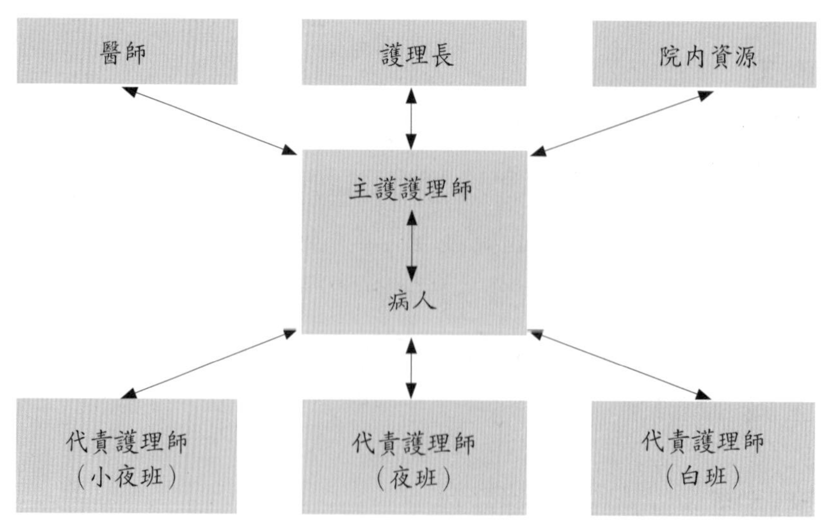

圖12-3　主護護理模式

資料來源：Maquis, B. L., & Huston, C. J. (2000). *Leadership roles and management functions in nirsing.* p.194.

（四）優缺點

1. 優點：(1)病人熟悉自己的主護護理師，有所屬感。(2)主護護理師能提供病人包括完整的身心靈照護。(3)病人能獲得滿意的照護。(4)主護護理師也具有成就感。
2. 缺點：(1)所需人力增加，成本較高，(2)主護護理師必須具有良好的訓練和經驗才能勝任。(3)主護護理師專業經驗或能力不足將嚴重影響護理照護品質和病人權益。

四、技術混合照護（skill mix nursing）

（一）緣起

歐美自1980年後由於老年人口日益增加，基本照護工作加重，在醫療資源有限情況下，臨床護理照護模式逐漸走向技術混合模式，亦即由護理師（RN）與有照護士（LPN）和護佐（本國稱為照護服務員、護佐或照服員）共組的照護模式，到1995年美國已有97%的醫院於病房採用技術混合照護模式，以因應護理品質與醫院經營成本的挑戰。在臺灣，目前也同樣面臨人口老化，照護需求增加，醫療成本受限的壓力下，有些醫院已開始採用技術混合照護模式（王等，2014；閻、李、李，2004；盧，2014；Krapohl & Larson, 1996；Ma, 2012；Mac Macken, 2012；Merker, Cerda, & Bland, 1991）。

（二）照護工作之劃分

1. **護理人員**

   執行專業性照護工作，包括護理評估、護理諮詢與指導、高技術性之醫療處置和護理活動。此外，嚴重度高的病人則由進階護理師和高階護理師負責照護。

2. **護佐或照服員**

   執行擦澡、翻身、晨間護理、鋪床、醫療照護用品之清洗、消毒，身高、體重測量等屬於低技術性或非專業性工作。

（三）照護人力之配置

美國護佐占護士比例係依病房需求而有所不同，平均約為23%，臺灣目前也有些醫院開始採行，但護佐或照服員的人力配置不一，其組織架構如圖12-4。

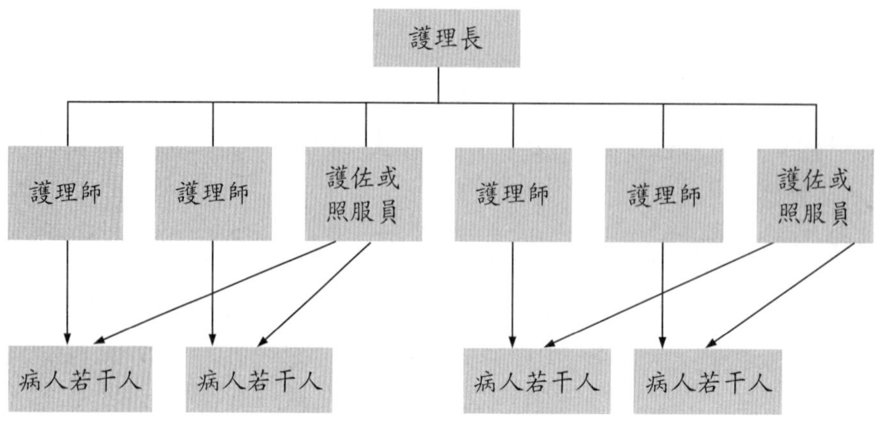

圖 12-4　技術混合照護模式

（四）臺灣規劃的技術混合式照護模式

臺灣護理界規劃的技術混合式照護模式係結合護理分級制度，並納入護理佐理員爲輔助人力，若能增加足夠的輔助人力，提供病人生活上的照顧，將醫療照護和生活照顧整合，提供身心各方面的整合性照護，就可實現全責照護（total case）的目標。如圖 12-5（王等，2014）。

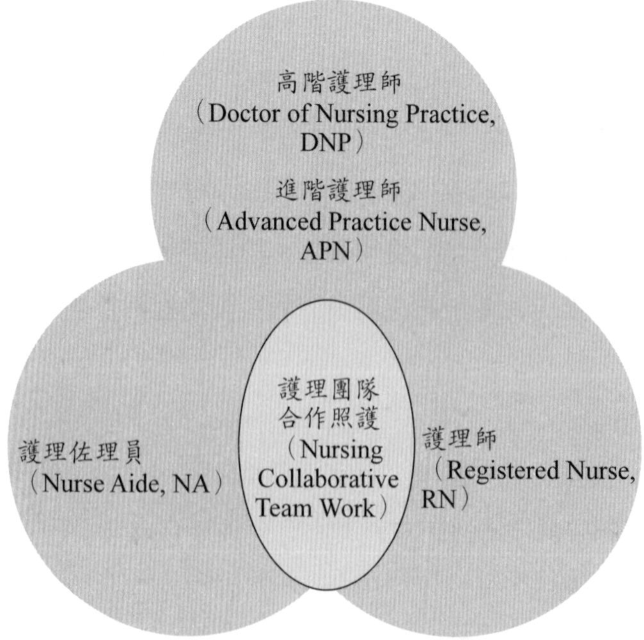

圖 12-5　技術混合式照護模式（王秀紅，2014）

（五）優缺點

1. 優點

(1) 護理分級的角色名稱明確。

①區分護理佐理員、護理師、進階護理師、高階護理師。

②避免與工作職場因業務需要應運而生的職務名稱混淆，例如個案管理師、專科護理師、衛教師等。

(2) 分級制度分級明確，明訂各級職稱、資格條件、工作範疇、人力配置。

(3) 將醫院、長照機構、職業衛生、學校衛生、社區衛生等護理人員之工作職場納入進階護理師之認證考量，可達到政策制定之包容性（inclusiveness）與廣泛性（extensiveness）。

(4) 護理分級制度有助於：

①提升護理專業人員之留任意願。

②因應未來職場需求及接軌國際，提供高階護理人才除學術機構以外之實務工作機會，提升護理照護品質。

③爲醫療產業注入進階／高階照護人力，以分擔醫療照護負荷過重現況，並擴展護理角色功能。

④有輔助人力分擔非護理專業工作，可減輕護理人員工作負荷。

2. 缺點

醫院需額外聘用護理佐理員、進階護理師或高階護理師。

五、全責照顧（total care）

（一）定義

全責照顧旨在提供病人醫療照護的同時，也能依病人的依賴程度提供符合其需求的生活照顧，是醫療照護和生活照顧整合（integration of nursing care and living case），所以應可以命名爲整合性照顧（integration care）若使用「全責護理」從字義上很容易被解讀爲護理人員必須提供住院病人所需的護理照護和生活起居的照顧。

（二）基本做法

目前臺灣有各種形式的做法，包括：

1. 全院配置病服員或照服員等輔助人力，由護理人員提供護理照護，由輔助人力之病服員或照服員提供生活照顧，輔助人力之經費由政府負擔，例如臺北市立聯合醫院的做法，由臺北市政府每年編列預算支應，但只適用於臺北市立聯合醫院，不包括其他私立醫院。
2. 醫院中部分病房增聘輔助人力。由護理長分派工作，護理人員和輔助人力提供全病房病人所需之醫療照護和生活照顧，但增聘輔助人力之經費由醫院統一向病家收取，統一提供生活照顧安排。
3. 醫院中某些病房，依據病人生活照顧需求和意願，主動媒合病人採共聘病房員或照服員方式，由一個病服員或照服員提供數位病人之生活照顧，所需經費由病家分擔。

（三）適用情境

1. 縣市政府有能力編列足夠輔助人力預算，也容易聘請足夠輔助人力時。
2. 民眾有意願採共聘方式，願意共同分擔共聘之經費時。
3. 長照政策能編列住院依賴程度偏高病人所需之生活照顧經費時。

（四）照護方式之運用

各醫院可依其所採用的主護護理、成組護理、功能性護理以及技術混合照護模式，由護理人員提供病人所需之醫療照護，增聘輔助人員提供病人之生活照顧。

II. 護理照護模式的綜合運用

為因應護理人力結構不同，護理人員數量不足以及病人疾病嚴重度不同，可以綜合運用主護護理，成組護理、功能性護理、技術混合照護和全責照顧模式；當護理人力配置合宜且有足夠數量的資深有經驗的護理師時，可擔任主護護理師，執行主護護理模式（圖 12-3）。如果護理人力結構中資淺人數較多或需由護佐或照服員執行非專業工作時，可採用成組護理模式（圖 12-2）。當護理人力非常短缺時，可直接採用功能性護理模式（圖 12-1）。當有輔助人力協助非護理專業工作時可採技術混合照護模式（圖 12-4，圖 12-5），當有照服員可以提供生活照顧時，則可採用全責照顧。不過爲讓各病房隨時可以因應不同的人力結構和數量，有時需要綜合運用上述五種護理模式，甚至雇用部分工時護理師執行以工作爲導向的功能性護理模式（盧，2016；Clark, 2004；McGillis, 2003；McGillis & Buch, 2009）特別以白班爲例圖示並說明如下：

一、綜合運用主護護理、成組護理和功能性護理以及全責照顧模式

以醫學中心 50 床之病房，占床率 90%（45 位病人）。白班有 7 位護理師上班，A 和 B 非常資深，C、D、E、F年資 1～2 年，G 爲新人，另有部分工時護理師和護佐各 1 名。護理模式可將病房分成兩區，A 區 20 病人，B 區 25 名病人，由 A 和 B 兩位擔任組長，在完全掌握全區病人狀況後，以主護護理師爲全區病人擬訂護理計畫，並依護理師之經驗和能力分配病人，隨時追蹤並提供協助。A 和 B 除了擔任組長外，以主護護理師身分，也可以將疾病嚴重度高，或技術具高度複雜性者由本人負責。B 組因病人數較多，加上 G 又是新人，所以由部分工時護理師執行各種醫療處置之功能性護理，並由病服員或照服員提供全組病人或部分病人之生活照顧工作（圖 12-6）。

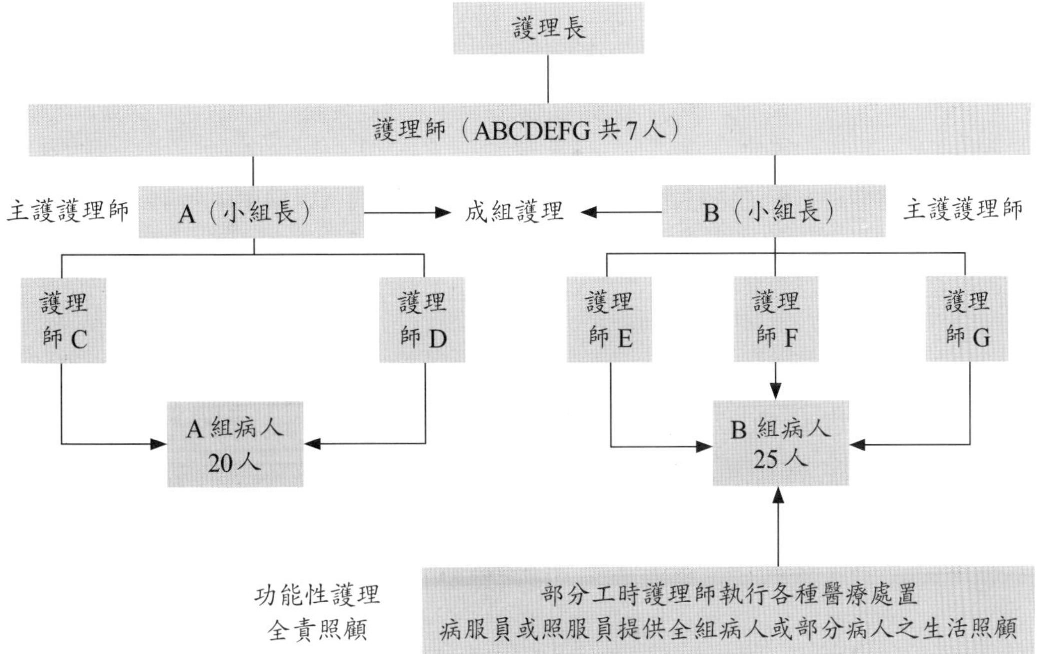

圖 12-6　多元化複合式護理照顧模式（A、B 為資深護理師；CDEF 年資 1-2 年；G 為新人為例；其中包括主護護理，成組護理和功能性護理以及全責照顧在內）

二、主護護理搭配功能性護理以及全責照顧之護理模式

若該醫學中心某病房的護理人力結構爲 A、B、C 都是 5 年以上資深護理師。D 爲滿 1 年，E 爲滿 9 個月，F 爲新人，G 爲臨床教師（preceptor）則可採用主護護理模式，護理長依照護理師的個人經驗和能力分別分配照護病人數，而新人 F 則與臨床教師 G 一起照護病人，所以每個護理師照護的病人數就會有所不同（但平均照護病人數 ≦ 7）。此外，爲減輕護理人員的工作負荷，可安排部分工時護理師執行全病房某些項目之醫療處置工作（例如晨間抽血和點滴注射），並由病服員或照服員依病人需求提供全病房病人或部分病人之生活照顧工作（圖 12-7）。

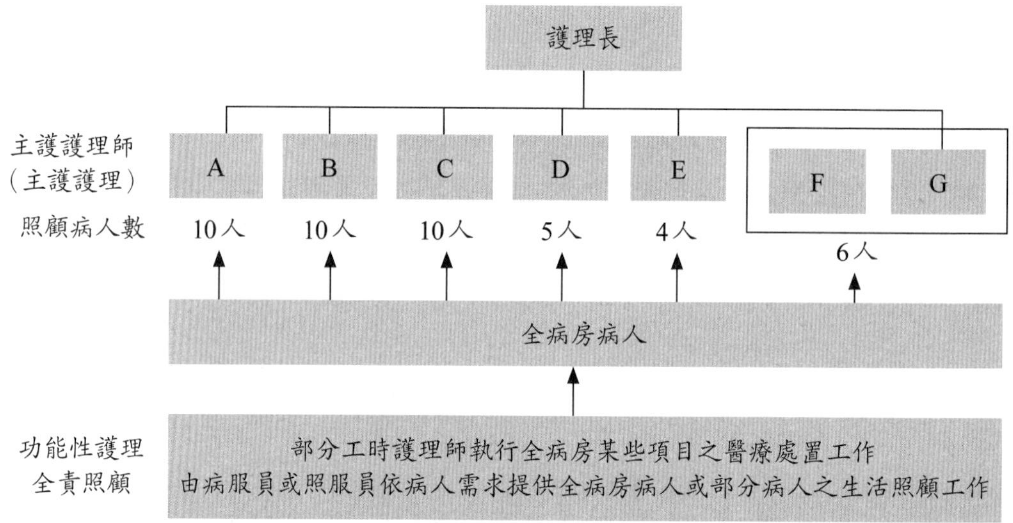

圖 12-7　主護護理搭配功能性護理和全責照顧之照護模式（以醫學中心 45 位病人，白班 7 人排班、D 剛滿 1 年、E 剛滿 9 個月、F 剛進來新人、G 為 preceptor）

三、主護護理搭配功能性護理以及護佐和病房員或照服員之技術混合與全責照顧模式

若該醫學中心某病房的護理人力結構中有 6 名都是 3 年以上護理師，但有 1 位新進護理師（F）。也可由經過訓練，技術熟練的臨床教師（G），帶著 F 一起執行全病房的某些技術性工作，讓新進護理師在 1 至 2 個月內熟練該病房的各項常規技術。此外，也可安排至少一位護佐執行全病房非護理工作，或增聘病服員或照顧員提供全病房或部分病人生活照顧。

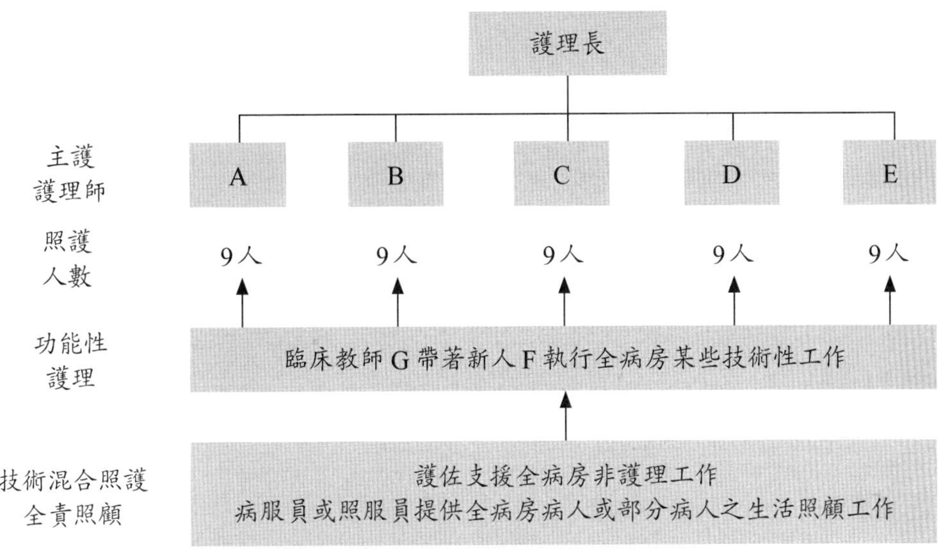

圖12-8　主護護理搭配功能性護理和技術混和照護模式

四、功能性護理搭配護佐或照服員之技術混合照護和全責照顧模式

有些地區醫院占床率較低，50床外科病房占床率70%，平均每天住院病人35人，白班只有護理人員3人上班，其中AB兩人年資2～3年，C是新人才3個月，平時三班都有病服員或照顧員提供全病房病人或部分病人之生活照顧工作，白班也有1名護佐執行各項用物整理與清潔工作，其工作分配方式如圖12-9。

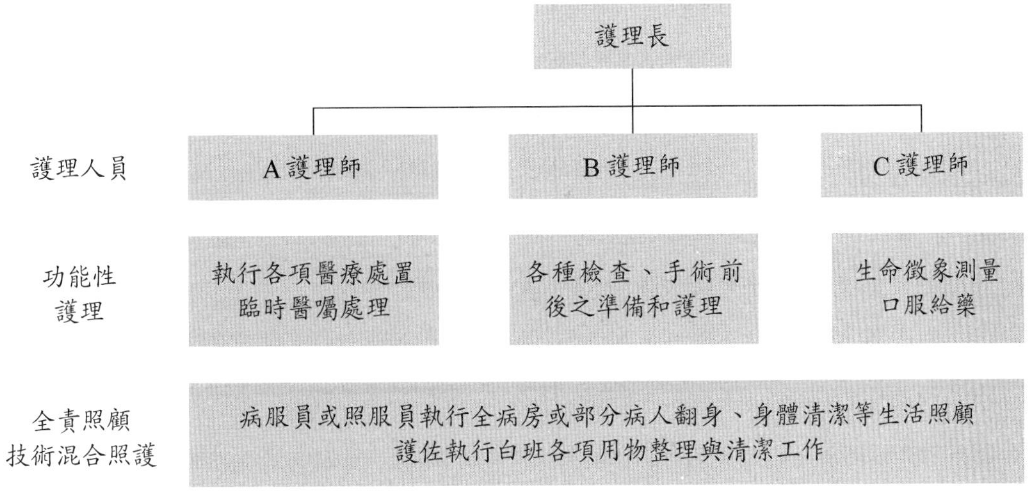

圖12-9　功能性護理、搭配護佐之技術混合性照護和病服員之全責照顧模式

結語

護理照護模式是為有效分配護理照護人力與執行病人照護工作，提高病人照護品質，減少人力成本的照護型態，應可以在有計畫的推動下，作不同形式的規劃。各醫院可以依照病人的病情、人口特性，以及醫院的整體服務方針，在符合勞基法規定和醫院評鑑要求下，自行調整。

參考文獻

中文文獻

1. Ma, C. (2012). Alternative nursing delivering system from concept to implementation. 於複合式護理照護模式研討會（中區和南區）。臺北市：中華民國護理師護士公會全國聯合會主辦。
2. Mac Macken, P. (2012). What is the most effective/efficient way to deal with the nursing shortage. 於複合式護理照護模式研討會（中區和南區）。臺北市：中華民國護理師護士公會全國聯合會主辦。
3. 王秀紅、高靖秋、張澤芸、陳幼梅、張淑真、曾惠珍（2014）。103 年度衛生福利部「以混合式照護模式制度建構本土化護理分級制度」。臺北市：衛生福利部。
4. 林秋芬（2016.7.19-10.15）。護理模式與工作設計──兼談混合式技術照護。於 105 年度推廣優質護理職場醫院計畫、護理領導管理種子師資與基層護理主管培訓。臺北市：衛生福利部／中華民國護理師護士公會全國聯合會。
5. 周傳姜（2000）。單位護理組織型態。於李麗傳、李引玉、林秋芬、周傳姜、明勇、胡順江、郭碧照等合著。護理管理。臺北市：華杏。
6. 徐南麗（2001）。護理行政與管理。臺北市：華杏。
7. 閻中原、李從業、李作英（2004）。技術混合照護模式之品質與成本效益。臺北市：三軍總醫院。
8. 盧美秀、林秋芬、陳玉枝、楊麗珠、高靖秋、張澤芸、張黎露、黃仲毅（2011）。醫院住院合理護理人力配置、護理費成本分析及合理護理人力照護模式探討。臺北市：行政院衛生署中央中健保局／中華民國護理師護士公會全國聯合會。

9. 盧美秀（2014）。護理模式。於盧美秀著。護理行政與管理（二版），p.135-139。臺北市：五南。

10. 盧美秀（2016）。醫療保健市場的現況與護理主管面臨的挑戰和因應。新臺北護理期刊，18(1)，1-22。

英文文獻

1. Bernhard, L. A., & Walsh, M. (1990). *Leadership: the key to the professionalization of nursing.* 2nd ed. St. Louis: Mosby.

2. Clark, J. S. (2004). An aging population with chronic disease compels new delivery systerms focused on new structures and practices. Nursing Administiation Quarterly, 28(2), 105-11.

3. Krapohl, G. L., & Larson, E. (1996). The impact of unlicensed assistive personal on nursing care delivery. *Nursing Economies,* 14(2), 99-105.

4. Marquis, B. L., & Huston, C. J. (2000). *Leadership roles and management functions in nursing: theory and application.* 3rd ed. Philadelphia: Lippincott-Raven Publishers.

5. McGillis, H. L. (2003). Responding to the problem of recognizing and valuing nurses work. Canadian Journal of Nursing Leadership, 16(2), 61-62.

6. McGillis, H. L., & Buch, E. (2009). Skill mix deciesion-making in Nursing. Genvea, SW: International Council of Nurses.

7. Merker, L. R., Cerda, F., & Black, M. (1991). *Utilization of nursing extenders.* Chicago: American Hospital Association.

第13章 組織氣候與組織文化（Organizational climate and culture）

Ⅰ. 緒論

組織氣候係指組織員工對所處工作情境和組織文化的整體知覺；員工的工作、感情、態度、思想、精神所表現出或所造成的一般及持久行爲氣象稱之爲組織氣候。我們只要步入一個機構，就會感受到一種獨特的氣氛，這就是組織文化所樹立的組織風格，讓員工有共有的行爲模式。當組織要求高，員工屬於附屬地位，需犧牲員工成全組織，在此種高壓情勢下，員工情緒低落，組織氣候必流於低劣。當員工收穫多、權利大、自由放任，組織居於不利地位，則組織氣候一定散漫鬆弛。而當員工與組織處於平衡地位，員工貢獻其忠誠、知識、才能、精力於組織，組織也給予員工適當報酬、職位、關切和福利，則組織即可意氣風發蓬勃發展。已有許多研究證明組織氣候與員工的工作投入息息相關，大部分經營績效差的組織，其組織氣候大多偏向剝削權威型或仁慈權威型，而經營績效高的組織其組織氣候則偏向參與式或民主式組織氣候（吳、郭、彭，2002；邱、張、陳，2003；邱、盧、陳，2003；許等，2010；張，1991；盧，2014；Askanasy, Wilderom, & Peterson, 2000；Brown & Leigh, 1996；Huber, 2000；Mark, 1996；Marquis & Huston, 2000；McDaniel & Stumpt, 1993；Mok & Au-Yeung, 2002）。

Ⅱ. 組織文化（Organizational culture）

在討論「組織文化」之前，應先了解「文化」的意涵與功能。

一、文化與組織文化的定義

（一）文化

文化的概念源自人類學，係指社會中的群體所共有的一種約定俗成的人群心理狀態，是由人群所培育出來的共同價值觀、共同信念以及特有的行爲模式所形成（邱、張、陳，2003）。雖然文化看起來似乎極爲抽象，但社會和各種組織之所以具有力量，都源自於文化的影響力（許等，2010）。

Schein（1993）認爲文化是：

1. 一套基本假設。
2. 由特定群體發明、發現或發展而來。
3. 學習而來應付組織外部適應與內部統合的問題。
4. 傳授予新進員工。
5. 針對上述內涵修正員工的知覺、思考及感覺方式。

（二）組織文化

1. 組織文化係存在特定組織內，具公開性、集體性及共享性的意義系統，可爲組織提供一個歷史的詮釋框架，用以有效處理組織內外在問題（郭，2003）。
2. 組織文化係指組織內員工經由社會化過程，以使行爲符合組織的常模，其中包括信念、期望、價值觀、儀式、規範等，是正式組織與非正式組織相互結合的產物（吳，2002；Huber, 2000）。
3. 組織文化是組織中大部分員工所共同分享的價值與信仰系統，此系統與組織員工、組織結構、控制系統和領導型態發生交互作用，以形成各種行爲規範（邱、張、陳，2003；Smircich, 1983）。
4. 組織文化具有目標一致與典範兩種功能（許等，2010；Schein, 1993; Wilkins & Ouchi, 1983）。
   (1) 典範有助於組織內員工在訊息理解和處理能力不足情境下，藉由決策類別、常規和樣版的提供，以組織利益作爲決策的基礎。當情境複雜度高，不確定性大時，典範可提供共同的架構、語言、允許員工對不熟悉的問題，以同質的假設來進行決策。在此種情境下，員工會具有目標一致的知覺，員工會爲了組織整體的利益，限制個人的自利行爲，並產生合作，而且也可以忍受短期的不公平對待。

(2) 若組織文化典範與目標一致，組織即可降低各種問題的複雜度和員工的不確定感，進而提高組織系統的穩定性。

(3) 組織文化是組織學習的結果，文化能提升組織的競爭優勢，也可作爲組織的控制系統和人力資源發展與策略表達的工具，所以，組織文化也是組織行爲的引領基礎。

（三）多重文化

組織文化大多來自社會文化、專業文化或產業文化；這些文化可能在組織中形成穩定同質的文化群體；例如部門文化、專業文化、基層文化（郭，2003）。

組織內的文化實體則包括工作者文化（worker culture）、部門文化（department culture）、專業文化（professional culture）和管理文化（managerial culture）。

（四）文化效能

組織也可能存在著次文化或反文化，其可能對組織績效產生影響，每一個組織應能加以探討（郭，2003）。

二、組織文化的功能

組織文化對員工行爲的影響，主要來自員工和環境兩者的交互影響，具有下列功能（李、李、李，1994；吳，2002；許等，2010）：

1. 組織區別：組織文化不同，可以有效區別不同組織間的界限。
2. 角色認同：組織員工認同爲組織內的一份子，具有團體歸屬感。
3. 行爲認同：組織文化可引導員工對組織共同事務行爲的重視，增進對組織的認同感。
4. 組織穩定：組織文化可使員工之間的關係更密切，無形中提高組織的穩定性。
5. 引導行爲：組織文化有引導員工行爲的作用，可作爲員工行爲的規範和標準。

（三）組織文化的類型

組織文化的分類方式頗多，特選擇下面兩種分類法，分別介紹於下（盧，2014）：

（一）Sethia和Glinow的文化類別

Sethia和Glinow（1985）將組織文化依照對員工關懷和對績效關懷程度區分爲四類：

1. 關懷的文化（caring culture）

   較關懷員工，相對的對組織績效的要求較少。

2. 冷漠的文化（apathetic culture）

   對員工和對績效的關懷程度都不高。

3. 苛求的文化（exacting culture）

   追求組織整體目標的達成，較不重視員工的關懷。

4. 統整的文化（integrative culture）

   不但尊重員工的尊嚴，也高度要求員工的工作績效。

目前各醫療院所的組織文化趨近於苛求文化和冷漠文化之間，員工之間大多存有某種程度的疏離感，彼此互動關懷程度不是很高，若能塑造統整的文化，重視員工的尊嚴，再要求其工作績效，將更能提高組織的營運績效。

（二）Mc Shane的組織文化類別

Mc Shane（2000）將組織文化分爲下面四類型：

1. 控制型文化（control culture）

   由資深管理者控制組織，其特性包括：

   (1) 高階管理者維持工作場所的次序。

   (2) 資深管理者得到其他員工未享有的特別好處。

   (3) 資深管理者受到尊重。

   (4) 員工遵從醫院的規定。

   (5) 大部分的決策都是高階管理者做的。

   (6) 管理者控制每一件事。

2. 績效文化（performance culture）

   重視個人和組織績效，其特性包括：

(1) 對服務流程保持高度尊重。

(2) 員工持續的尋找方法改善工作效率。

(3) 員工對醫院達到績效目標感到驕傲。

(4) 績效最佳的員工薪資最高。

(5) 每個人都很規律的執行他們的工作。

(6) 預期每個人都全力以赴，以達到110%超過預期的高度績效。

3. 關係文化（relationship culture）

重視員工權益和福祉，團隊運作，公平對待員工，其特性包括：

(1) 員工以團隊方式一起工作。

(2) 員工被公平的對待。

(3) 醫院領導者努力讓員工快樂。

(4) 員工得到必要的協助以克服任何問題。

(5) 員工總是被告知醫院發生了什麼事。

(6) 員工彼此關心。

4. 回應文化（responsive culture）

重視與外界環境互動，掌握競爭優勢，其特性包括：

(1) 院方傾聽顧客需求而且快速滿足之。

(2) 員工快速的適應新的工作要求。

(3) 所屬醫院是醫療產業最佳的創新者。

(4) 永遠在嘗試新的市場觀念。

(5) 快速回應，抓到市場機會而獲利。

(6) 可以快速回應競爭者的威脅。

四、強化組織文化之策略

強化組織文化的策略包括下列五項，詳見圖13-1（盧，2014；Mc Shane, 2000）：

（一）創辦人和領導者的行動

組織文化通常係由組織創辦人所驅動和塑造。創辦人通常以個人價值觀建構組織系統和結構，並提供充滿希望的願景，讓追隨者有一強而有力的角色模範。創辦人所植入的文化通常可以維持十年。其後的接班人若能採用轉換型的領導（transformational leadership），將可藉由溝通和設定未來的願景而強化組織文化。

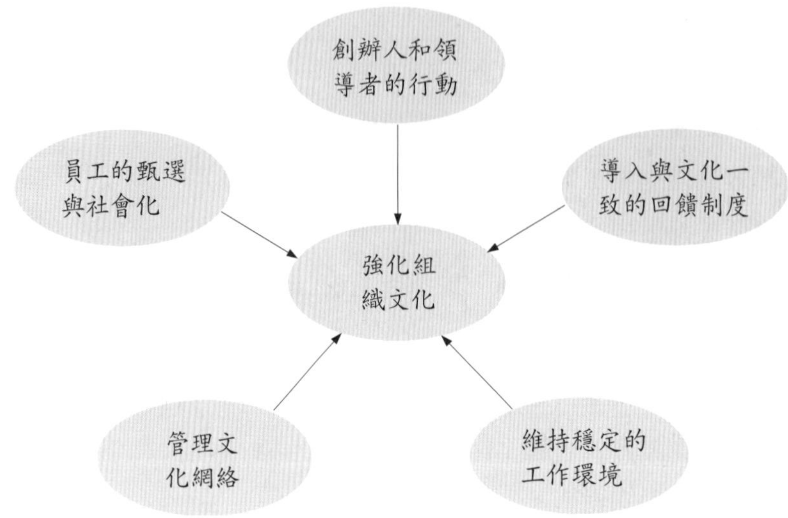

圖 13-1 強化組織文化的策略

資料來源：Mc Shane, S. L. (2000). Organizational culture. In McShane, S. L., & Von Glinow, M. A. *Organizational behavior.* (p.513). New York: Mc Graw-Hill.

（二）導入與文化一致的回饋制度

當回饋制度與文化價值觀一致時，可強化組織文化。積極的文化可提供更多以績效爲基礎的個人激勵。家長式的文化將提供員工更多的協助方案，重視員工的福祉與權益，支持員工有更美滿的生活，從而激發員工對病人的責任感，並創新服務價值。

（三）維持穩定的工作環境

醫院應維持穩定的工作環境，以便與員工溝通並強化共有的核心價值觀。當員工流動率高和急速裁員時，組織文化可能會崩潰，員工可能會失去對組織的記憶。同樣的，當醫院快速擴張或併購時，員工的組織文化也會弱化。基於上述理由，有些醫院會特別注意維持員工適度成長和避免過高的流動率，以保持其組織文化的完整性。

（四）管理文化網絡

組織文化是學習而來，所以建構一個有效的文化散播網絡是需要的。每一個組織都需要一個「說故事的人」以保存組織的史蹟和文化傳承。資深的主管應架構文化網絡，分享他們自己的故事，創造新的禮儀和其他機會，傳達分享其意義。組織可以出版雜誌或以電子媒體溝通文化價值觀和信念，來強化組織文化。

（五）員工的甄選與社會化

在甄選員工時，應特別注意員工個人價值觀與醫院的相容性，以能快速融入組織文化爲前提。在對新進員工進行社會化時，應讓員工學習醫院的價值觀以及期望的行爲。

當醫院進行組織文化塑造時，常藉由舉辦共識營，以凝聚員工的共識，共識營可分爲四梯次舉行；即高階主管→中階幹部→基層員工→高中低混合。

共識營以三天兩夜較適當（圖13-2），可選擇風景幽美的地方，一方面給員工有渡假的感覺，另一方面也可避免日常事務的干擾。

五、組織文化量表

目前廣被採用的組織文化量表如下（Huber, 2000; Mc Shane, 2000）：

1. Nursing Unit Cultural Assessment Tool （NUCAT）。
2. Organizational Culture Inventory （OCI）。
3. Michigan Organizational Assessment Questionnaire （MOAQ）。
4. Kilman-Saxton Culture-Gap Survey （KSCGS）。
5. Corporate Culture Preference Scale （CCPS）。

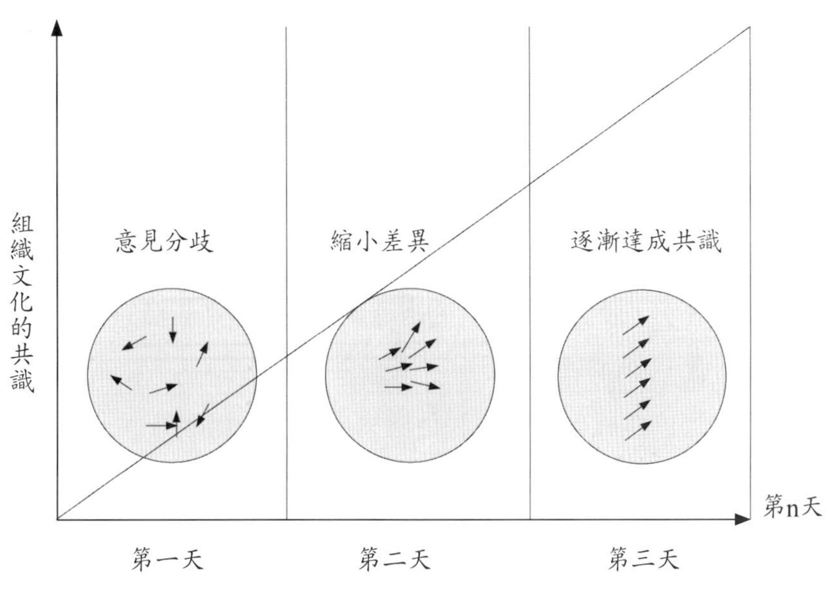

圖13-2　達成共識的歷程

Ⅲ. 組織氣候（Organizational climate）

很多學者認為一個機構的組織氣候對員工的行為具有普遍的影響作用。

一、組織氣候的定義及其特質

（一）組織氣候的定義

有關組織氣候的定義，各專家學者各有不同說法，茲摘述於下：

1. 組織氣候是組織員工直接或間接知覺到工作環境中一組可以測量的特質，這些特質會影響員工的動機與行為（Litwin & Stinger, 1968）。
2. 組織氣候是組織目標或有形目標與員工士氣行為間的橋梁，藉由員工對組織結構、領導型態、規範等的感受，可提供管理者改進組織氣氛的參考（邱、盧、陳，2003）。
3. 組織氣候係指組織員工對於組織內部的一種知覺，係來自員工的個人經驗，可以利用一系列的組織屬性加以描述，而且可經由其對於員工動機的引發作用，影響員工個人行為和組織效果（許，1993）。

（二）組織氣候的特質

組織氣候具有下列特質（Hellriegel & Slocum, 1974）：

1. 組織氣候所代表的是組織的一組特色，不是其員工對組織的愛惡與評價。
2. 所包括的項目和構面，都是屬於整體的，不是個別性的。
3. 分析單位是一組織體系或其單位，而非個別員工。
4. 隨著員工對其所屬組織氣候之知覺反應不同，其行為也受其影響。

（三）組織氣候在管理上的涵義

從組織氣候著手，設法發展有利的組織氣候，可增進組織的管理功能與管理效能（許，1993；盧，2014）。

1. 利用已發展的組織氣候量表評估機構或單位的組織氣候，可了解組織員工在各構面上的知覺。
2. 影響組織氣候的因素很多，包括領導型態、組織結構、組織文化等。
3. 培養有利的組織氣候，可以從了解員工的需求著手。

4. 所培養的組織氣候應能適合任務性質，不同的任務性質可能需要不同的組織氣候。

二、組織氣候理論

（一）Litwin 和 Stringer 的組織氣候理論

Litwin 和 Stringer（1968）以 9 個構面爲指標，包括 50 個項目所建構的組織氣候量表，發展出三種不同領導風格與組織氣候。

1. 領導風格與組織氣候型態

Litwin 和 Stringer 研究發現不同的領導型態造成不同的組織氣候類型。

(1) 權力取向型（power-related）

①其組織氣候高度結構化，保守、苛刻、不具支持性。

②管理者與員工間呈現冷漠現象，採取高壓手段。

③員工個人與組織間出現相當大的衝突。

④員工的工作滿意度低。

(2) 隸屬取向型（affiliative-related）

①其組織氣候結構較鬆散。

②具有民主式決策的特質。

③高度重視溫情與友誼。

④強調個人與團隊間的合作。

⑤員工對組織具有認同感，工作滿意度高。

(3) 成就取向型（achieving-related）

①其組織氣候結構較鬆散。

②員工會主動尋求發展機會，願意承擔風險。

③成就導向，強調報酬。

④具溫情與支持性。

⑤員工工作滿意度高。

2. 組織氣候量表內容

Litwin 和 Stringer（1968）以 9 個構面作爲指標，包括 50 個項目，其量表內容如下：

(1) 結構：係指員工在組織中所感受到的拘束程度；例如法規、程序是否嚴苛，是否重視繁文縟節，是否鬆散或不拘禮節等。

(2) 責任：係指員工感到自己可以做主和負責任的程度。

(3) 獎酬：係指員工感受做好一件工作時可獲得之獎酬情形。

(4) 風險：係指員工在工作與組織中所感受到的風險與挑戰。

(5) 溫情：係指員工感受到工作團隊中的友情與關懷情形。

(6) 支持：係指員工感受到主管和同事的支持程度。

(7) 標準：係指員工感受到組織目標和成就標準重要性的程度。

(8) 衝突：係指員工感受到管理者和其他員工間的意見不相容程度。

(9) 認同：係指員工感受到隸屬於組織或工作團隊的程度。

企業界過去常採用Litwin和Stringer發展的組織氣候量表，近年來企業界和醫療機構也有採用，不過由於本問卷在1968年建構時，並未做信效度檢定，有待進一步檢討。

（二）Hoy和Clover的理論

Hoy和Clover（1986）認為學校組織氣候是校方高階主管與教職員交互反應所形成的特質，他們針對Halpin和Groft（1966）的組織氣候描述問卷（Organizational Climate Descriptive Questionnaire; OCDQ）的缺失加以修正，發展出OCDQ-RE，是目前應用最廣的學校氣候測量工具，同樣以6個構面作為指標，用以檢視學校的組織氣候，共包括42個項目，歸納成開放型、封閉型、疏離型和投入型組織氣候。

1. 組織氣候量表內容

(1) 校方高階主管的行為

①支持行為（supportive behaviors）：係指校方高階主管支持教職員的程度。

②指導行為（directive behaviors）：係指校方嚴格、密集監督與指示教職員的程度。

③限制行為（restrictive behaviors）：係指校方高階主管阻礙而非協助教職員工作或其他干擾教學的程度。

(2) 教職員行爲

①同僚行爲（collegial behaviors）：係指教職員間開放和專業互動的行爲。

②親密行爲（intimate behaviors）：係指教職員間展現出凝聚力強的支持行爲，彼此互相了解，成爲親密朋友，經常有社交活動。

③疏離行爲（disengaged behaviors）：係指教職員覺得工作缺乏意義，不願投入，對學校和同事出現負向和批評等行爲。

2. 組織氣候類型

Hoy和Clover在1986年以此6個構面建構的「小學組織氣候量表」探討小學的組織氣候類型，結果如下（見圖13-3）。

(1) 開放型氣候（open climate）：校方高階主管和教職員的行爲都是開放的，校方能整合資源，眞誠對待教職員，教職員也能獨立自主的工作。

(2) 封閉型氣候（closed climate）：校方高階主管和教職員的行爲都是封閉的，校方沒有能力指引教職員的活動，教職員也不好好一起工作。

(3) 疏離型氣候（disengaged climate）：校方高階主管的行爲是支持性的，具關懷、有彈性、助人的、非控制性的，不過，教職員的行爲是分裂的、偏執的、冷漠的、不願意接受校方有效能的領導。

(4) 投入型氣候（engaged limate）

①校方高階主管處事嚴格，企圖限制與控制一切。

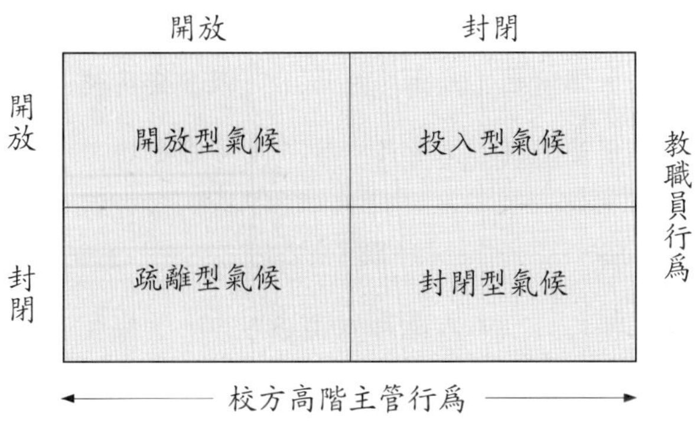

圖13-3　Hoy和Clover的學校氣候類型

②教職員具有凝聚力、高度承諾，且具支持性，會主動投入教學，對校方的限制與控制不予理會。

（三）Likert的組織氣候理論

Likert（1967）以四種不同類型的組織來說明組織氣候，他將組織分爲系統一至系統四，認爲系統四的組織最好，系統一最差，其內容如下：

1. 系統一：剝削權威型的組織氣候。
2. 系統二：仁慈權威型的組織氣候。
3. 系統三：商討民主型的組織氣候。
4. 系統四：參與民主型的組織氣候。

其組織氣候量表包括7個構面共20項（見表13-1）。

表13-1 Likert組織氣候評估表

領導型態 / 管理功能	系統一 剝削權威型	系統二 仁慈權威型	系統三 商討民主型	系統四 參與民主型
領導過程：				
• 上級對下級的信任程度	對部屬無信心不信任	對部屬有少許信心	實質上有信心，但仍對部屬的決策有所控制	有完全的信心
• 部屬與上司談論其工作的自由程度	完全不能自由談論	較少的自由	尚有若干自由	完全自由
• 部屬的建議如果有價值上級是否採用	很少採用	有時採用	經常採用	總是採用
激勵力量：				
• 激勵人員的方法	恐嚇、威脅、懲罰、偶爾也給予獎勵	獎勵及某些程度上的懲罰	獎勵爲主，懲罰及參與爲輔	參與及獎勵爲主
• 何種人員最能感受到組織目標的達成	大部分是上級人員	上層及中層	十分平均	各階層皆能
溝通過程：				
• 資料、消息流傳的方向如何？	由上向下	大多是由上向下	上、下均有	上、下、平行均有
• 下行溝通被接受的程度	部屬懷疑	部屬可能懷疑	接受，但有警覺性	欣然接受
• 上行溝通的正確性如何	（下情不能上達）經常錯誤	（經過了一番過濾）報喜不	有限度的正確	完全正確

（續）

（續）

• 上級對部屬面臨的問題知道多少？	完全不知	報憂 部分了解	大部分了解	非常了解
互動、影響過程： • 互動行爲的特質和數量 • 團隊合作的程度	 很少且心懷疑懼 沒有	 略有一些，由上向下，部屬有些懷疑 少許	 中庸程度，具有相當的信任 還算不錯	 十分頻繁、高程度的信任 非常好
決策過程： • 決策在何層級制定 • 部屬對於其有關的工作是否可以參與決策？ • 決策制訂過程對激勵是否有作用？ • 決策者對問題的了解程度	 大部分由上級制定 完全不能 不但沒有，反而有損害 常常不知道	 上級制定政策，少許授權 偶爾諮詢一下 相當少 只知道少許	 上級制定更廣泛的政策，更多的授權 常被諮詢 普通 差不多都知道	 各階層皆能制定而且十分完整 完全參與 非常高 普遍而清楚的了解
目標設立或命令： • 組織目標設定的方式 • 對組織目標隱含的抗拒有多少	 以命令行之 陽奉陰違強烈反抗	 命令爲主，但允許某些批評 溫和的抵制	 經由討論再發布命令 偶爾有少許的抵制	 經由團體行動來建立目標（除了緊急狀態） 很少或根本沒有抵制
控制、考核過程： • 管制、考核的功能集中在何處？ • 有無非正式組織抗拒正式組織 • 各種資料的作用何在？	 高度集中於上層 有 用作懲罰	 相當的集中於上層 部分抗拒 獎勵和懲罰	 授權給下層 部分支持，部分抗拒 獎勵及自我引導	 廣泛的由各階層分享 非正式組織與正式組織的目標完全一致 自我引導，解決問題

資料來源：Likert, R. (1967). *The human organization.* New York: McGraw-Hill.

結語

良好的組織氣候可提高員工的工作士氣，使員工願意投入工作，而且對組織的承諾度也會提高，對達成組織目標及提升組織效能都有極大影響，因此領導者如何塑造優質的組織文化、如何採用合適的領導型態、如何與員工雙向溝通與互動、提供讓員工參與決策的機會、隨時給予關注與回饋，以及給予適度激勵等，以營造良好的組織氣候，都是身爲醫院最高主管和護理管理者應重視的議題。

參考文獻

中文文獻

1. 吳天方（2002）。學校組織文化的建構。教育研究月刊，12月號，82-86。
2. 吳萬益、郭幸萍、彭奕龍（2002）。醫學中心組織文化、管理模式、競爭優勢與經營績效之互動相關影響研究。醫務管理期刊，3 (3)，17-37。
3. 李茂興、李慕華、李宗鴻（1994）。組織行爲。臺北市：揚智。
4. 邱臺生、盧美秀、陳品玲（2003）。組織氣候與工作投入關係之研究——以某醫學中心暨委託經營管理醫院爲例。榮總護理，20 (2)，184-199。
5. 邱淑芬、張莉慧、陳雲龍（2003）。組織文化、組織知識創造情境與組織創新之關聯性研究：以臺灣資訊產業爲例。管理與系統，10 (4)，389-410。
6. 許士軍（1993）。管理學。臺北市：東華。
7. 許嘉政、林榮俊、李宗鴻、陳煜清、陳學賢、徐欽祥、陳郁汝、盧玉琴、林玲吟、王宏彰譯（2010）。組織文化與領導，臺北市：五南。
7. 張金鑑（1991）。行政學典範。臺北市：中國行政學會。
8. 郭建志（2003）。組織文化研究之回顧與前瞻。應用心理研究，20（冬），83-114。
9. 盧美秀（2014）。組織氣候與組織文化。於盧美秀著。護理行政與管理（二版），p.153-166。臺北市：五南。

英文文獻

1. Askanasy, N. M., Wilderom, C., & Peterson, M. F. (2000). *Handbook of organizational culture and climate.* California: Sage.
2. Brown, S. P., & Leigh, T. W. (1996). A new look at psychological climate in relation to job involvement, effort, and performance. *Journal of Applied Psychology,* 81(4), 358-368.
3. Hellriegel, D., & Slocum, J. W. (1974). Organizational climate: measures research and contingencies. *Academy of Management Journal, 17*(June), 255-280.
4. Halpin, A. W., & Groft, D. B. (1966). The organizational climate of schools. In Halpin, A. W. (ed). *Theory and research in administration* (pp.131-249). New York: Macmillan.
5. Hoy, W. K., & Clover, S. I. R. (1986). Elementary school climate: A revision of the OCDQ. *Educational Administration Quarterly*, 22(1), 93-110.
6. Huber, D. (2000). *Leadership and nursing care management.* Philadephia: W. B. Saunders Company.
7. Litwin, G. H., & Stringer, R. A. (1968). *Motivation and organizational climate.* Boston: Harvard University.
8. Likert, R. (1967). *The human organization.* New York: McGraw-Hill.
9. Mark, B. A. (1996). Organizational culture. *Annual Review of Nursing Research,* 14, 145-163.
10. Marquis, B. L., & Huston, C. J. (2000). *Leadership roles and management functions in nursing: theory & Application.* 3rd ed. Philadelphia: Lippincott-Raven Publishers.
11. McDaniel, C., & Stumpf, L. (1993). The organizational culture: implications for nursing service. *Journal of Nursing Administration,* 23(4), 54-60.
12. McShane, S. L. (2000). Organizational culture. In McShane, S. L. & Von Glinow, M. A. *Organizational behavior.* New York: McGraw-Hill Inc.
13. Mok, E., & Au-Yeung, B. (2002). Relationship between organizational climate and empowerment of nurses in Hong Kong. *Journal of Nursing Management,* 10, 129-137.

14. Schein, E. H. (1993). On dialogue, culture and organizational learning. *Organizational Dynamics, Autumn,* 40-51.
15. Sethia, N. K., & Gilnow, M. A. (1985). Arriving at four-culture by managing the reward system. In Kilman, R. H., Saxton, M. J., & Serpa, R. *Gaining control of corporate culture* (pp.400-420). San Francisco: Jossey-Bass Publishers.
16. Smircich, L. M. (1983). Concepts of culture and organizational analysis. *Administration Science Quarterly,* 28(3), 339-358.
17. Wilkins, A. L., & Ouchi, W. G. (1983). Efficient culture: exploring the relationship between culture and organizational performance. *Administrative Science Quarterly,* 28, 468-481.

第五篇

護理人力資源管理（Human resource management of nurisng）

第14章 護理人力資源管理概要（Human resource management of nursing: Overview）

Ⅰ. 人力資源管理的基本概念

一、定義

人力資源管理（human resources management, HRM）係指如何為組織有效地進行羅改人才、發展人才、運用人才、激勵人才、配置人才及維護人才的管理（戴，2016）。旨在運用護理人力資源專業知識與技巧，建立組織架構，進行護理人力資源規劃：透過招募甄選、培育、激勵與運用，建立健康團隊，將組織內外在現存與潛在之人力資源極大化，達成組織預定目標（吳、林，1999；林，1999；盧，2014；Beyers, Mullner, & Byre, 1983；Dessler, 1994）。

二、人力資源管理「二六二法則」

人力資源管理「二六二法則」如下（顏、嚴、江、江，2002）：

1. 資質較佳積極努力，自動自發員工20%
2. 資質平平，依指示行事員工60%
3. 資質不佳，又不努力員工20%

人力資源管理係將中間的60%向前推移至前面20%區段。盡可能將「平凡的員工」推向「不平凡、具潛力、有發展性員工」（戴，2016）。

三、人力資源管理在「管理程序」中扮演的角色

員工是組織中最寶貴的資產，每一個組織或機構除了做好人事管理外，更應積極朝向人力資源的規劃與發展上；讓靜態的人事管理，轉變為動態、彈性與具前瞻性，發揮在「管理程序」中的五種角色功能（戴，2016）。

（一）規劃

設定工作目標與標準、擬訂發展計畫，並預測未來的發展方向。

（二）組織

包括設置各部門、分派工作、委任職權、建立職權聯絡網，並積極協調各部門工作。

（三）任用

包括建立適當人選之條件基準、徵募具有潛力員工、設定工作績效標準、員工獎懲制度、績效考核以及訓練員工，讓員工有最好的生涯發展。

（四）領導

包括指揮員工完成工作，激勵員工，提高士氣，以及建構合宜的組織文化和組織氣候。

（五）控制

依設定的績效指標管考員工的表現，必要時採取補救行動。

II. 人力資源管理新趨勢

人力資源管理的五大新趨勢如圖 14-1，並詳加說明於下（戴，2016）。

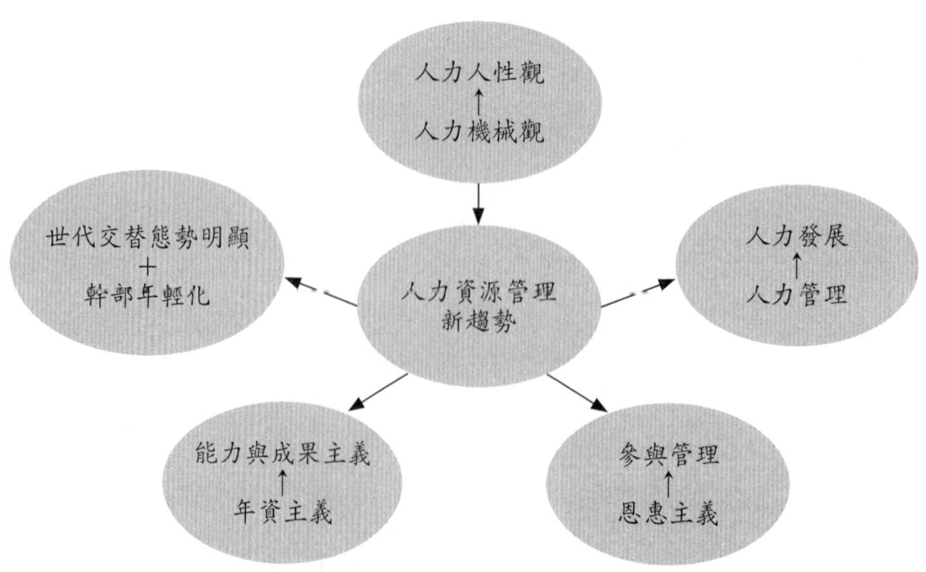

圖 14-1　人力資源新趨勢

一、由人力機械觀轉換為人力人性觀

在工業革命與科學管理學派時期，管理者重視資金和生產技術，較不重視人力價值，認為人力就是勞力，沒有機械設備重要。在管理學派興起後，開始重視人力價值，並積極研究人性的各層次需求，尊重每個員工的尊嚴和價值，以激勵方式激發員工潛能，達成組織目標。

二、由人力管理，轉換為人力發展

「人力管理」著重人與事的配合，只要達到目標即可。但為因應劇烈變化的社會環境，每個組織或機構必須強化員工的發展，提高員工素質，包括知識、技能和創新思維，以因應各種新科技發展、市場需求以及法律和政治等改變的挑戰，朝向創新競爭優勢發展。

三、由恩惠主義，轉換為參與管理

過去經營者大多把發給員工的薪資視為是老闆對員工的恩惠，只將員工當成勞力提供者。不過，隨著經濟發展、民眾教育程度提高以及民主潮流趨勢下，人性需求、尊嚴、自由和參與決策等廣受重視下，很多組織或機構的管理者已轉向讓員工參與各種相關的經營和管理決策，以提高其工作熱誠和責任感，並激發員工的創新思維，發揮組織的群體力量，共同為組織的發展，創造更高的經營績效。

四、由年資主義，轉換為能力與成果主義

過去「人事管理」偏重員工的工作年資，員工大多依年資累計，排隊等待升等或升為主管，忽視員工的能力和表現。目前許多企業大多已轉換依據員工的能力、貢獻度或績效等，作為核發薪資、獎金、紅利以及升遷的依據。

五、幹部年輕化，世代交替態勢明顯

過去國內外大企業總經理或各大醫院院長，大多要在55歲以上才可能擔任，目前35歲擔任大企業副總經理、40歲擔任總經理，以及40多歲即擔任大醫院院長已大有人在，而且很多基層、中階主管也都年輕化。年輕人不但體力好、創新能力高，企圖心也強，提早讓其參與組織或機構的經營管理，對組織或機構的發展應具

正面效益。年輕人在有充分歷練下，也可以成爲有能力的接班人，及早做好世代交替的準備。

III. 人力資源管理原則

人力資源管理應遵守下列原則（戴，2016），詳見表 14-1。

表 14-1　人力資源管理原則

原則	說明
1. 建立公平合理之人事制度規章	1. 人事制度規章就是組織或機構的遊戲規則。 2. 有關招募、任用、薪資、調度、培訓、考核、獎懲、福利等都應以公平、合理、周全的制度規章加以規範。 3. 好的制度規章，是人力資源管理的基石，應隨著內外的環境的改變加以修正調整，使合乎時宜。
2. 培養努力就能獲得報償的觀念	1. 讓所有員工了解，不論年齡、畢業學校或工作年資如何，只要對組織或機構努力投入，有重大貢獻，就能獲得相對的回饋。 2. 對組織努力貢獻，有具體優越表現者，就會獲得拔擢與晉升。
3. 發展員工的才智	1. 任用員工若能適才適所，員工才華就能發揮得淋漓盡致。 2. 爲讓員工能隨時因應社會環境和市場變化，應鼓勵員工不斷學習，發展員工的知識與技能，從平凡邁向不平凡。
4. 協助員工獲得適度滿足	1. 員工在不同年齡、不同年資，其需求層次也會有所不同。 2. 人力資源管理者，應能協助員工獲得生理、安全、社會、自尊和自我實現需求適度的滿足（Maslow 的需求層次理論）。

IV. 人力資源管理的重點

一、人力資源管理的運作重點

人力資源管理在運作時應以下列四項爲重點方向（盧，2004；Ivancevich, 2001）：

1. 行動導向：應展現行動力，著重雇用問題的解決。
2. 人性導向：應以提供符合員工需求的人性化服務爲導向。
3. 全球導向：應有國際觀，與全球的人力資源管理同步發展。
4. 未來導向：人力資源管理應配合醫療機構未來發展規劃。

二、人力資源管理的重點項目

「人力資源」的觀念在國內，於1990年代開始被重視，過去均以「人事管理」稱之，事實上兩者不僅在名稱上有所不同，實質上也有很大差異。人力資源管理著重下列各項（盧，2014）：

1. 參與組織經營策略與目標訂定。
2. 主動因應外在環境的變化。
3. 人力資源管理制度的建立過程應有員工參與。
4. 人力資源規劃應滾動性修正。
5. 人力資源管理應系統化、資訊化。
6. 人力資源運用極大化。
7. 落實員工之生涯規劃與管理。
8. 積極進行員工之發展與培育。
9. 強化員工的專業能力與自我提升。
10. 善用人性化管理與激勵。

V. 人力資源管理架構

人力資源管理架構如圖14-2（王，2001）。

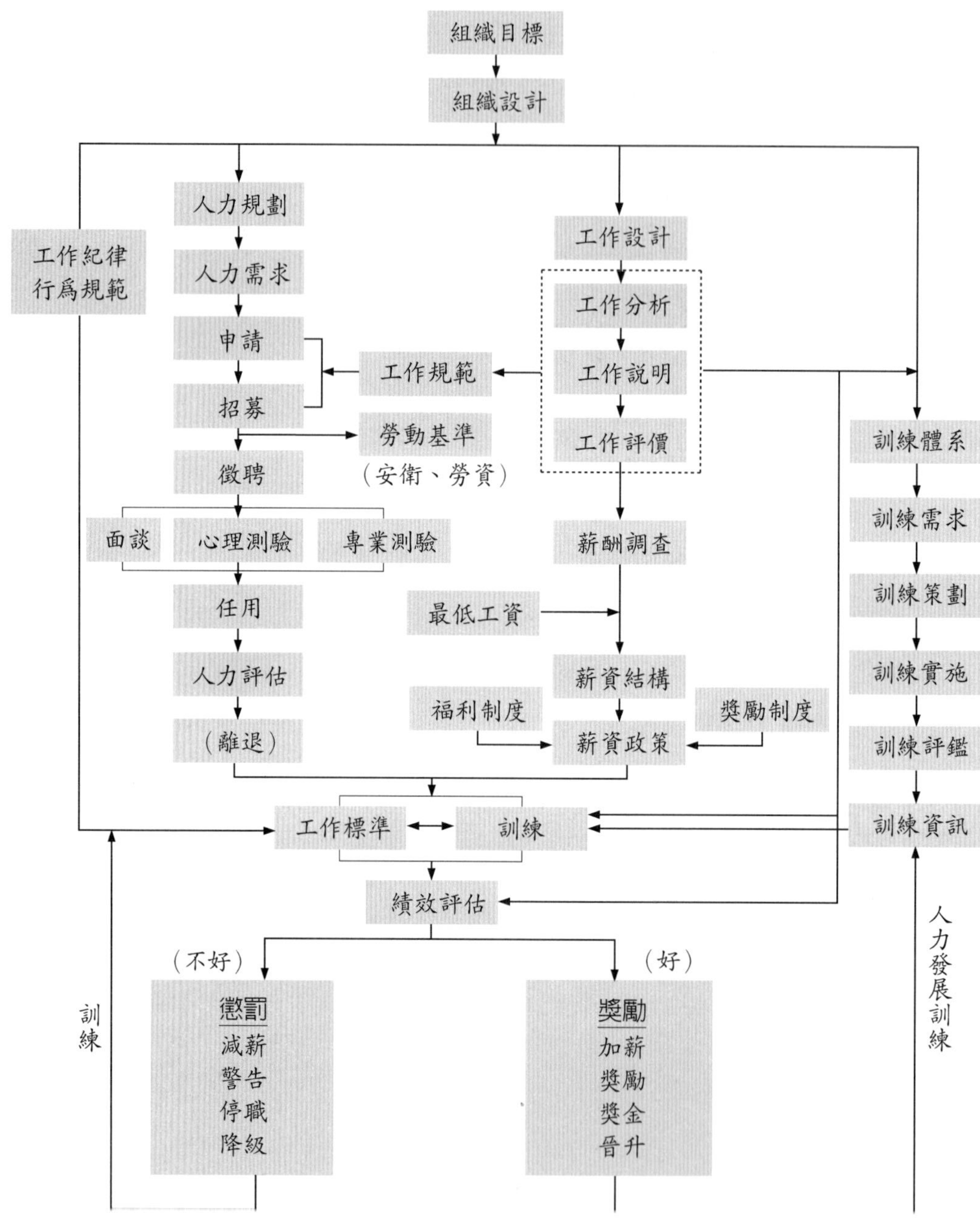

圖14-2　人力資源的管理架構（王，2001）

VI. 運用人力資源管理促進組織發展的策略

有關運用人力資源促進組織發展的策略，各派學者有不同的論點。茲綜合彙整於下（王，2001；常，2001；何、楊，1998；張，1998；盧，2014；Ivancevich, 2001；Kleiman, 1997）：

一、使所有組織內管理者都成爲人力資源管理者

1. 使各級管理者都是人力資源政策制訂參與者及執行者。
2. 使各級管理者均負有人力資源之徵聘、培育與確保責任。
3. 使各級管理者都是組織內員工士氣的激勵與意見溝通的代表。
4. 使各級管理者都是組織文化之形成與推廣者。

二、執行人力資源發展規劃

常（2001）所提出之人力發展規劃架構如圖 14-3。

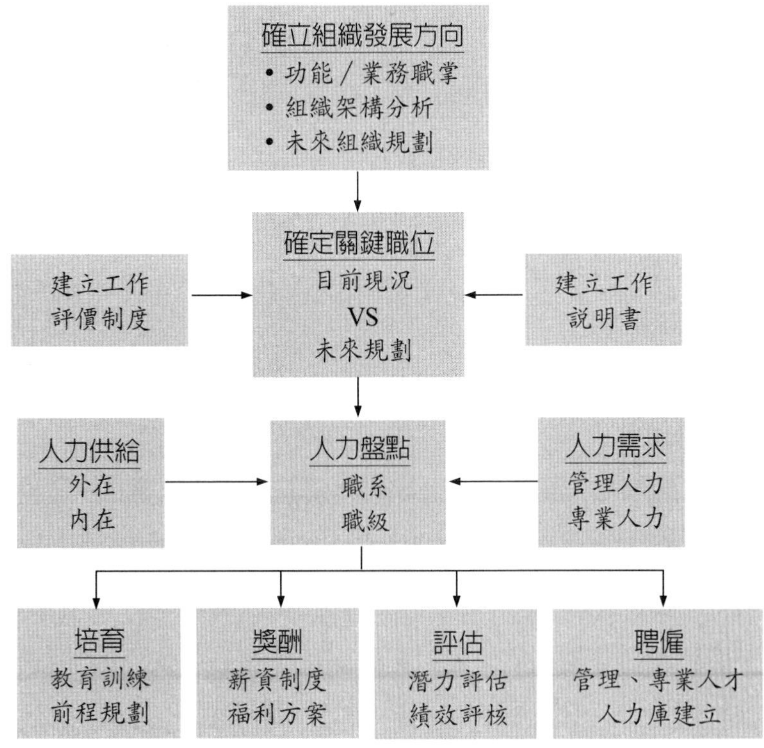

圖 14-3　人力資源發展規劃（常，2001）

（一）確立組織發展方向

進行現行組織架構分析，研擬未來組織發展架構。

（二）確定關鍵職位

以現有職位做基礎，分析未來所需的關鍵職位，當職位確定之後，應建構每一職位的工作說明書和工作評價制度。

（三）進行人力盤點

進行人力盤點，以確定組織、工作和人員三者是否達到最佳的契合度？在人力供需方面是否平衡？並使組織設計、工作設計和人員配置合理化。

（四）執行人力資源管理

1. 聘僱：針對管理人才和專業人才分別招募聘僱並建立人力資料庫。
2. 評估：針對員工執行潛力評估和績效評核。
3. 獎酬：制定合理的薪資制度和福利方案。
4. 培育：針對員工個別需求安排教育訓練和前程規劃。

三、建立薪酬與獎勵制度

有關薪酬和獎勵制度的建立方法如下（王，2001）：

1. 設計及執行薪酬與福利系統。
2. 確保酬償與福利之公平和一致性。
3. 薪酬結構之基本建構方式見圖 14-4。
4. 建立員工獎勵制度
   (1) 個人獎勵制度：護理人員個人在病人服務或學術研究有傑出表現，即予個人獎勵。
   (2) 小組獎勵制度：係一利益分享計畫（gainsharing plan），它透過獎金發放，將員工的利益和組織的利益結合。強調組織的進步，是員工個別和團隊的貢獻；例如品管圈、醫品圈之評比獎勵。
   (3) 組織整體的獎勵制度：係以利潤分享（profit sharing）形式，當組織營運超過預定的利潤水平時，提撥部分利潤與員工分享。

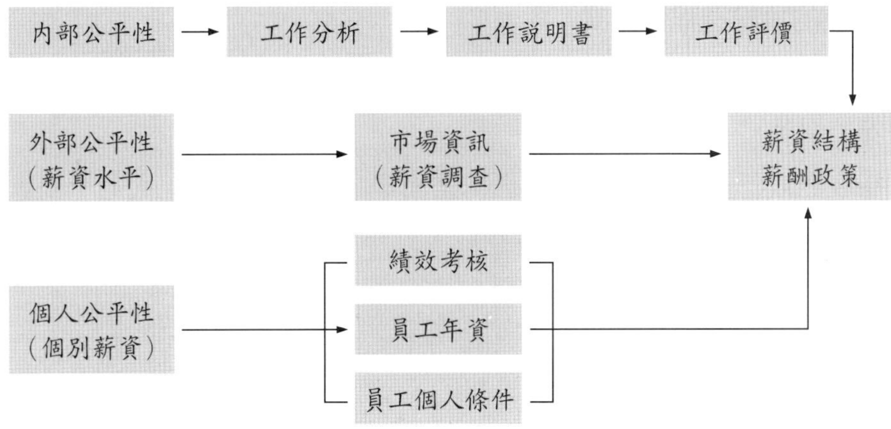

圖14-4　薪酬結構之基本架構方式（王，2001）

5. 重視護理人員福利

(1) 保險：健保、公保、勞保、團保。

(2) 休假：年休假、國定假期、病假、事假、婚假、產假、喪假等。

(3) 退休金、資遣金、互助金、年終獎金、生日禮券。

(4) 員工服務：員工餐廳、產品折扣、托兒所、貸款、法律諮詢服務。

(5) 其他：進修補助、旅遊補助、定期健檢或育嬰假等。

四、重視護理人員的安全與健康

設計與執行護理人員安全與健康計畫（盧，2017）。

1. 設計並確保安全的執業環境。

2. 預防職業傷害發生；例如針扎、院內感染、HIVD或暴力等。

3. 定期執行高風險護理人員之健康檢查。

五、設計懲戒與申訴系統

為使懲戒有效，護理主管應實地了解護理人員違規的原因和種類，才能落實紀律管理，改善其行為，提高工作績效。不過也應建立申訴管道，讓護理人員有說明澄清的機會（盧，2014）。

（一）懲戒的實施過程與方式

1. 展開調查，掌握犯錯事實。
2. 安排面談。
3. 採取懲戒行動：包括口頭警告、書面申誡、記小過、記大過、罰款、降級、扣薪、降職、停職、解職等。
4. 採取後續行動：追蹤、輔導。

（二）懲戒原則

1. 避免公開懲戒。
2. 應具有建設性。
3. 應由主管行之。
4. 行動應該快速。
5. 應保持一致性。
6. 以平常心對待。
7. 維護主管和員工尊嚴。

六、重視勞資關係

平時護理管理階層應與護理人員密切的互動，讓其有參與決策機會，重視對護理人員的承諾，尊重員工的團結權、協商權與爭議權。

茲引用張（1998）之勞資關係模式於下（見圖14-5）。

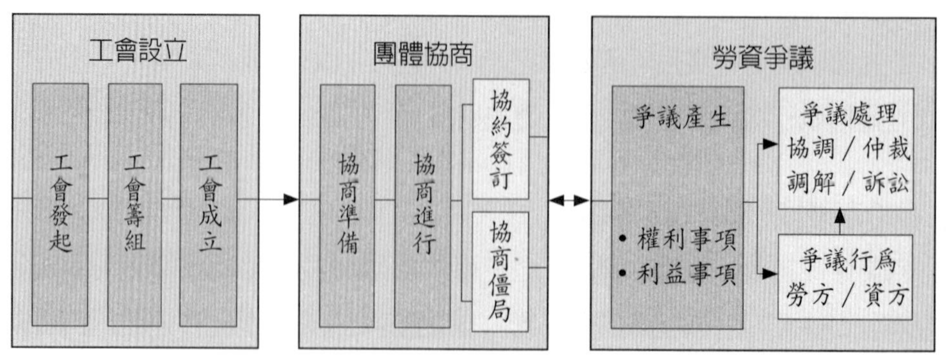

圖14-5　勞資關係模式（張，1998）

依我國勞動部的規定，若發生勞資爭議，應先進行勞資協商，若協商破裂，必須經過 1/2 勞工的同意，才可以進行罷工。不過，醫療保健服務業，被列爲有條件之罷工行業，必須在某些特殊條件下，才能進行罷工。

七、加強留任措施

1. 對擁有特殊技能的護理人員，適時提供特別獎金，以便在關鍵時刻有效留住人才。
2. 爲讓擁有重要技能的護理人員能夠久留，必須在工作內容的設計下功夫，例如：ICU 的護理師離職的主因是每天要提供很多非護理服務，因此院方可另外雇用經訓練的護佐或照護服務員取代。
3. 增進護理人員的承諾感，多利用專案計畫來進行工作，因爲研究顯示員工擁有工作主導權時，對於完成這份工作的承諾度比較高。
4. 善用團隊及團隊獎勵法，常能幫助團隊形成命運共同體。

八、定期進行人力盤點

常（2001）對人力盤點的定義、原理、模式、步驟與時機等有精湛的論述，茲引用於下：

（一）定義

人力盤點係透過前瞻性、策略性、全面性、整合性的組織分析、工作分析及人員分析，了解組織、工作、人員三者是否達到最佳的契合？人力資源的成本是否合理？人力資源的運用是否達到最佳經濟效益？是否符合經營所需？能否達成組織目標？以此些內涵作爲人力資源規劃的依據，進而追求組織設計、工作設計與人員配置的合理化。

（二）人力盤點的原理

1. 人力盤點是基於一種假設：目前的組織、工作與人員三者之間尚未達到最佳契合。
2. 爲達到最佳契合，有必要將工作與人員分離，各自形成一個集合，進行盤點：

   (1) 評估能力需求：重新設計組織與工作，使其合理化，完成新的工作說明書，並且建立新的工作規範資料庫。

(2) 評估能力供給：評估員工能力，建立人才評鑑資料庫。

3. 比對目前員工能力與未來工作規範（資格要求）間的契合度，將員工重新安置，使能力供需調和。

4. 將護理人員重新安置時，會有下列情況：

(1) 護理人員能力完全符合工作規範，但幾乎不太可能。

(2) 護理人員能力大致符合工作規範，必須安排護理人員發展訓練。

(3) 護理人員能力未能符合工作規範，應考慮將護理人員向外安置，也就是勸退或予以資遣。

(4) 未來工作是目前護理人員無法勝任的，此時應進行護理人員招募。

5. 最終目標是組織是一精壯的組織，工作都是必要的工作，護理人員都是適任的人員。

（三）人力盤點的模式

1. 模式一（見圖 14-6）

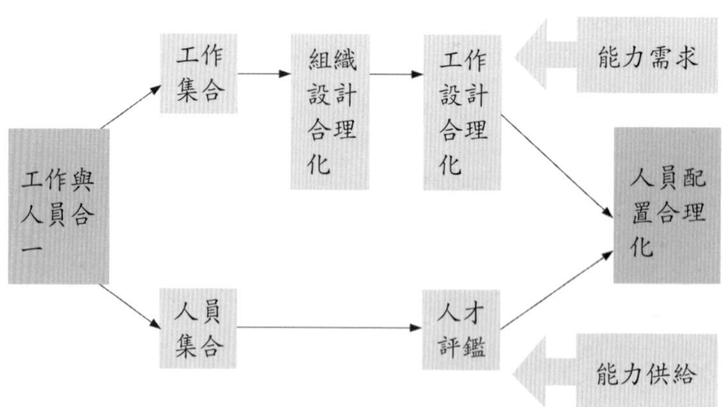

圖 14-6　人力盤點模式一

2. 模式二（見圖 14-7）

（四）人力盤點的步驟

1. 同步進行：組織設計合理化與工作設計合理化通常同步進行。

2. 正向進行：可以先由組織設計合理化再工作設計合理化。

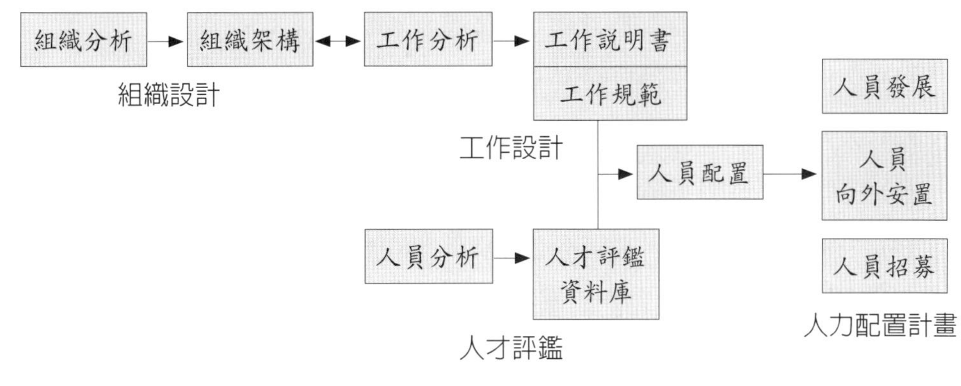

圖 14-7　人力盤點模式二

3. 逆向進行：先工作設計合理化再組織設計合理化。
4. 通常先完成組織設計合理化與工作設計合理化，確認核心能力需求之後，再根據所需能力進行人才評鑑。
5. 唯有能力需求與能力供給都確認之後，才能比對供需之契合度，進行護理人員配置合理化。

（五）人力盤點的對象

1. 整個組織。
2. 某個功能部門：例如護理部、檢驗部。
3. 某個職能：例如護理、藥劑。
4. 某個職系：例如祕書、醫管。
5. 某個階層：例如科主任。

（六）人力盤點的負責人及其職責

人力盤點的負責人及其職責如表 14-2：

表 14-2　人力盤點的負責人及其職責

人力資源部門	直屬主管
確認人力盤點需求 確定人力盤點對象 設計人力盤點時程 教導人力盤點方法 跟催人力盤點進度 驗收人力盤點成效 修正人力盤點計畫	執行組織設計合理化 執行工作設計合理化 執行人才評鑑 執行人員配置合理化

1. 直屬主管執行人力盤點的意願可能不高，原因如下：
   (1) 久任該職，人情壓力較大，主管不願做壞人。
   (2) 人力盤點的結果正好證明該主管的人力資源運用不當。
   (3) 主管已是享受特權的太平官，不願改變現狀。
   (4) 未實施責任中心，主管不必負責部門的財務盈虧。
2. 長期抗拒執行人力盤點的直屬主管，很可能成爲被首先執行人力盤點的對象。

（七）人力盤點的前提

1. 規劃與實施人力盤點的負責人員（人力資源部門與直屬主管）必須有足夠的能力、定位清楚及給予充分授權才能成功。
2. 沒有最高主管及經營團隊的支持（定位與授權），人力盤點不可能成功。
3. 如果規劃與實施人力盤點的時機尚未成熟，可以先進行人力資源規劃，從中培養人力盤點的相關能力，再伺機規劃與實施人力盤點。

（八）人力盤點的時機

1. 定時實施
   (1) 每年績效評核之後，於績效面談中，主管與部屬共同協商，討論下個階段工作目標設定，使組織、工作設計合理化。
   (2) 擬定發展計畫時，同時完成組織與工作設計合理化，以及人員配置合理化，順勢完成人力盤點。
2. 適時實施
   在特定時間，針對特定不合理現象，全面或局部實施組織設計合理化、工作設計合理化或人員配置合理化。

結語

護理專業的發展應以護理人員的培育、訓練爲重點。在護理人力資源規劃時，應具有前瞻性，以全球導向、人性導向進行規劃，並考慮未來發展需求。

參考文獻

中文文獻

1. 王遐昌（2001）。人力資源管理。臺北市：臺北醫學大學主管級教育訓練講義。
2. 吳美連、林俊毅（1999）。人力資源管理：理論與實務。臺北市：智勝。
3. 何永福、楊國安（1998）。人力資源策略管理。臺北市：三民。
4. 林欽榮（1999）。人力資源管理。臺北市：前程企管。
5. 常昭鳴（2001）。人力資源管理理論與實務。臺北市：精策管理顧問公司。
6. 張火燦（1998）。策略性人力資源管理。臺北市：揚智。
7. 張瑞明（2001）。人力盤點。臺北市：臺北醫學大學主管級教育訓練講義。
9. 盧美秀（2014）。護理人力資源管理概要。於盧美秀著。護理行政與管理（二版），p.171-183。臺北市：五南。
10. 盧美秀（2017）。護理執業安全：兼談護理職業傷害。於盧美秀著。護理專業問題研討（第三版），p.267-283。臺北市：五南。
11. 戴國良（2016）。圖解人力資源管理。臺北市：五南。
12. 顏志展、嚴鍾琴、江明憲、江宜靜（2002）。數位醫管：醫療知識新風暴。臺北市：葛瑞特健康生技學園。

英文文獻

1. Beyers, M., Mullner, R., & Byre, C. S. (1983). Results of the nursing personnel survey. Part I: RN recruitment and orientation. *Journal of Nursing Administration.* 13(3), 34-37.
2. Dessler, G. (1994). *Human resource management.* 6th ed. New Jersey: Paramount communication Co.
3. Ivancevich, J. M. (2001). *Human resource management.* New York: McGraw-Hill, Inc.
4. Kleiman, L. S. (1997). *Human resource management: a tool for competitive advantage.* Cincinnatic. H: South-Western Pub Co.
5. Schuler, R. S., & Jackson, S. E. (1996). *Human resource management: positioning for 21st century.* 6th ed. New York: West publishing Co.

第15章 護理人才招募與甄選（Nurse staff recruitment and selection）

護理業務績效的提高有賴護理人員的積極參與，其中護理人員的能力與勝任程度直接影響護理業務的運作。因此如何招募適任的護理人員也是護理管理者的挑戰之一。

I. 護理人員的流動與招募

美國醫院護理人員的年流動率約為20～70%，據估計每個護理人員的流動成本約為4,000～5,000美元。我國在1989～1990年間，流動率在20～50%之間（徐，2001；李、洪、李、楊、石，2003；盧，2014）。2009～2012年臺灣各層級醫院護理人員不包含新進人員三個月內離職者的離職率分別為16.95%、17.12%、18.54%和18.44%（行政院衛生署，2013；顏，2011），而三個月內新進人員的離職率則在25%（中華民國護理師護士公會全國聯合會，2015）近年則在20～32%之間。適度的流動可以帶動新陳代謝、除舊布新，引進更有潛力的青年人才，但過度流動則會增加醫院的人力成本。通常年流動率在5～10%被認為是一種好的現象（Gauerke, 1977；Gillies, 1994；Huber, 2000；Prescot & Brown, 1987；Swansburg & Swansburg, 2002；Tomey, 2000；Yin & Yang, 2002）。

有關流動率的計算公式如下：

$$月流動率 = \frac{該月流動人數}{該月平均護理人員數} \times 100\%$$

月平均護理人員之計算方式為：（月初＋月底）÷ 2

實例：某外科病房9月離職2人，月初護理人員總數18人，月底16人，則：

$$其月流率爲 = \frac{2}{(18+16)\div 2} \times 100\% = 11.8\%$$

年流動率爲：將12個月的月流動率加總之後除以12即可。

當各單位的護理人力出缺時，護理部就應重新調整人力，並在適當時間內辦理護理人員招募，以維持護理照護品質，並避免護理人員工作過度負荷，而造成惡性循環。

II. 護理人才招募（Nurse staff recruitment）

護理人才招募事先應先制定招募計畫。盧（2014）、戴（2016）和Kleiman（1997）所提出的招募計畫架構，可作爲護理人才招募參考（見圖15-1）。

一、確認職缺

在擬定招募計畫之前，各單位應針對離職原因進行統計分析，了解離職原因是對醫院不滿意、工作量太大、薪水太低、福利欠佳、工作環境不好、對護理長領導方式不滿意、缺乏在職教育或進修機會或三班輪值影響家庭生活等。了解眞正原因之後，才能對症下藥，力求改善，並擬定招募計畫。

招募計畫的第一步就是確認職缺，亦即統計所要招募的是基層護理人員或特殊單位護理人員或領導幹部。

二、決定如何塡補此空缺

在決定過程中，可朝下列兩個方向考量：

（一）不聘用新人

1. 以加班方式：若出缺人數不多，採加班方式，給加班費，暫時解決眼前問題，留待以後統一辦理招募。
2. 廢除職位：若出缺的職位，平常功能不彰，可有可無，也可利用此機會將該職位廢除。例如有些醫院設有個案管理師，由資深護理人員擔任。若推動不力，檢討改善後仍績效不彰，當出缺時，也許可考慮廢除該職位。

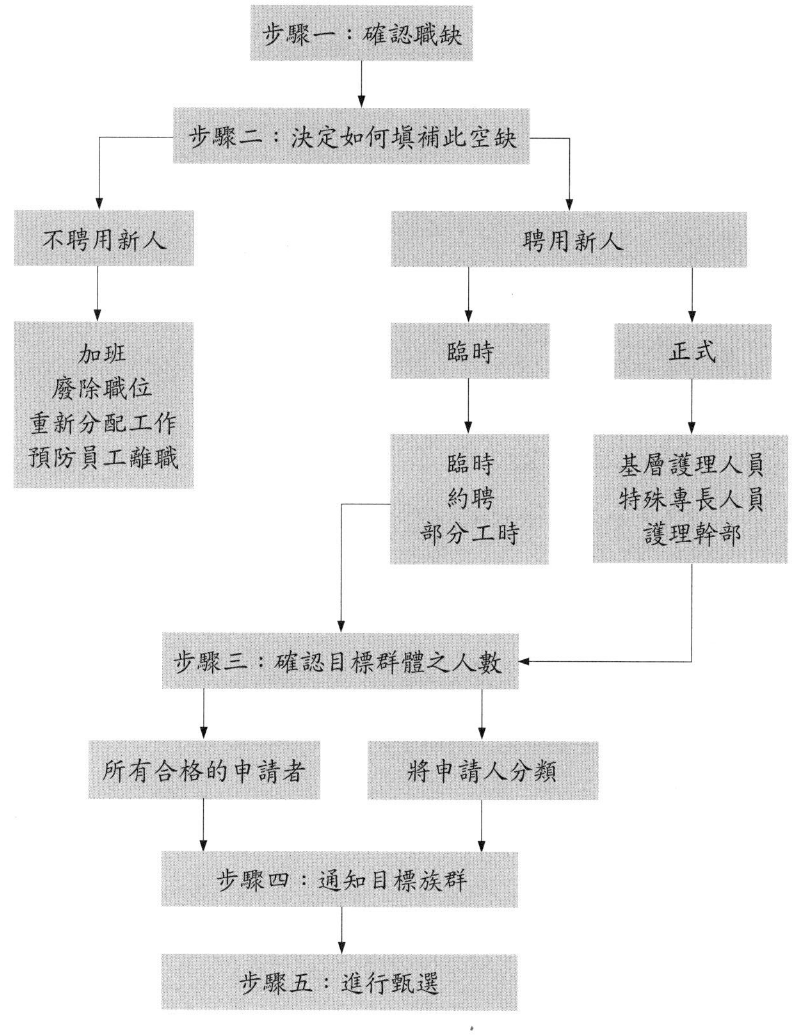

圖15-1 招募計畫正確步驟

3. 重新分配工作：當出缺人數不多，單位內工作也不忙碌，可以採取重新分配工作方式，不必再聘用新人。
4. 加強留任措施，預防離職：依據離職原因，擬定改善措施，並制定留任策略，讓已接受完整訓練具實務能力者能有更高的專業承諾和組織承諾，預防離職。

（二）聘用新人

在決定聘用新人時，應考慮工作的重要性和特性，決定採正式或臨時聘任。

1. 正式聘任

護理工作重視品質，需要安排特定訓練，不斷累積臨床經驗，才能具有足夠能力，做好病人照護工作，與其他行政部門不同，最好都以正式聘任爲宜。

對於招募的新人類別應清楚，以便在刊登徵人啓事時明列。例如本次要招募的對象除了基層護理人員之外，也要招募加護病房、手術室、血液透析室有經驗的護理人員，以及內外科護理長，則應詳細分類。

2. 臨時聘任

臨時聘任包括臨時護理師（士）、約聘護理師（士），以及部分工時護理師等。臨時聘任的比例最好不要超過10%，以免影響照護品質。

三、確認目標群體人數

當徵才廣告一刊登即有許多人前來應徵，應先確認各類應徵人員中，要篩選多少人前來應試。例如若有1,500人應徵基層護理師（士），而本次職缺只有20人，此時可從應徵人員中挑選學經歷最符合院方要求者200人前來應試。此即所謂「目標群體人數」。

若同時招收多類人才，則應將申請人分類，並決定分類之目標群體人數。

1. 通知目標群體：當各類招募之目標群體人數確定之後，應在2星期前發出甄選通知。
2. 進行甄選：甄選可採用筆試和面談，或先採筆試以縮小甄選人數，通過筆試者再通知其參加面談。

Ⅲ. 護理人才甄選（Nurse staff selection）

護理人才甄選的過程如圖15-2（盧，2014；Marquis & Huston, 2000）。甄選是從眾多應徵者中選出最適當的人選，其流程包括：

一、建立護理人力資料庫

護理部（科）應將應徵者資料建立成資料庫。

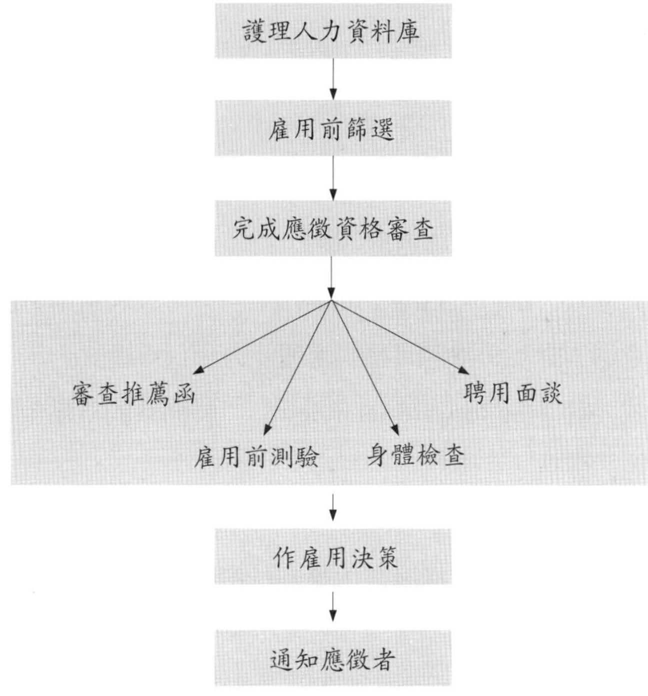

圖15-2　護理人力甄選過程

二、進行雇用前篩選

當護理人力出缺時，可依出缺類別從資料庫篩選出符合資格者，參加甄選。

三、完成應徵者資格審查後進行面試

凡通過資格審查者，即可進入下一程序，接受進一步甄選。

（一）審查推薦函

推薦函應能指出應徵者的優缺點，形式化的推薦函有時無法分辨應徵者的眞實狀況，必要時應以電話詢問推薦者以取得進一步資訊。若推薦者語帶保留，最好不要列入甄選名單中。

（二）測驗

測驗可包括護理專業知識與技術考試，以及性向測驗。

（三）聘用面試

測驗通過者才安排聘用面談。

1. 面談的種類

(1) 自傳式面談：由應徵者作自我介紹，了解其對護理的熱誠、經驗、興趣、組織能力以及工作態度等。

(2) 回顧式面談（the backward interview）：可以利用舉例說明方式，了解應徵者過去對某一特定問題的處理能力和行爲模式。

(3) 前瞻式面談（the forward interview）：將面談的重點放在了解應徵者未來可能的作爲。

2. 面談指引

(1) 面談者應清楚了解想從面談中得到什麼資料，應有系統、有目的設計面談重點。

(2) 做好準備：包括面談內容、時間、地點都應經過規劃。

(3) 知道如何問問題：盡量多採用開放式問句，少採用封閉式問句。避免在同一時間問好幾個問題。

(4) 以傾聽的態度，讓應徵者覺得我們對他（她）的問答有興趣，如此也可建立融洽信賴的面談氣氛。

(5) 重點記錄：將面談重點記錄，有助於面談結果的評量。

（四）身體檢查

應徵者在應徵時，應附上區域以上醫院的體檢表，身體狀況應符合工作要求。

四、作雇用決策

將條件最優的應徵者一一比較，挑選最適當的應徵者。若無法選出合適的人選，則應重新辦理甄選，一直到找到最適當人選爲止。

五、通知應徵者

對決定錄用者，則發給正式書面通知。

結語

「人」是組織最寶貴的資源，如何讓招募的新人都成為組織中的精英，有賴在招募和甄選時下工夫，因此做好招募和甄選計畫，用心而且嚴謹的執行計畫就顯得非常重要。本章特別提示招募的過程和甄選的流程供大家參考，希望各醫療機構都能找到最好、最適任的護理人才。

參考文獻

中文文獻

1. 中華民國護理師護士公會全國聯合會（2015）。103年醫療機構人力現況調查統計，取自 http://www.nurse.org.tw/Data Search/getMan Flikes.arshx?file=2。
2. 行政院衛生署（2013）。醫療資訊網——醫事人員管理系統。臺閩地區護理人員統計。臺北市：行政院衛生署。
3. 徐南麗（2001）。護理行政與管理。臺北：華杏。
4. 李麗紅、洪芬芳、李采珍、楊政議、石惠美（2003）。護理行政學。臺北市：高立。
5. 盧美秀（2014）。護理人才招募與甄選。於盧美秀著。護理行政與管理（二版），p.185-191。臺北市：五南。
6. 戴國良（2016）。人才招募與任用。於戴國良著。圖解人力資源管理，p.54-61。臺北市：五南。
7. 顏妙芬（2011）。護理人力資源對病患照顧結果之影響（研究計畫編號：DOH 98-TD-M-113-97012）。臺北市：行政院衛生署。

英文文獻

1. Gauerke, R. (1977). Appraisal as a retention tool. *Supervisor Nurse,* 8(6), 34-37.
2. Gillies, D. A. (1994). *Nursing management: a systems approach.* 3rd ed. Philadephia: W. B. Saunderse Company.
3. Huber, D. (2000). *Leadership and nursing care management.* Philadelphia: W. B.

Saunders Company.

4. Kleiman, L. S. (1997). *Human resource management: a tool for competitive advantage.* Cincinnatic. H: South-Western Pub Co.
5. Marquis, B. L., & Huston, C. J. (2000). *Leadership roles and management functions in nursing: theory and application.* 3rd ed. New York: Lippincott William & Wilkins.
6. Prescott, P., & Brown, S. (1987). Controlling nursing turnover. *Nursing Management,* 18(6), 60-66.
7. Swansburg, R. C., d Swansburg, R. J. (2002). *Introduction to management and leadership for nurse managers*. 3rd ed. Boston: Jones and Bartlett.
8. Tomey, A. M. (2000). *Guide to nursing management and leadership.* 6th ed. St. Louis: Mosby, Inc.
9. Yin, J. C., Yang, K. P. (2002). *Nursing turnover in Taiwan: a meta-analyais of related factors*. International Journal of Nursing Studies, 39, 573-581.

第16章 工作分析與工作評價兼論工作設計（Job analysis, job evaluation and job design）

在人力資源管理領域，「工作分析」是一項最基礎的工作，沒做好工作分析，一定會影響人力資源管理工具或方法的品質。「工作評價」則是人力資源管理中的一項關鍵技術，旨在透過對組織或機構內各種職位相對價值的評價，爲確定各職位薪 酬水平提供依據（戴，2016）。

Ⅰ. 工作分析（Job analysis）

一、工作分析的意義與工作分析的內容

工作分析是盤點和界定組織或機構的工作內容，了解員工如何執行工作？爲何要執行此工作？與執行該工作所需能力的評估。是對員工工作的責任、任務，以及執行這項工作所需的知識、技術、能力與責任加以分析研究的過程，最後完成「工作說明書」和「工作規範」的制定，詳見圖16-1（朱，2016；林，2016；戴，2016）。

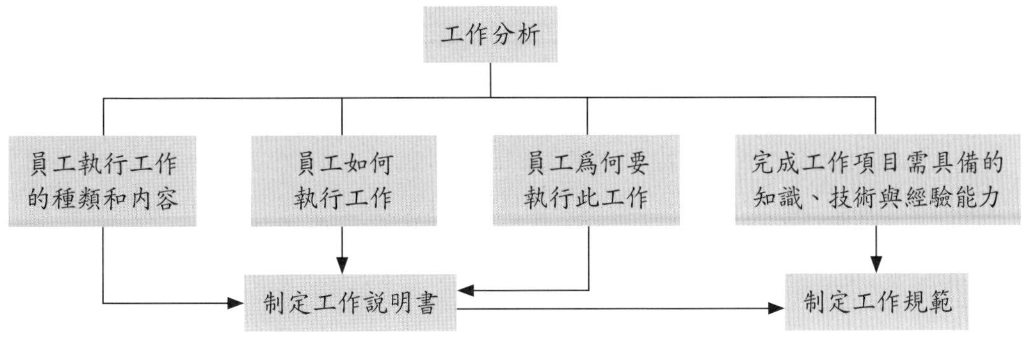

圖16-1　工作分析的意義與工作分析的內容

二、工作分析在人力資源管理上的用途

組織或機構在進行工作分析之後，即可撰寫各項「工作說明書」（job description）和各項工作任務的「工作規範」（job specification），其用途如表16-1（朱，2016；戴，2016）。

表16-1 工作分析在人力資源管理上的用途

用途	說明
1. 使人才網羅與任用標準明確化	透過工作規範的詳細規定，可對各類工作人員的任用條件和標準，有明確基準可供遵循，避免用人不當狀況。
2. 可作爲教育訓練的基礎	根據工作說明書和工作規範，可以清楚了解所有員工在那個工作職位，需要那些必要的教育訓練和進修計劃，以培育更多、更優秀的人才。
3. 可作爲工作評價的依據	工作說明書和工作規範可作爲工作評價的依據，甚至亦可作爲員工敘薪或績效獎金核發的參考。
4. 可作爲績效考核的依據	工作說明書內容，除了詳列工作執行的步驟和標準外，也明列員工的工作目標，此目標即可作爲員工績效考核依據。
5. 可作新進員工之工作指引	工作說明書的內容，可提供新進員工對所負責工作項目的工作職掌、權責、執行和目標有所了解，並作爲工作指引。
6. 可作爲進行工作簡化研究之參考	透過工作分析過程，可以針對重複性、浪費性或不必要的工作步驟加以簡化或刪除，達到工作簡化，減輕不必要的工作負荷。
7. 可作爲員工升遷、職務調整之參考	透過工作分析及其書面資料，可提供員工做爲個人未來升遷或調職的參考方向。

三、工作分析的內容和項目

工作分析的內容包括三大類，其項目則有15項之多，見表16-2（朱，2016；戴，2016）。

表16-2　工作分析內容和重點項目

工作分析的內容	工作分析的項目
1. 對工作內容和單位需求的分析 包括工作步驟、工作流程、工作規則、工作環境、工作設備以及輔助用具等相關內容分析。 2. 對單位、部門和組織結構的分析 包括單位名稱、單位內容、部門名稱、部門職能、工作量以及各單位相互關係的分析。 3. 對工作主體員工的分析 包括員工的年齡、性別、愛好、經驗、專業知識技能等之分析。以便根據員工的個人特質和專長安排適合的工作，達到適才適所的目的。	1. 工作名稱：工作名稱必須明確，例如以「護理師」而言，應明確細分「護理師」、「專科護理師」、「進階護理師」或「護理個管師」等。 2. 雇用人員數：一項工作所僱用的人數及性別應明確記錄，以了解工作負荷量及人力配置之合理性。 3. 組織表位置：該項工作在醫院係處於那一個組織位置，其位置與其他部門之縱向、橫向單位之權責關係如何？ 4. 職責：各項工作的職掌和責任亦應明確。 5. 工作知識：為有效完成該項工作任務，所應具備的知識和技能。 6. 智慧運用需求：在執行該項工作中，需運用的智慧，包括判斷力、決策能力、警覺度、主動以及積極度等。 7. 執行工作的步驟：完成該項工作之所有過程與步驟。 8. 經歷：從事該項工作，所需之先前經歷和程度。 9. 機械、設備：從事該項工作，所需使用的機器、設備和工具之名稱、性能以及用途等。 10. 熟練和精確度：有些工作，員工必須具100%的熟練度，應確實加以分析。 11. 體力需求：有些工作必須長時間站立，或半蹲、跪下。有些工作則需良好的視力、聽力，應確實分析。 12. 工作環境：包括溫度、濕度、噪音、灰塵、光度、無菌等條件，應詳加說明。 13. 工作時間與輪班：包括工作時間、工作天數、輪班次數等。 14. 員工特性：包括力量、靈巧程度、辨識能力、記憶力、計算以及表達能力等。 15. 選任方法：執行該項工作，將採取之選任方法等。

四、工作說明書（job description）

「工作說明書」又稱為「職位說明書」，是工作分析演變出來的結果，其內容又可用來研擬「工作規範」。

（一）工作說明書的內容

可分為下面五類（朱，2016；林，2016；戴，2016）：

1. 工作識別：包括工作頭銜、工作範圍、工作單位別、工作等級以及填寫日期等。

2. 工作內容程序摘要：針對各工作程序要項進行重點和細節說明。
3. 職責與任務：針對工作者的職掌、責任和任務加以說明。
4. 工作狀況和實際環境：對特殊的工作狀況，例如新興傳染病 SARS、茲卡等之危險狀況及如何防護等。
5. 工作自主性：包括執行該工作所需依循之相關規章和需依循的程度，以及受主管監督或督導的程度。

（二）撰寫工作說明書應注意事項

說明書的撰寫應注意下列事項（林，2016；戴，2016）

1. 應依使用目的，眞實反映出所需要完成的工作內容，亦應充分顯示每個工作的不同處。
2. 所需要完成的工作項目都應該周全，不可遺漏。
3. 醫院內所有工作說明書內容中的文字措辭，應該保持一致性，而且文字敘述應力求簡潔、清蜥、明確。
4. 所描述的工作職稱，要能表現出該職位應有的意義和權責高低。
5. 所有職位的各項敘述，不可以發生相互牴觸或不相符之情形。
6. 應標示撰寫日期、撰寫人、核准人以及核准日期。
7. 由新進員工閱讀驗證工作說明書之明確性和可遵行性。

（三）工作說明書之範例

茲以病房護理長爲例，簡介於表16-3（朱，2016；戴，2016）

表16-3　病房護理長的工作說明書　　編號：201

職務名稱：護理長	工作地點：外科病房	所屬部門：護理師
職掌摘要 1. 規劃：訂定單位年度目標、工作計畫，以及編列預算、執行目標管理。 2. 組織：依病人疾病嚴重度和護理人力結構，採用合適護理模式。 3. 人力資源管理：積極進行護理人才招募、甄選與培育，並適才適所。 4. 領導：依護理人員的人格特質、發展階段、專業經驗提供個別化領導、善用激勵與影響力。 5. 控制：推動全面品質管理、病人安全管理以及護理人員的績效評核。		

（續）

（續）

工作項目
1. 掌握單位內病人疾病嚴重度和護理人力結構與人數，合理分配工作，並隨時提供必要的協助。 2. 制定排班規範，合理公平排班，讓排班滿意度最大化。 3. 每個月召開病房會議，討論病房興革事項，並且落實執行。 4. 每星期舉辦個案報告，分享護理經驗，提升護理品質。 5. 定期舉辦教育訓練、介紹醫護新知、強化技術熟練度與正確性，以提供病人安全照護。 6. 了解單位護理人員的工作表現，運用激勵手法，提高工作士氣。 7. 每二個月安排團體活動，進行意見交流、舒壓以及有益身心的活動，提高團隊凝聚力。 8. 其他臨時或意外事件的處理。
資格條件
1. 教育程度：護理校院畢業，具學士（含）以上學位，具護理師證書。 2. 工作經驗：護理工作年資5年以上、外科病房經驗2年以上。接受完整幹部訓練。 3. 語言能力：精通國臺語，具閱讀英文基本能力。 4. 專業知識與技能：具內外科護理學、解剖生理學知識和各項醫療處置以及護理技術能力。 5. 資訊科技應用能力：具醫院全面資訊化之各項資訊技術操作和管理能力。 6. 人格特質：態度親切、積極主動、擅於溝通協調、精熟時間管理和情緒管理。
審核人職稱：護理督導長　　審核人簽名＿＿＿＿＿　　日期：106年7月1日

五、工作規範（job specification）

（一）定義

工作規範是爲讓員工能順利執行某項工作所應具備的最低條件或資格的書面規定，又稱爲職位說明（朱，2016；林，2016）。

（二）工作規範的內容

工作規範的內容包括下列各項（林，2016）：

1. 教育與訓練：學歷和接受的教育訓練種類和時數。
2. 過去經驗：專業經驗、管理職經驗或其他相關經驗。
3. 工作相關知識：專業知識與技能、專業證照等。
4. 心智狀態：IQ、EQ以及邏輯推理能力。
5. 體能狀態：體力負荷能力、體型要求等。
6. 人格特質：個人性向、積極主動程度、工作熱誠等。
7. 應負責任：可承擔工作職責與工作職權度。

Ⅱ. 工作評價（Job evaluation）

一、定義

工作評價是一種程序，用以確定組織中各種工作的相對價值，其係依據各項工作的難易程度、責任大小和所需資格條件爲基礎，來決定各項工作的相對價值，作爲薪酬的計算標準，建立公平合理的薪酬制度（林，2016；戴，2016）。

二、工作評價的目的

組織或機構進行工作評價的目的如下（林，2016；戴，2016）。

1. 決定工作的相對價值。
2. 對員工建立各不同層次、不同領域、不同專長之工作價值。
3. 依對工作的價值判斷，發給合理等值薪資。
4. 建立公平、合理標準化和制度化的薪資制度。
5. 激勵員工朝更高價值的部門及工作努力，以獲取高薪。
6. 作爲升遷、調派的依據。
7. 增進員工的滿足感，減少勞資糾紛。

三、工作評價的程序

工作評價的程序如下（林，2016）。

1. 工作分析後制定工作說明書和工作規範

   依據本章前段工作內容和工作重點項目進行分析，制定工作說明書和工作規範（圖16-1）。

2. 將工作分級

   區分各項工作的等級。

3. 進行工作定價

   在工作定價前，宜先進行市場行情調查，再訂定符合市場行情的薪資水準，以符合外部的公平性。

四、工作評價方法

工作評價有下列四種方法，茲列於表16-4（林，2016；戴，2016）

表16-4　工作評價方法的比較

比較 ＼ 方法	排列法	分級法	評分法	因素比較法
適用狀況	普通	普通	最常用	普通
比較方式	工作與工作比較	工作與等級說明比較	工作與等級說明比較	工作與工作比較
比較尺度	無	工作等級說明書	積分與因素程度說明	薪率或點數與代表性工作
因素項目	無	無	約10項	6項以內
彼此相似性	係因素比較法的基礎	是評分法的基礎	爲工作分級法的改進	爲排列法的改進
與考績制度相似性	近於排列法	近於分級法	近於圖尺法	近於人與人比較法
總說明	是一種最簡單的評價法，可分爲限制排列、成對排列、間距排列和委員會排列法。	又稱爲工作定等法，依職務輕重，將工作分爲數種等級，並予以適當的定義。	又稱爲點數法，以分數來表示工作價值的高低。	先決定各種因素的相對價值，各配以適當金額，再將各因素的金額相加，最後將職位間的薪資相互比較。

Ⅲ. 工作設計（Job design）

一、工作設計的概念架構

工作設計係建構最合適的工作內容、工作方法和工作型態，以達成組織或機構的目標，在進行工作設計時應考慮四個面向：組織設計、工作者、工作過程和工作本身的要求（圖16-2）。工作設計內容，旨在強調如何去執行工作？由何人來執行？執行何種工作？以及在何處執行工作？除了要達成組織目標，也要兼顧員工的能力與需求，讓員工感受到工作豐富化和工作擴大化（朱，2016；林，2016；許，2016）。

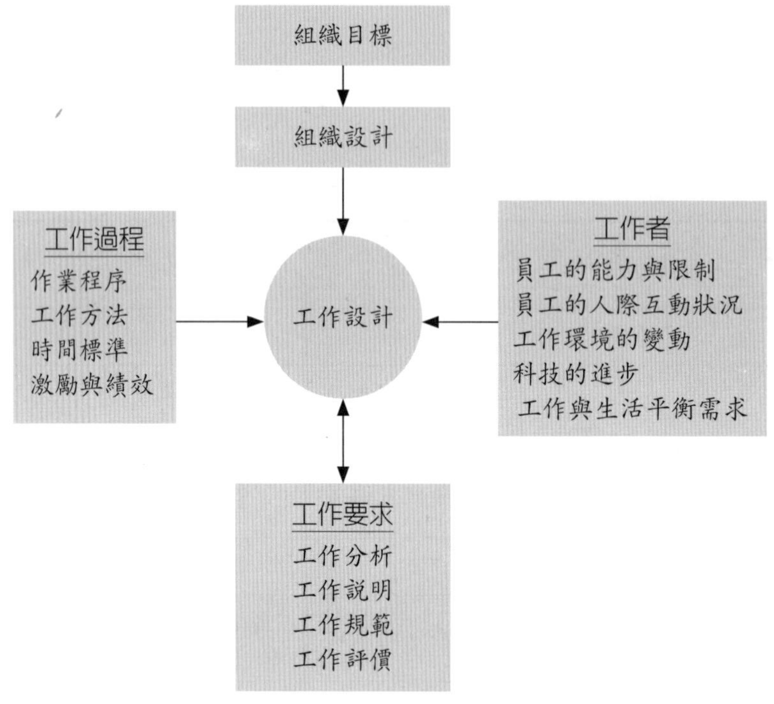

圖16-2 工作設計概念架構

二、工作設計的原則和應注意事項（林，2016；許，2016）

1. 應有通暢的溝通管道，讓員工清楚了解各項相關規劃細節。
2. 工作設計時，應將各種情境考慮在內，以因應劇烈變動的環境需求。
3. 安排相關的教育訓練。
4. 讓員工參與工作設計。
5. 訂定績效制度，適時激勵。
6. 工作簡單化：採最經濟、有效的工作方法，讓員工能輕鬆快樂的工作。
7. 讓工作豐富化和擴大化。

三、工作擴大化與工作豐富化

（一）定義與做法（林，2016；許，2016）

1. 工作擴大化（job enlargement）

工作擴大化係將工作水平式地擴張，讓員工所擔任的工作範圍擴大，讓一個工作有更多同一性質等級的任務，以消除工作的單調感，使員工能從工作中感受到更大的心理激勵。例如門診護理師除了安排病人就醫順序外，也可進行身體評估和護理指導。

2. 工作豐富化（job enrichment）

工作豐富化係指增加垂直方向的工作內容，及執行具挑戰性工作，增加員工的職權，讓員工對自己的工作有較大的自主權，有更大的自由度與獨立性從事完整的活動安排，並快速獲得回饋與激勵。例如主護護理師兼做出院準備個管師。

（二）營造工作豐富化和工作擴大化的來源

在對員工的工作與任務的分派上，可以採用圖16-3，營造讓工作豐富化和擴大化的來源（許，2016）。

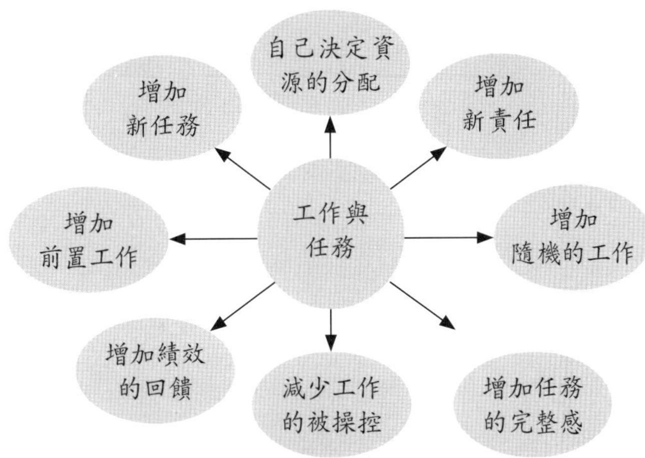

圖16-3　營造工作豐富化和工作擴大化的來源

結語

護理工作範圍極爲廣泛，不同職級工作要求也有不同，即使同一職級，但所執行的工作性質也會有所不同，各不同單位或病房對不同工作，若能事先做好工作分析，制定工作說明書和工作規範，不但可以讓護理師做好護理照護工作，也可開創讓護理同仁可以感受到工作豐富化和工作擴大化的成就和滿足感，進而快樂的工作。

參考資料

1. 朱延智（2016）。人力資源管理。於朱延智著。企業管理概論（二版），p.130-136。臺北市：五南。
2. 林秋芬（2016.7.19-10.15）。護理模式與工作設計——兼談混合式技術照護。於105年度推廣優質護理職場計畫——基層護理主管培訓計畫。臺北市：衛生福利部／中華民國護理師護士公會全國聯合會。
3. 許麗珠（2016.7.19-10.15）。配合護理人員職涯發展有計畫執行交叉訓練與工作輪調。於105年度推廣優質護理職場計畫——基層護理主管培訓計畫。臺北市：衛生福利部／中華民國護理師護士公會全國聯合會。
4. 戴國良（2016）。工作分析與工作評價。於戴國良著。圖解人力資源管理，p.120-138。臺北市：五南。

第17章 彈性護理人力資源管理（Flexible human resoure management of nursing）

黃仲毅、盧美秀

Ⅰ. 前言

一、臺灣護理人力短缺狀況

護理人力短缺雖是全世界共同的問題，但臺灣護理人員的培育供應量遠超過需求量，截至2017年1月31日止，全國領有護理證照人數多達269,354人，但扣除65歲以上領照人數10,854人，實際執業人數只有158,060人，執業率：只有59.86%（衛生福利部，2017）。臺灣在2009年即出現護理人力短缺現象，其總空缺率爲4.49%。2010年時已超過5%，顯示醫院有護理人力短缺及招募困難問題，而且在2011年達到最高峰7.35%，其歷年空缺狀況見圖17-1（行政院衛生署，2013；衛生福利部，2016）。

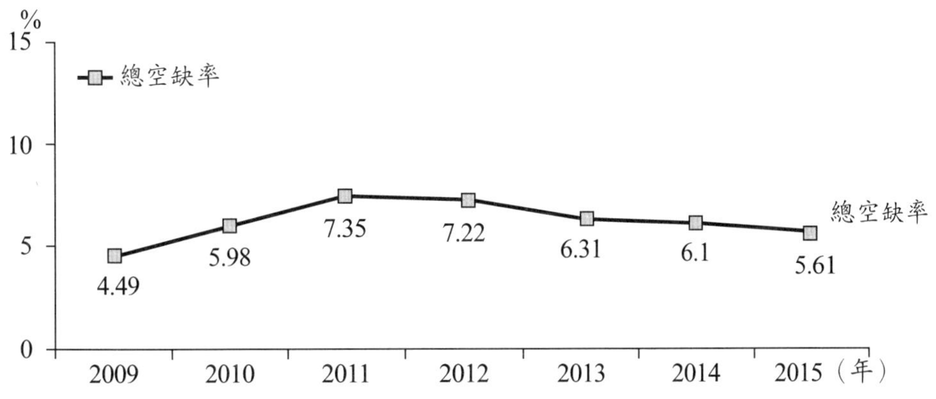

圖17-1　臺灣護理人力空缺情形

資料來源：衛福部

二、臺灣護理人力招募困難狀況

根據中華民國護理師護士公會全國聯合會（以下簡稱護理全聯會）多年來的調查顯示，各醫院在護理人員招募上都有困難。2012年高達90.58%的醫院表示招募有困難，其中60%醫院表示招募非常困難。護理全聯會爲了解護理人力招募困難度，自2013年起固定於每年12月底發函隔年1月15日止調查各醫院當年的招募困難情形，經統計顯示，雖然沒有困難者逐年略有增加，但有困難的醫院也略爲增加，而非常困難者則有逐年減少趨勢（表17-1），但整體而言，招募困難還是偏高（護理全聯會2013；2014；2015；2016；2017）。

表17-1　各層級醫院護理人員招募困難度

年度／家數	沒有困難		有困難		非常困難	
	家數	百分比%	家數	百分比%	家數	百分比%
2013年底（303）	31	10.23%	142	46.87%	130	42.90%
2014年底（207）	25	12.08%	101	48.79%	81	39.13%
2015年底（185）	28	15.14%	95	51.35%	62	33.51%
2016年底（199）	35	17.59%	111	55.78%	53	26.63%

三、臺灣護理人力短缺的原因

臺灣護理人力短缺的原因非常多元，除了薪資福利與獎勵不足、工作負荷量大、責任重壓力大、輪值三班以及工作與生活作息無法兼顧外（護理全聯會，2010），也與目前護理職場的主力是E（Me）世代年輕人，此世代年輕人的特質偏向重視個人自由、希望工作要有趣、工作要具有未來發展性、職場要友善、能被公平對待，而且其所提出的問題都能獲得快速的回應外，更期望職場的各種制度和政策規劃應具有彈性（李，2013；鄭，2007）。所以本章將介紹企業界已行之有年的「彈性人力資源管理策略」，並彙整國內外各醫療機構較具特色之護理人力資源管理制度，藉由綜合運用職能彈性、數量彈性、區隔彈性、時間彈性、薪資彈性和領導彈性，推動「彈性護理人力資源管理」，以提高護理人員的工作滿意度和留任意願（黃、盧，2013）。

Ⅱ. 彈性人力資源管理概念

一、彈性人力概念緣起

Atkinson於1984年提出彈性企業模式（flexible firm model）之人力運用概念，期許各企業在科學化的組織設計下，宜去除工作規則和標準程序等規章所造成的組織僵固性；減少因為各企業未充分運用人力而造成人力閒置或短缺問題，進而降低各企業的人力成本。

二、彈性人力資源管理型態

許多企業管理學者和人力資源管理者認為企業體為積極面對外部劇烈的環境變化，挑戰不確定的未來，應從彈性人力策略來強化競爭優勢，因此彈性人力運用應包括職能彈性、數量彈性、區隔彈性、時間彈性、薪資彈性和領導彈性六種型態之綜合運用（成，2007；李，2003；林，2007；陳，2009；陳，2012；黃，1999；黃、盧，2015；扈，2000；B1yton, 1996；Cart & Friederike, 2009；Janneke & Chantal, 2009；Thomas, Flemming, Kongshoj & Stine, 2009）。

Ⅲ. 運用彈性人力資源管理策略解決護理人力短缺問題

我國護理人力短缺並非培育之護理人力不足，而是因為護理職場環境不佳、工作條件差、工作負荷量大、時常超時工作，又需要輪值大小夜班，缺乏職能彈性、數量彈性、區隔彈性、時間彈性、薪資彈性以及領導彈性，無法滿足目前執業護理人員的：(1)工作需求、(2)自我需求、(3)生活需求。為改善目前護理人力短缺問題，除了應積極進行護理改革和建構優質護理職場環境外，亦宜參考企業界之彈性人力資源管理策略，搭配國內外各醫療機構較具特色之人力資源管理制度，滿足護理人員之工作需求、自我需求和生活需求，才能提高護理職場吸引力，增進護理工作滿意度及對護理專業的承諾度，並延展護理服務年資，其概念架構如圖17-2（黃、盧，2013；盧、黃，2015；盧、林、陳、張、高，2008；盧、林、高、黃、賴、黃、許、陳，2012；Shirey, 2006；Ulrich, Buerhaus, Donelan, Norman & Dittas, 2005）：茲彙整企業界的彈性人力資源管理策略和國內外目前各醫院較具特色之護

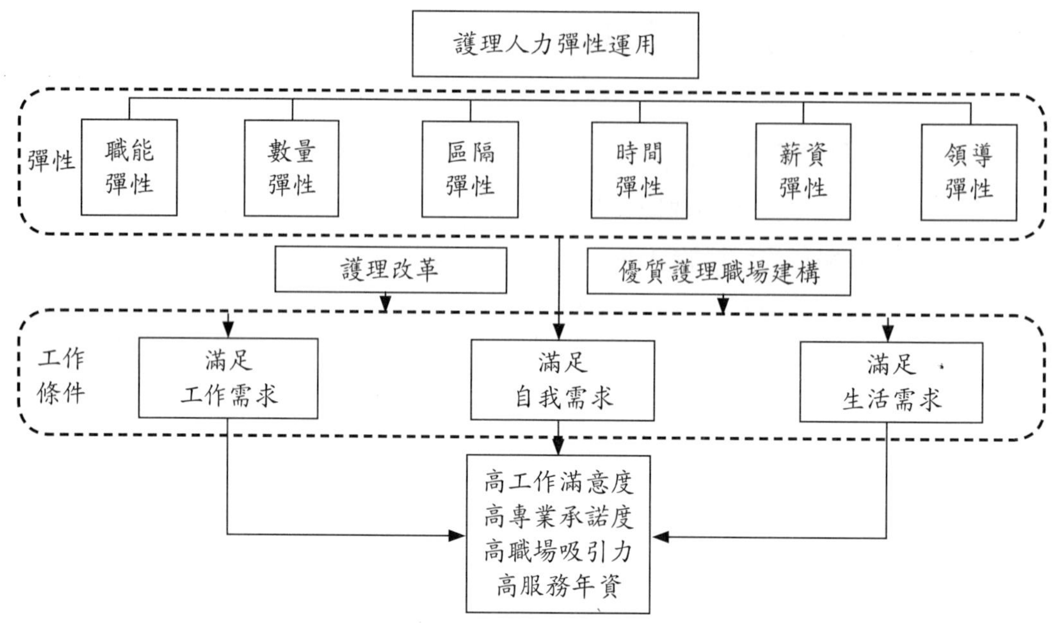

圖 17-2　解決護理人力短缺之概念架構

理人力資源管理制度，以及 2013 年針對「護理人員願意投入和留任護理職場的工作條件和彈性制度」的研究結果（黃、余、于，2016），提出護理人力之彈性運用策略如圖 17-3，並分別說明於下（黃、盧，2013）：

一、職能彈性（task or functional flexibility）

許多研究指出運用職能彈性可使工作具有多樣性、重要性、完整性及自主性，並依病人嚴重度與護理人員專業能力排班，對護理人員能產生有效的激勵效果，運用於醫療機構可提高病人滿意度，醫療照護品質和護理人員的滿意度，進而提高經營績效，執行方式如下（成，2007；林，2007；黃、盧，2013；Hess, 2004；MacPhee, 2012；Shirey, 2006）：

1. 教育訓練

   提供與工作直接相關的訓練，增進與擴展護理人員的知能，使護理人員能增能賦權（empowerment），亦能具備分享共治（sharing governance）能力，提高其執行各項工作的可移動性、適應性、自主性與參與性。

2. 工作多樣化

   各醫療機構若平時即有計畫的配合護理人員個人的職涯發展需求，執行工

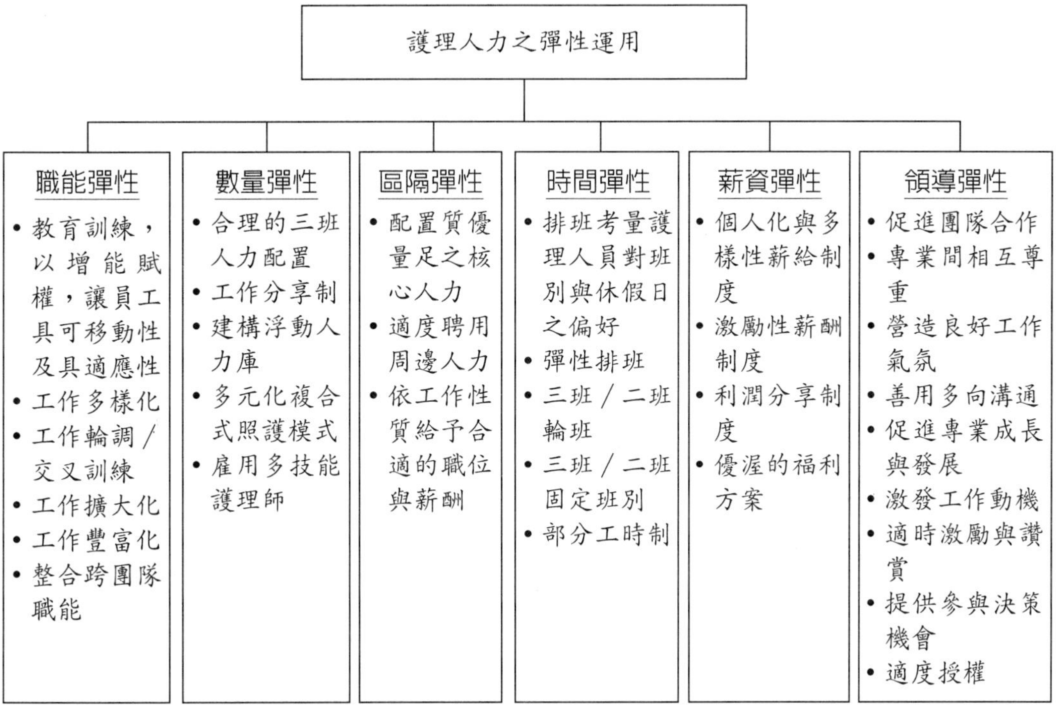

護理人力之彈性運用

職能彈性	數量彈性	區隔彈性	時間彈性	薪資彈性	領導彈性
• 教育訓練，以增能賦權，讓員工具可移動性及具適應性 • 工作多樣化 • 工作輪調／交叉訓練 • 工作擴大化 • 工作豐富化 • 整合跨團隊職能	• 合理的三班人力配置 • 工作分享制 • 建構浮動人力庫 • 多元化複合式照護模式 • 雇用多技能護理師	• 配置質優量足之核心人力 • 適度聘用周邊人力 • 依工作性質給予合適的職位與薪酬	• 排班考量護理人員對班別與休假日之偏好 • 彈性排班 • 三班／二班輪班 • 三班／二班固定班別 • 部分工時制	• 個人化與多樣性薪給制度 • 激勵性薪酬制度 • 利潤分享制度 • 優渥的福利方案	• 促進團隊合作 • 專業間相互尊重 • 營造良好工作氣氛 • 善用多向溝通 • 促進專業成長與發展 • 激發工作動機 • 適時激勵與讚賞 • 提供參與決策機會 • 適度授權

圖 17-3　彈性護理人力資源管理策略

作輪調或交叉訓練，實行工作擴大化和工作豐富化等工作設計，將可作爲建立護理職能彈性之基礎，不但可提高護理人員的工作動機與工作滿意度，亦可提高醫療照護品質。

3. 整合跨團隊職能

目前很多醫院都在推動團隊資源管理（team resource management, TRM），整合跨專業團隊職能，分工合作，一方面提供病人跨團隊的專業照護，確保病人安全，另方面亦可降低護理人員的工作負荷；例如將病房晨間的抽血工作交由醫檢師執行，醫檢師抽血技術熟練，一針見血，可快速完成工作，又可減輕大夜班護理師的工作負荷。

二、數量彈性（numerical flexibility）

爲解決護理人力短缺，宜善用各種人力，並利用各種工作型態的安排，滿足三班所需的人力，包括下列方武（黃、盧，2013；盧等，2011；2012）：

1. 合理的三班人力配置

目前臺灣各層級醫院三班照護人數已採用全日平均護病比，醫學中心為1：9、區域醫院1：12、地區醫院1：15，其人力配置情形如表17-2（盧、黃，2015），但在上述護病比之下，三班照護人數仍顯過多，護理團體已提出每年編列預算，依護病比改善狀況，給予加成獎勵，目前仍在試辦階段，未來期望能立法規範不同護病比，其護理費給付應有所不同，以更高的護理費給付，引導各層級醫院，改善工作條件及職場環境，以吸引應屆畢業生投入和現職護理人員留任護理職場（盧、黃，2015）。

表17-2　臺灣目前三班護理人力配置狀況

醫院層級	全日平均護病比	病房總護理人員數	當日上班護理人員數	班別	上班人數	三班護病比
醫學中心	9	24	15	白班 小夜班 大夜班	7 5 3	≦7 ≦9 ≦15
區域醫院	12	16	10	白班 小夜班 大夜班	5 3 2	≦8 ≦13 ≦20
地區醫院	15	11.2	7	白班 小夜班 大夜班	3 2 2	≦12 ≦18 ≦18

註：

1.以急性一般病床50床病房，占床率分別為：醫學中心90%、區域醫院80%、地區醫院70%為例。以每日上班人數×1.6（休假係數）計算病房總護理人員數。

2.全日上班護理人員數：醫學中心：(50×90%×3)/9 = 15
區域醫院：(50×80%×3)/12 = 10
地區醫院：(50×70%×3)/15 = 7

2. 採用彈性工時和班別

對於護理人力不足的單位，可考慮招募部分工時護理師，尤其在醫療處置最繁重時段，宜增置人力。工作時數可依個別性，採用4、6、8、10小時，每星期固定時間或不固定時間皆可。

3. 採用工作分享制，例如兩個人共同分享一份工作，兩年折算一年年資。

4. 建構浮動人力庫（floating pool or human resource pool）

建構浮動人力庫，儲備有經驗可隨時支援各單位的浮動人力，以應產假、病假、事假等之人力塡補。

5. 採用多元化複合式護理照護模式，善用各種人力

(1) 綜合運用主護護理，成組護理和功能性護理模式；由資深護理師擔任主護護理師，以成組護理模式，搭配護佐或部分工時護理師，提供最適切的照護。新進人員和部分工時護理師，可先執行以工作為導向的全病房功能性護理，例如給藥、治療等，之後再依個人熟練度與適應度融入成組護理或主護護理。

(2) 採用技術混合照護模式（skill mix model）
由護理師帶領，當有證照護理人力不足時，可將大專院校護理科系畢業生在未取得護理證照前，以護佐任用（相當於歐美之LPN，和日本的準護理師，亦即我國目前的實習護士），或聘用病服員／照服員參與執行小組內或全病房之半專業和非專業性工作（詳細內容請參閱本書第12章）。

6. 雇用多技能護理師
對複雜度較高的醫療單位，可直接雇用具多年經驗，技能熟練護理師，以提供完整的醫療照護，並彰顯護理的高度專業性。

三、區隔彈性（divisional flexibility）

醫療機構欲提供完善的醫療服務，有賴護理核心人力的聘用，對核心人力宜透過教育訓練，以提升其專業知能，並給予合適的職位及較優渥的薪資待遇，以維持穩定的長期聘僱關係。而適度的聘用周邊人力，則可協助執行例行性專業工作或非專業性工作，周邊人力之聘用可以採取外部數量彈性化方式，運用固定之兼職，臨時性或短期人力，但護理照護有其生命安全之特殊性，不適合採用人力外包或派遣方式。此種區隔彈性，更能彰顯核心人力的專業性，肯定護理的價值與貢獻（成，2007；林，2007；黃、盧，2013）。

四、時間彈性（temporal flexibility）

護理人力排班宜考慮護理人員對班別與休假日之偏好，採三班輪班、二班輪班、固定班別、彈性排班和部分工時等方式。各單位之班別可由該單位護理人員

共同討論決定，同一家醫院、不同單位可以有不同的做法，以迎合護理人員的期望，滿足其工作與生活平衡之需求（成，2007；陳，2009；陳，2012；扈，2000；黃、康，2011；黃、盧，2013；盧、黃，2015；Cart & Friederike, 2009；Janneke & Chantal, 2009）。

五、薪資調性（wage flexibility）

護理工作是一高壓力、高風險的專業工作，有高度的專業要求，給予較高的薪資待遇有其必要性，爲讓護理人員有被公平對待以及專業被尊重的感受，宜參採下列之薪酬制度（成，2007；黃，1999；黃、盧，2013；盧、黃，2015；盧，2008；盧等，2012）：

1. 個人化與多樣性薪酬制度

   ①護理人員之基本敘薪宜與藥師一致。②對多技能的護理師給予較優渥的薪資。③提高部分工時之時薪，而且依工作單位和工作性質之不同分別酌予調高。

2. 激勵性薪酬制度

   ①對工作負荷量大之單位護理師，依業務量加發獎勵金。②對樂意上大小夜班者，加發更高的夜班費。③對超時工作者發給加班費。

3. 利潤分享制度

   每年將醫院盈餘提撥一定比例，做爲績效獎金或分紅，醫護人員之分配比例不宜太懸殊（例如目前有些醫院採醫師 70～80%，其他醫事和行政人員 20～30%）。

4. 優渥的福利方案

   具有優渥的福利方案：包括團體保險、急難救助、傷殘慰問、房租、教育、房貸、制服、洗衣、伙食、交通等津貼，育嬰、托兒及托老服務，以及旅遊和婚喪喜慶補助等。

六、領導彈性（leading flexibility）

領導彈性係指領導者面對執業環境的變化能發揮所具備的有效反應能力。包括領導者能促進團隊合作、專業間互相尊重、營造良好工作氣氛、能夠鼓勵員工提出不同看法、善用雙向溝通、具個人魅力、能幫助員工成長且能激發員工工作動機，促進專業成長與發展、適時激勵與讚賞。提供參與決策機會以及適度授權。其涵蓋了情境領導、交易型領導、轉換型領導和眞誠領導之交互運用（黃、盧，2015），著重幫助部屬發展，針對特定的目標或任務，經過時間的積累，達到最佳的工作成效。

結語

為吸引新進護理人員投入護理職場，現職護理人員留任護理職場，護理界宜適度擴大護理人力資源管理的彈性，充分運用職能彈性，不但加強訓練使其更有能力，也能依照不同能力分派工作，並依能力高低給予不同的薪資待遇。在照護病人的人數上也應有彈性，能力較強的護理師可以分派較多病人，或照護嚴重度、複雜度較高的病人，比較重要的是不可讓護理人員照護太多病人，以免工作負荷太重，造成身心俱疲。此外，一定要聘用質優量足的護理核心人力，並同時配置一定數量的周邊人力，以分擔其工作。而在排班及上班時間安排上，也應該有彈性，盡量讓排班滿意度最大化。有關工時和休假、加班費等項目，一定要優於勞基法規定。最後，也是目前年輕世代最重視的領導彈性也應加以重視，尊重護理人員的個別需求，營造良好的工作氛圍，隨時給予鼓勵、提供參與決策機會，並適度授權等，以滿足其工作需求、自我需求和生活需求，進而提高對護理專業的承諾度，將護理當作事業努力積極向上發展。

參考文獻

中文文獻

1. 中華民國護理師護士公會全國聯合會（2010）。護理人員工作現況調查。臺北市：中華民國護理師護士公會全國聯合會。
2. 中華民國護理師護士公會全國聯合會（2013；2014；2015；2016；2017）。醫療機構護理人力現況調查。臺北市：中華民國護理師護士公會全國聯合會。
3. 行政院衛生署護理暨健康照護處（2013）。護理業務報告。於護理諮詢委員會會議。臺北市：行政院衛生署。

4. 成之約（2007）。服務業人力資源彈性運用與管理之研究——以旅館業爲例。未發表之碩士論文，高雄市：國立中山大學。
5. 李河泉（2013）。了解Me世代領導密碼。臺北市：臺北醫學大學。
6. 李詩敏（2003）。彈性人力運用、組織背景與組織財務績效之關聯——以高科技產業爲例。未發表之碩士論文，高雄市：國立中山大學。
7. 林威岳（2007）。生產線之生產人力彈性運用探討。未發表之碩士論文，高雄市：國立中山大學。
8. 扈克勛（2000）。醫院人力資源彈性研究。未發表之碩士論文，高雄市：國立中山大學。
9. 陳月里（2012）。彈性工作時間之勞資關係與人力資源管理。未發表的碩士論文，桃園市：國立中央大學。
10. 陳宗琪（2009）。員工對工時彈性化偏好選擇之研究。未發表的碩士論文，臺北市：國立政治大學。
11. 陸洛（2013）。職家平衡在臺灣：一個發展中國家的現況，應用心理研究，59，49-78。
12. 許麗珠（2016）。配合職涯發展，做有計畫的交叉訓練或工作輪調，於「推廣優質護理職場醫院計畫——臨床基層護理主管培訓」。臺北市：衛生福利部／中華民國護理師護士公會全國聯合會。
13. 黃允成、康家榮（2011）。應用整合式電腦排班模型改善護理排班品質之研究。品質學報，18(3)，187-209。
14. 黃仲毅、盧美秀（2013）。運用彈性人力資源管理解決護理人力短缺問題。領導護理，14(2)，10-21。
15. 黃仲毅、盧美秀（2015）。聯結運用轉換型、交易型和眞誠領導於護理人員留任。源遠護理，9(1)，5-11。
16. 黃仲毅、余鑑、于俊傑（2016）。護理人員願意投入和留任醫院執業之工作條件與彈性制度探討。護理雜誌，63(2)，80-90。
17. 黃景泰（1999）。組織背景因素與組織規章對於企業人力彈性運用相關之研究。未發表的碩士論文，高雄市：國立中山大學人力資源管理研究所。

18. 鄭石岩（2007）。Me世代一年輕人的處境與未來。臺北市：遠流出版社。

19. 衛生福利部（2017）。醫療資訊網——醫事人員管理系統。臺閩地區護理人員統計。臺北市：衛生福利部。

20. 衛生福利部護理暨健康照護司（2016）。護理業務報告。於護理諮詢會會議。臺北市：衛生福利部。

21. 盧美秀（2014）。護理生涯發展。於盧美秀著。護理行政與管理（201-210頁）。臺北市：五南。

22. 盧美秀、林秋芬、陳玉枝、張文英、高靖秋（2008）。護理人員留任措施輔導計畫。行政院衛生署研究計畫成果報告，臺北市：行政院衛生署。

23. 盧美秀、林秋芬、高日華、黃仲毅、賴甫誌、黃璉華、許麗珠、陳玉枝（2012）。我國優質護理職場醫院指標建構及現況調查，臺北市：行政院衛生署。

24. 盧美秀、黃仲毅（2015）。運用企業之彈性人力資源管理策略模式吸引護理人員投入及留任護理職場，於醫院護理人員招募及留任之輔導計畫說明會。臺北市：衛生福利部／中華民國護理師護士公會全國聯合會。

英文文獻

1. Atkinson, J. (1984). Manpower strategies for flexible organizations. Personnel Management, August, 28-31.

2. Blyton, P. (1996). Workforce flexibility. In B. Towers (Ed). The handbook of human resource management. 2nd ed. Oxford: Blackwell.

3. Cart, A-H; Friederike, M. (2009). Flexible working time arrangement in Germany. EU: EU Directorate-General Employment and Social Affairs, 5-21.

4. Hess, R. (2004). From bedside to boardroom-Nursing shared governance. *Online Journal of Issues in Nursing, 9*(1), 2.

5. Janneke, P., Chantal, R. (2009). Flexibility working time arrangements and gender equality. EU: Publications Office of the European Union.

6. Kim, I. H., Muntaner, C., Shahidi, F. V., Vives, A., Vanaroelen, C., & Benach, J. (2012). Welfare states, flexible employment, and health: a critical review. *Health policy,*

104(2), 99-127.

7. MacPhee, M. (2012). Nurse executive symposium: Shaping the future with shared vision. 臺北市：和信治癌中心醫院。
8. Maier, T., & Afentakis, A. (2013). Forecasting supply and demand in nursing professions: impacts of occupational flexibility and employment structure in Germany. *Human resources for health, 11*(1), 1.
9. Shirey, M. R. (2006). Authentic leaders creating health work enviromnents for nursing practice. *American Journal of Critical Care, 15*(3), 255-266.
10. Thomas, B., Flemming, L., Kongshoj, M. P., Stine R. (2009). Flexibility and atypical employment in Demnark. Denmark: CARMA Research Paper, 7-16.
11. Ulrich, B. T., Buerhaus, P. I., Donelan, K., Norman, L., Dittus, R. (2005), How RNs view the work environment: results of a national survey of registered nurses. *The Journal of Nursing Administration, 35*(9), 389-395.
12. Zeytinoglu, I. U., Denton, M., & Plenderleith, J. M. (2011). Flexible employment and nurses' intention to leave the profession: the role of support at work. *Health Policy, 99*(2), 149-157.

第18章 臨床護理進階制度與生涯發展（Clinical nursing ladder and career development）

臨床護理進階制度旨在針對醫院執業的護理人員施予有計劃、系統性的培訓，使新進人員能從生手逐步學習各種護理專業知識與技能，促進護理專業的成長，並與個人生涯發展相結合（盧，2014）。本章將分別介紹臨床護理進階制度、護理專業技能的成長——從生手到專家以及護理生涯發展。

Ⅰ. 臨床護理進階制度（Clinical nursing ladder）

臺灣的護理進階制度係於1982年由林口長庚醫院首先創設（楊，1986）。行政院衛生署爲有系統的訓練臨床護理人員，以提升其專業能力和護理照護品質，於1992年委託中華民國護理學會（現已更名爲臺灣護理學會）辦理「醫院基層護理人員專業能力進階制度」，歷經多年的努力，目前各醫院皆已實施此進階制度，茲簡介於下（林、林、徐、王、楊，2003；李、洪、李、楊、石，2003；盧，2014）。

一、基層護理人員專業能力進階制度之名詞界定和審查標準

護理人員：係指取得護士或護理師證書，並於醫院執行護理業務者。

N：係指自各級護理校院畢業生，初進入醫院執行基本照護工作者。

N1：係指經過一年的基本照護訓練通過考核，繳交一篇讀書報告；具備基本護理照護能力者。

N2：係指取得N1資格者，接受N2課程訓練，並獲有100小時之重症病人護理經驗，具備重症病患之護理能力，並繳交一篇案例分析者。

N3：係指取得 N2 資格者，完成 N3 的課程訓練，其完成的個案報告，經臺灣護理學會審查通過，具整體性護理和教學能力者。

N4：係指取得 N3 資格者，接受專科領域、護理行政、研究概論等之訓練，具備專科護理、行政管理和研究能力，其所完成的專案設計或研究報告通過臺灣護理學會審查者。

二、臨床進階制度各層級能力及培訓重點

臺灣的臨床護理進階制度已推動 25 年之久，各醫院大多依據臺灣護理學會所提出之規劃和實施重點有計畫地進行護理人才培訓。不過最近 20 年來，醫護界已積極推動以「實證爲基礎」的醫療照護，而且 Martin（2008）強調具有實證護理的概念，可成爲臨床照護決策的基礎，並作爲勝任專業能力的保證，確保所提供的各項醫療照護都是根據實證結果，因此，本人建議在我國目前實施的臨床進階制度中，能針對不同層級制定不同的實證能力要求（表 18-1），以漸進性方式，培養護理人員的實證護理能力（盧，2016a；Critical Apraisal Skills Programine, 2013）。

表 18-1　臨床進階各層級護理人員臨床實務能力和學術能力及其訓練重點

進階層級	臨床實際能力	學術能力
N1	1. 基本護理能力：包括常見疾病、常見檢查與治療、常用藥物、常用護理技術、常見的病人健康問題、護理紀錄、交接班重點。 2. 倫理與法律一般概念。 3. 品質保證能力 I：具品質概念並參與品管活動。	1. 實證護理文獻之搜尋 2. 實證護理文章之閱讀 3. 完成實證讀書報告一篇
N2	1. 重症病人護理能力：包括重症病人之護理和困難病人之護理 2. 醫療糾紛預防能力：參與醫療糾紛案例討論 3. 品質保證能力 II：參與護理標準的訂定和品質管理活動	1. 具提問實證問題能力 2. 運用實證資料分析解決一項臨床病人問題 3. 完成一篇實證案例分析
N3	1. 整體護理能力（含身心靈社會照護） 2. 臨床教學能力（含教與學） 3. 品質保證能力 III：能持續執行護理品質改善	1. 整合實證文獻資料 2. 分析及解決病人健康問題 3. 運用實證研究結果於病人護理 4. 完成具實證之個案報告一篇

（續）

（續）

N4	1. 特殊專科領域護理能力：安排特殊領域專長訓練 2. 品質保證能力Ⅳ：修正或創新護理照護流程、創新護理技術或護理用品 3. 行政能力：具成本分析概念及領導與管理知能。	1. 研究能力 參與研究方法學和實證研究訓練 2. 專案設計能力 參與專業設計訓練 3. 完成一篇「護理實證指引」或「實證研究」或「以實證爲基礎的專案報告」

Ⅱ. 臨床護理能力進階制度與進階護理師之培育

一、臨床護理能力進階制度與進階護理師之培育架構

臺灣臨床護理能力進階制度除了規劃基層護理人員從 N1 逐步進階到 N4 之外，爲了讓具多年經驗的資源深理師可以選擇朝向行政管理或進階護理角色發展，目前許多醫院已採用圖 18-1 將護理發展管道之規劃與護理人員之生涯發展相連結，並學習美國的做法，建議提高層級，回歸護理教育制度，培育進階護理師和高階護理師，朝向建立護理分級制度方向努力（王，2014；盧，2016）。

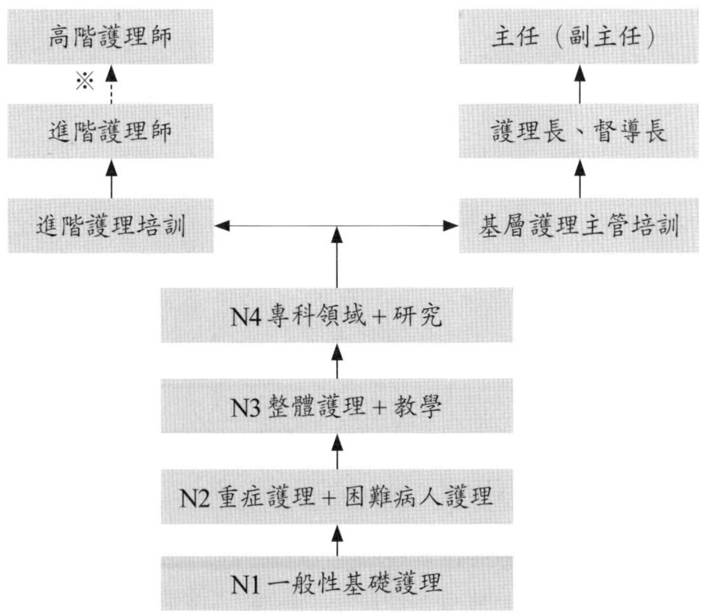

圖 18-1　臨床護理能力進階制度與進階護理之培育架構

※註：虛線表示未來將努力爭取之職稱

二、護理分級制度

建構及規劃完整的護理分級制度（圖 18-2），以更高的護理教育準備度，可提供全國民眾在醫院、診所、居家醫療、長照機構、職業衛生、學校衛生和社區衛生等領域，更高品質的各類護理服務。在各類護理人才培育上，均可有計畫的朝向進階和高階護理師方向發展（王，2014；盧，2016b）。

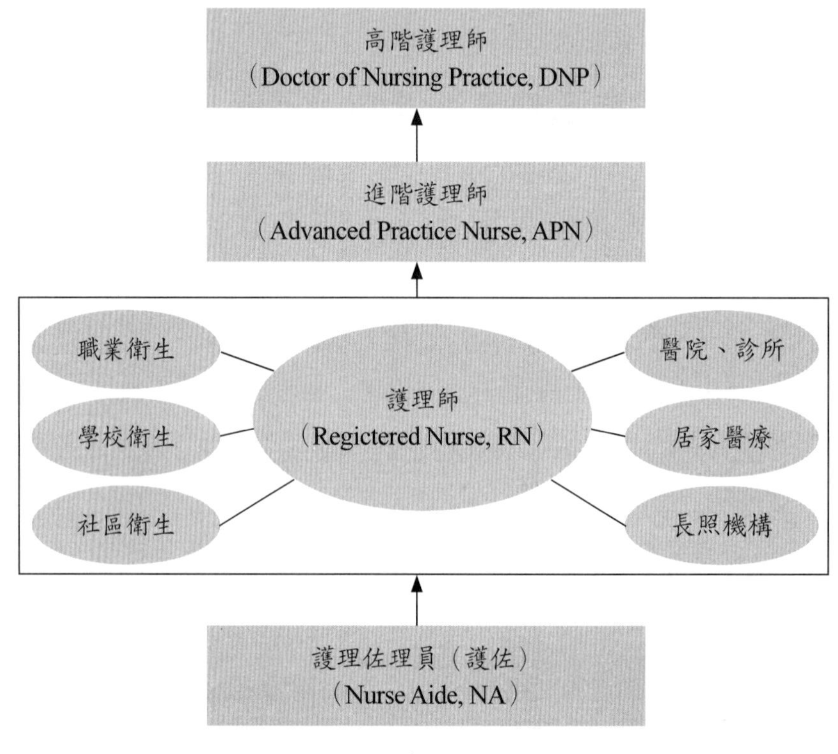

圖 18-2 護理分級制度

Ⅲ. 專業技能的成長

一、護理專業技能成長模式

Benner（1984）和 Swansburg（1993）皆以 Dreyfus 所提出的技能發展模式應用在臨床護理領域，主張臨床護理人員在不同的專業技能成長階段中，不可能在各種情境中都是專家，其技能精熟度係依情境而定的，當一個有經驗的護理師被調到另一個新單位時，也會回到生手狀態，需要重新學習，而一個應屆畢業生初入職場時就是生手。

Benner特將護理專業技能成長分爲五個階段：

1. 生手（novice）

   生手大多無法了解所處情境，由於缺乏經驗，常會忽略情勢，只會依循規則行事，致使無法成功有效的處理所面臨的情境，必須提供進入情境的機會，以獲取經驗，並教導一些與情境有關的特性，以及和特性有關的引導行爲的規則。

2. 進階學習（advanced beginner）

   正在學習中的護理師，通常會碰到一件事，就只處理那件事，無法區分輕重緩急，只能對當前的刺激採取反應。在此階段中，若能由指導者提供指引，增加對情境的了解，從練習作決定，於模擬情境中練習處理較複雜病情之病人的問題，則較容易學習如何判斷事情的輕重緩急和處理的先後次序，而完成份內工作。

3. 勝任（competent）

   通常具2年經驗的護理師，已能了解自己的工作目標，能有計畫的執行護理工作，也能預期性、有計畫的安排護理活動。護理長若能以個案研究方式訓練培養個人能力，則可提升其解決問題的能力。

4. 精通（proficient）

   通常具3～5年經驗的護理師，已具有變通能力，能將整個情境視爲一個整體，以較前瞻性觀點來決定目前所處情境的意義，亦能預測情境的變化，充分發揮有效且快速處理問題的能力。護理長若能提供更多機會，將可使其從豐富的經驗中發展出對情境細微差異的敏感度。

5. 專家（expert）

   已經對護理非常精通的護理師，可以成爲臨床護理專家，大多可依直覺行事，不必再依賴規則、指引等作判斷和採取行動。已能掌握問題的重心，護理長可依其專長讓其參與重要決策甚至授權行政任務之處理。

二、臨床進階與生涯發展架構

根據Benner和Swansberg的論述，本人認爲可以運用臺灣多年來各護理校院對護生核心能力的基本要求作爲基礎，在護生畢業後取得護理師證照投入護理職場後，在其具有的專業基礎上，透過教育訓練和繼續教育，強化其專業認知，提高其對專業的認同，並結合其個人生涯發展需求，促進其專業成熟，甚至達到專業熟練，亦即將護理師從生手逐年學習成長，最後能培育更多臨床護理專家、傑出高階護理師、卓越的領導者和研究者，以及大師級教授（盧，2016b），詳見圖18-3。

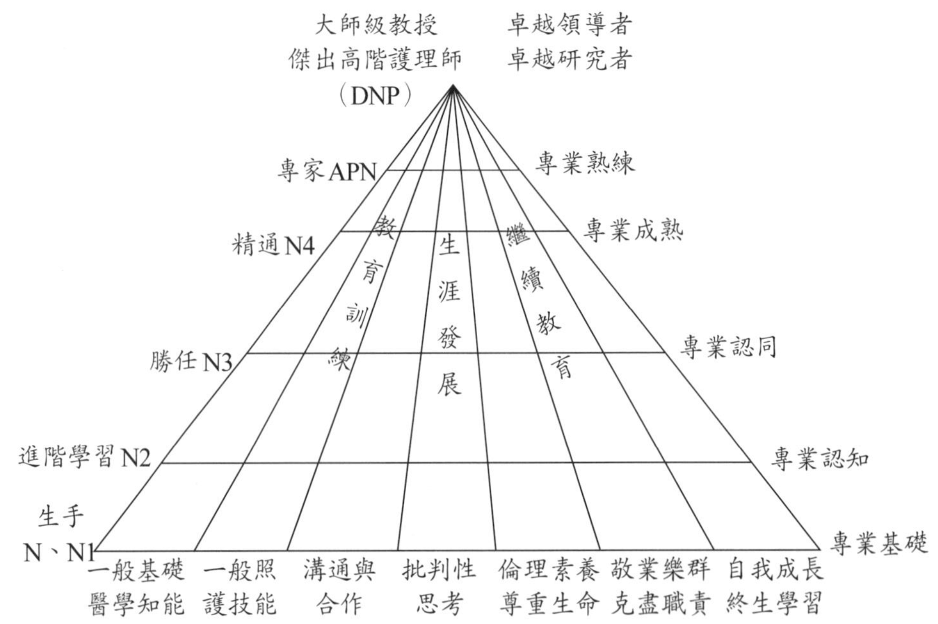

圖18-3　護理人員臨床進階暨生涯發展架構

IV. 護理生涯發展

做好護理人員之生涯發展計畫，除了可以滿足護理同仁自我成長需求外，也可爲醫院培育優秀人才，可使醫院和護理同仁達到雙贏的境界。在各行各業之中，護理的就業生命屬於較短的一群，大約平均只有7年，主要原因是護理人員在進入職場時，各醫療院所並沒有讓他（她）們看到護理的未來，也沒有好好幫助他（她）們擬定生涯發展計畫。因此，當工作上遇到瓶頸時，就陷入困境之中，最後只好離開護理（盧，2014）。

一、護理生涯發展的目的

護理生涯發展的主要目的如下：

1. 使具充分的護理工作能力。
2. 使更具積極的工作意願與態度。
3. 使對醫療院所能有榮辱與共的體認。
4. 增進護理工作的滿足感。
5. 提高醫療院所的營運績效。

二、護理生涯發展的目標

在擬定護理生涯發展計畫時，應先進行護理人員前程發展評估，在了解護理人員的工作表現及發展需求後，再擬定護理生涯發展目標。發展目標可以依據績效評核結果加以分類，詳見表18-2（盧，2001；2014；常，2001）。

表18-2　依績效評核結果擬定生涯發展目標

績效評核結果	護理生涯發展目標
能力優良，有發展潛力	前程管理，列爲培育對象
能力普通，工作表現尚可	績效維持，給予適當輔導
能力較差，但有改進空間	績效改善，安排再教育
表現欠佳，且無法改進	勸退或資遣

三、護理生涯發展指引

（一）生涯發展彈道圖

Huber（2000）認爲護理人員應隨時停下來，藉由週期性自我評估和自我分析，了解個人的需求和目標，然後發展一生涯彈道圖（career trajectory）如圖18-4。

自我評估可應用於生涯決策點，例如是否接受某一項工作，或轉換新工作，或回到學校進修，或進一步取得專科領域證書，或從專任改爲兼職等。

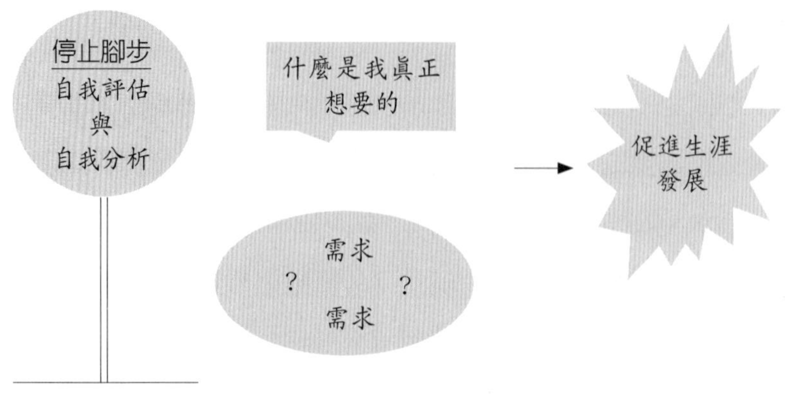

圖 18-4　生涯發展彈道圖

資料來源：Huber, D. (2000). *Leadership and nursing care management.* Philadelphia: W. B. Saunders Co.

（二）護理生涯規劃指引

Finn（1992）認爲在擬定生涯發展計畫時，確認個人的能力與需求以及設定目標的優先次序是非常重要的，其重點如下：

護理生涯規劃可分爲四個時期，如圖 18-5。

（三）護理生涯發展的構成要素

Finn（1992）認爲生涯發展包括生涯規劃和生涯管理兩大層面（見表 18-3）。

表 18-3　護理生涯發展的構成要素

生涯規劃	生涯管理
• 評估個人興趣、技能、優缺點和價值觀 • 設定生涯發展目標 • 評估組織內發展機會 • 評估組織外發展機會 • 擬定生涯發展策略 • 執行生涯發展計畫 • 評值執行成效 • 重新評估並擬訂新計畫 • 至少每 2 年一次	• 將個人需求與組織需求結合 • 建立、設計、溝通和執行生涯發展路徑 • 散播生涯發展資訊 • 張貼和發布各種晉升管道 • 評估員工能力與工作表現 • 提供生涯發展所需之工作經驗 • 給予支持與鼓勵 • 視需要發展新的人力政策 • 提供訓練和教育

資料來源：Finn, M. (1992). Discovering who you are and what you want from your career. *Healthcare Trends & Transition, 3*(4), 42-44.

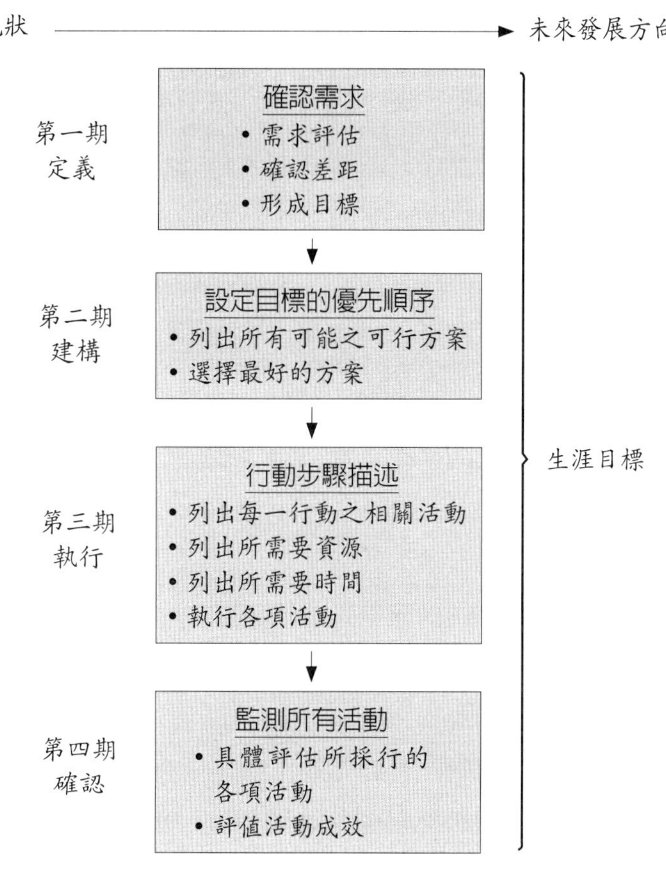

圖18-5　專業護師生涯規劃指引

資料來源：Finn, M. (1992). Discovering who you are and what you want from your career. *Healthcare Trends & Transition, 3*(4), 42-44.

四、設計及執行護理教育訓練計畫

（一）護理人員訓練發展架構

應依據各醫療機構的營運目標、策略和文化，研擬護理人力資源策略，並以護理人員的知識、態度與技能應強化的重點做基礎，擬定教育訓練計畫，研擬訓練方案，積極執行訓練。在教育訓練之後，應進行訓練方案評值及整體教育訓練計畫的評值，作爲改進的依據。其架構見圖18-6（何、楊，1998）。

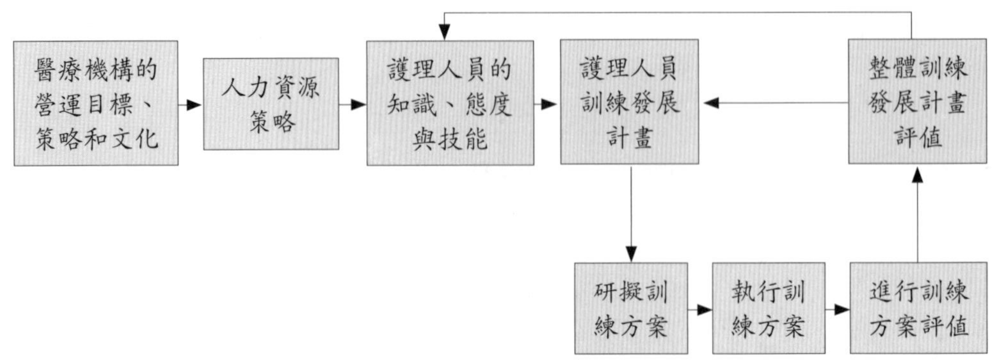

圖18-6　護理人員訓練發展架構

資料來源：依據何永福、楊國安（1998）。人力資源策略管理。臺北：三民。（修改而成）

（二）教育訓練需求的界定

李（2004）強調在教育訓練前應先界定訓練需求，其架構如圖18-7。

五、護理生涯發展的方法

不論護理人員的生涯發展是為了培養、輔導或再教育，都可採用下列作法（常，2001；盧，2001；2014；Marquis & Huston, 2000；Huber, 2000；Tomey, 2000）：

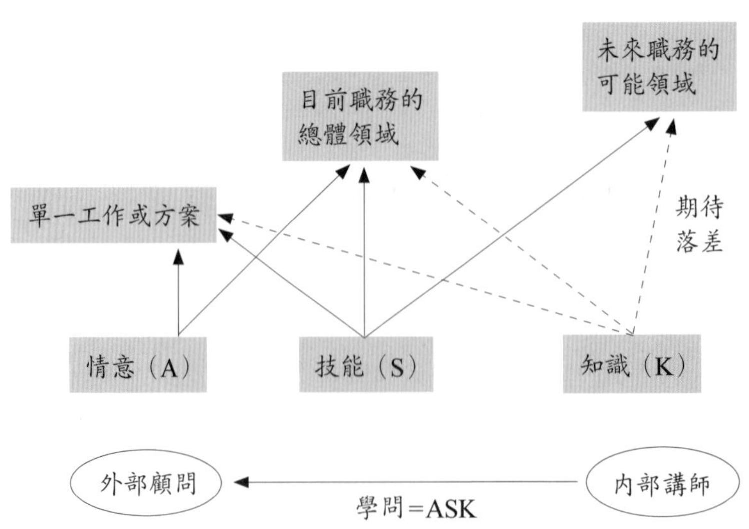

圖18-7　教育訓練需求的界定架構

資料來源：李隆祥（2004）。組織發展與決策領導模式的探索。

（一）於護理工作中

1. 給予技術指導。
2. 實施工作輪調和交叉訓練，指派新的工作。
3. 使護理工作豐富化。
4. 使護理工作擴大化。
5. 適度授權。
6. 擔任職務代理人。
7. 擔任護理專案負責人。
8. 主持單位內專案討論會。
9. 主持單位內學術討論會。
10. 擔任護理部各種委員會委員。

（二）於工作外

教育

1. 正式教育
   (1) 鼓勵繼續進修。
   (2) 職校畢業者鼓勵報考四技。
   (3) 專科畢業者鼓勵報考二技。
   (4) 大學畢業者鼓勵報考研究所。
2. 非正式教育
   可建議其參加各種短期進修班或參加各種與其目前工作和生涯發展相關的學術研討會。

訓練

1. 依臨床護理專業能力進階課程設計，安排接受N1、N2、N3或N4訓練。
2. 亦可針對護理人員的個人能力與興趣，安排接受例如：加護病房訓練、手術室訓練或專科護理師訓練等。

自我進修

培養護理人員自學的習慣，使其能多利用圖書館及網際網路學習醫護新知以及資訊、生物科技相關知識。

六、護理生涯發展的原則

常（2001）和許（2016）指出員工發展應遵循下列原則：

（一）因材施教

護理生涯發展著重工作能力的提升，使其能勝任更重要的工作，因此應根據其興趣及未來發展潛力加以培育；例如：張護理師（N4）平時對行政管理有興趣，在參與病房管理工作時，都有卓越表現，可以安排接受護理行政訓練，參加護理長甄選，將來朝行政管理發展，成爲優秀管理者。李護理師（N3）在病人照護上表現得可圈可點，病人都讚譽有加，她本身也對照護病人非常有興趣，可以安排接受專科護理師訓練，將來成爲專科護理師。

（二）雙管齊下

對護理人員的生涯發展應採工作中與工作外雙管齊下的培育方式，不僅讓護理同仁在工作中學習成長，也安排各種進修、訓練機會，使其有機會接受外界更多的薰陶。在雙管齊下培育下，護理同仁將能快速的成長，當其已能夠勝任更多、更重要工作後，即可獲得升等或晉升機會。

（三）兼顧水平與垂直發展

1. 水平發展

   包括重新設計工作，指派新的工作以及其他增加個人護理能力的發展方法。

2. 垂直發展

   包括升等或晉升擔任主管。不過因晉升職缺有限，醫院應制定雙軌晉升制度，使護理同仁有更多選擇及更多機會，可以成爲護理長或專科護理師或其他部門行政主管，延長其職業壽命。

（四）員工與主管共同努力

護理生涯發展是否成功，必須護理同仁與護理主管攜手共同努力。

1. 護理人員

   (1) 應樂意接受教育、訓練和輔導。

   (2) 養成自我學習的習慣，能終身學習。

   (3) 樂意接受更多、更重要的工作。

(4) 願意接受挑戰。

(5) 願意承擔更多責任。

2.護理主管

(1) 將鼓勵護理同仁接受教育訓練視爲一項重要職責。

(2) 尊重及考量護理同仁的個別差異，建立切合個人人生目標的生涯規劃。

(3) 提供新挑戰的機會，創造改變與創新思維。

(4) 樂意教導護理同仁，並作爲角色模範。

(5) 願意適度授權。

(6) 願意爲護理同仁重新設計工作。

(7) 配合護理同仁生涯發展需求，有計畫執行交叉訓練或工作輪調。

七、加強延長護理服務生涯的策略

爲留住護理人才，應設法改善護理人員的工作環境與工作條件，運用可以促使護理工作生活滿意的各種策略，以滿足護理同仁的工作需求、自我需求和家庭需求，增進對護理專業的承諾度，進而延長其服務壽命，其具體策略如圖 18-8（盧，2014；2016b；Gillies, 1994; Marquis & Huston, 2000; Huber, 2000; Tomey, 2000; Verbey, Valentine & Harrison, 1992; Wintz, 1987）。

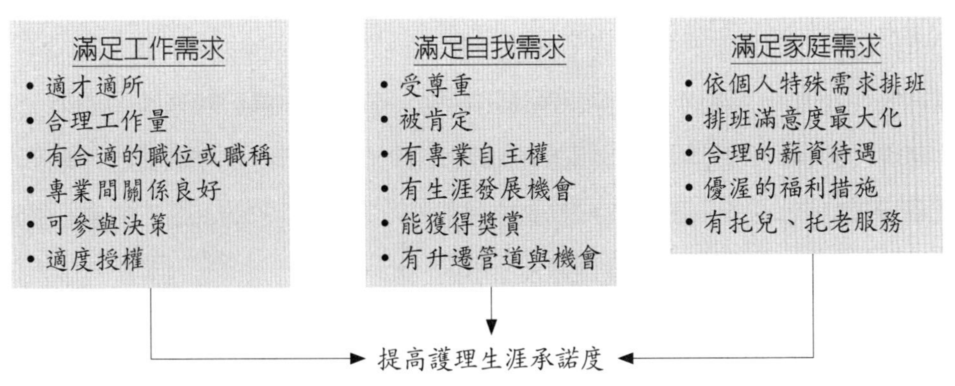

圖 18-8　延長護理服務生涯策略

結語

護理專業整體發展與護理人員的生涯發展息息相關，每個醫療機構和護理教育機構均應重視護理生涯發展規劃與推動，讓護理人員在進入護理職場時即可看見自己的未來，並努力耕耘。護理界也應積極建立產官學互通管道，讓護理人員可以依據個人的興趣與能力，選擇未來發展的管道。

參考文獻

中文文獻

1. 王秀紅（2014）。103年度以混合式照護模式制度建構本土化護理分級制度。臺北市：衛生福利部。
2. 何永福、楊國安（1998）。人力資源策略管理。臺北市：三民。
3. 李隆祥（2004）。組織發展與決策領導模式的探索。臺北：北醫、新光、萬芳醫院護理人員決策訓練講義。
4. 李麗紅、洪芬芳、李采珍、楊政議、石惠美（2003）。護理進階制度。於陳敏麗總校閱。護理行政學，p.176-182。新北市：高立。
5. 林秋芬、林月桂、徐美玲、王憲華、楊勤榮（2003）。醫院基層護理人員臨床能力進階制度。於盧美秀總校閱。護理行政，p.138-142。新北市：新文京。
6. 常昭鳴（2001）。人力資源管理理論與實務。臺北市：精策管理顧問公司。
7. 許麗珠（2016）。配合護理人員職涯發展，有計劃執行交叉訓練或工作輪調。於基層護理主管培訓。臺北市：衛生福利部／中華民國護理師護士公會全國聯合會。
8. 楊麗珠（1986）。護理人員分組制度在長庚。護理薪傳，1(2)，18-22。
9. 盧美秀（2001）。護理生涯發展——從生手到專家。於盧美秀著。護理管理，p.5-1至5-22。臺北市：華騰。
10. 盧美秀（2014）。臨床護理能力進階與專科護理師制度。於盧美秀著。護理行政與管理（二版），p.213-241。臺北市：五南。
11. 盧美秀（2016a）。創造實證護理文化。於盧美秀等編著。實證護理的臨床應用，p.184-186。臺北市：五南。

12. 盧美秀（2016b）。醫療保健市場的現況與護理主管面管的挑戰和因應。新臺北護理期刊，18(1)，1-22。

英文文獻

1. Benner, P. (1984). From novice to expert. Menol Park, CA: Addison-Wesley.
2. Finn, M. (1992). Discovering who you are and what you want from your career. *Healthcare Trends and Transition.* 3(4). 42-44
3. Gillies, D. A. (1994). *Nursing management: a systems approach.* 3rd ed. Philadelphia:W. B. Saunders Co.
4. Huber, D. (2000). *Leadership and nursing care management.* Philadelphia: W. B. Saunders Co.
5. Martin, C. J. H. (2008). Triumph over the barricardes and put the evidence into practice. British Journal of Midwifery, 16(2), 76-81.
6. Marquis, B. L., & Huston, C. J. (2000). *Leadership roles and management functions in nursing: theory and application.* 3rd ed. Philadelphia: Lippincott-Raven Publishers.
7. Swansburg, R. C. (1993). *Introductory management and leaderships for clinical nurses.* Boston: Jones & Bartlett.
8. Tomey, A. M. (2000). *Guide to nursing management and leadership.* 6th ed. St. Louis: Mosby. Inc.
9. Verbey, M. P., Valentine, N., & Harrison, S. (1992). The career development internship program: pathway to enhanced nursing practice. *Journal of Nursing Administration,* 22(1), 46-49.
10. Wintz, L. (1987). Career paths of nurses: when is a nurse no longer a nurse? *Journal of Nursing Administration,* 17(4), 33-37.

第19章 護理專業角色拓展與專科護理師制度（The role expansion of the nursing profession and advanced practice nursing system）

Ⅰ. 前言

由於醫療科技的進步，護理教育水準的提高，健保給付制度的改革和醫療體系的變動，以及民眾健康需求更多元化，因而促使護理專業角色不斷拓展，不但持續提高專業知識與技能之外，更提高專業決策能力和專業責任（邱、蔡、童，2017；蔡，2014；Hamer, 2010）。

我國為增進護理人員專業能力，於1992年由衛生署委託中華民國護理學會（已改名為臺灣護理學會）試辦臨床基層護理人員專業能力進階制度，於1999年完成「能力進階制度規劃」，並推動於全國各層級醫院（尹、鄒、孫、顧，1999）。護理界為使能力進階制度與專科護理師結合以拓展護理的角色功能，特於2000年提出護理人員法修訂，增列第七條之一及在第七條加列對使用專科護理師名稱的規定，使臨床護理進階之專科護理師制度的推動有法源依據（行政院衛生署，2000；2007）。國家衛生研究論壇於2002年完成「我國專科護理師培育計畫暨執業規範建議書」（蔡、余、洪、陳、蔡、賴，2002）。行政院衛生署於2005年12月辦理試辦計畫，並於2006年完成第一批考試，及格者共582人，截至2016年止，取得專科護理師證書者總共為6,414人（衛生福利部，2016）。

II. 臨床進階護理（Advanced practice nursing）

一、發展臨床進階護理的理由

臨床進階護理（Advanced Practice Nursing; APN）的發展主要來自下面三大理由（戴、陳，1998；盧、林、林、廖、張，1999；盧，2014；蕭、賴、黃、邱、楊、馮、陳，2002；蔡，2014；Harmer, 2010；Newhouse, Stanik-Hutt, White, Johantgen, Bass, Zangaro et al (2011). Richmond & Becker, 2005；Saur & Ford, 1995；Stafford & Appleyard, 1994）：

1. 醫師人力不足，為補足不足的醫療人力需求。
2. 醫師人力費用過度昂貴，為因應健康照護體系成本壓力。
3. 因應護理專業發展及護理角色功能擴展。

二、臨床進階護理的定義

有關臨床進階護理的定義各國大同小異，茲特舉美國和臺灣的主流定義如下：

（一）美國

美國護理協會（1995）在社會政策聲明中將臨床進階護理師（Advanced Practice Nurse; APN）定義為：「具有足夠的知識和執業經驗，能執行專科化、擴展性和進階護理業務的註冊護士。」

Ray和Hardin（1995）將其分為下列四類：

1. 執業護理師（Nurse Practitioner; NP）。
2. 臨床護理專家（Clinical Nurse Specialist; CNS）。
3. 護理助產師（Certified Nurse Midwife; CNM）。
4. 麻醉護理師（Certified Registered Nurse Anesthetist; CRNA）。

（二）臺灣

我國國家衛生研究院論壇醫療人員培育及醫療制度委員會之專科護理師計畫專責小組，將臨床進階護理師與護理人員法中之專科護理師結合，並將專科護理師定位為：「係由機構聘請之執業進階護理師，其主要任務在於與醫師共同提供個案連續性及整合性之護理與醫療照護」（行政院衛生署，2004；蔡、余、洪、陳、游、蔡、賴，2002）。

III. 我國專科護理師制度

我國專科護理師分科及甄審辦法於2004年10月27日首次由衛生署公布，其後修正8次，另配合護理人員法於2014年8月20日修正公布，明定「專科護理師及接受專科護理師訓練期間之護理師，得於醫師監督下執行醫療業務」，因此於2015年10月19日公布「專科護理師於醫師監督下執行業務辦法」全文19條，並自發布日施行（衛生福利部，2015a）。

一、專科護理師的角色定位

（一）專科護理師的定位

專科護理師係由醫療機構聘請之進階執業護理師（Advanced Nurse Practitioner; ANP）。主要任務為與醫師共同提供個案連續性與整合性的護理與醫療照護（余，2006；蔡、余等，2002）。

（二）專科護理師與醫護同仁之關係（盧，2014；Bridges, 2014）

1. 夥伴關係（圖19-1）

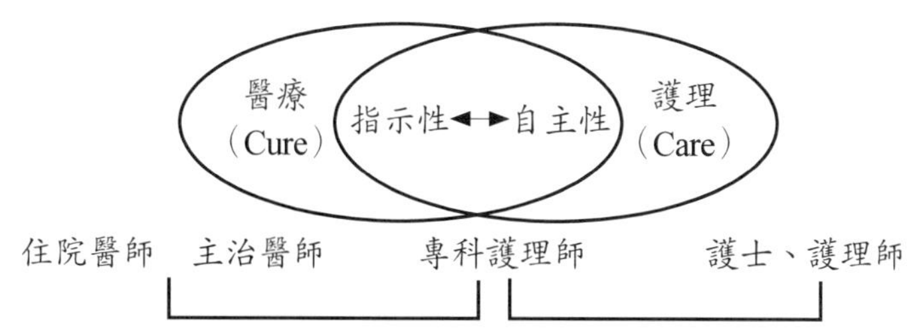

圖19-1　專科護理師與醫護同仁為夥伴關係

2. 工作角色互補關係（圖 19-2）

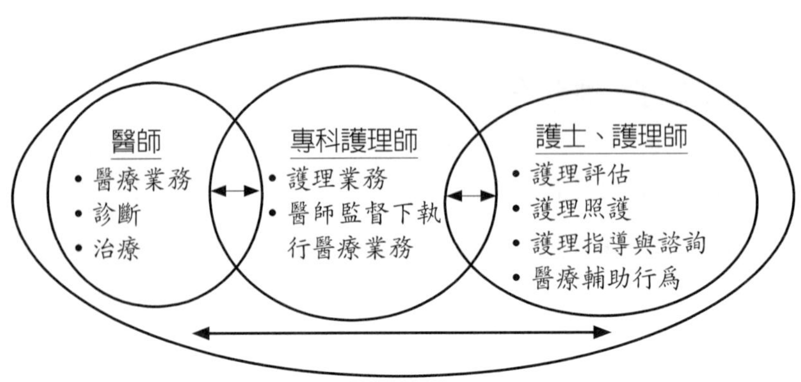

圖 19-2　專科護理師與醫護同仁為角色互補關係

（三）專科護理師之執業角色

專科護理師之執業角色如下（蔡、余等，2002）：

1. 病人直接照護者
   (1) 藉由完整的健康史與身體檢查，以評估病人／家屬的身心社會狀態。
   (2) 按照醫療照護執業協議書，執行選擇性治療與診斷程序、諮商及檢查、開立與更改藥物處方、解釋檢查結果、更改照護計畫及預約門診追蹤時間。
   (3) 提供急、慢性病的處理。
   (4) 轉介病人至特殊專長的服務，以促進照護的連續性。
   (5) 記載病人評估資料、檢查結果、進展狀況與照護計畫。
   (6) 評值治療和照護計畫的有效性，並依病情需求調整更改病人照護計畫。
   (7) 定期與合作主治醫師檢討病人病情及照護計畫和相關病歷紀錄。
   (8) 協助家屬面對危急病情和必要時轉介適當的資源。
   (9) 參加案例討論會（Clinical pathologic Conference; CPC/ Grand Round）與跨專業領域的統合性照護。
2. 健康教育者
   (1) 提供護理諮詢。
   (2) 提供健康促進／維護、疾病預防的教導與諮詢。

(3) 參加醫療部門和醫院的臨床報告與討論會。

3. 醫療照護之協調者

(1) 維持醫療團隊適時溝通。

(2) 協助病人與家屬，提供最適合之臨床資源。

(3) 促進醫療團隊與病人、家屬維持良好的溝通，以達到有效之醫療效益。

(4) 與其他醫療團隊成員共同規劃並執行治療性照護計畫。

(5) 執行連續性照護以維持服務的連續性；例如居家照護之轉介、醫療輔具租借、醫師之複診等。

4. 病人照護品質監測者

(1) 參與病人照護指引與標準之制訂及修改。

(2) 依循「病人照護執業指引」執行，以維持照護品質一定之水準。

(3) 評值及監測病人之照護品質及成效。

二、推動「專科護理師制度」的目的

我國推動專科護理師制度的目的如下（余，2006，蔡、余等，2002）：

1. 提升醫療照護品質，預防及減少醫療照護上的失誤。
2. 落實醫療團隊的合作精神，改善醫療照護的可近性。
3. 改善醫病或護病關係，尊重被照護者參與醫療照護決策的權利。
4. 重整醫護分工與合作，以期醫師能專注於醫療服務、教育與研究，進而提升醫療專業品質。
5. 建立培訓專科護理師的國家標準，以確保專科護理師專業能力的品質與水準。

三、專科護理師之分科

我國目前公布的專科護理師分科及甄審辦法，已將大內科和大外科又做了次分科（衛生福利部，2015a），亦即

1. 內科：分爲一般內科、兒科和精神科三類。
2. 外科：分爲一般外科和婦產科二類。

四、專科護理師訓練課程

專科護理師之訓練課程內容，和臨床訓練要求以及訓練人員資格如表 19-1，詳細之學科訓練課程和臨床訓練如表 19-1 至表 19-8（衛生福利部，2015a）。

表 19-1 專科護理師之訓練課程

<table>
<tr><th></th><th colspan="3">學科訓練</th><th colspan="3">臨床訓練</th></tr>
<tr><th>課程</th><th>基礎核心</th><th>進階課程 I</th><th>進階課程 II</th><th>基礎核心實習</th><th>進階課程 I</th><th>進階課程 II</th></tr>
<tr><td rowspan="2">最低訓練時數及實習個案數</td><td>56 小時</td><td>64 小時</td><td>64 小時</td><td>15 案例</td><td>15 案例</td><td>10 案例</td></tr>
<tr><td colspan="3">184 小時</td><td colspan="3">504 小時</td></tr>
<tr><td>內容</td><td colspan="3">1. 醫療品質。
2. 法規與倫理。
3. 專業課程：包括專科護理師角色與職責、健康促進、品質管理、進階藥理學、進階病理生理學、進階健康評估、健康問題診斷與處置等。</td><td colspan="3">1. 與本課程相關之病人照護。
2. 於臨床訓練師資指導下，接受「專科護理師於醫師監督下執行醫療業務辦法」附表所訂項目之相關訓練。</td></tr>
<tr><td>訓練人員資格</td><td colspan="3">具課程內容領域專長之大專校院教師或臨床專家。</td><td colspan="3">訓練師資應包括下列人員，其資格如下：
1. 醫師：應具分科領域之專科醫師資格，並於取得資格後，實際從事該專科工作至少二年。
2. 專科護理師：應具分科領域之專科護理師資格，且實際從事該分科專科護理師工作至少二年。</td></tr>
<tr><td>師資比例</td><td colspan="3"></td><td colspan="3">一名專科醫師及二名專科護理師爲一組，每梯次每組至多指導八名訓練期間專科護理師。</td></tr>
</table>

茲將專科護理師訓練課程內容及時數規定摘述於下：

（一）專科護理師訓練課程包括 184 小時學科課程及 504 小時臨床實務訓練。

（二）學科課程內容：共 184 小時，分爲基礎核心課程 56 小時、進階課程 I 64 小時、進階課程 II 64 小時，爲臨床業務需求，內科及外科之訓練應以大內科及大外科爲範圍，例如大內科宜兼顧精神科及兒科病房之需求，可於進階課程 I 及進階課程 II 各調整 32 小時加強相關病房之學科課程及臨床實務訓練，課程規劃內容分述如下（表 19-2 至表 19-7）。

表 19-2　基礎核心課程：共56小時，為內科及外科之共同課程。

課程	課程內容	時數
課程簡介及法規與倫理	課程簡介 執業倫理、法規與法律議題	4
各專科護理師角色與功能	專科護理師之發展 專科護理師之理論、角色與功能	7
諮商與教育	協調者之理論與實務 病人和家屬之諮詢 教育方案之設計	8
健康評估與臨床決策	臨床決策與鑑別診斷之概念 感官與頭頸臉、心血管系統、胸部與呼吸系統、腸胃系統、泌尿、生殖系統、肌肉骨骼系統、神經系統與心智功能常見問題之評估	32
個案報告	個案報告	3
筆試	筆試	2
總計		56

表 19-3　進階課程Ⅰ：共64小時

<table>
<tr><th rowspan="3">課程</th><th rowspan="3">課程內容</th><th colspan="5">時數</th></tr>
<tr><th colspan="3">內科</th><th colspan="2">外科</th></tr>
<tr><th>一般內科組</th><th>精神科組</th><th>兒科組</th><th>一般外科組</th><th>婦產科組</th></tr>
<tr><td>進階藥理學</td><td>急性照護單位感染評估及管理
臨床藥物治療簡介及交互作用之一般原則
其他特定議題</td><td>7</td><td rowspan="3">19</td><td rowspan="3">19</td><td>7</td><td rowspan="3">19</td></tr>
<tr><td>問題診斷與處置</td><td>營養狀態改變、體液電解質與酸鹼狀態改變、發燒、休克、疼痛、傷口及創傷之生理病理、評估及處置
癌症之一般生理病理機轉與TNM分期評估
其他特定健康問題</td><td>36</td><td>36</td></tr>
<tr><td>檢查（篩檢）與判讀</td><td>實驗室檢驗數據之判讀（例如：EKG判讀與診斷、胸部X光判讀與診斷等）
其他特定議題</td><td>8</td><td>8</td></tr>
</table>

（續）

（續）

精神科分組議題課程	精神衛生臨床診斷及處置 進階精神衛生藥理學 進階精神生理病理學 人際關係治療 進階精神衛生照護問題評估與處置	0	32	0	0	0
兒科分組議題課程	健康促進與疾病預防 胎兒及遺傳諮詢照護議題 新生兒與嬰兒的營養評估與處置 兒童與青少年的營養評估與處置 常見兒童之症狀與處置 常見的發展與行爲議題 兒童及家庭之持續性照護 兒童心理社會照顧需求之評估與處置 青少年健康管理	0	0	32	0	0
婦產科分組議題課程	產科16小時： 懷孕的生理變化及臨床症狀 產前檢查及營養補充 胎兒監視器之健康評估 生產機制、生產方法及產後照護與哺乳 優生保健與產前遺傳診斷 產科超音波概論 人工生殖技術 家庭計畫及避孕的方法 婦科16小時： 女性生殖系統解剖學概論 婦科良性腫瘤概論 婦科超音波診斷概論 婦科微創手術之趨勢 生殖泌尿道系統感染 婦科癌症篩檢與診斷 婦女泌尿系統功能評估 骨盆腔鬆弛疾病概論					32
醫療照護品質	臨床照護指引之理論、應用與發展 照護結果指標評量	8				
個案報告	個案報告	3				
筆試	筆試	2				
總計		64				

進階課程II：共64小時，分別列於表19-4至表19-8。

表19-4　内科（一般内科組）進階課程 II：共64小時

課程	内科（一般内科組）課程内容	時數
特定疾病診斷與處置	心血管系統、胸腔與呼吸系統、肝膽腸胃系統、神經系統、內分泌系統、腎臟泌尿系統、肌肉骨骼系統、常見傳染性疾病、常見免疫、過敏性疾病、常見血液疾病及其他特定疾病之生理病理評估與處置	37
急重症診斷與處置	合併症、急重症、常見腫瘤急症評估、疾病末期及安寧療護之評估診斷與處置，常見中毒之處理，急性照護病人之情緒反應與處理	12
醫療照護品質	持續品質提升（continuous quality improvement, CQI） 臨床照護指引報告	6
個案報告	個案報告	3
筆試	筆試	2
OSCE 技考	OSCE 技術考試	4
總計		64

表19-5　内科（精神科組）進階課程 II：共64小時

課程	内科（精神科組）課程内容	時數
特定疾病診斷與處置	心血管系統、胸腔與呼吸系統、肝膽腸胃系統、神經系統、內分泌系統、腎臟泌尿系統、肌肉骨骼系統、常見傳染性疾病、常見免疫、過敏性疾病、常見血液疾病	17
急重症診斷與處置	合併症、急重症、疾病末期及安寧療護之評估診斷與處置	
特定議題課程	持續性社區精神衛生照護 精神科急症照護與危機處置 精神衛生健康促進與疾病預防 社區精神衛生持續照護 精神衛生進階相關治療理論與實務 精神衛生護理照會	32
醫療照護品質	持續品質提升（continuous quality improvement, CQI） 臨床照護指引報告	6
個案報告	個案報告	3
筆試	筆試	2
OSCE 技術考試	OSCE 技術考試	4
總計		64

表19-6 內科（兒科組）進階課程 II：共64小時

<table>
<tr><th>課程</th><th>內科（兒科組）課程內容</th><th>時數</th></tr>
<tr><td>特定疾病診斷與處置</td><td>心血管系統、胸腔與呼吸系統、肝膽腸胃系統、神經系統、內分泌系統、腎臟泌尿系統、肌肉骨骼系統、常見傳染性疾病、常見免疫、過敏性疾病、常見血液疾病</td><td rowspan="2">17</td></tr>
<tr><td>急重症診斷與處置</td><td>合併症、急重症、疾病末期及安寧療護之評估診斷與處置</td></tr>
<tr><td>特定議題課程</td><td>新生兒先天性異常急症
高危險新生兒（含極低體重兒及早產兒）的處置與照護
兒童心血管內外科系統、胸腔與呼吸系統、肝膽腸胃系統、神經肌肉系統、內分泌系統、血液腫瘤、生殖泌尿系統、免疫系統、遺傳疾病，及感染急症等常見疾病之病理生理、評估、診斷及治療</td><td>32</td></tr>
<tr><td>醫療照護品質</td><td>持續品質提升（continuous quality improvement, CQI）
臨床照護指引報告</td><td>6</td></tr>
<tr><td>個案報告</td><td>個案報告</td><td>3</td></tr>
<tr><td>筆試</td><td>筆試</td><td>2</td></tr>
<tr><td>OSCE技術考試</td><td>OSCE技術考試</td><td>4</td></tr>
<tr><td colspan="2">總計</td><td>64</td></tr>
</table>

表19-7 外科（一般外科）進階課程 II：共64小時

課程	外科課程內容	時數
特定疾病診斷與處置	心血管系統、胸腔與呼吸系統、肝膽腸胃系統、術前麻醉評估與手術合併症、多重器官創傷、五官外科問題、內分泌系統常見外科問題、骨科常見外科問題、神經系統創傷、泌尿系統常見外科問題、整形外科問題、婦科問題	37
急重症診斷與處置	合併症、急重症、疾病末期及安寧療護之評估診斷與處置、外科重症照護之介紹、器官移植之評估及處置	12
醫療照護品質	持續品質提升（continuous quality improvement, CQI） 臨床照護指引報告	6
個案報告	個案報告	3
筆試	筆試	2
OSCE技術考試	OSCE技術考試	4
總計		64

表19-8　外科（婦產科組）進階課程II：共64小時

課程	課程內容	時數
特定疾病診斷與處置	產科： 妊娠高血壓、妊娠糖尿病、早產及早期破水、胎盤相關疾病、子宮外孕、男女性不孕症、多囊性卵巢症、產科之內外科合併症 婦科： 女性生殖系統異常疾病、陰道及骨盆腔感染疾病、功能性子宮出血、子宮良性腫瘤、卵巢良性腫瘤、子宮內膜異位症、子宮頸癌、子宮內膜癌、卵巢癌、停經症候群	44
急重症診斷與處置	婦產科相關的合併症、急重症、疾病末期及安寧療護之評估診斷與處置、重症照護之介紹	5
醫療照護品質	持續品質提升（continuous quality improvement, CQI） 臨床照護指引報告	6
個案報告	個案報告	3
筆試	筆試	2
OSCE技術考試	OSCE技術考試	4
總計		64

（三）臨床實務訓練（共21週504小時）

1. 第1階段（基礎核心實習）：1天8小時，每週3天，共7週168小時，完成與第1階段課程相關之病人照護至少應有15個案例。
2. 第2階段（進階實習I）：1天8小時，每週3天，共8週192小時，完成與第2階段課程相關之病人照護至少應有15個案例。
3. 第3階段（進階實習II）：1天8小時，每週3天，共6週144小時，完成與第3階段課程相關之照護至少應有10個案例。
4. 考量目前內科（兒科組）、內科（精神科組）、外科（婦產科組）均尚未有領證之專科護理師，訓練醫院除需具備專科護理師之臨床訓練師資同時符合學員比例（專科醫師：內科專科護理師：學員為1：2：8）之外，該二組另應由所屬組別具有實務經驗之護理師（護理學士者需5年經驗、護理碩士者需3年之經驗、護理博士者需2年之經驗）協助臨床訓練。

（四）外科專科護理師（婦產科組）——訓練課程授課教師為符合下列任一資格者：

1. 婦產科專科醫師3年以上經驗。

2. 部定講師以上教師並具該講授主題專長。

3. 具護理碩士學位或領有婦產科專科護理師執照及具該證照之後2年以上專科護理師工作經驗。

4. 其中「專科護理師角色與功能」課程需由曾擔任或熟悉專科護理師角色及功能之護理人員擔任。

（五）為建立醫院婦產科醫師、護理人員及助產師合作模式，提供婦女更適切照護，助產師符合專科護理師分科及甄審辦法（以下簡稱辦法）第7條第1項第1款「從事第3條所定分科之相關領域臨床護理師工作3年以上」規定者，完成以下課程，其餘訓練課程以助產學校畢業成績單採計後，得參加專科護理師外科（婦產科組）甄審：

1. 基礎核心課程及第1階段基礎核心實習。

2. 進階課程Ⅰ婦科16小時課程及第2階段進階實習Ⅰ相關婦科實習。

3. 進階課程Ⅱ婦科課程及第2階段進階實習Ⅱ相關婦科實習。

（六）在臨床訓練師資指導下接受醫療輔助行為之相關訓練，重點包括：

1. 住院病人身體理學檢查之初步評估及病情詢問。

2. 填具檢驗單、特殊檢查單、會診單、轉診單及診斷證明等各項臨床單據。

3. 記錄住院病人病情及各項檢查、檢驗結果。

4. 輔助醫師為臨床處置。

5. 簡易之傷口處置、導管更換。

6. 處理住院病人或其家屬醫療諮詢及病情之說明。

（七）品質保證措施：定期評估教學計畫及訓練成果包括：

1. 學員之專科知識、能力、學習態度以及服務品質且存有紀錄。

2. 學科教學及臨床訓練師資之教學表現及專業素質。

3. 教學、服務活動之推展。

4. 對訓練計畫之成果，訂有具體評估計畫。

五、專科護理師指導者訓練課程

（一）專科護理師的角色功能訓練課程：共36小時（表19-9）

表19-9　專科護理師角色與功能（36小時）

單元	時數	單元名稱
一	1 3	Introduction 1. Course introduction 2. Overview the evolution of the advanced nursing practice in health care systems 專科護理師之發展
二	3	NP related theories, roles, & function in practice 專科護理師之理論、角色與功能
三	3	Advanced practice nurse-outcome measures 照護結果指標評量
四	3	Clinical practice guideline: Theories, application & development, testing 臨床照護指引之理論、應用與發展
五	3	Advanced practice nurse-consultation 病人和家屬之諮詢
六	3	Advanced practice nurse-expert coaching & guidance 教育方案之設計
七	3	Advanced practice nurse-collaboration 協調者之理論與實務
八	3	Advanced practice nurse-continuous quality improvement (CQI)
九	3	Ethical and legal issues in NP practice 執業倫理與法律議題
十	3	Expert coaching & guidance project presentation 教育方案報告
十一	3	Clinical practice guideline presentation 臨床照護指引報告
十二	2	綜合討論與評值

（二）成人專科護理訓練課程：內科和外科各36小時（表19-10和表19-11）

表19-10　內科（36小時）

單元	時數	單元名稱
一	1 3	課程簡介 Pathophysiology, assessment mad management of common neurological problems 神經系統常見疾病之生理病理學、評估及處置
二	3	Pathophysiology, assessment and management of common endocrine disorders 內分泌系統常見疾病之生理病理學、評估及處置
三	3	Pathophysiology, assessment and management of common renal/urinary tract problems 腎臟泌尿系統常見疾病之生理病理學、評估及處置
四	3	Pathophysiology, assessment and management of common muscular diseases 肌肉骨骼系統常見疾病之生理病理學、評估及處置
五	3	Pathophysiology, assessment and management of common infectious diseases 常見傳染性疾病之生理病理學、評估及處置
六	3	Pathophysiology, assessment and management of allergies or common immunological diseases 常見免疫、過敏性疾病之生理病理學、評估及處置
七	3	Pathophysiology,assessment and management of common hematological diseases 常見血液疾病之生理病理學、評估及處置
八	3	Pathophysiology,assessment and management of common poisoning 常見中毒的處理
九	3	Emotional responses of acute care patients case consultation 急性照護病患之情緒反應——個案諮詢
十	3	Assessment and management of oncologic emergency 常見腫瘤急症之評估與處置
十一	3	學生個案報告每位學生15分鐘
十二	2	筆試

表19-11 外科（36小時）

單元	時數	單元名稱
一	1 2	課程簡介 Pathophysiology,assessment and management of surgical complications 手術合併症之生理病理學、評估及處置
二	3	Assessment and management of acute multiple organ trauma 多重器官創傷之生理病理學、評估及處置
三	3	Introduction of surgical critical care 外科重症照護之介紹
四	3	Assessment and management for organ transplantation 器官移植之評估及處置
五	3	Pathophysiology, assessment and management of common head and neck (EENT) surgical problems 五官外科問題之生理病理學、評估及處置
六	3	Pathophysiology, assessment and management of common endocrine surgical problems 內分泌系統常見外科問題之生理病理學、評估及處置
七	3	Pathophysiology, assessment and management for common orthopedic surgical problems 骨科常見骨科問題之生理病理學、評估及處置
八	3	Pathophysiology, assessment and management of neurological trauma 神經系統創傷之生理病理學、評估及處置
九	3	Pathophysiology, assessment and management of common urologic surgical problems 泌尿系統常見外科問題之生理病理學、評估及處置
十	3	Assessment and management of plastic surgery patients 整形外科病人之生理病理學、評估及處置
十一	3	Pathophysiology, assessment and management of common gynecologic problems 婦科問題之生理病理學、評估及處置
十二	1 2	筆試 學生個案報告，每位學生15分鐘。

（三）成人專科護理實習：即「壹、專科護理師訓練課程」之臨床實務訓練第3階段（進階實習II）。

六、專科護理師及訓練期間專科護理師執行監督下之醫療業務範圍及項目

衛生福利部根據護理人員法第二十四條第四項修正後規定，於2015年9月公布「專科護理師於醫師監督下執行醫療業務辦法」，將專科護理師之執行醫療業務範圍加以規定，並於2016年11月21日經專科護理師諮詢會會議，修正部分項目（衛生福利部，2015b；2017）。

專科護理師及訓練期間專科護理師除可執行護理人員之業務，並得於醫師監督下執行下列醫療業務，其範圍及項目如表19-12和表19-13。

表19-12　涉及侵入人體之醫療業務範圍及項目

範圍	項目
（一）傷口處置	1. 鼻部、口腔傷口填塞止血。 2. 表淺傷口清創. 3. 未及於肌肉及肌腱之表層傷口縫合註1。 4. 拆線。
（二）管路處置	1. 初次胃管置入註2。 2. Nelaton導管更換、灌洗或拔除。 3. 非初次胃造瘻（Gastrostomy）管更換。 4. 非初次腸造瘻（Enterostomy）管更換。 5. 非初次恥骨上膀胱造瘻（Suprapublic Cystostomy）管更換。 6. 胃造瘻（Gastrostomy）管拔除。 7. 腸造瘻（Enterostomy）管拔除。 8. 動靜脈雙腔導管拔除。 9. Penrose導管拔除。 10. 眞空引流管（Hemovac）拔除。 11. 眞空球形引流管（Vacuum Ball）拔除。 12. 胸管（Chest Tube）拔除。 13. 肋膜腔、腹腔引流管拔除。 14. 周邊靜脈置入中央導管（PICC、PCVC）拔除。 15. 經皮腎造瘻術（Percutaneous Nephrostomy）引流管拔除。 16. 膀胱固定引流管（Cystofix）拔除。 17. 周邊動脈導管（Arterial Line）置入及拔除。
（三）檢查處置	陰道擴張器（鴨嘴器）置入採集檢體。
（四）其他處置	心臟整流術（Cardioversion）。

註1：範圍（一）傷口處置：第3項目「未及於肌肉及肌腱之表層傷口縫合」指需局部麻醉或不需麻醉之乾淨傷口（無發炎症狀、未及於肌肉及肌腱），專師或訓練專師可於醫師監督下執行縫合。

註2：範圍（二）管路處置：第1項目「初次」指於持續醫療照護期間，該項目之第一次處置。

表 19-13　未涉及侵入人體之醫療業務範圍及項目

範圍	項目
（一）預立特定醫療流程表單代爲開立	下列預立特定醫療流程表單之代爲開立： 1. 入院許可單。 2. 治療處置醫囑。 3. 檢驗醫囑（含實驗室及影像）。 4. 藥物處方醫囑。 5. 會診單。
（二）檢驗檢查之初步綜合判斷	
（三）非侵入性處置	1. 石膏固定。 2. 石膏拆除。
（四）相關醫療諮詢	

七、專科護理師訓練醫院認定基準及應遵行事項

（一）訓練醫院認定基準

依專科護理師分科及甄審辦法第二章第 6 條至第 9 條之規定，其認定基準，應符合表 19-14，才能實施專科護理師訓練（衛生福利部，2015a）。

表 19-14　訓練醫院認定基準

基準		內容
一、醫院評鑑		教學醫院評鑑合格，且於效期內。
二、教學安排及訓練計畫	師資比例及訓練人員資格	符合附表 19-1 之規範。
	課程內容、時數及實習	符合附表 19-1 之規範。
	臨床訓練之安排	（一）臨床訓練計畫之妥適性，包括地點、環境（場地及空間）、設備、實習指導師資及實習內容等之規劃。 （二）訓練醫院得與經教學醫院評鑑合格之醫院合作，唯其訓練時數不得超過訓練總時數之三分之二，並應事先擬具臨床訓練計畫，報經中央主管機關核准。

（續）

(續)

三、組織及品質管制	(一)具專責之培育單位： 1.培育單位組成成員： 由護理與醫療部門主管組成之專科護理師培育專責單位，並由副院長以上人員擔任召集人，護理與醫療部門主管分任副召集人。 2.任務： (1)專師訓練課程及師資之安排、執行及檢討。 (2)訓練期間專科護理師之指導、輔導與管理之規劃。 (3)專科護理師訓練之品質維護與監測。 (4)定期檢討專科護理師之訓練計畫、執行及成效。 (二)前項專責培育單位得與「專科護理師於醫師監督下執行醫療業務辦法」第四條之作業小組合併設立之。

(二)應遵行事項

經中央主管機關認定公告為訓練醫院後，應遵循下列事項：

1. 參加訓練之護理師應具備第五條第一款規定之護理師年資，亦即專科或大學畢業者3年以上、護理研究所畢業者2年以上。
2. 依第八條規定辦理訓練期間專科護理師名單登錄造冊及管理。
3. 定期召開培育單位會議。
4. 定期檢討及評值教學計畫與訓練成果。
5. 訓練醫院如有第九條之下列情節，中央主管機關得廢止其資格。
   (1) 規避、防礙或拒絕直轄市、縣（市）主管機關之檢查或輔導。
   (2) 未依表19-1規定辦理訓練或不符合表19-14所訂訓練醫院認定基準及應遵行事項，經直轄市、縣（市）主管機關限期命其改善，屆期未改善。

八、專科護理師之甄審規定

(一)專科護理師之甄審公告

專科護理師甄審以每年辦理一次為原則。甄審之日期、地點及報名方式等事項，中央主管機關應於甄審日一個月前公告之。

（二）專科護理師之甄審方式

1. 分筆試和口試兩階段。
2. 筆試及格者，始得參加口試。筆試及格之效期保留二年。
3. 筆試成績，以科目總成績計算，平均六十分，且每一科目成績皆達五十分者爲及格。
4. 口試成績以六十分爲及格。

（三）專科護理師筆試科目

1. 專科護理通論：包括專科護理師角色與職責、護理倫理與醫事法規、健康促進、品質管理及健康評估。
2. 進階專科護理：含進階藥理學、進階病理生理學及健康問題診斷與處置。

九、專科護理師證書及其更新

（一）經專科護理師甄審合格者，得向中央主管機關申請發給專科護理書證書。

（二）專科護理師證書應每6年更新一次，6年內應接受下列繼續教育課程，其積分應達一百二十點以上：

1. 專科護理有關之專業課程
2. 專科護理有關之品質課程
3. 醫事倫理
4. 醫事法規

前項第2款至第4款繼續教育課程積分，應包含感染控制及性別議題，其積分合計應達十二點以上，逾二十四點部分，不予採計。

結語

專科護理師的發展是提升資深護理人員專業能力，擴展護理角色功能的具體做法。期望未來專科護理師的培育，能比照美國有計畫地以研究所碩、博士之正規教育方式進行，使專科護理師具有更高的教育準備度，提供更高品質的醫療照護。

參考文獻

中文文獻

1. 尹裕君、鄒慧韞、孫淑容、顧治湄（1999）。醫院基層護理人員臨床專業能力進階制度推展計畫。臺北市：中華民國護理學會。
2. 行政院衛生署（2000）。護理人員法。臺北市：行政院衛生署。
3. 行政院衛生署（2004a，10.27）。專科護理師分科及甄審辦法。臺北市：行政院衛生署。
4. 行政院衛生署（2004b）。專科護理師執業範疇。臺北市：行政院衛生署。
5. 余玉眉（2006.5.3）。推動我國 NP preceptor 訓練計畫之理念與國外經驗。於行政院衛生署主辦之「95 年度內外科專科護理師指導者培育計畫經驗分享研討會」。臺北市：臺大醫學院附設醫院國際會議中心。
6. 邱慧洳、蔡秀鸞、童恆新（2017）。專科護理師的新時代。護理雜誌，64(1)，11-16。
7. 蔡秀鸞（2014）。世紀回眸——臺灣護理專業的角色拓展。護理雜誌，61(4)，特刊，69-75。
8. 蔡哲雄、余玉眉、洪瑞松、陳月枝、蔡秀鸞、賴明坤（2002）。專科護理師培育計畫暨執業規範建議書。臺北市：國家衛生研究院論壇。
9. 衛生福利部（2015a.11.3）。專科護理師分科及甄審辦法。臺北市：衛生福利部。
10. 衛生福利部（2015b.10.19）。專科護理師於醫師監督下執行醫療業務辦法。臺北市：衛生福利部。
11. 衛生福利部（2016.11.21）。護理暨健康照護司業務報告：專科護理師領證人數於 105 年度專科護理師諮詢會會議。臺北市：衛生福利部。
12. 衛生福利部（2017）。專科護理師及訓練期間專科護理師執行監督下之醫療業務範圍及項目。臺北市：衛生福利部。
13. 盧美秀、林佳靜、林秋芬、廖美南、張丹蓉（1999）。發展專科護理師角色之可行性——德爾菲研究。護理研究，7(4)，347-362。
14. 盧美秀（2014）。臨床護理能力進階與專科護理師制度。於盧美秀著。護理行政與管理（二版），p.213-215。臺北市：五南。

15. 蕭淑貞、賴政秀、黃玉珠、邱愛富、楊秋月、馮容芬、陳惠姿（2002）。進階臨床護理。臺北市：華杏。
16. 戴玉慈、陳月枝（1998）。進階護理人員的角色定位與功能。醫學教育，2(1)，10-17。

英文文獻

1. American Nurse Association. (1995). *Nursing: a social policy statement.* Washington, DC: Author.
2. American Nursing Practitioners. (1998). *Medicare and Medicaid reimbursement for NPs.* Retrieved: http://www.nurse.org/acnp/facts/reimb.shtml
3. American Association of Colleges of Nursing. (2006). *Your nursing career: A look at the facts.* Retrieved: http://www.aacn.nche.edu/Education/nurse_ed/career.htm
4. Bridges, B. (2014). Exploration of the concept of collaboration within the context of nurse practitioner-physician collaborative practice. Journal of the American Association of Nurse Practitioners, 26(7), 402-410.
5. Harmer, V. (2010). Are nurse blurring their identity by extending or delegating role? British Journal of Nursing, 19(5), 295-299.
6. Newhouse, R. P., Stanik-Hutt, J., White, K. M., Johantgen, M., Bass, E. B., Zangaro, G. et al. (2011). Advanced practice nurse outcomes. 1990-2008: A Systematic review Nursing Economic, 29(5), 231-251.
7. Ray, G. L., & Hardin, S. (1995). Advances practice nursing playing a vital role. *Nursing Management,* 26(2), 45-47.
8. Richmond, T. S., & Becker, D. (2005). Creating an Advanced practice Nursing-friendly Culture: A Maratbon, not a sprint. *AACN Clinical Issues,* 16(1), 58-66.
9. Saur, C. D., & Ford, S. M. (1995). Quality, cost-effective psychiatric treatment: ACNS-MD collaborative practice model. *Archives of Psychiatric Nursing,* 9(6), 332-337.
10. Stafford, M., & Appleyard, J. (1994). Clinical nurse specialists and nurse practitioners. *Current Issue in Nursing.* 4th ed. pp.19-25.

第20章 績效評核與績效面談（Performance appraisal and feedback interview）

Ⅰ. 前言

醫療機構要能維持一定的醫療照護品質和營運績效，必須全體員工同心協力，主動積極發揮個人應盡的責任，因此必須建立以激勵爲基礎的「績效管理制度」，透過工作設定使每個員工均能提升其工作效能，以創造營運績效。績效管理制度的主要精神係在設定部門和員工個人績效目標，輔導員工發揮其個人潛能，再以績效評核方法評定其績效，並運用激勵和培育制度，使醫療機構內表現優異者獲得報償，表現欠佳者給予培育和訓練，創造雙贏目標。績效評核除了評核員工的表現之外，也應提供員工有效回饋，使其知道如何持續進步或應如何改進，這就是績效面談的工作（王，2001；陳，1998；張，2001；盧，2001；2014；Huber, 2000；Michael & Angela, 1998；Marquis & Huston, 2000；Schuler & Jackson, 1996；Tomey, 2000）。

Ⅱ. 績效評核（Performance appraisal）

有關績效評核的定義和目的，以及考核方法等有各種不同的論點，茲綜合彙整於下（王，2001；盧，2001；2014；戴，2016；Huber, 2000；Marquis & Huston, 2000；Tomey, 2000）。

一、定義

績效評核係指主管或管理者依據員工工作職掌設定之工作項目或目標，對員工進行有系統的評價，它是一種效率和效果的評量，是屬於管理程序中控制的功能，具有正反兩面的激勵效果。對優秀員工是一種「肯定」，對表現不佳員工則是一種

「警惕」。

二、目的

績效評核的目的主要在意見溝通、改善工作、派職升遷、調整薪資、人力發展以及前程規劃。可分為組織面與員工面：

（一）組織面

績效評核可作為醫療機構人力資源管理的依據。

1. 讓主管和員工間對工作目標有溝通和改進的機會。
2. 衡量員工任用的成效
   (1) 重新評估選才決策的正當性。
   (2) 重新評估選才工具的效度。
3. 衡量員工生涯發展的效度
   (1) 重新評估培育決策的正確性。
   (2) 重新評估培育方法的效度。
4. 建立更好的績效標準
   (1) 評量所訂定績效標準的適切性。
   (2) 重新建立更適切的績效標準。
5. 保護醫療機構避免不必要的爭訟：以績效評核的結果，作為合法升遷、調職及解職的依據，可避免不必要的爭訟。
6. 提供資訊，作為工作時序計畫和預算編列的依據。

（二）員工面

績效評核結果可作為員工發展和人力資源決策之依據。

1. **員工發展管理**
   (1) 讓員工了解自己的表現是否符合要求。
   (2) 確認員工在訓練和發展上的需求。
   (3) 提供知識、態度和技能上改進的機會。
   (4) 作為遷調、晉升、資遣的依據。
2. **人力資源決策**

   績效評核結果可作為人力資源決策之依據。

(1) 薪資調整（維持因素）

根據績效調薪可達到個別公平，不至於發生不滿足。

(2) 獎金分派和職級晉升（激勵因素）

根據績效分配獎金或作爲職級晉升依據，可發揮激勵效果，增進員工的滿足感。

(3) 工作指派依據。

三、績效評核方法

評核方法會影響績效評核成效與評核結果的正確性，在選擇績效評核方法時，應注意其客觀性、公正性和正確性。茲將普遍被採用的評核方法介紹於下（吳、林，1999；陳，1998；盧，2001；2014；戴，2016；Kleiman, 1997；Ivancevich, 2001；Huber, 2000；Marquis & Huston, 2000）：

（一）常規型評核法

常規型評核法主要在比較哪一位員工的工作績效最好，有下列數種方法：

1. 直接排序法

直接將參與考核員工的工作績效，依高低排列。

2. 交替排序法

重複選出表現最佳和最差的員工，依序排列。

3. 配對比較法

被考核的員工兩兩比較，最後再依優劣排列。

4. 強迫分配法

依照既定的分配比率，將員工績效表現依不同等級分配。此種分配方法的理論基礎在於績效目標的標準不容易公平訂定，完全依照目標達成率來評核員工的絕對績效，不見得公平。而且主管對工作要求標準不一，對績效等級認知不同或本位主義因素，常造成標準不一的考績，形成單位間不公平。

強迫分配法係採用相對績效觀念，獎勵表現最佳的員工，塑造組織內部良性競爭，激勵員工超越自己的績效，也超越別人的績效。此種分配方法也符合績效獎金的精神，即在工作標準以上的貢獻，額外給予獎金，避免員工對績效獎金的誤解，認為是理所當然的所得，最後演變成「保健因素」，失去激勵性。

（二）行為型評核法

行為型評核法係依據行為準則，對每一位員工進行績效評核。常見的行為型評核有下列數種：

1. 圖表評分法（graphic rating scales）

   將員工的表現分為優秀、好、普通、尚可、差五個等級，並在適當等級打勾給分，是最常使用的簡便評核法。

2. 主要事件記錄法（critical incident technique）

   主管將每一個員工的優異表現或不良事蹟、異常事件等加以記錄，作為評核績效等級和討論績效時之憑據，通常只作為輔助方法，其優點為：

   (1) 可用明確事件詮釋評核結果。

   (2) 可避免近期效應。

   (3) 具體的重要事件資料有助於改善。

3. 行為觀察評核法（behavior observation scales）

   行為觀察評核係在觀察員工一連串成功執行特定工作所需要的預期行為。主管在評核時係藉著指出員工從事每一項行為的頻率來對其績效加以評分。通常使用五分量表，從「總是、常常、有時、偶爾、從不」五個等級加以評核。

（三）產出型評核法

產出型評核法係以員工工作產出多寡為評核標準，可分為「績效標準評核法」和「目標管理評核法」。

1. 績效標準評核法（performance standards）

   主管與員工共同設立比目標更為詳細的績效標準，對績效標準給予不同的權數，由主管和員工共同定期檢討績效標準達成的進度和程度。

2. 目標管理法（management by objectives）

   由主管與員工共同設定目標，由主管評核員工達成目標的程度，包括三大項目：

(1) 工作目標：可分為操作類和專案類。

(2) 目標達成水準：評量操作類目標的標準。

(3) 目標達成期限：評量專案類目標的標準。

（四）現代關鍵績效指標評核法

關鍵績效指標（key performance indicator, KPI）評核法，係先由部屬向主管提出未來半年或一年期的個人或部門的KPI及合理目標計畫書，再由主管和部屬進行面談，討論這些目標和計畫內容，並做成最後核定。等到半年或一年期間到了之後，主管再和部屬進行一次面談、檢討並評述KPI達成的程度，以作為績效好壞的基準，其實施方法如下（戴，2016）：

1. 與傳統績效評核的差異

KPI績效評核法與傳統評核法最大的差異，在於採用「民主參與」和「行為研究方式」，讓部屬與主管共同訂定工作目標和績效指標，並以此目標作為未來績效評核的重心。

2. 實施的先決條件

(1) 信任部屬可訂定合理的目標和工作績效指標。

(2) 目標必須明確，指標必須可以量化。

(3) 已建立完善的工作說明書和工作規範，以利於目標的達成。

(4) 在實施後的績效討論重點，應以解決問題為主，而非批評。

3. 實施的優點

(1) 考評者和受評者都能感受到滿足感、一致性、愉快與認同感。

(2) 以工作績效為評核要素，並作為績效評核的重心。

(3) 導入民主和參與的觀念，讓部屬自己擔負責任，而非傳統式的由上級主管指揮命令。

4. 實施的限制

(1) 不適合用在管轄幅度較大的部門或單位。

(2) 不適合進行員工與員工間的比較。

(3) 不適合運用於目標不能量化的單位。

(4) 個人績效目標可能和整個組織目標有所差距，較易形成雙方爭執。

（五）360°績效評核（360-degree feedback）

1. 定義

360度評核又稱爲「多評量者回饋」（multiple feedback）、「多來源回饋」（multisource feedback）、「向上回饋」（upward feedback），以及「全面回饋」（full-circle feedback）。主要運用於基層主管之績效評核。

2. 目的

本項評核方法係透過全面、多元資料蒐集與分析過程，可協助各階層主管了解來自各不同來源的評量回饋，以更清楚認識別人眼中的自己、強處和缺點，進而進行檢討、改進，讓自己繼續成長與發展。

3. 方法

(1) 研擬一份具良好信效度的評量表。

(2) 受評者亦應進行自我評核。

(3) 同時也將評量表發給上級主管，同部門和其他部門同事，以及部屬同步進行評核（圖20-1）。

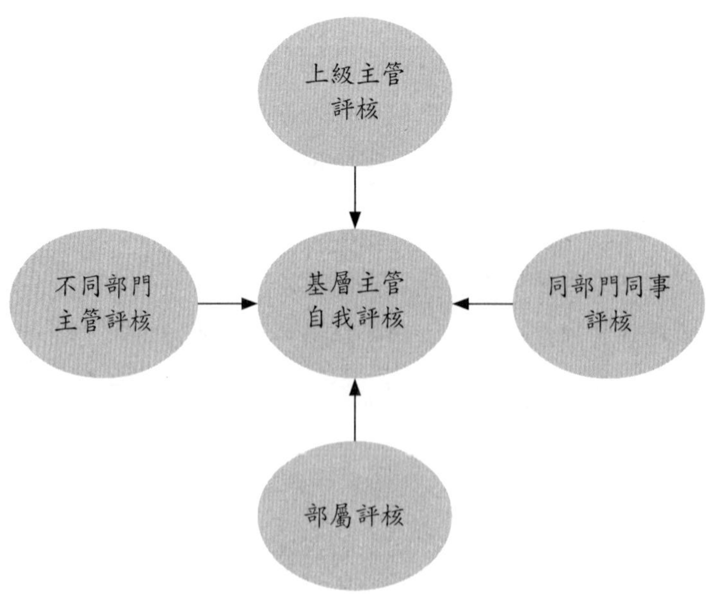

圖20-1　360°績效評核（作者自繪）

4. 比較不同來源評核的差異

360° 評核最重要的觀點是比較不同來源評量的差異，如果從某一來源的分數比其他來源高出很多或低很多，則受評者就應用心去了解並與自我評核結果相比較。

根據研究指出，如果組織或機構把 360° 的績效評核作爲發展目的，而非管理或監督控制目的，則整個 360° 評核的結果將會有較多的正面回饋，員工也會在參與 360° 評核過程中感覺更正向，同時也能增進員工彼此之間的溝通和參與程度。

5. 360° 評核的難度

組織或機構若要採行 360° 評核，必須先進行工作分析或發展職能模式，以決定對組織或機構而言，那些構面和項目是重要的，其他包括樣本的大小、評核者的說明、高階主管的支持、溝通和機密性、公平性等都必須兼顧。

若能讓評核者參與所有程序，會讓他們感受到高度的參與感和自主性，參與者才能提供較眞實的評核。最後讓評核結果對受評者有所助益。

四、績效評核常見的偏差與調整

（一）常見的偏差（common rator errors）

1. 輪暈效應（halo effect）

指評核者只根據員工在某一方面的表現評分，通常發生在評核者以「最近印象」或「刻板印象」作爲評核依據時。

2. 投射效應（projective effect）

指評核者從受評核員工身上看到自己本身具有的特質，將自己的感受、動機和心理傾向投射在判斷上，而影響評核結果的正確性。

3. 第一印象（first impression）

指評核者以對受評核員工的最先觀感作爲依據進行評核，沒有從整體表現進行評核。

4. 集中趨勢（central tendency）

指評核者無法或不願區別評核員工的實質差異，而以模糊態度呈現集中趨勢作爲評核結果。

5. 極端傾向（leniency vs severity）

指評核者在進行評核時，將等級定在兩極端，導致評核過鬆或太嚴。

6. 向日葵效應（sun flower effect）

指評核者對所有受評核員工，都給予高分。

7. 友朋效應（peers effect）

指評核者對受評核員工的工作內容不熟悉，而以其工作性質相近的同事的工作表現間接判斷給予評分，也稱爲「不當替代」。

8. 個人偏見（personal bias）

指評核者對受評核員工的年齡、性別、種族或學歷等心存偏見；例如對學歷較低護士給予較低評分。

（二）績效評核偏差的調整

有關績效評核偏差的調整或補救對策如下（王，2001；盧，2001；2014）：

1. 採用適當的績效評核方法：針對每一種評核方法的優缺點加以分析，選取最適當的評核方法。
2. 安排評核主管訓練，以降低偏差。
3. 針對各種評核偏差，尋求補救，例如：
   (1) 輪暈效應、第一印象：增加評核次數或進行不定期評核。
   (2) 集中趨勢、向日葵效應以及極端傾向：實施強迫分配法。
   (3) 友朋效應：實施交叉評核或訓練主管熟悉員工工作內容要求。
   (4) 投射效應：實施交叉評核或強迫分配法。
   (5) 偏見：訓練主管養成對事不對人的觀念。
4. 重新建構一套績效評核制度。

五、績效評核流程（the process of performance appraisal）

績效評核的流程（見圖20-2）包括建立評核基礎、執行績效評核、擬定績效改進計畫以及在職輔導，茲分別說明於下（王，2001；盧，2001；2014；張，2001；

Huber, 2000）：

（一）建立評核基礎

1. 確立評核的工作要項

每個單位對員工的要求不同，可以依據工作說明書，列出評核要項。

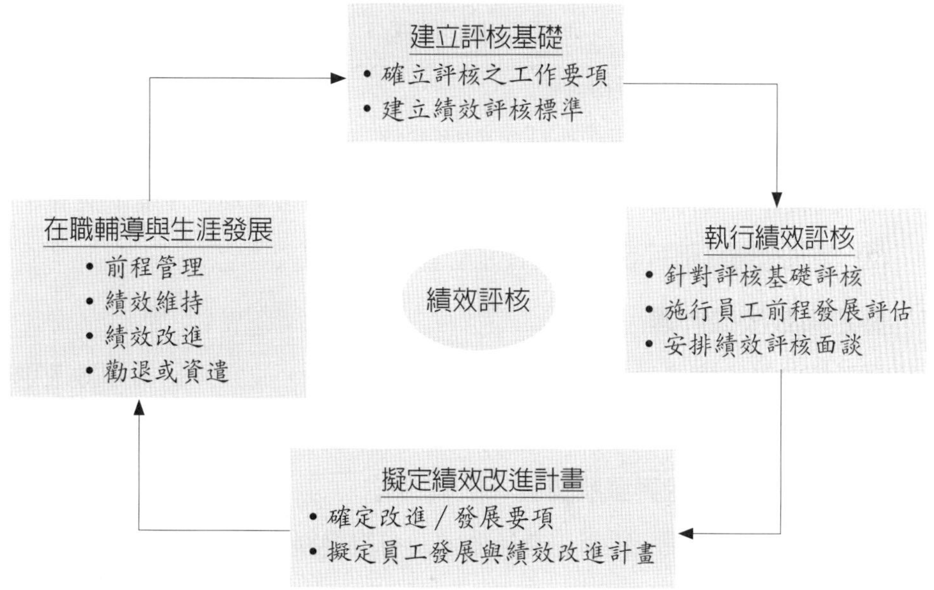

圖20-2　績效評核流程（參考王，2001，修正）

2. 建立績效評核標準

(1) 績效標準的擬定應有員工參與。

(2) 選定的績效標準，不可過高，應讓員工有很多機會可以超過標準，但也不可太低。

(3) 選定的績效標準應可以反應對員工工作的要求。

(4) 依照重要性或達成程度訂出評分比重。

(5) 不要過分複雜化，應容易操作使用。

（二）執行績效評核

1. 針對所建立的工作要項和評核標準進行評核。

2. 執行評核者在評核時應注意之事項

(1) 應先蒐集與受評核員工表現有關的資料。

(2) 應了解受評核員工的工作要求和滿意的工作標準。

(3) 應客觀，對事不對人。

(4) 應公平，公正。

3. 新進員工的績效評核：在會計年度結束前

(1) 到職滿三個月者：循正常評核程序進行評核。

(2) 到職未滿三個月者：可評爲平均等級，對已有工作經驗的員工也可循正常評核程序進行評核。

4. 調職員工的績效評核：在會計年度結束前

(1) 調職滿三個月者：由目前主管執行評核，並徵詢前任主管的意見。

(2) 調職未滿三個月者：由前任主管執行評核。

（三）擬定績效改進計畫

績效評核結果定案後，應安排與受評核員工面談，並共同研擬績效改進計畫（王，2001）。

1. 確定員工需要改進與發展要項

依據績效評核結果，將員工有待改進及有待發展之要項列出。

2. 擬定員工發展與績效改進計畫

(1) 針對員工需要改進和有待發展之項目，分別擬定員工與主管應負責的工作重點。

(2) 主管的努力重點包括員工的前程發展計畫，重點如下：

①安排可以增進員工工作效能的教育訓練。

②安排可以準備員工勝任下一個任務的工作。

③提供協助員工發展所需之配套措施。

④擬定與員工共同克服已知能力上的限制與缺點計畫。

（四）在職輔導與生涯發展

1. 對表現優良的員工，安排前程管理，給予進階訓練。
2. 對表現平平的員工，則給予提升能力的訓練與輔導。
3. 對表現低於水準的員工，則給予再教育，並加強個別輔導。
4. 對表現差的員工，則予勸退或資遣，不必花時間輔導。

Ⅲ. 績效評核面談（Interview of performance appraisal）

績效評核後之面談是員工績效評核的重要程序，若予省略將失去績效評核的原意與目的（王，2001；吳、林，1999；張，2001；盧，2001；2014；戴，2016；Huber, 2000；Marquis & Huston, 2000）。

一、績效評核面談的目的

1. 客觀檢討員工過去的得失，作爲未來投資之考量。
2. 使主管針對員工績效提供回饋，以繼續提升員工績效。
3. 了解員工前程規劃及具備條件或缺失，以協助其發展。
4. 使主管和員工共同擬定未來工作目標和發展計畫，並積極執行。
5. 促使主管更客觀公平的進行績效評核。

二、面談的種類

1. 結構性面談（structure interview）：事先將面談的重點做一書面計畫，依據書面內容進行面談。
2. 半結構性面談（semi-structure interview）：事先列出幾個重點，其他部分則依面談過程需求，隨時加入。
3. 非結構性面談（unstructured interview）：不事先準備面談重點，依面談過程隨機發問，或回答員工問題。

三、績效評核面談的準備

（一）事前準備

1. 再次詳讀員工工作說明書。
2. 查閱員工評核期間工作績效紀錄。
3. 決定當年度績效評核成績與評語。
4. 整理相關資料：包括員工工作目標、績效標準、成果、事實以及他人意見等。

（二）草擬個別員工績效評核面談的重點

1. 列出受評核員工的優缺點。
2. 決定將如何討論其工作表現的好壞，並告知評核結果。
3. 如何說明本次衡量績效的方法。
4. 對面談陳述的內容應事先準備證據資料，以支持面談的論點。

（三）績效評核面談的安排

1. 事先通知員工：最好在面談前一星期通知員工。
2. 時間：約安排30分鐘至1小時。
3. 地點：安排在不受干擾的地方，可安排在主管辦公室。
4. 氣氛：最好讓雙方感覺都很自在，避免出現對立的現象。

四、進行績效評核面談

（一）雙方座位安排（圖20-3）

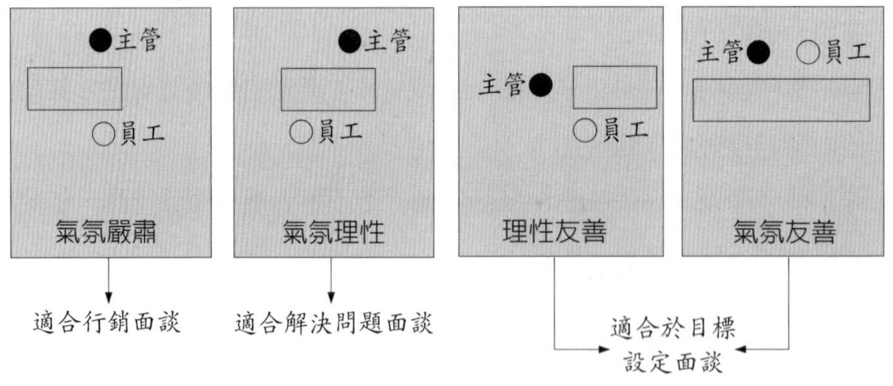

圖20-3　績效面談之座位安排

（二）開場白

開場白係在點燃火焰，使員工放鬆心情，建立互相信賴感。可從關心員工及其居家生活開始，然後再進入工作面，並以具體的重點事件讚美員工的優良表現與貢獻。

（三）說明面談目的

在開場白之後，應說明此次面談的目的，即：

1. 對員工的工作績效提供正式回饋。
2. 了解影響員工工作績效的原因。
3. 共同研擬下一年度（下一階段）的工作目標。
4. 共同擬定未來發展計畫。

（四）告訴績效評核結果

在告知員工評核結果時，應遵守下列原則：

1. 分項行之。
2. 以事實或數據作根據。
3. 以所設定的工作目標和工作說明書作依據。
4. 在一個時間內只談一個問題。
5. 言詞坦誠，但應具體、不亂批評、不責難、不追究責任。
6. 不要為隱惡揚善而言不及意。
7. 平常定時或適時之回饋，不能與年度評核出入太大。
8. 不比較員工之間的績效差異或優劣。

（五）鼓勵員工表達意見

在告知員工評核結果後，應鼓勵員工針對評核結果表達自己的看法，包括：

1. 對此次評核結果的看法。
2. 提出個人所遇到的困難及其背後原因。
3. 提出需要主管協助之事項。

在員工表達意見時，應注意用心傾聽，必要時應做筆記。

（六）雙方意見交流

在員工表達其看法後，主管應努力溝通，使雙方意見趨於一致，具體做法如下：

1. 將意見歸納，分別列出意見相同與意見不同的項目。
2. 重述並肯定意見相同的部分。
3. 請員工進一步說明意見不同之部分，然後主管再說明自己的看法。

4. 找出彼此的共同期望。
5. 努力縮小意見分歧部分，使雙方達成共識。
6. 以具體方法提出建設性建議。

（七）設定工作目標

在雙方達成共識之後，應進一步共同設定下一年度或下階段的目標，包括：

1. 繼續維持績效的工作目標。
2. 改善績效的工作目標。
3. 新增的工作目標。

當工作目標達成共識後，應重新修訂員工的工作說明書。

（八）擬定發展計畫

要讓員工達成所設定的工作目標，應擬定員工發展計畫，提升員工的工作能力。在擬定員工發展計畫時應：

1. 確認員工發展的目標。
2. 善用各種員工發展方法。
3. 運用員工發展原則，可採「因材施教」、「雙管齊下」、「共同努力」以及「水平與垂直發展交錯進行」。

（九）確認面談結論

當發展計畫研擬完成後：

1. 主管應重述未來之工作目標和發展計畫，雙方共同確認之。
2. 將共同確認的工作目標和發展計畫填入績效評核表內。
3. 請員工在績效評核表上簽名。
4. 如果員工還有意見，可請其在「員工意見」欄上填寫。

（十）結束面談

在結束面談時，主管應：

1. 說明本次面談的重要結論。
2. 表達已充分了解員工的意見，也感謝員工所提出的寶貴意見。
3. 對員工所需要的協助將全力支持。

五、績效評核面談後的追蹤

1. 根據個別面談結果執行。
2. 確定追蹤項目和追蹤時間，可利用電腦建檔，以利於追蹤。
3. 適時給予激勵與糾正，以及必要的輔導。
4. 信守承諾，提供必要的支持與資源。

結語

績效評核對醫療機構的營運與發展，有正反兩面的激勵作用，績效評核應同時進行績效面談，以便客觀檢討員工過去的得失，了解員工在工作上和發展上的需求，並與員工共同擬定未來工作目標和發展計畫，創造員工與醫療機構雙贏的目標。

參考文獻

中文文獻

1. 王遐昌（2001）。績效評估與管理。臺北市：臺北醫學大學績效評估與管理教育訓練講義。
2. 吳美連、林俊毅（1999）。人力資源管理：理論與實務。臺北市：智勝。
3. 張瑞明（2001）。績效面談的實施。臺北市：臺北醫學大學績效評估與管理教育訓練講義。
4. 陳正強（1998）。人力資源管理精華。臺北市：千華。
5. 盧美秀（2001）。績效考核。於盧美秀著。護理管理，p.18-1～18-22。臺北市：華騰。
6. 盧美秀（2014）。績效評核與績效面談。於盧美秀著。護理行政與管理（二版），p.237-252。臺北市：五南。
7. 戴國良（2016）。考績。於戴國良著。人力資源管理，p.156-171。臺北市：五南。

英文文獻

1. Huber, D. (2000). *Leadership and nursing care management.* Philadelphia: W. B. Saunders Company.
2. Ivancevich, J. M. (2001). *Human resource management.* New York: Mc Graw-Hill, Inc.
3. Kleiman, L. S. (1997). *Human resource management: a tool for competitive advantage.* Cincinnatic, H.: South-Western Pub. Co.
4. Marquis, B. L., & Huston, C. J. (2000). *Leadership roles and management functions in nursing: theory and application.* 3rd ed. Philadelphia: Lippincott-Raven Publishers.
5. Michael, A., & Angela, B. (1998). Performance management. London: British Institute of personnel and Development.
6. Schuler, R. S., & Jack, S. R. (1995). *Managing human resource.* New York: West Publishing Co.
7. Tomey, A. M. (2000). *Guide to nursing management and leadership.* 6th ed. St. Louis: Mosby, Inc.

第六篇

領導統御（Leadership）

領導統御對員工的工作表現和組織績效有極密切相關，本篇內容將包括領導的概念、領導理論、領導型態、時間管理、激勵、衝突管理以及變革管理等，希望護理主管能成爲卓越的管理者和領導者。

第21章 領導概論（Introduction of leadership）

Ⅰ. 前言

過去「管理至上」時代，強調集權管理，由集權體制孕育、培養出管理能力。目前則強調「領導至上」，由分權制孕育、培養出領導能力，強調要擁有遠見、讓創新之計畫產生，尋求改變、以選擇推動創新之決策，要公平設定合理目標，建立項尖團隊，鼓勵創新，要果斷、要堅守價值等（謝，2015；Gifford, 2010）。

Ⅱ. 領導的涵義

一、領導

領導是帶領組織朝向目標與願景邁進（lead to vision）。

領導是引導員工達成特定目標，讓員工去做領導者希望他們做的事。而管理是透過別人來完成工作，促使組織內員工發揮最大工作潛力，達成組織經營目標。管理者讓組織永保健壯就是領導。成功的領導者懂得塑造組織的共同願景，讓員工能看到美好和光明的未來（盧，2001；2014；戴，2016；Rue & Byars, 1997；Sullivan & Decker, 1997）。

二、願景領導

願景領導（visionary leadership）係指領導者建立組織／機構的共同價值觀、信念與目標，引導員工的行為，凝聚團體共識，促進組織／機構的進步與發展，其具有下列功能（戴，2016）。

1. 構思組織／機構未來發展圖像，以便界定組織目標與任務。
2. 激勵員工朝向組織／機構目標前進，實現組織目標。

3. 連結組織任務和員工工作，發揮員工工作績效。

4. 提升組織／機構的核心價值，發揮組織／機構特色。

三、成功領導者的共同特質

現代管理學之父彼德杜拉克（Peter Drucker）指出成功的領導者最主要之共同特質有二（Drucker, 2003）：

1. 有許多追隨者。

2. 能獲得這許多追隨者信任。

四、領導的眞實涵義

Drucker（2003），認爲：

1. 沒有永遠的領導者，也不需要超級領導者。

2. 要建立制度化與專業化的領導者。

3. 讓優秀的領導者培養接班人，一代一代接班傳承下去。

4. 領導者首要之事就是尋找能幹的人，以達成組織／機構發展願景。

Ⅲ. 領導者與管理者的區別

領導者和管理者在其思維和做法上，往往會出現如表 21-1 之差異（盧，2014；戴，2016）。

表21-1　領導者與管理者之差異比較

角色 差異點	領導者	管理者
出發點不同	找出追隨者的共同心理，而加以利用，以達成領導的目的。	找出員工個人的特質與能力，將員工安置在適當位置，以正確有效執行工作。
要求不同	希望員工更積極發揮創意，改善現有的做事方法。	要求員工按照規章、制度、程序等，正確執行工作。
目的不同	追求的是自發的創造力。	追求的是執行力。
人力運用不同	激發人力資源的潛在價值。	有效的運用人力資源。
方向不同	往外看，爲組織／機構尋找新方向與機會。	向內看，管理組織／機構內各項活動的進行，確保目標的達成。

Ⅳ. 領導者的權力基礎

一、領導力量來自下列六種，如表21-2（盧，2001；戴，2016）

表21-2　領導者的權力

領導力量類別	說明
1. 法定權（legitimate power）	主管經過正式任命，即擁有該職位上之合法職權，即有權力命令部屬在責任範圍內應有所作為。
2. 強制權（coercive power）	主管使用其職位的懲罰權力，透過對部屬施以調職、降職、減薪或解僱權力，可對部屬產生嚇阻作用。
3. 獎賞權（reward power）	主管運用薪資和績效制度的獎賞方式，來影響部屬，只要部屬表現優異並達成目標，就給予獎酬、報償。
4. 專家權（expert power）	主管者擁有特殊專業知能，則部屬會樂意服務其指揮和領導。
5. 敬仰權（respect power）	主管若屬德高望重或具正義感，會備受部屬敬重，部屬會主動接受其領導和賣力工作。
6. 親和權（referent power）	主管人緣好，隨時關懷幫助部屬，顯現其個人魅力，部屬將自動追隨之，並衷心配合工作要求，全力以赴。

二、領導者權力運用對部屬的影響

領導者使用的權力不同，其對部屬工作表現和對工作滿意度的影響程度也會有所差異（表21-3）。

表21-3　領導者權力運用對部屬的影響

領導者運用之權力種類	部屬對工作表現程度	部屬對工作滿意程度
法定權	無法確定	低至中度
強制權	無法確定	低度
獎賞權	中至高度	低至中度
專家權	高度	高度
敬仰權	高度	高度
親和權	高度	高度

從表 21-2 和表 21-3，得知領導者平時在領導部屬時，若能多運用專家權、敬仰權和親和權，將可提高部屬的工作表現以及對工作的滿意度。法定權和強制權之運用，必須小心爲之。獎賞權必須在部屬有優異表現時爲之。

V. 領導力與管理介入對組織運作的影響

領導力的強弱與管理介入的深淺也會影響一個機構的運作（見圖 21-1）。通常當一個機構的經營者，運用高度領導力和合適管理策略的介入，就會有清楚的定位及共同願景，也可訂定明確且可及的目標，員工能夠充分發揮其創意，將帶給機構競爭優勢（盧，2014）。

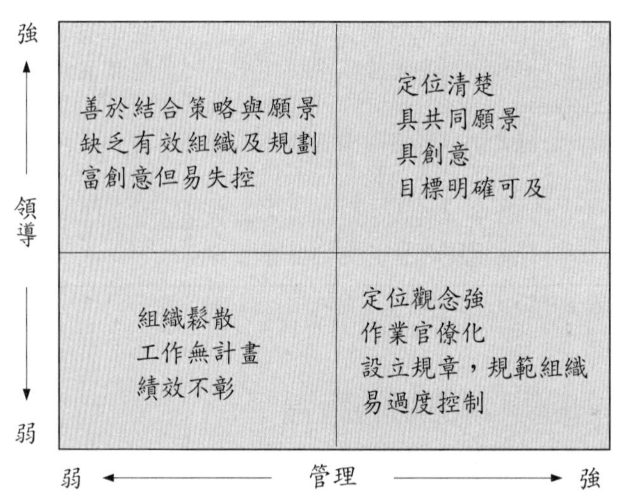

圖 21-1　領導力與管理介入對組織運作的影響

VI. 領導力發展藍圖

一、自我領導

陳朝益（2016）提出領導力發展藍圖（圖 21-2），強調領導力發展由自我領導開始，亦即採取「自我」到「人我」到「群我」領導力的開發方式。茲簡述於下：

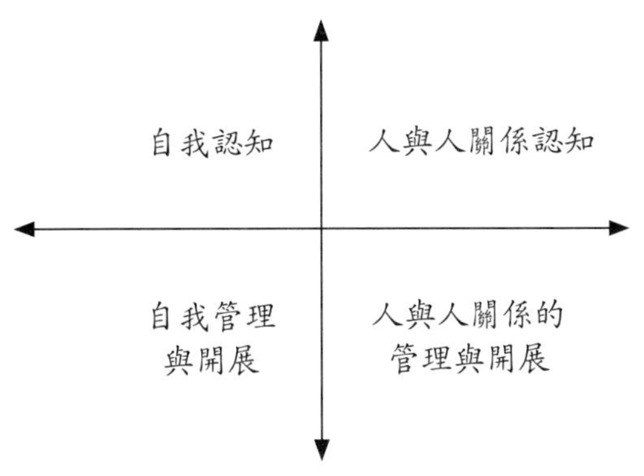

圖21-2　領導力發展藍圖

1. 自我認知（self-awareness）

   了解自己的優勢是什麼？

   我理想中的領導風格是什麼？

2. 自我管理（self-regulation）

   自問：「我如何達成我的目標？」

   應該做什麼？不做什麼？

3. 自我開展（self-authoring）

   如何在實踐的過程中，不斷的自我學習與成長？甚至自我創新？

二、領導他人

領導風格沒有最好的，只有最合適的。應隨著被領導者的人格特質、個別差異、專業經驗與發展階段的不同，自我轉化領導方式。領導他人之發展流程如下：

1. 我對他人的認知（social-awareness）

   個人對組織使命、價值和願景的認知？是否以同理心待人？

2. 人與人關係的管理（relationship management）

   包括衝突管理、不同意見的處理以及影響力如何？

3. 人與人關係的開展（relationship authoring）

   是否試著成為部屬的導師？教練？

   能否推動團隊合作？如何推動？

   對部屬的激勵程度如何？是否有改善空間？

VII. 成功的護理領導典範應具備的特質

每個護理人員都可以學習成爲領導典範。成功的護理領導典範除了應具備正向的護理專業價值觀之外，更應努力讓自己具備下列特質（盧，2016）。

表21-4 護理典範應具備之特質

秉持護理之愛	點高護理之光
展現護理之美	廣傳護理之情
精究護理知能	發揮仁術之心
愛心爲經	耐心爲緯
具使命感	不畏艱難
具前瞻性思維	塑造護理願景
具政治敏感度	領導政策發展

※作者自創。

結語

成功的領導者，除了應具備充足的知識與能力外，也應該知道如何運用權力和愛以及相關資源，同時也必須認知自己的角色和該承擔的責任，雖然不應該自我膨脹，但也不要將自己做小了。隨時精進內化，建立個人獨特的領導風格，才能成爲高效能領導者。

參考文獻

中文文獻

1. 陳朝益（2016）。建立自己的獨特領導風範。臺北市：大寫出版。
2. 盧美秀（2001）。領導。於盧美秀著。護理管理，p.8-22～8-23。臺北市：華騰。
3. 盧美秀（2014）。領導與管理。於盧美秀著。護理行政與管理（二版），p.253-

256。臺北市：五南。

4. 盧美秀（2016.12.5）。由護理人員談護理典範。於臺北醫學大學護理學院、學士後護理系演講內容。臺北市：臺北醫學大學。

5. 戴國良（2016）。領導入門基礎知識。於戴國良著。圖解領導學，p.1-17。臺北市：五南。

6. 謝雯仔譯（2015）。跟頂尖CEO學領導。新北市：奇光出版。

英文文獻

1. Gifford, J. (2010). 100 Great leadership ideas from successful leaders and managers around the world. London: Marshall Cavendish International (Asia) Pre Ltd.

第22章 領導理論（The theory of leadership）

有關領導的理論各派學者有不同的主張，茲特別選擇下列數種介紹如下：

Ⅰ. 雙類型理論（Two pattern theory）

Likert（1967）提出「雙類型領導」，認爲領導者可分爲兩種類型，四個層次，茲說明如下：

一、雙類型領導（two pattern leadership）

1. 以工作為中心的領導（job-centered leadership）

   對員工無信心、不信任，重視工作，不重視員工，採權威式領導。領導者自行制定決策。

2. 以員工為中心的領導（employee-centered leadership）

   完全信任員工，經常徵詢員工的意見，採參與式領導，由員工參與決策之制定，採雙向溝通，運用獎勵及自我引導來強化員工的行爲表現。

二、四個層次

Likert將權威和參與式領導兩極端間劃分爲四個層次，並以系統一到系統四命名（如圖22-1）。根據最近研究結果顯示，以系統四之參與式最具效能，特簡介於下（邱、盧、陳，2003；盧，2001；2014）：

1. 系統一：剝削權威式（exploitation authoritative）

   係一種威權作風的管理方式，對部屬的管理極爲嚴苛，會以恐嚇、威脅方式要求員工努力工作，少與員工互動，員工無法參與決策。

2. 系統二：仁慈權威式（benevolent authoritative）

   亦爲偏向權威作風的管理方式。唯對部屬尚存有仁慈之心，有時會聽取部

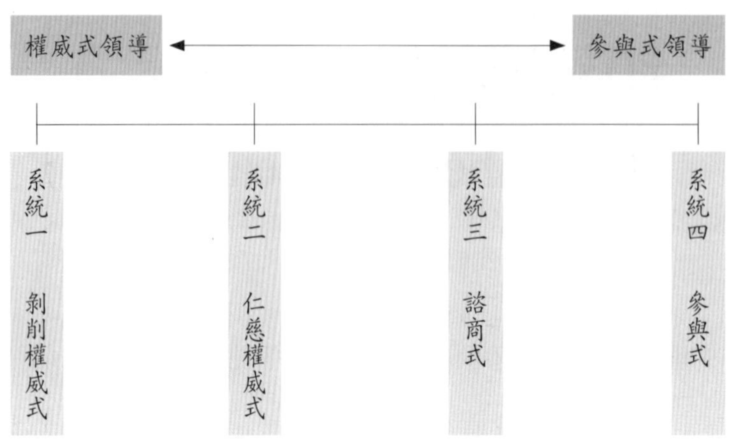

圖22-1　Likert之雙類型理論

屬的意見，部屬參與決策機會不多。

3. 系統三：諮商式（consultative）

會聽取部屬意見，獎懲分明，有時會給予參與決策機會或授權部屬，提供部屬支持。

4. 系統四：參與式（participative）

由部屬參與決策，給予激勵、樂意與部屬溝通、互動，甚至授權讓部屬獨立執行某項重要工作，讓部屬自我引導及解決問題。

II. 領導連續體理論（Leadership continuum theory）

Tannenbaum和Schmidt（1957）將權威和參與的兩極端劃分加以修正，形成絕對權威到完全民主的七種領導風格，並主張應配合領導者、追隨者和當時情境，選擇最適合的領導風格。

此種兩極化的領導模式係將領導行爲看成一連續體（continuum），在連續體的左邊爲集權領導，右邊爲民主式領導（見圖22-2）。

III. 管理方格理論（Managerial grid theory）

Blake和Mouton（1985）採用員工導向（employee-orientated）和生產導向（production-orientated）兩構面，並以座標表現出多種組合方式，領導者或管理者可以根據當時情境，找出符合本身的領導風格（如圖22-3）。9.9型一般被認爲是最理想的領導風格。

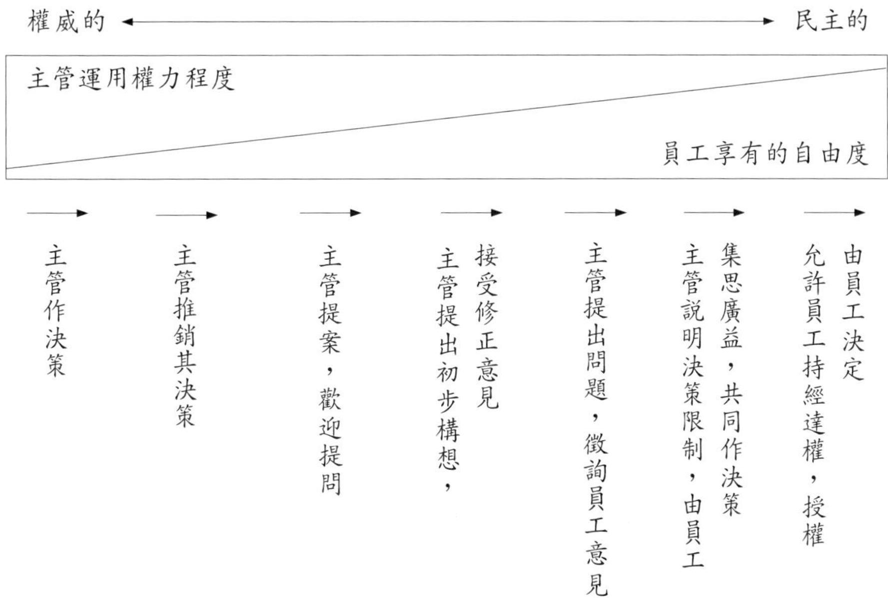

圖22-2　領導行為連續體理論

資料來源：Tannenbaum, R. & Schmidt, W. H. (1957). How to choose a leadership pattern. *Harvard Business Revies, 36*(2), 95.

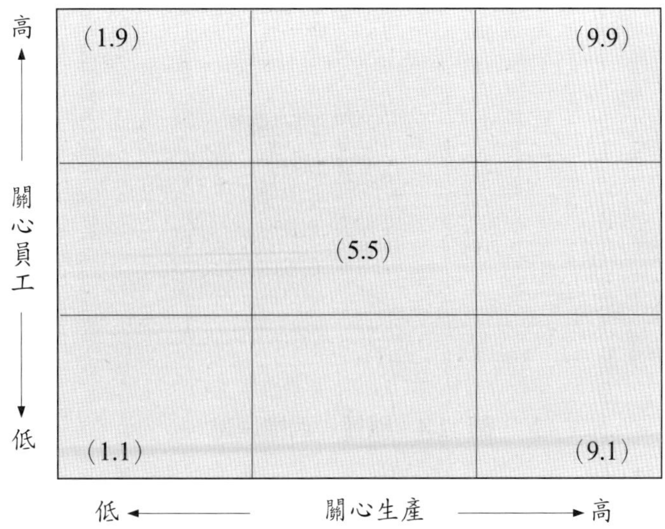

圖22-3　管理方格理論

Ⅳ. 權變理論（Contingency theory）

Fiedler（1967, 1985）將可能影響領導行爲的因素歸納爲三大類，即：

1. 上下關係（leader-member relation）
   指領導者與員工間的關係，分爲良好與不佳兩種。
2. 工作結構（task structure）
   分爲結構化和非結構化，或分結構高和低兩種。
3. 職權（position power）
   指領導者的職位權力高低。

Fiedler強調沒有一種領導風格可固定適用於某一種情況，他建議若要發揮領導效能，可從改善上下關係及工作結構著手。詳細內容請參閱本書第5章。

Ⅴ. 路徑—目標理論（Path-goal theory）

House（1972）認爲領導者的主要任務是設定組織目標，協助員工選擇最適當的路徑以達成組織目標。他將領導風格分爲四大類，並提出員工特徵和環境特徵是影響領導風格的兩大變數。強調領導者應斟酌員工和環境因素，選擇適當的領導風格，讓員工努力達成組織目標（見圖22-4）。

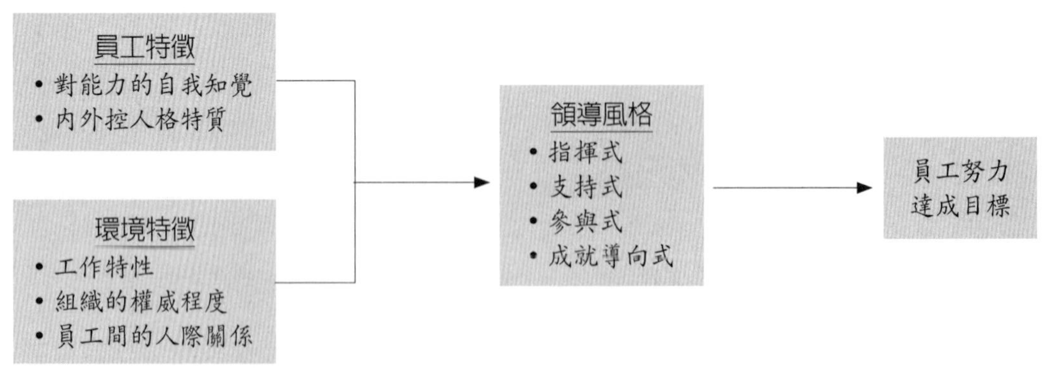

圖22-4　路徑—目標理論

Ⅵ. 情境領導模式（Situational leadership model）

Hersey和Blanchard（1969, 1993）以：

(1)員工在執行特殊工作的準備度（包括能力和意願）。

(2)領導者給予多少指示。

(3)領導者提供多少社會情緒支持做基礎，並將領導者的任務行爲和關係行爲分置於X和Y軸。分爲四個象限，劃分爲四種領導型態（如圖22-5）：

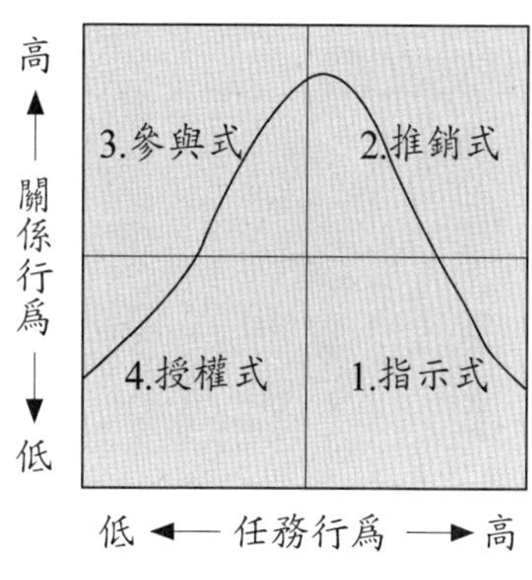

圖22-5　情境領導模式

1. 指示式（directing style）：給予具體指示，並採嚴密監督，適用於新進人員。
2. 推銷式（selling style）：說明決策重點，並給予澄清機會，適用於資淺員工。
3. 參與式（participating style）：讓員工參與決策，適用於有3～4年工作經驗者。
4. 授權式（delegating style）：賦予責任，授權由員工作決策，適用於資深員工。

Hersey和Blanchard主張領導者應依據員工的準備度（包括能力和意願）選擇不同的領導模式。

結語

領導是一種藝術，領導者應了解組織和員工的特性，選取最恰當的領導型態，以發揮最高領導效能。

參考文獻

中文文獻

1. 邱臺生、盧美秀、陳品玲（2003）。組織氣候與工作投入關係之研究——以某醫學中心暨委託經營管理醫院爲例。榮總護理，20(2)，184-199。
2. 盧美秀（2001）。領導。於盧美秀著。護理管理，p.8-1～8-15。臺北市：華騰文化。
3. 盧美秀（2014）。領導理論。於盧美秀著。護理行政與管理（二版），p.257-262。臺北市：五南。

英文文獻

1. Blake, R. R., & Mouton, J. S. (1960, 1985). *Managial grid.* Houston: Gulf.
2. Fiedler, F. E. (1967, 1985). *A theory of leadership effectiveness.* New York: McGraw-Hill Co.
3. Hersey, P., & Blanchard, K. H. (1969, 1993). *Management of organizational behavior.* New Jersey: Prentice-Hall, Inc.
4. House, R. J. (1972). A path-goal theory of leadership effectiveness. *Administration Science Quartly, Sept,* 321-338.
5. Likert, R. (1967). *The human organization.* New York: McGraw-Hill.
6. Tannenbaum, R., & Schmidt, W. H. (1958). How to choose a leadership pattern. *Harvard Business Review, Mar/Apr,* 95-101.

第23章 綜合運用各種領導型態展現高效能領導（Apply variational leadership styles to demostration the high leadership outcome）

黃仲毅、盧美秀

Ⅰ. 前言

曾、劉（1991）在其著作《圓通的領導》一書中，對華人的領導特性以非常幽默的的方式，將華人對領導的看法、領導文化、領導的持經達權以及領導的藝術，做非常深入的探討，此外西方學者也提出各種領導理論（徐，1989；曾、劉，1991；Blake & Mouton, 1985; Fiedler, 1967; Hersey & Blanchard, 1993; House, 1972; Likert, 1967; Marquis & Huston, 2000; Rue & Byars , 1997; Schuler & Jackson, 1996; Tannenbaun & Schmidt, 1958; Tomey, 2000; Vroom & Jago, 1988）。綜合東西方各學者專家論點，發現大家共同認為高效能領導者應具備下列觀念：

1. 塑造願景：願景可引來注意。願景是組織的策略、企圖和方向。
2. 尊重部屬：尊重部屬可加深信心。
3. 加強溝通：溝通可加強共識。
4. 堅定立場：立場導致信任。
5. 創新價值：價值包括正確的價值觀與正確的工作態度。

Ⅱ. 管與不管的藝術

管理學有一句名言：「瓶頸永遠發生在瓶子上方」，引申到：「如何突破瓶頸，應是高階主管的責任。」但一個主管若什麼都要管，將耗費太多時間與精力，反而會忽略一些眞正重要的工作，而且員工處處受到監督控制，將無法發揮個人才能。反之，若一個主管什麼都不管，則員工有可能表現鬆散，缺乏積極進取之心，可能會一籌莫展或毫無進展。因此管與不管的藝術在「應該管才管，不必管的不管，管到恰到好處，最好管到好像沒有管一樣」（盧，2005；2014）。

一、展現領導力的藝術

員工通常看不起沒有能力的主管，但也討厭太有能力的主管，因此有能力的主管如何做到「深藏不露」，並放手支持員工發揮各有的才能，也是一種藝術。切記：應「站在不露的立場來露，不要亂露，該露才露」。

二、塑造領導文化

（一）英雄文化

俗話說：「三流領袖用自己，二流領袖用班底，一流領袖用全體。」美國人喜歡英雄，更崇拜英雄，但華人並不眞正崇拜英雄，如果主管過分英雄主義，只顧自己出風頭，表演個人秀，往往無法獲得員工的認同。領導者應善用此種文化特性，在不露英雄本性下，運用合理的關懷，及透過適當的激勵，以全員參與的總動員目標，達到「一流領袖用全體」的最高境界。

（二）九五之尊

華人的九五之尊是領導中庸化，兼顧縱與橫式關係，以縱爲陽，以橫爲陰（圖23-1），例如A有自己的尊嚴，卻善於透過B和C去充分了解D和E的意見，作爲決策的參考。D、E也有聯繫，形成一股潛在力量。A領導得宜，大家共同擁戴，若領導無方，也可能群起推翻。A、B、C是領導先鋒，以A爲中心，但A並無英雄性，只居於九五尊位，但放手支持B、C去表現，發揮「深藏不露」精神，B、C表現良好，D、E等人歸心於A。若B、C表現不佳，D、E激烈反對，A可以把B、C撤換，無損於自己的地位，而能立於不敗之地。

三、用心學習被領導與領導他人

領導的基礎是被領導，每個人幾乎同時在領導人，也在接受別人領導。先學會

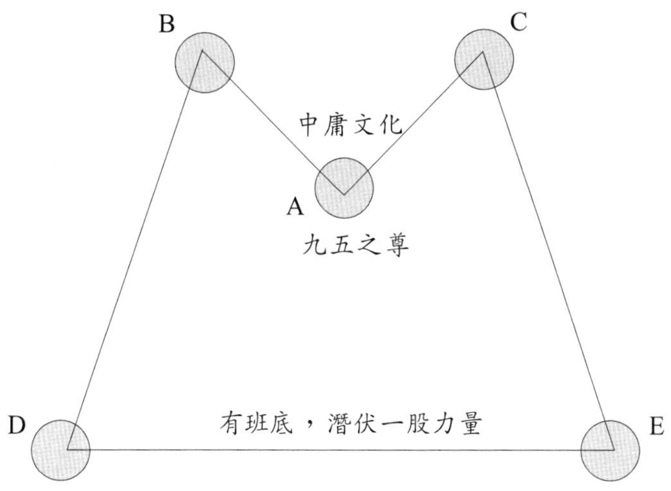

圖23-1　中國人九五之尊的領導角色

被領導，才可能善於領導別人，一個無法領導他人，也不接受他人領導的人，將成爲領導的障礙。

每一個人若能了解自己在什麼情境下最樂意接受他人的領導，然後將心比心，以同樣的方式，創造類似的情境，較有可能成功的做好領導工作。

一個領導者若能尊重員工，就能激發員工自動自發之心，員工有自發之心，便不會感受領導的壓力，而樂意接受領導。

四、無爲而治

老子主張「無爲而治」是領導的最高境界，因此如何將有爲的領導推向無爲的領導，應是領導者可以努力的方向（圖23-2）。

1. 有爲的領導包括：管人，即消極的約束員工；理人，即積極的領導員工。

2. 無爲的領導在「安人」，亦即激起員工自動自發之心。

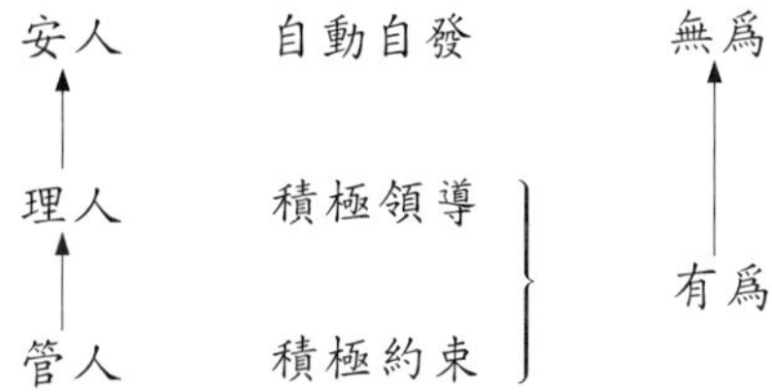

圖23-2　由有為到無為的領導

資料來源：曾仕強、劉君政（1991）。圓通的領導，頁39。臺北：伯學。

3. 領導者由有爲到無爲，必須經過一段努力，深獲員工之心，增強員工信心之後，員工養成自動自發的習慣，便可達無爲而治之境。

五、領導的三大目標

領導者往往也是被領導者，下面是領導的三大目標：

1. 向上開花，獲得上司賞識。
2. 向下紮根，獲得員工的認同與支持。
3. 創造有利情境，獲得天時、地利與人和。

Ⅲ. 領導的步驟

領導應以尊重員工爲共同基礎，其具體步驟如下（盧，2005；2014）：

一、扭轉乾坤，重視員工的參與

「乾坤」係指天地，扭轉乾坤就是把組織顚倒過來，讓員工在上，主管在下，主管把員工捧得高高的，充分給予尊重，平時凡是員工可以處裡的事情，都放手支持他們去做。員工不能做的則給予輔導，讓他會做。不搶員工的功勞，不剝奪員工的成就感，但非常時期，主管應挺身而出，拿出具體辦法，並承擔所有責任。以上種種做法是領導的第一步。

二、向員工表明態度

讓員工了解主管的看法與領導風格，最好：(1)不強制；(2)不壓抑；(3)不盲目要求。

三、與員工約法三章，以管理「制度」取代管理「人」

與員工約法三章，使員工動而不亂，在自動自發中不會越權或失責，具體內容如下：

1. 建構合情合理的典章制度，讓員工依制度行事。
2. 員工第一次做，不要擅自做主，應先想好腹案，並與主管討論。
3. 第二次做，可援例辦理，但應能加以創新。
4. 非直接主管交辦事項，員工應主動與主管商量，取得主管同意後辦理。

四、及時回饋

主管與員工間的互動，應能掌握時間因素、事情的本末和輕重緩急，做到及時反應，並給予適當回饋。

Ⅳ. 善用華人之持經達權藝術

領導者眞心誠意地運用各種技巧帶領員工是領導藝術的表現。華人喜歡藝術，但不喜歡權術，心正是藝術，心不正是權術。領導者若心不正意不誠，就是玩弄權術，不懷好意。華人講究「持經達權的運作」，以不變的經達成萬變的權，切實把握經權的配合，強調適時、適地、適人、適法。「持經達權」是華人最高智慧，與西方的情境領導有異曲同工之處，即順乎情境而持經達權（盧，2005；2014）。

一、領導的經

領導的經是指領導者應有的共識，是所有領導者都不能任意違背的，其內容如下：

1. 建立管理團隊

管理團隊（management team）就是俗話的「班底」。建立班底應以「公的班底」爲主，選擇工作表現良好和人際關係最好的幹部當班底，作爲主管和員工間的溝通橋梁。

2. 知人善任

知人不可只憑經驗，應多加學習印證，才能增進識人的實力。茲以孔子的「知人法」說明如下：

(1) 視其所以：從動機來觀察一個人的言行、舉止是否端正。

(2) 觀其所由：從結果來看一個人的言行是否正當。

(3) 查其所安：從習慣來看一個人的言行是否自然。

知人的目的在善任，善任就是從實際表現中賦予相對的責任，讓員工充分發揮長處。

3. 善用奇才

奇才通常具有強烈的成就感，機構內部工作可能無法完全滿足他的需要，可適度讓他參與一些外面業務，有傑出表現，適時給予獎勵，並在適當時機給予晉升，以留住人才。

4. 隱惡揚善

聰明幹練的主管應把員工的優點放在眼睛裡；所見都是優點，讓優點都能發揮，眞正做到人盡其才。把員工的缺點放在心裡；心裡有數，防患未然，並私下輔導。公開的讚揚員工的優點，私下協助員工改善缺點。

5. 善待員工

員工是醫療機構最重要的資源，主管應關心員工。

(1) 讓員工清楚了解其業務內容和職責所在。

(2) 提供安全合理的工作條件，給予充分的關懷與照護。

(3) 清楚表明對員工的要求與期望，使員工知道表現到什麼程度，主管便會滿意。

(4) 了解員工的困難，隨時給予必要的指導與協助。

(5) 公平、公正的對待員工，有傑出表現就給予適度獎勵，但若行爲不當，或有疏失也不可縱容，應給予口頭訓誡，適時矯正，養成不二過的風氣。

二、領導的權

領導的權是指領導者應能權宜應變，其具體做法如下：

1. 原則不變，方法可變

領導是動態的，領導者應有原則，在運用這些原則時，應因應實際的情況而有變化，以求因地制宜，但也應有所變有所不變，應該變才變，不應該變就不要變，不可不變，也不可亂變，要變得合理，員工才會知所遵循。

2. 因應情境選擇最合適的領導型態

過去大多採取以主管爲中心的權威式領導型態，最近十多年來，已逐漸改採以員工爲中心的參與式領導型態，允許員工在限定範圍內自由發揮，亦即讓員工充分持經達權，依照設定的目標去權宜應變。

3. 分工時應注意長短互補

(1) 員工之中有能力很強，也有稍差或甚差的。員工的個性有極爲剛強，也有個性稍柔或甚柔的。當在分配工作或組成工作團隊時，應能彼此互補，以求長短配合，剛柔並濟。

(2) 用人之長，應先了解其眞正長處，平時應接觸員工，充分了解員工的優點，不要隨便將員工定型而埋沒人才。

4. 適時的調整領導型態，亦即綜合運用下列領導型態以留任護理人員。

V. 綜合運用交易型、轉換型和真誠領導型態於護理人員留任

從行政院衛生署於2013年委託中華民國護理師護士公會全國聯合會的留任計畫中針對「護理人員願意投入、重返和留任護理職場的工作條件和彈性制度之探討」結果顯示，護理人員需要的工作條件多與彈性有關，其中項目最多的是「領導彈性」，本篇即以領導爲主軸，簡要介紹目前最被推崇的交易型領導、轉換型領導和眞誠領導之領導行爲、員工表現及其領導效能，並繪製成圖，希望護理領導者能以眞誠領導者爲典範，再聯結運用轉換型領導和交易型領導於個別護理人員的領導上，期待所有的護理主管都能成功運用並扮演轉換型、交易型和眞誠的領導者，以激發護理人員的工作熱誠和滿足對護理專業發展成爲幸福專業的期待，使能樂意繼續留在護理職場上，爲守護全民健康而努力。

大家都知道人力短缺問題並非單一因素造成，尤其目前的護理人力主力已是1980年以後出生之E世代（又稱ME世代，年齡介於20-37歲），他們自我意識強烈，充滿自信，富有創意，但他們追求的是生活和工作的平衡，期待從工作中可以滿足工作需求、自我需求和生活需求，他（她）們希望在優質職場工作，護理領導和管理能有彈性，期望工作自由、有趣、輕鬆、能經常被鼓勵、讚美與受尊重、被平等對待、有表演的舞臺，且有被認同感、成就感以及被支持與關懷的感覺，因此，如何去除工作規則和規章制度所造成的管理僵固性，保持適當的彈性，確有其必要性與重要性（李，2013）。

本節將從護理人力彈性運用中之領導彈性切入，介紹護理人員所期待在領導和管理上的彈性需求，並介紹如何綜合運用轉換型領導、交易型領導和眞誠領導，以更大的彈性吸引護理人員投入並留任護理職場。

一、護理人員願意投入和留任護理職場的工作條件與彈性制度探討

爲全面了解應屆畢業生，已離職和現職護理人員在何種條件和彈性制度下才願意投入、重返和留任護理職場，特於2013年舉辦五場焦點團體座談會，邀請應屆畢業生、離職和現職護理人員，確認其對工作條件和彈性制度的需求，共有113項，經探索性因素分析後，共歸爲六大類，且發現其中五大類與企業界所強調的彈性人力資源管理之職能彈性、數量彈性、區隔彈性、時間彈性、薪資彈性極爲類似（黃、盧，2013）。但卻有33項與領導和管理彈性有關，將其以「領導彈性」命名，其內容如表23-1（黃、余、于，2016；盧、黃，林等，2013）。

表23-1　護理人員留任與領導彈性有關的項目

1. 學長姊對新進人員友善。
2. 工作同仁間對於無心的失誤可以包容。
3. 單位氣氛好，同事間能互相幫忙。
4. 單位定期舉辦醫護人員聯誼活動，增進團隊人際關係。
5. 護理長與護理人員互動良好。
6. 護理長能對新進人員做適度關心。
7. 督導（含）以上之護理主管能關心且願意和基層護理人員溝通及提供協助。
8. 基層護理人員可向護理部反應問題，並獲得有效的回應。
9. 機構能提供及創造安全的工作環境（如：全面使用安全針具）。
10. 機構設有公關部，遇到醫療糾紛，能保護護理人員並及時進行危機處理。
11. 鼓勵及灌輸護理人員休閒活動重要性，維持工作與生活的平衡。
12. 專業間互相尊重，個人表現受醫療團隊同仁的肯定與尊重。
13. 推動專業形象塑造，如：使用「護理師」稱呼護理人員。
14. 持續宣導和教育民眾，增加外界對護理人員的了解與尊重。
15. 建置護理資訊系統，簡化資料統計與護理紀錄等文書工作。
16. 評鑑相關文書由專人負責。
17. 設有護理主管晉升制度，並公開徵選。

（續）

（續）

18. 升遷管道暢通。
19. 即使升遷到護理主管，如無領導／管理能力，也有退場機制。
20. 在職進修者可選擇改為兼職或部分工時。
21. 提供在職進修管道。
22. 進修管道多元化。
23. 對學術發表及臨床表現優秀者，提供多元獎勵措施。
24. 醫院鼓勵同仁進修，並配合進修給予適當排班。
25. 在職進修自假時不綁合約。
26. 在職進修給公假，但需延長服務年限。
27. 提供進修獎勵措施。
28. 部分工時及兼職護理人員，可優先轉正職。
29. 有完善的育嬰或留職制度，如補助托嬰費用或優先回原單位上班。
30. 參加繼續教育積分課程給公假或補假或補時數。
31. 新進人員訓練和在職教育等課程，可以納入繼續教育積分，降低累積積分壓力。
32. 繼續教育採用一定比例之數位學習（e-learning）時數，方便學習。
33. 提供除了專業課程外之身心靈課程，例如：瑜伽、繪畫、園藝等。

二、領導型態與領導行為及其領導效能

在人生的每一個階段皆有不同的發展任務，而每一個人在不同發展階段，其發展需求亦有所不同，不同的人格特質其發展過程中所需要的支持亦有所不同，至於職業上的適應、滿足和成就感則決定於其人格與該工作環境的和諧程度，因此為增進護理人員的職業適應、滿足和成就感，護理領導者若能依據每一位護理人員的人格特質和不同發展階段的需求，提供符合其需求之領導風格，應更能提高其工作滿意度與專業承諾度（黃、盧，2015）。

MacPhee（2013）在其來臺灣於馬偕醫院的演講中特別提到護理領導者若能綜合運用轉換型領導、交易型領導和真誠領導於護理人員，將更能發揮領導效能，McGuire & Kennerly（2006）也建議護理管理者也可同時是轉換型和交易型領導

者。也有許多研究和論述強調採用轉換型領導，可以強化護理人員對病人安全的參與度，提供病人安全的照護（Lievens & Vlerick, 2013），提高護理服務熱誠，增進病人照護品質與安全，達到卓越護理之目標（Meredith、Cohen、Raia, 2010），增進護理人員的創新思維、自尊、自我成就感、自主性和責任感（Bamford-wade & Moss, C, 2010）。臺灣的學者亦推薦其研究中之轉換型領導構面的指標可供臺灣護理主管作爲其領導行爲的參考與指引（呂、李、黃、李，2002）。

臺灣對不同企業的研究結果顯示，採用轉換型領導和交易型領導對員工的工作滿足和組織承諾皆有顯著正面影響（廖、王、戴，2004）。在對檢察官的領導效能上，轉換型和交易型領導也具有正面影響，但放任型領導則產生負面影響（吳、許、蔡、柯，2015）。此外，王（2010）對737位不同行業與職務類別的正職工作者之調查顯示，眞誠領導對員工的工作績效、工作滿意度和組織的公民行爲有顯著的正面影響。

茲將目前廣被採用的三種領導型態，詳加說明如下（黃、盧，2015）：

（一）轉換型領導（Transformational leadership）

1. 轉換型領導係運用魅力領導理論（theory of charismatic leadership）、願景理論（theory of visionary leadership）、需求層次理論（theory of hierarchy need）、道德認知發展理論（theory of moral development）和催化領導理論（theory of facilitative leadership）爲基礎發展而成。
2. 轉換型領導者藉由個人魅力激發部屬對領導者的信任和遵從，並透過讓部屬意識到所承擔任務的主要意義和責任，激發部屬的高層次需求或擴展部屬的需要和願望，使部屬爲團隊的偉大目標而相互合作、共同奮鬥，並將對組織的利益超越個人利益。

   轉換型領導者透過個人的行爲表率，對部屬需求的關心，來優化組織內員工互動，並透過創造和宣揚組織的願景，塑造組織內變革的氛圍，包括下列四個構面（廖等，2004；MBA智庫百科，2010；Bamford-wade & Moss, 2010；Bryant, 2003；Doody & Doody, 2012；Rolfe, 2011）：

   (1) 理想化影響力（idealized influence）

   領導者具有較高的倫理道德素養和個人魅力，深受部屬的愛戴和信任，員工們都認同並支持其所提倡的願景和策略規劃，並期待其能帶領組織向前邁進，因此常被視爲理想的楷模。

(2) 鼓舞性激勵（inspirational motivation）

領導者運用團隊精神和情感訴求，激勵部屬共同努力，以達成組織的高度工作績效。

(3) 智力激發（intellectual stimulation）

領導者常會提出眞知灼見，向部屬灌輸新觀念，鼓勵部屬創新、挑戰自我，採用新觀點、新方法和新的行動去解決工作中遇到的問題，帶動部屬在意識、信念和價值觀的形成上產生激發作用，進而塑造技術創新、價值創新以及服務創新的組織文化，因此，也常被視爲革新者。

(4) 個別化關懷（individualized consideration）

領導者勤與部屬密切互動，透過人際互動、關心部屬個人需求、能力和願望，耐心傾聽部屬的意見、構想，充當部屬的教練和顧問，幫助部屬在充滿挑戰的工作中不斷成長。

總之，轉換型領導者相信每個人隨著年齡的成長，會逐漸追求善性的發揮，且藉由領導者的個人魅力，吸引部屬的認同感，並以具有前瞻性的願景作爲行動目標，用心提高部屬的需求層次，激發其工作動機，讓部屬主動積極付出，達成超乎期望的目標，因此建議護理領導者能採取有利於護理人員投入和留任的轉換型領導的特色於護理領導上（MBA智庫百科，2010）。

（二）交易型領導（Transactional leadership）

是一種傳統領導，強調領導行爲係發生在特定情境下，領導者和被領導者相互滿足的交易過程，領導者運用高度有序的體制，明確的任務分配和角色分工，引導與激勵部屬完成組織的目標，其特徵係領導者藉由契約式的交易，給予部屬報酬、實物激勵、晉升機會和榮譽等，滿足部屬的需要與願望，部屬則以服從領導者的命令指揮，完成其所交付之任務作爲回報。其領導成功與否則視領導者與部屬之間的心理契約狀況而定，部屬通常只想做最少的工作就得到報酬，而領導者則想以約定的報酬得到最大量的工作績效，也因此部屬較難展現創新和工作積極性，無法使組織獲得更大程度上的進步。因此，建議護理領導者能採取下列有利於護理人員投入與留任的交易型領導的特色（MBA智庫百科，2010；Bryant, 2003；Salanova, Lorente, Chambel Martineg, 2011）。

1. 與部屬建立良好的人際關係

護理領導者，應向部屬清楚的表達對其個人的期望，提供支持，並經常給予鼓勵與讚賞，必要時應能及時提供情感支持。

2. 根據部屬的工作能力與工作性質，執行積極介入管理

當部屬所執行的工作出現危機或可能危及病人健康或生命時，即時介入協助與指導，使部屬能安全的完成交付的任務，而不致於產生挫折感。

3. 展現對部屬正向的獎賞行為

當部屬完成所分配的任務，完成組織的目標且有良好的組織績效時，即時給予物質或非物質的獎賞或職位晉升。

（三）真誠領導（Authentic leadership）

眞誠是每一位成功的領導者必備的人格特質。眞誠領導者在領導的情境中，會忠於眞我，並以自我內在所認可的價值與倫理規範爲本，做出符合這些規範的領導決策並付諸行動，眞誠領導者特質和其展現的領導行爲如圖23-3，並分別說明於下（尤，2012；王，2010；方，2014；李、朱，2012；Ilies, Curseu, Dimetakis & Spitzmuller, 2012；Shirey, 2006）：

1. 自我知覺（self-awareness）

領導者了解領導的目的，確立目標與方向；將理念化爲行動，以其內在的倫理和穩固的價值規範爲基本，進行熱情的領導，自我察覺在落實實行這些倫理與價值規範時可能面對的情緒、能力和社會壓力，並預作準備，以便言行一致、身體力行。

2. 平衡無偏誤的資訊處理（balanced unbiased processing of information）

領導者客觀的在決策之前，蒐集各方意見以及相關資訊，在考量過程中不會過度自我防衛，可以不偏不倚的蒐集和詮釋相關的正反意見，有能力平衡的處理資訊，並做出正確的決策。

3. 透明化關係（relational transparency）

領導者以眞誠關係導向（authentic relational orientation）與部屬緊密聯繫，暢通接觸管道，坦率、正直、誠信的與他人發展親密的信任關係，不僞裝自已，透過公開對話、資訊分享、情感交流，展現眞實的自我，並與部屬建立密切關聯的「透明化關係」。

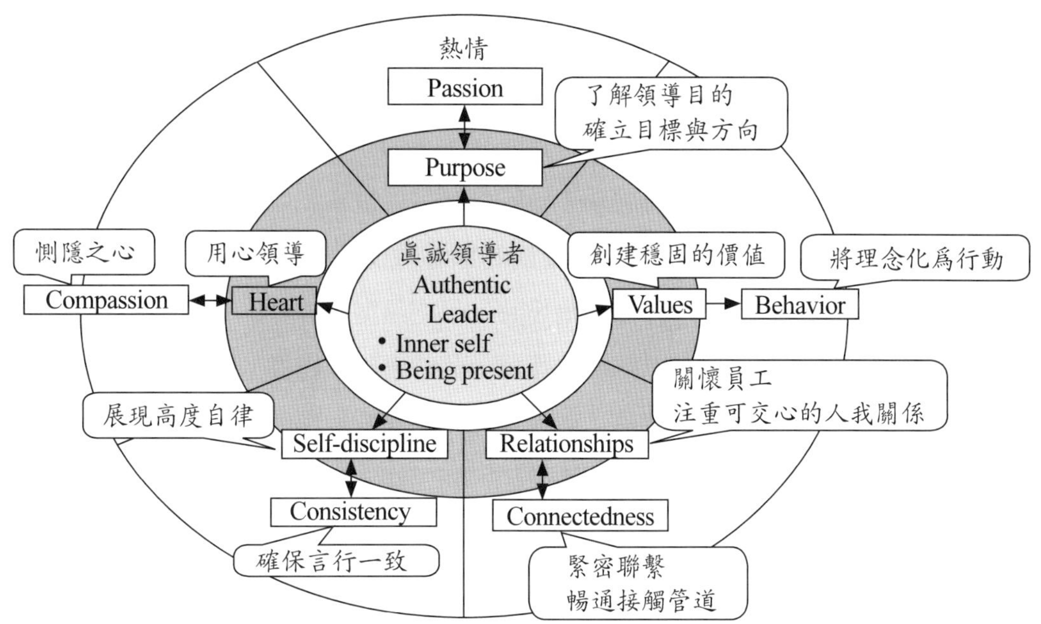

圖23-3　眞誠領導者的特質與領導行為（shirey, 2006）

4. 內化的道德觀（internalized moral perspective）

   領導者高度自律，會要求自己在決策與行爲上，必須符合自己對於核心倫理價值的承諾，利用個人所具有的道德素養、效能、勇氣與韌性，解決倫理議題，具體展現眞誠與持續的道德行動，亦即實際展開的行動，具有強烈的「道德模範」意味。此種內化道德觀所彰顯的深層道德價值感，讓部屬授權賦能（empowement）並產生工作意義感、自我效能感、自我決定擁有感，也因此更激發了強烈的工作動機，願意額外努力付出，展現工作績效，獲得高度的工作滿足感。

5. 用心領導（heart）

   領導者用心帶領部屬，並以惻隱之心關心弱勢員工，作風溫和、開放、幽默、語氣親切、面面俱到。

在此，建議各位護理主管，不論個人所偏好的領導型態爲何，都可以將眞誠領導作爲領導的基礎，不斷反求諸己，從回應自己內在的倫理與價值規範出發，營造並且與部屬維繫坦誠與彼此信任的互動模式，取得部屬的認同，讓部屬在眞誠領導者的羽翼下，努力投入工作，提升組織績效。

三、聯結運用轉換型，交易型和眞誠領導於護理人員留任

轉換型、交易型和眞誠領導，由於領導者的領導行爲不同，員工的表現也會有所不同，其所產生的領導效能亦有層次上差異。護理領導者若能先讓自己成爲眞誠的領導者，以此爲基礎，再依據護理人員的生涯發展需求和個人的專業能力差異，採取具個別化的領導，一定可以產生最佳的領導效能。此外，當需要導正員工行爲、建立工作紀律、內化標準作業等情境時，以交易型領導介入，建構有序體制，使員工依標準工作，建立規範有紀律的團隊，此時再加以轉換型領導的作爲，則能進一步激勵員工、塑造願景，使員工產生自發、正向的內驅動力，形成創新、有競爭力的組織文化，員工也能展現高組織承諾、高工作滿意及高工作績效，如領導者可再以眞誠領導，表現自律的品格與行爲，更能贏得信任與員工發展夥伴關係，型塑具企業社會責任、能自我肯定、具榮譽感的卓越工作團隊。

在此將上述三種目前最常被採用的領導型態之領導行爲、員工表現以及所產生的領導效能，繪圖提供各位讀者參考（圖23-4），希望各位護理領導者能將其聯結，互相運用於護理人員的領導上，讓領導更具彈性，以增進及創造護理專業競爭優勢，將護理型塑成爲幸福的專業，讓護理人員樂意留在護理職場土，爲守護全民健康而努力（MacPhee, 2013；McGuire & Kennerly, 2006；Salanva et a1., 2011）。

結語

領導在個人與組織整合過程中，是最具動態影響作用的因素，醫療機構各階層管理者是否能發揮其「群策群力以竟事功」的管理功能，與其個人所具的領導能力息息相關。領導能力是可以學習的，希望本章內容能帶給大家一點提示作用。

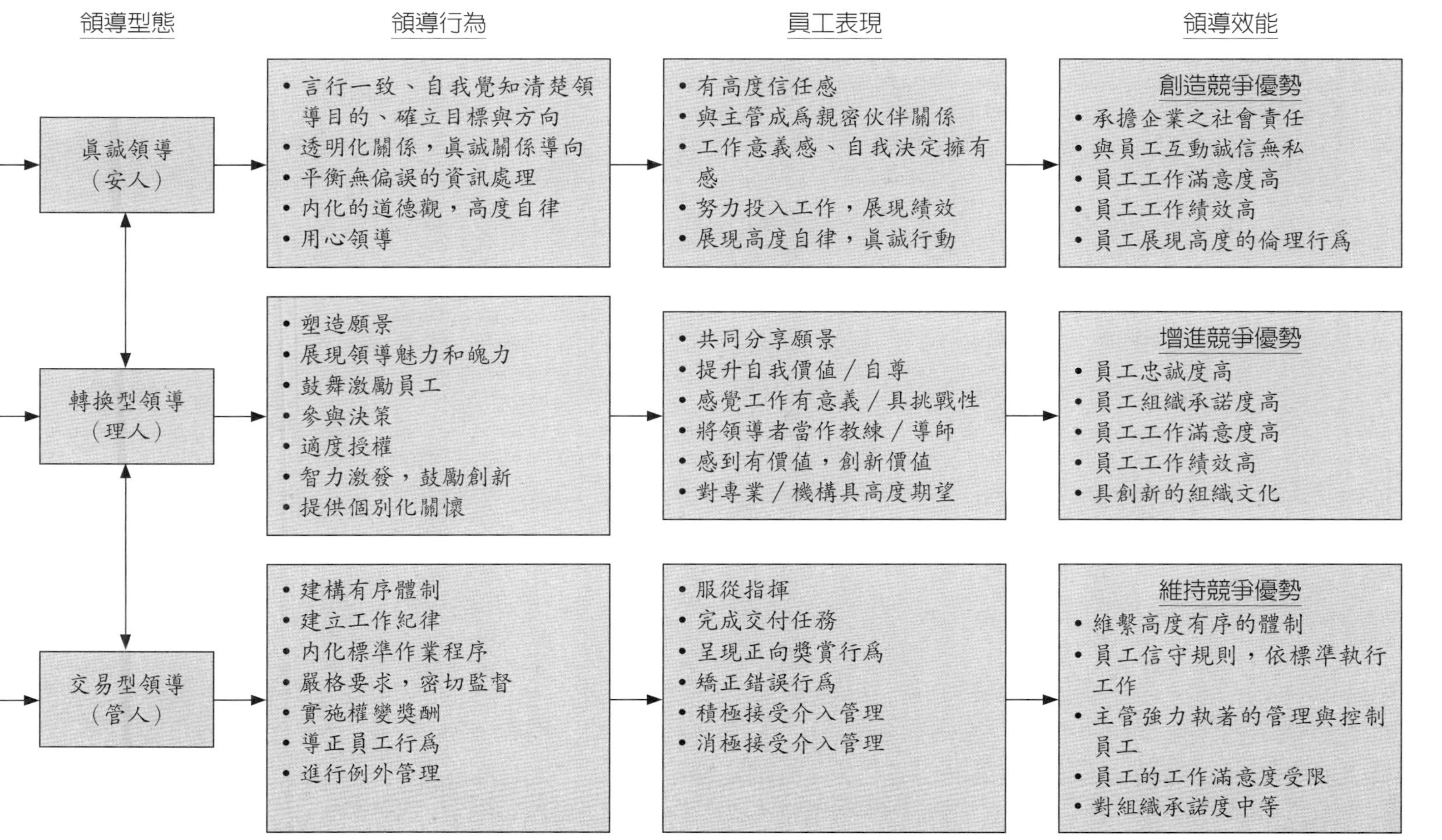

圖23-4　不同領導型態之領導行為、員工表現以及領導效能

參考文獻

中文文獻

1. MBA智庫百科（2010，11月）。交易型領導。取自http://wiki.mbalib.com/zh.tw/%25E4%25BA%25A4%25E6%2598%2593%25E5%。

2. MBA智庫百科（2010，6月）。轉換型領導。取自http://wiki.mbalib.com/zh-tw/%25E5%258F%2598%25E9%259D%25A9%25E5%。

3. 中華民國護理師護士公會全國聯合會（2013，2014，2015）。醫療機構護理人力現況調查。臺北市：中華民國護理師護士公會全國聯合會。

4. 尤淑如（2012）。公司治理、真誠領導與企業誠信——從德行觀點探究。黃埔學報，62，111-126。

5. 方凱弘（2014）。初探眞誠領導之意涵與行爲。T&D飛訊，195，1-22。

6. 王琮閔（2010）。眞誠領導、工作社會特性與工作結果之關聯性和調節效果分析（未發表之碩士論文）。桃園市：國立中央大學。

7. 吳玲玲、許欽嘉、蔡清祥、柯承恩（2015）。對知識工作者之領導效能之研究——領導風格與認知差異。資訊管理學報，17(1)，221-238。

8. 呂欣茹、李麗傳、黃庭邦、李美璇（2002）。臺灣地區護理主管領導特質之因素分析。慈濟護理雜誌，1(3)，77-87。

9. 李河泉（2013）。破解ME世代領導密碼。於臺北醫學大學演講講義。

10. 李新民、朱芷萱（2012）。眞誠領導的測量與相關變項初探。樹德科技大學學報，14(1)，341-366。

11. 徐信文譯（1989）。管理者。臺北市：笛藤。

12. 曾仕強、劉君政（1991）。圓通的領導。臺北市：伯樂。

13. 黃仲毅、余鑑、于俊傑（2016）。護理人員願意投入和留任醫院執業工作條件與彈性制度探討。護理雜誌，63(2)，80-90。

14. 黃仲毅、盧美秀（2013）。運用彈性人力資源管理解決護理人力短缺問題。領導護理，14(2)，10-21。

15. 黃仲毅、盧美秀（2015）。聯結運用轉換型、交易型和眞誠領導於護理人員留任。源遠護理，9(1)，5-11。

16. 廖國鋒、王湧水、戴坤輝（2004）。轉換型領導、交易型領導、組織自尊與工作滿足及組織承諾關聯性之研究——信任的中介效果。國防管理學報，25(2)，1-16。
17. 衛生福利部（2014）。103年第一次護理改革工作小組會議報告。臺北市：衛生福利部。
18. 盧美秀（2005）。護理管理的藝術。護理雜誌，52(5)，14-19。
19. 盧美秀（2014）。高效能領導。於盧美秀著。護理行政與管理（二版），p.263-270。臺北市：五南。
20. 盧美秀、黃仲毅、林秋芬等（2013）。護理人力回流計畫。針對重返職場護理人員需求調查及護理人力回流計畫評價及計畫可行性分析之成果報告。臺北市：行政院衛生署。

英文文獻

1. Bamford-Wade, A., & Moss, C. (2010). Transformational leadership and shared governance: An action study. *Journal of Nursing Management 18*, 815, 821.
2. Blake, R. R., & Mouton, J. S. (1960, 1985). *Managerial grid.* Houston: Gulf.
3. Bryant, S. E. (2003). The role of transfomtional and transactional leadership in creating, sharing and exploiting organizational knowledge. *Journal of Leadership & Organizational Studies, 9*(4), 32-44.
4. Doody O., & Doody C. (2012). Transformational Leadership in nursing Practice. *British Journal of Nursing, 21*(20), 1212-1218.
5. Fiedler, F. E. (1967). *A theory of leadership effectiveness.* New York: McGraw-Hill Co.
6. Herrsy, P., & Blanchard, K. H. (1993). *Management of organizational behavior.* 6th ed. New Jersey: Prentice-Hall Inc.
7. House, R. J. (1972). A path-goal theory of leadership effectiveness. *Administrative Sciencw Quartly, Sept*, 321-338.
8. Ilies, R., Curesu, P. L., Dimotakis, N., & Spitzmuller, M. (2012, January). Leader's emotional expression and their behavioral and relational authenticity: effects on

followers. *European Journal.* Work Organizational Psychology.

9. Lievens, I., & Vlerick, P. (2013). Transformational leadership and safety performance among nurses: the mediating role of knowledge job characteristic. *Journal of Advanced Nursing, 70*(3), 651-661.
10. Likert, R. (1967). *The human organization.* New York: McGraw-Hill.
11. MacPhee, M. (2013). Healthy Work environment. *Health Care Practice Environment Workshops.* Symposium conducted at the meeting of the Taipei Nurse Association, Taipei City, Taiwan, ROC.
12. Marquis, B. L., & Huston, C. J. (2000). *Leadership roles and management functions in nursing.* 3rd ed. New York: Lippincott Co.
13. McGuire, E., & Kennerly, S. M. (2006). Nurse managers as Transformaional and transactional leaders. *Nursing Economic, 24*(4), 179-185.
14. Meredith, E. K., Cohen, E., & Raia, L. V. (2010). Transformational Leadership: application of magnet's new empiric outcome. *Nursing Clinics of North America, 45*, 49-64.
15. Rolfe, P. (2011). Transformational leadership theory: what every leader needs to know. *Nursing Leadership, 9*(2), 54-57.
16. Rue, L. W., & Byars, L. L. (1997). *Management: skill and application.* 8th ed. New York: Mc-Graw-Hill Co.
17. Salanova, M., Lorente, L., Chambel, M. J., & Martinez, I. M. (2011). Linking transformational leadership to nurses' extra-role performance: the mediating role of self-efficacy and work engagement. *Journal of Advanced Nursing, 67*(10), 2256-2266.
18. Schuler, R. S., & Jackson, S. E. (1996). *Human resource management: positioning for the 21st century.* 6th ed. New York: West Publishing Co.
19. Shirey, M. R., (2006). Authentic leaders creating healthy work environments for nursing practice. *American Journal of Critical Care, 15*(3), 256-268.
20. Tannenbaun, R., & Schmidt, W. H. (1958). How to choose a leadership pattern. *Harvard Business Review, Mar/Apr*, 95-101.
21. Tomey, A. M. (2000). *Guide to nursing management and leadership.* 6th ed. St Louis:

Mosby.

22. Vroom, V. H., & Jago, A. G. (1988). *The new leadership.* New Jersey: Prentice-Hall Inc.

附註：本章後半部內容刊登於源遠護理第9卷第1期。

第24章 第五級領導（Level 5 leadership）

Ⅰ. 前言

第五級的領導是 Collins 和其同事經過 6 年的研究所提出「企業從優秀到卓越」（good to great）的領導模式，他們發現要維持競爭優勢，從優秀到追求卓越，單單靠削減成本，組織重整或追求利潤，是無法造就偉大企業的。能歷久不衰的往往是能固守核心價值以第五級領導，推動從優秀到卓越的企業（齊，2004；Collins, 2002）。這些能固守核心價值的企業具有以下特色（盧，2014）：

1. 長青企業大多致力於造鐘；亦即建構能永續發展的組織，而不是報時；亦即只依賴偉大的領導人或偉大的構想。
2. 長青企業大多能兼容並蓄，兼顧目的和利潤、延續性和改革。
3. 長青企業大多有清楚的核心價值觀和目的，作爲決策的依歸。
4. 長青企業在固守核心的同時，又設定明確動人，振奮人心的大膽目標，努力追求卓越。

Ⅱ. 概念架構

第五級領導是領導能力五個等級中最高的一級，在領導過程中，領導者把企業蛻變的過程看成先累積能量、厚植實力，然後突飛猛進，發揮飛輪效應。

在領導過程中強調三個重點，每一個重點都包含兩個重要觀念（見圖 24-1）。

（一）有紀律的員工

1. 找到第五級領導人。
2. 先找對人上車，再決定做什麼。

（二）有紀律的思考

1. 面對殘酷的現實。
2. 堅守刺蝟原則。

（三）有紀律的行動

1. 強調紀律文化。
2. 以科技爲加速器。

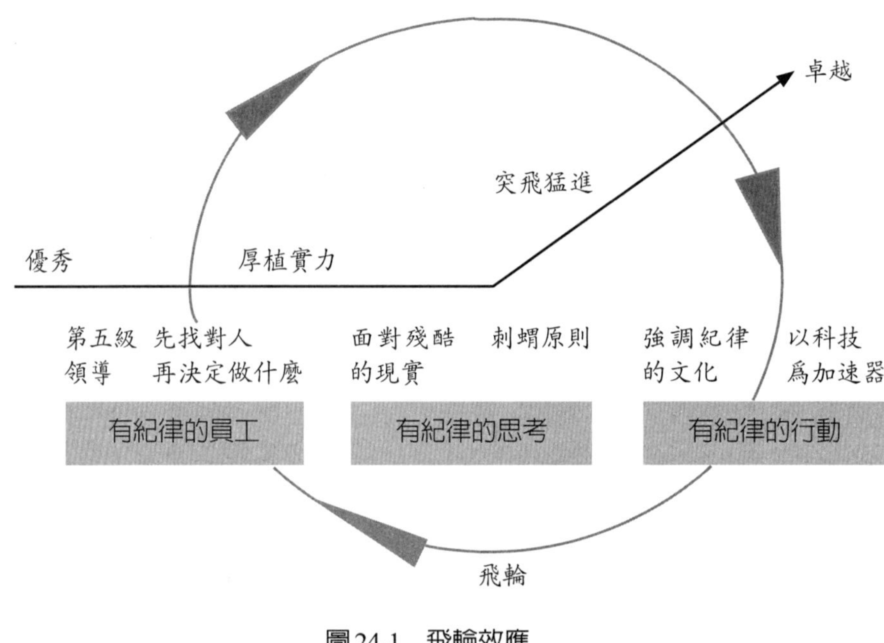

圖24-1 飛輪效應

III. 領導的層級

領導能力的五個層級如下：

1. 第一級，有高度才幹的個人：能運用個人專業知識與技能產生有建設性的貢獻。
2. 第二級，有貢獻的團隊成員：能貢獻個人能力，努力達成團隊目標，並在團隊中與他人通力合作。
3. 第三級，勝任愉快的經理人：能組織人力和資源，有效率及有效能地追求預先設定的目標。

4. 第四級，高效能領導者：能激發員工追求清楚而動人的願景和更高的績效標準。
5. 第五級，第五級領導者：藉由謙虛的個性和專業的堅持，建立持久的卓越績效。

Ⅳ. 第五級領導人的特質

1. 結合了謙沖爲懷的個性和專業上堅持到底的意志力。
2. 雄心勃勃，將旺盛的企圖心投注於組織的前途上。
3. 將個人名利置之度外，處處以組織的成功爲念。
4. 會預先妥善安排接班計畫，讓組織世代交替後依然成功。
5. 做該做的事，絕不動搖。
6. 在順境中會往窗外看，把功勞歸於自己以外的其他因素。
7. 在逆境中會照鏡子，反省自己該負的責任，絕不會歸咎於運氣不好。

Ⅴ. 第五級領導的領導策略

一、先找對的人，再決定要做什麼

在推動改革時，應先找對的人上車，把不適任的人請下車，然後才決定要把車子開到哪裡去。

1. 找什麼人比做什麼事更重要，找人應比擬定願景、策略優先。如果找對人，問對了問題，並且讓他們參與討論，最後一定能找到正確的做法，讓組織變得更卓越。
2. 在從「優秀到卓越」的蛻變過程中，適合的人才，才是組織最重要的資產。在決定誰才是「對」的人時，個性或內在特質比教育背景、專業知識與技能或工作經驗重要。
3. 成長的最大瓶頸在於人才，應建立嚴格，但不無情的組織文化：

(1) 只要還有疑慮，寧可暫時不錄用，應繼續尋找千里馬。

(2) 當感到需要改革人事時，趕快採取行動，讓每個人都適才適所。而不是把裁員和重組當作提升績效的主要策略。

(3) 讓最優秀的人才掌握組織的最大契機，而不是讓他們去解決組織內最嚴重的問題。

4. 當找對人加入經營團隊後，應採腦力激盪法，尋求最好的答案，但一旦達成決議，就應放棄本位主義，團結一致，支持最後的決定。

二、面對殘酷現實，但絕不喪失信心

1. 應具有「不能在產業中排名第一、二的組織，就會被淘汰出局」的危機意識，而且應不斷因應殘酷的現實而修正邁向卓越的途徑。

2. 員工可能會自動過濾資訊，不讓高層主管接觸到殘酷的眞相，但高階主管必須有充分的自覺，長期投注心力注意這個問題。

3. 應創造能聽到眞話的環境

領導力和創造能聽到眞話和面對現實的環境有關。應多聽員工的心聲，而且不要讓事實被掩蓋。具體做法如下：

(1) 多問問題，不要直接給答案

領導者應抱持謙虛的態度，承認自己對狀況還不是很了解，拋出能激發員工發出最佳洞見的問題。

(2) 激發對話和辯論，而非高壓統治

應激發員工熱烈討論，讓每個人都認眞參與，尋求最好的答案。

(3) 事後檢討，但不責怪

若能做到事後檢討，卻不責怪，就已經朝著建立聆聽眞相的文化又邁進一大步。事實上，如果一開始就找對的人上車，自然就沒有可責怪的人，只需要尋求了解和不斷學習即可。

(4) 建立起紅旗機制

領導人應能把所獲得的資訊變成不容忽視的資訊，並且創造出能聽到眞相的環境。「紅旗」可視爲警訊，隨時掌握異常事件的警訊，可逼領導者直接面對殘酷的事實。

4. 保持信心，絕不動搖

在面對殘酷現實時，應能堅忍不拔，絕不放棄，絕不投降。應堅信自己能獲得最後的勝利，同時，不管眼前的現實是多麼殘酷，都應誠實面對。

三、堅守刺蝟原則

刺蝟型的人總是把複雜的世界簡化爲單一的系統觀念或基本指導原則。不管外面的世界多麼複雜，刺蝟型的人都能把所有的挑戰和難題化爲單純的刺蝟原則。舉世聞名的佛洛伊德提出「潛意識的觀念」，達爾文提出「物競天擇」，馬克斯提出「階級鬥爭」，愛因斯坦提出「相對論」以及亞當斯密提出「勞力分工」等等，他們都是把複雜的世界單純化，都是屬於刺蝟型的人。

刺蝟型的人都很清楚如果要獲得高瞻遠矚的洞見，根本之道在於單純，他們擁有敏銳的洞察力，能看穿複雜的表象，找到潛藏的型態，他們重視本質，他們運用刺蝟的天性爲組織發展出刺蝟原則。刺蝟原則並不是把達到頂尖當成目標或把達到頂尖當成策略，也不是指達到頂尖的意圖或具備達到頂尖的計畫，而是「了解自己在哪些方面能夠表現的最好而達到頂尖。」

刺蝟原則是對於以下三個圈圈的交集有了深刻理解之後，所發展出來的單純清晰概念（見圖24-2）。

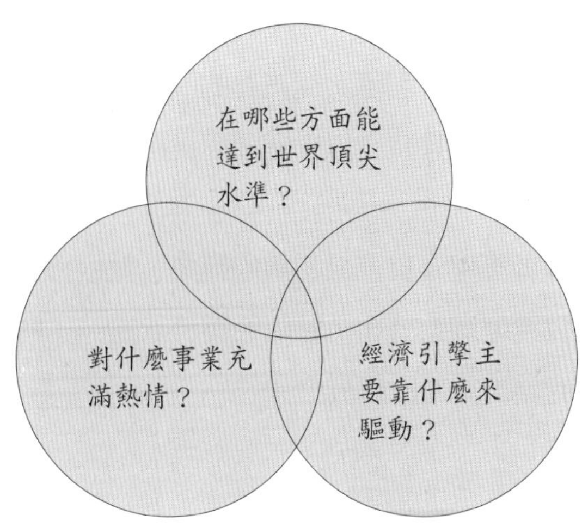

圖24-2　刺蝟原則的三個圈圈

1. 在哪些方面能達到世界頂尖水準

   這個鑑別標準的重要性遠超過核心競爭力，因爲擁有核心競爭力，不見得就表示你在這方面能成爲世界頂尖。而且能成爲世界頂尖的領域，也很可能根本不是我們目前投入發展的領域。因此，領導者應不斷思考，探討在哪些方面能達到世界頂尖水準，然後全力以赴，以達到世界頂尖水準。

2. 經濟引擎主要靠什麼來驅動

   領導者應有敏銳的洞察力，知道如何才能獲取充足的資金和高利潤，並且持久保持營運績效。

3. 對什麼事業充滿熱情

   領導者應專心致力於能點燃員工熱情的事業，亦即找到能熱情投入的事業。

爲了完整發展出刺蝟原則，三個圈圈缺一不可。因爲如果在這一行永遠不可能成爲頂尖，但卻靠這個事業賺了很多錢，則只不過是建立了一家成功的公司／醫院，卻稱不上是一家卓越的公司／醫院。而即使已成爲某一行的頂尖，若對於所做的事情，沒有發自內心的熱情，則不可能永遠維持頂尖的地位。或者，可能熱情投入，但是若沒辦法成爲這一行的頂尖，或毫無成本效益，則或許樂在其中，卻無法創造出卓越的經濟效益。

釐清刺蝟原則是反覆循環的過程

要找到刺蝟原則應組成經營團隊，問正確的問題，參與熱烈討論，制定決策，檢討和分析，並從中學習，而且完全以三個圈圈爲指導原則，不斷透過這個循環，深入理解（見圖24-3）。

爲追求卓越，領導者應堅守自己最了解的事業，並根據自己的能力決定發展方向，建立經濟引擎，敏銳地洞悉公司／醫院的經濟狀態。了解經濟引擎中的指標數字，展現對事業投入的熱情，並一以貫之。

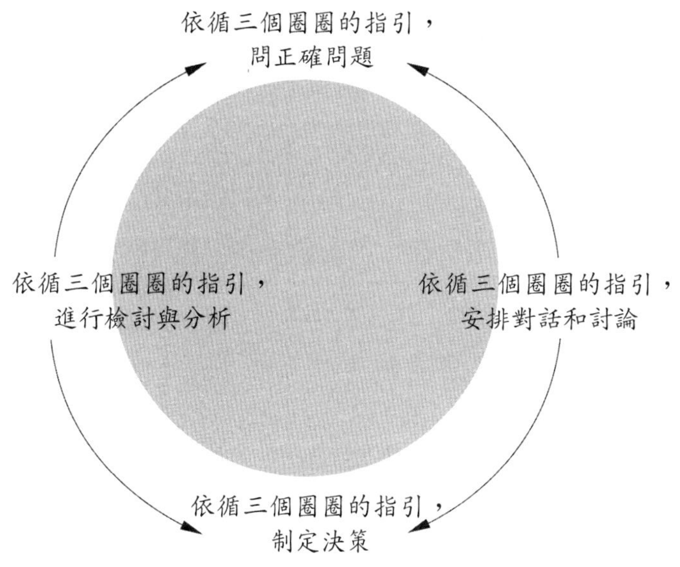

圖24-3　釐清刺蝟原則的循環過程

四、強調紀律的文化

（一）建立守紀律的文化

要持續展現卓越績效，必須先建立守紀律的文化，讓員工能在三個圈圈中採取有紀律的行動，並堅守刺蝟原則，包括：

1. 應在既定的系統架構下，建立以自由和責任為基礎的文化。
2. 遴聘自律的員工，他們將願意盡最大努力，履行自己該負的責任。
3. 不要把強調紀律的文化和執行紀律的強人作風混淆。
4. 堅守刺蝟原則，把重點放在三個圈圈的交集上，有計畫的淘汰不相干的事業以及必須停止做的事項。

（二）管理「制度」不是管理「員工」

1. 為追求卓越，應建立調和一致的制度，合理訂定明確的限制與規範，只要是在制度與規範範圍內的行為都是合理而且適當的，讓員工對自己的行為負起責任。
2. 追求卓越的組織，都應有一位第五級領導人，負責建立能夠長治久安的紀律文化，並網羅能充分自律，具有責任感，不需費心管理的人才，讓員工都能採取有紀律的行動，並且熱情執著地執行三個圈圈的觀念。

3. 強調紀律文化不只關心行動，還包括促使有紀律的員工，透過有紀律的思考，採取有紀律的行動。
4. 要保持長久績效，最重要的紀律就是堅守刺蝟原則，並且願意放棄超出三個圈圈以外的發展機會，包括：不會跨入毫不相干的事業，不會收購毫不相干的公司，也不會參與毫不相干的投資。

五、以科技爲加速器

1. 爲追求卓越，應從不同的角度來思考科技，當用對科技時，科技就可以成爲事業發展的加速器。只有直接與刺蝟原則三個圈圈相關的科技，才是企業／醫院需要的科技。
2. 科技是企業轉型成功的五個關鍵要素之一。追求卓越的企業通常總是能率先應用精挑細選出來的科技，並將其視爲「動力加速器」，而非「啓動器」。
3. 爲追求卓越，領導者應對科技的變遷保持相當的敏感度，以審愼並富創意的方式來因應。

六、飛輪效應

1. 爲追求卓越都會歷經轉型過程，需先厚植實力，然後才能突飛猛進。
2. 爲推動巨大的飛輪，開始都必須花費極大力量，才能啓動。不過，只要朝著一致的方向，繼續不斷往前推動。經過一段時間飛輪累積動能後，就能有所突破，並快速飛奔。
3. 爲追求卓越，應持續推動改善，並提升績效。若能指出實際的成就，即使只在逐步累積動能的階段，員工在完全了解，並察覺企業正在加速向前衝刺時，他們就會團結一致，熱情支持，此即所謂的「飛輪效應」。

結語

每個行業都希望能從優秀邁向卓越，爲追求卓越，應有第五級領導者，藉由謙虛的個性和專業的堅持，先找對的人，再決定做什麼，勇於面對殘酷的事實，堅守刺蝟原則，強調紀律的文化，有紀律的採取行動，並以科技為加速器，厚植實力，以引發飛輪效應，建立起持久的卓越績效。希望護理管理者能學習第五級領導，不僅引發護理專業發展的飛輪效應，也能成為醫療機構卓越領導人，帶動整個醫療產業的發展。

參考文獻

中文文獻

1. 齊若蘭（2004）。從A到A+——向上提升或向下沉淪？企業從優秀到卓越的奧祕。臺北市：遠流。
2. 盧美秀（2014）。第五級領導。於盧美秀著。護理行政與管理（二版），p.273-281。臺北市：五南。

英文文獻

1. Collins, J. (2002a). *Good to great: why some companies make the leadership and others don't*. New York: Curtis Brown Ltd.
2. Collins, J. (2002b). *Level 5 leadership.* 取自：http://www.Jimcollins.com/lab/level 5/index.html

第25章 時間管理（Time management）

Ⅰ. 前言

管理大師 Peter Drucker 強調：「時間是最短缺的資源，除非它被管理，否則什麼也不能管理。」任何領域的經營管理，都不能離開時間的因素，所有營運目標之實現，都需要做好時間管理（盧，2014）。

Ⅱ. 時間管理的概念

一、定義

時間管理是指「在時間的流逝中進行自我管理，在時間的運轉中掌握自己的方向」，亦即克服時間的浪費，有效運用時間以達到所設定的目標。一個人若能有效管理自己的時間，支配時間，就能成爲時間的主人，以自己的方式過最有意義的生活（朱，1999；彭，1993；盧，2001；2014；Abernathy, 1999）。

二、時間智商（time quotient）

時間智商，可以幫助我們與不同文化背景者交流，也可以幫助我們和身邊的人相處得更好，要有好的時間智商，應學習下列課題（Levine, 1997）：

1. 如何生活在時間中並掌握時間。
2. 建立不同文化的時間觀。
3. 開展自己獨立的時間感或時間意識。
4. 讓自己擁有自己的獨特價值觀、時間觀及生活步調。

三、心理時鐘：一時片刻

不同的人對時間的知覺會有不同的感受，也會有不同的解釋，例如與一位漂亮女孩或英俊男士並坐2小時，你（妳）會覺得那只是幾分鐘。但當你在熱墊上坐幾分鐘，你會覺得那是幾小時。愛因斯坦說：這就是相對論（Levine, 1997）。

四、時間資源的獨特性

許多學者專家都提出對時間特性的看法，茲彙整如下（彭，1993；高，2002；郭，2003；盧，2014）：

1. 供給毫無彈性。
2. 無法暫停。
3. 無法蓄積。
4. 無法取代。
5. 具不可逆性，無法失而復得。

五、錯誤的時間觀念

以下四種是一般人較容易犯的時間觀念（盧，1988，2001；2014）：

（一）被時間所主宰

1. 受時間所擺布。
2. 重形式而不重實質。
3. 每天都在固定的時間辦事，不願略做調整。

（二）視時間為敵人

1. 自我設定難以達成的時限，以便刷新紀錄。
2. 喜歡創造紀錄，將時間當作超越與打擊對象。
3. 重視效率、輕視效能。

（三）做時間的奴隸

1. 長時間沈溺於工作，變成工作狂（workaholic）。
2. 認爲忙碌就是充實，不願稍做休息。
3. 常爲工作而放棄個人休假，甚至爲工作犧牲家庭團聚。

（四）視時間為神祕物

1. 忽視時間所加諸之限制。
2. 認爲時間取之不竭，用之不盡。

Ⅲ. 造成時間浪費的因素

造成時間浪費的因素很多，茲彙整於下（朱，謝，1995；郭，2003；盧，1988，2001；2014；Huber, 2000）：

一、內在因素

1. 在同一時間想做太多的事。
2. 缺乏組織，想到一件，做一件。
3. 沒有計畫或計畫不周全。
4. 決策能力不足，不敢作決定。
5. 猶疑不決或倉促的決定。
6. 不切實際的時間估計。
7. 拖延的習慣。
8. 事必躬親，未能授權。
9. 不好意思說「不」。
10. 花很多時間責怪他人。
11. 注意力不集中。
12. 專業知識與技能不足。
13. 私人活動太多，缺乏自律。

二、外在因素

1. 電話干擾。
2. 社交應酬太多或外出洽公太多。
3. 資訊不足。
4. 溝通不良。
5. 政策或制度不健全。

6. 工作夥伴能力不足。
7. 檔案系統不良。
8. 文書工作繁雜。
9. 會議太多或無效會議。
10. 員工問題發生頻繁。
11. 危機之應付處理。
12. 不速之客，及訪客太多。
13. 常發生錯誤，責任不清。
14. 缺乏激勵。

Ⅳ. 時間管理方法的演進及第四代時間管理

一、四代時間管理內涵比較

時間管理目前已由傳統的第三代進入第四代，每一代都是以前一代爲基礎，茲擇要列表（見表25-1）並將第四代時間管理的基本觀念說明如下（張、陳，1994；陳，1995；盧，2014；Covey, 1990）：

表25-1 四代時間管理內涵之比較

代別	理論基礎	管理工具	管理重點
第一代	備忘錄	簡要備忘錄	• 使用備忘錄與查核表 • 避免遺忘，並追蹤時間的安排
第二代	重視規劃與準備	• 行事曆 • 記事簿 • 電腦 • 筆記本	• 講求效率與個人責任 • 訂定合適的目標 • 事先規劃安排未來行程 • 確認人、事、物、時、地
第三代	• 重視規劃 • 排定優先次序 • 自我控制	• 每天工作計畫表 • 統合價值觀與目標，進度表的規劃書	• 利用可以表達出統合價值和目標、進度表的規劃書，來規劃每天的活動 • 以價值確認獲得之實質收穫

（續）

（續）

第四代	• 設定目標 • 排定優先次序 • 自我約束 • 自我承諾	• 強調「事由心生」，管理時間應由自己內心出發 • 擬定短、中、長程目標與計畫 • 做值得做與重要的事 • 重視四種需求與能力 • 重視人類四大天賦的發揮 • 重視互賴所帶來的群策群力	• 爲結果負起責任 • 進行更有效的會議和討論 • 所有計畫與價值觀緊密聯結 • 恰到好處的短、中、長程目標 • 經由規劃和排定優先次序增加個人生產力 • 將價值觀融入目標和行動 • 追蹤該做的事 • 當重要的事件發生時，能夠立即因應，更具有彈性

二、第四代時間管理的基本觀念

第四代時間管理強調每個人都應學習超越時間管理，進而探討生命的主導權，創造高品質的生活（陳，1995；盧，2014；Covey, 1990）。

（一）具有滿足人生四大需求的能力

人生四大需求包括生活、愛、學習與發揮影響力，每個人都應學習具有滿足需求的能力，並追求四大需求的滿足。

1. 物質需求：是生活上食衣住行的需求。
2. 社會需求：是指愛人、被愛，與他人建立良好人際關係，獲得歸屬感。
3. 心理需求：是指學習自我發展與自我成長。
4. 精神需求：是指發揮影響力，感覺人生有意義、有目的。

（二）運用農場的自然法則

「農場法則」係指像農耕這樣的自然體系，是不能靠臨時努力就會有收成，必須要經歷春耕→夏耘→秋收→冬藏，是有一定時序的，也就是說「要麼收穫就怎麼栽」，所以強調每個人平時就應不斷學習，培養做事的基本能力，練就一身功夫後，才能派上用場。

（三）發揮人類四大天賦

人之所以爲萬物之靈，就是因具有自覺、良知、獨立意志和創造力四大天賦，每個人都應設法發揮此四大天賦。

1. 自覺：將自己抽離現場，檢驗自己的思想、動機、行爲和習慣傾向等。
2. 良知：透過個人良知，體會先賢的智慧，並傾聽自己內心的聲音。

3. 獨立意志：有了獨立意志，才能超越鴻溝或逆流而上，扭轉命運，不會完全受制於情緒與外在的環境。
4. 創造力：每個人都應具有描繪個人未來藍圖的能力，及具有想像，創新的能力。

三、第四代時間管理的重點和特色

第四代時間管理的主旨不只要提升做事的方法，還要確定所做的事是重要，而且值得的。

（一）第四代時間管理的重點

1. 以設定目標，排定優先次序方式，滿足物質、社會、心理和精神需求。
2. 為結果負起責任。
3. 進行更有效的會議和提案討論。
4. 所有計畫與價值觀緊密聯結。
5. 經由目標設定和規劃而有更多成就感。
6. 恰到好處的短、中、長程目標，以減輕時間壓力。
7. 相互依賴，群策群力。

（二）第四代時間管理牽涉層面

1. 自我約束。
2. 自我承諾。
3. 圓熟的人際關係。

（三）第四代時間管理的主要特色

1. 體會「事由心生」，管理時間應由自己內心出發，做值得和重要的事。
2. 讓生命更豐富，更有意義，並創造高品質的生活。

V. 時間管理訓練

時間管理訓練係一種對時間管理行為、知覺控制時間與壓力反應、工作滿意度和工作表現影響的過程。時間管理訓練可以促進時間管理行為，促進時間管理行為，則可以增強對時間控制的知覺，對時間控制的知覺有利於壓力的調適，進而提高工作滿意度和個人表現（Macan, 1994）。其內容及架構如下（圖25-1）：

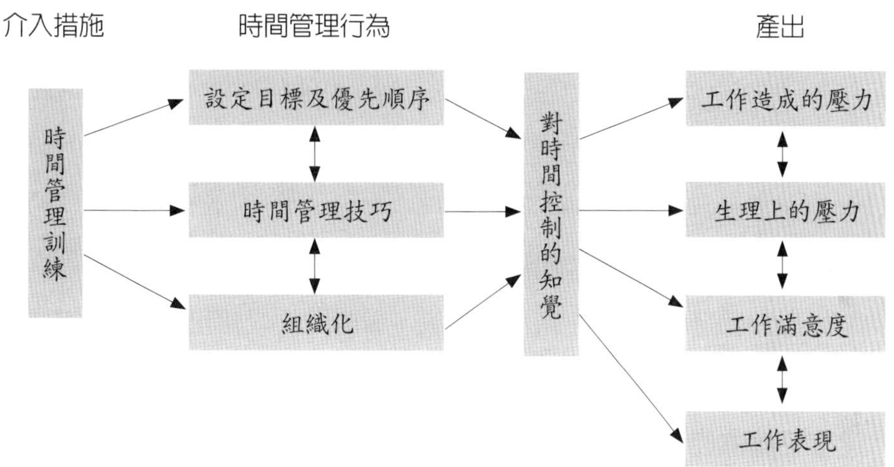

圖25-1　時間管理訓練的過程模式

資料來源：Macan, T. H. (1994). Time management: Test of a process model.

（一）時間管理訓練可以引導時間管理行為

Macan研究發現時間管理訓練可強化下列三個時間管理行爲的實行能力：

1. 設定目標與決定優先次序的能力。
2. 時間管理的技巧：例如列表及排時間表等。
3. 組織能力。

（二）時間管理行為可增強時間控制的知覺

時間管理行爲實行度愈高，對時間控制的知覺也愈高，藉由設定目標，排時間表及組織化的過程，個人能得到對自己時間支配的控制感，而且此三項時間管理行爲之間也具有交互關係。

（三）知覺控制時間所產生的結果

當時間管理行爲能提供個人對時間控制的知覺，則可減少個人因工作引起的緊張和生理上的壓力，並提高工作滿意度和工作表現，此外工作壓力、生理壓力、工作滿意度和工作表現四個結果變項間也存有交互關係。

VI. 如何做好時間管理

時間管理的方法很多，茲彙整各專家學者之主張於下（朱、謝，1995；馮、黃、陳，1998；郭，2003；鄧，1998；盧，1988，2001；2014；Hackwoerh, 2008；Huber, 2000；Kaye, 2005；Marguis & Huston, 2000；Macan, 1994；Orpen, 2000；Pearce & Rgn, 2007；Susan, 2003）：

（一）糾正不利於時間管理的四種觀念

徹底改正被時間所擺布，把時間當敵人，做時間的奴隸和將時間視爲神祕物，取之不竭，用之不盡的錯誤觀念。

（二）建立正確的時間觀念

1. 記取過去的教訓。
2. 放眼未來，應具前瞻性。
3. 把握現在，活在當下。

（三）培養跨越時間陷阱的技巧

1. 了解自己的時間陷阱，去除浪費時間的內外在因素。
2. 客觀地評估和分析自己運用時間的方式，檢視是否有運用不當情形。
3. 每天進行時間管理的自我分析，從中發現最有效率事項。
4. 根據自我分析結果加以改進，並找出每天工作中最佳工作時段，完成最困難的事。
5. 必要的話應接受時間管理訓練，以增加對時間控制的知覺。

（四）應用80/20原理

80/20原理又稱爲柏瑞圖原理（Pareto principle）（見圖25-2）或重點管理原理，也就是「重要的少數與瑣碎的多數原理」，只要掌握重要的少數（20%）即可完成事情的多數（80%）。

（五）設定目標，擬定計畫，並安排每天的工作順序

1. 設定短、中、長程目標。在設定目標時，應依據SMART原則，亦即應明確（specific）、可測量（measurable）、可達成（achievable）、有關聯（relevant）及具時效性（time）。

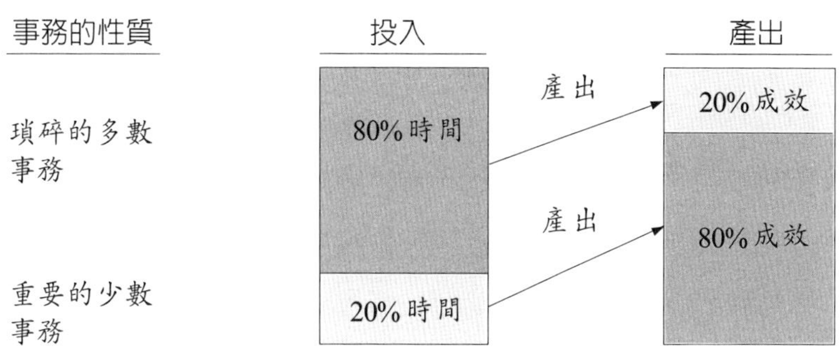

圖25-2　柏拉圖80/20原理

2. 依短、中、長程目標擬定細部計畫。

3. 安排每天的工作順序，並依序執行。

(1) 在安排每天的工作順序時，應先考慮事務的輕重緩急。

①第一優先：指重要、緊迫的事，也是今天「必須」做的事。

②第二優先：指重要、不緊迫的事，是今天「應該」做的事。

③第三優先：指不重要、但有點急迫的事，是今天「可以」做的事。

④第四優先：指不重要、也不緊迫的事，是每天例行的事或自己想做的事。

(2) 不合理的時間配置：如果每天花在處理第一優先和第三優先的時間太多，反而無法處理第二優先的事時，即表示時間的分配不是很合適（見圖25-3）。

(3) 明智的時間配置：最好將每天最重要和緊急的事依序列出，這些事情大概只占少數，你只需花20%時間，即可獲得80%成效，其餘時間應用於第二優先，第三、第四優先最好不要占太多時間（見圖25-4）。

(4) 如何決定事情是否值得做或應該做：當面對已經發生的或即將發生的，以及可能發生的事，可依圖25-5流程決定處理方式。

（六）運用「能力曲線原理」或「黃金時段原理」

1. 充分認識個人最佳工作時間；亦即認識自己在每日、每週、每月、每年不同的身體功能週期性。

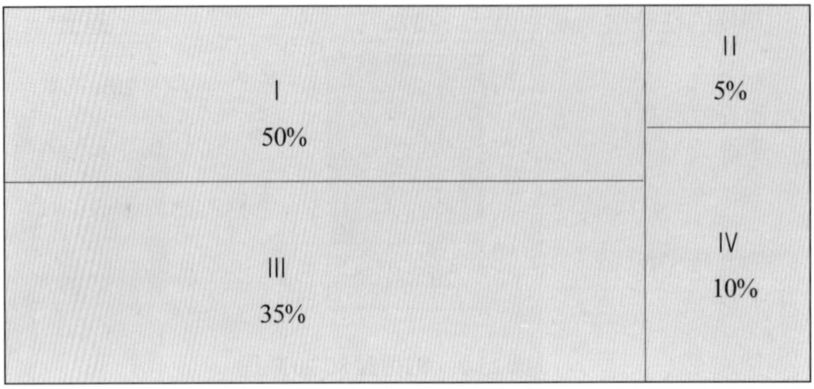

I
50%
II
5%
III
35%
IV
10%

圖 25-3　不合理的時間配置

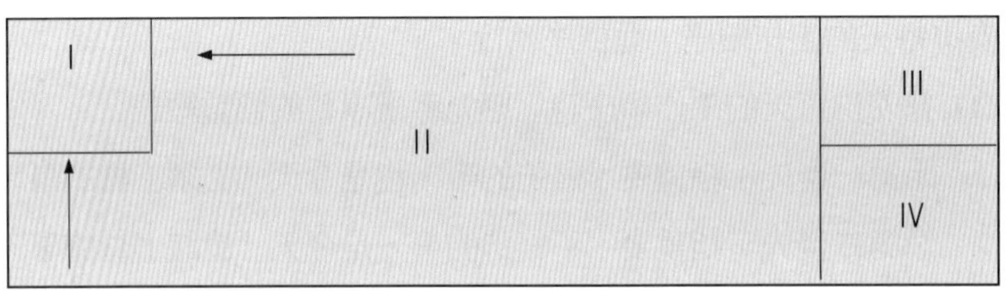

圖 25-4　明智的時間配置

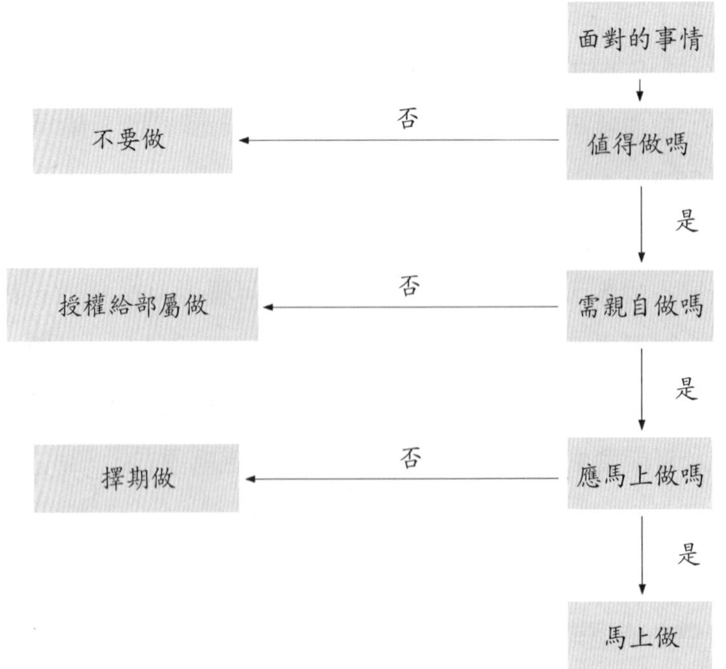

圖 25-5　判斷事情該不該做之流程

2. 運用個人每天在體力、活力、精神、意志等身心狀態最旺盛、最充沛、最高潮、最高峰時段，做最重要事情，而在精神體力較差的時段中從事團體活動，以透過人際關係中的互動作用，提高時間利用率。

（七）適當拒絕他人的請託，以避免時間的浪費

1. 拒絕請託的重要性

(1) 拒絕請託是保障自己行事優先次序最有效的手段。

(2) 拒絕請託是一種「量力而為」的表現。

(3) 適當拒絕他人的請託，可更適切的掌握時間。

2. 不好意思拒絕請託的原因

(1) 擔心拒絕請託後會激怒請託者。

(2) 接受請託比拒絕請託容易。

(3) 想做一位廣受愛戴的好人。

(4) 不知如何拒絕。

3. 拒絕請託的藝術

運用拒絕請託四部曲：傾聽→回絕→提出理由→提供變通建議。

(1) 耐心的傾聽請託者所提出的要求。

(2) 拒絕請託時，應顯示你對所請託之事項已經過慎重考慮。

(3) 拒絕請託時，在表情上應和顏悅色，最好能直視對方，清楚的說「不」，並說明理由，感謝請託者想到你，也略表歉意。

(4) 若無法當場決定接受或拒絕請託，應明白告訴對方你需再考慮，並明確告知需要考慮的時間。

(5) 拒絕請託時態度要堅定。應讓請託者了解，你拒絕的是他的請託事件，而不是他本人。

(6) 提出一個你認為適當的反建議，協助處理其所請託的問題。

(7) 避免透過第三者拒絕某人的請託。

(8) 拒絕請託時，可以使用「是的，但是……」用語。

（八）運用帕金森定律改變拖延的習慣，以避免時間的浪費

帕金森認為：「工作時間愈充裕，工作進度愈慢，工作總是要拖到最後一刻才完成。」因此為克服拖延的習慣，杜絕時間的浪費，應對每項工作設定較為緊密的期限，並把握時間在期限內完成。

1. 拖延的原因

(1) 無法克服人類的惰性。

(2) 為了逃避不愉快的工作。

(3) 為了逃避困難的工作。

(4) 害怕失敗或曾有失敗的經驗。

(5) 資訊不足。

(6) 未定完成期限。

(7) 事情重大，不敢妄下決定。

2. 克服拖延的方法

(1) 各個擊破法：即所謂「香腸切片法」將令人不愉快或困難的事，切為許多件小塊，每次只處理其中一件。

(2) 平衡表法：即所謂「書面分析法」；利用紙張，做成平衡表，在紙的左邊列出拖延的理由，右邊列出辦妥之後的好處。

(3) 思維方式改變法：將「這個工作令人感到不愉快，我先不去想它」，改成「這個工作令人感到不愉快，但是它必須完成，因此，我將立刻做完，以便盡早忘掉它」。

（九）有效利用「零碎時間」

1. 零碎時間在10分鐘之內可以進行打電話、整理心得等。
2. 零碎時間在15分鐘之內可以看資料、閱報或研究某項對策。
3. 零碎時間在20分鐘之內可以處理例行性、庶務性、人際性之工作。

（十）適當應付訪客，以避免時間的浪費

1. 減少訪客的干擾

一般常見的訪客可能是部屬、同事、廠商或親戚朋友。訪客來訪是人之常情，但應將不速之客減到最少。

2. 應付不速之客的方法

(1) 不要採行無條件的「門戶開放」。

(2) 限制時間，坦白告知對方，可以交談的時間是多少。

(3) 盡可能長話短說，整理談話內容，提出結論性意見。

(4) 移樽就教，由自己來掌握時間。

(5) 在辦公室外接見外界不速之客。

(6) 站立會客。

(7) 事先約定接見部屬或訪客的時間。

(8) 定期與員工或同事見面。

（十一）正確使用電話或電子郵件，以避免時間的浪費

1. 利用電話交涉或討論事情，可減少奔波所造成的時間浪費，做法如下：

(1) 每天在固定的時間打電話或接聽電話。

(2) 由祕書或助理接聽，確定訊息的重要性再接。

(3) 以電話錄音，採取事後回話法，並集中在一段時間回話。

(4) 打電話前先想好談話重點。

(5) 打電話時專心與對方交談。

(6) 事情談妥，即應客氣的掛電話。

(7) 避免在電話中閒聊，最好以禮貌的方式開門見山地道出原意。

2. 利用電子郵件（e-mail）比電話有效率。

（十二）避免造成文件滿桌，而導致時間的浪費

1. 造成文件滿桌病的原因

(1) 授權不足。

(2) 猶豫不決。

(3) 半途而廢的工作習慣。

(4) 故意縱容文件的堆積。

2. 處理方法

(1) 建立文件管理系統，採用電子公文，在線上批閱文件。

(2) 充分發揮字紙簍功能，沒有用的文件立即丟棄。

(3) 不要爲了讓辦公桌看起來乾淨，而將桌上東西全擠進抽屜之中，或堆積於另一處。

(4) 只允許最優先辦理的文件放在辦公桌的中央。

(5) 除非資料不足，否則每一種文件原則上只處理一次。

(6) 建立分層負責制度，處理權限範圍文件。

(7) 每天下班之前應將辦公桌整理好。

(8) 盡可能在每天的同一時間處理文件。

（十三）避免事必躬親所引起的時間浪費

爲減少「事必躬親」所造成的時間浪費，最有效的方法就是「授權」。

1. 授權的優點

(1) 可以增強員工的工作意願。

(2) 可以培養員工的自信心，促進個人成長。

(3) 可以節省許多時間，並將其用在其他重要業務的規劃與推展上。

2. 有效授權的要件

(1) 信賴員工。

(2) 授權後，施予必要的指導與協助。

(3) 保持適當的關懷，並適時追蹤執行狀況。

(4) 避免使用強迫方式。

(5) 授權之後不可放任不管。

(6) 授權之後也不要過度干涉。

結語

每一個人每天的時間都只有 24 小時，如果要讓自己隨心所欲的做自己必須做、應該做以及想要做的事，則必須做好時間管理，亦即：

1. 運用農場的自然法則。
2. 發揮人類四大天賦。
3. 克服自己的時間陷阱。
4. 擬訂生活及工作計畫，按工作輕重緩急列出優先順序，先執行最重要及緊急的工作。

5. 適當運用自己的時間特性，在高峰時做最重要的事，低谷時做次要的事。
6. 努力充實自己，使自己更有能力與技巧處理問題，並追求人生四大需求的滿足。
7. 充分利用零星時間工作或休息。
8. 隨時檢討
   (1) 我是否浪費自己的時間？
   (2) 別人是否浪費我的時間？
   (3) 我是否浪費別人的時間？
   (4) 如何預防上述現象發生？
9. 當自己適時完成一件重要工作時，應適當地獎勵自己，使自己更積極邁向下一個目標。

參考文獻

中文文獻

1. 朱文雄（1999）。時間管理。高雄市：復文。
2. 朱嘉莉、謝世華（1995）。善用時間。臺北市：聯經。
3. 高建民（2002）。學校時間運用之研究：以完全中學爲例。未發表之碩士論文。臺北市：國立師範大學。
4. 郭清榮（2003）。國民中學導師時間管理之研究。未發表之碩士論文。臺北市：國立臺灣師範大學。
5. 張美惠、陳潔吾（1994）。與時間有約。臺北市：時報。
6. 陳景花（1995）。大學生的時間管理及其相關因素之研究。未發表之碩士論文。臺北市：國立政治大學。
7. 馮克玉、黃芳田、陳玲瓏（1998）。時間地圖。臺北市：臺灣商務。
8. 鄧東濱（1998）。時間管理。臺北市：格致管理顧問公司。
9. 彭錦鵬（1993）。做時間的主人。臺北市：中華文化復興總會。
10. 盧美秀（1988）。做時間的主人：有效管理自己的時間。北醫護聲，3，41-47。

11. 盧美秀（2001）。時間管理。於盧美秀著。護理管理，p.11-1～11-3。臺北市：華騰。

12. 盧美秀（2014）。時間管理。於盧美秀著。護理行政與管理（二版），p.283-298。臺北市：五南。

英文文獻

1. Abernathy, D. J. (1999). A get real guide to time management. *Training and Development,* 53(6), 22-26.

2. Covey, S. R. (1990). *The seven habits of highly effective people.* New York: Franklin Covey Co.

3. Hackwoerh, T. (2008). Time management for nurse leader. *Nursing Critical Care,* 3(2), 10-11.

4. Huber, D. (2000). *Leadership and Nursing Care Management.* Philadelphia: W. B. Saunders Co.

5. Levine, R. (1997). *A geography of time: The temporal misadventures of a social psychologist, or how every culture keeps time just a little bit differently.* New York: Basic Books.

6. Kaye, S. (2005). How you can increase your productivity (Time Management Ideas). *The American Salesman.* 44(5), 18-22.

7. Macan, T. H. (1994). Time management: Test of a process model. *Journal of Applied Psychology.* 79, 382.

8. Marquis, B. L., & Huston, C. J. (2000). *Leadership roles and management functions in nursing.* 2nd ed. St. Louis: J. B. Lippincott Co.

9. Orpen, C. (2000). Teaching time management skills. *Training and Management Methods,* 14(1), 201-206.

10. Pearce, C. M., & Rgn, D. R. (2007). Ten steps to managing time. *Nursing Management,* 14(1), 23-26.

11. Susan, W. (2003). Time management strategies in nursing practice. *Journal of Advanced Nursing,* 43(5), 432-440.

第26章 員工激勵（Motivation for staff nurses）

Ⅰ.前言

Gifford（2010）在其所著《跟世界頂尖CEO學領導》一書中，特別強調領導者所從事的工作是關於改變和風險。關於不確定性以及跳入未知當中，適度激勵員工可以提高成功機率（謝雯仔譯，2015）。

護理服務的對象是「人」，面對的是「生命」，不但不可出差錯，也不容許出錯。另一方面，由於消費者意識不斷高漲，必須不斷地提升護理品質，才能滿足病人需求，在如此層層要求與壓力下，護理主管應如何激勵護理人員的工作情緒、工作士氣，以使其全心全意投入護理工作，已成管理上的重點。很多研究已經證實給予員工適度激勵可以激發其工作投入，激勵作用愈大，員工之工作滿意度愈高，工作努力程度也愈高，工作效率也愈高。反之，若缺乏適度激勵，則會引起心力衰竭，增加離職率（胡，2003；徐，盧，陳，1999；張，1987；葉，1995；諸，2015；盧，2014；Janssen, Jonge, & Bakker, 1999；Robbins, 1998）。

一、激勵的定義與內涵

關於激勵的定義，許多學者提出不同的看法，茲彙整擇要於下：

1. 激勵是一種影響的力量，鼓舞一個人朝向組織目標付出高度努力的意願，並投入精力促使行動朝向目標之達成持續進行（丁，1992；徐、盧、陳，1999；Robbins, 1998）。
2. 激勵係指某些可以激發組織員工的工作意願，產生自動自發工作精神之事物；包括成長、讚譽、晉升、責任、挑戰性與成就（陳，1993）。
3. 激勵是設法激起他人的行動，以達到特定目的之過程。激勵系統包括個人、工作環境及工作本身三個要素，藉由三者相互作用，使員工產生向上的動力（陳，1994）。

4. 激勵是指個人將工作做好的自我激勵程度。內在激勵愈高，可預期個人將工作做好的正向感受愈佳（Bellamy, 1997）。
5. 激勵包含認同感、成就感、責任感、工作本身、督導、同事、工作狀況、工作安全和升遷（Wallace, 1999）。
6. 激勵是指管理者對員工的需求和目標採取某些激勵措施，營造出適當的工作環境，激發員工的工作意願而實現組織和員工個人的目標（林、趙，2000）。
7. 激勵係指藉由滿足個人需求，進而引發其行爲動機，以達到特定目的的一種手段，由管理觀點而言，可視爲滿足員工的需求，促使其爲組織目標而努力的方法（詹，2000）。
8. 激勵是一種主觀觀念，一種過程；即管理者運用行動的誘因，引起人們產生特定行爲的方式，包含內在誘因與外在誘因來刺激人們行動的需求，包括生理上與心理上的需求，使其產生行爲動機，進而產生和組織目標一致的持續行爲（陳，2001）。
9. 激勵是指個人爲滿足個別的特殊需求或目標，而決定其行爲產生的一種過程（Cubbon, 2000）。
10. 激勵是指用某種方式，促使員工採取行動，朝向工作目標邁進（Smucker, 2001）。
11. 激勵包括（Roark, 2001）
    (1) 激勵因素：亦即獲得創造機會、成就感、升遷、成長、學習新技能，以及獲得工作相關經驗的機會。
    (2) 維持因素：亦即薪水、工作空間、負荷量、時間、生活品質和主管的關係、同事間關係。
12. 激勵包括（Olanrewaju, 2002）
    (1) 激勵因素：係指工作本身內在可引起個人由不滿意到滿意的狀態，又叫滿足因素。
    (2) 維持因素：係指工作外在環境狀況，包括組織政策、同事間關係等，又稱不滿足因素。
13. 激勵係指激發引致個人產生行爲動機的驅使力量。可分爲內在激勵和外在激勵。內在激勵是一種無法直接觀測的內在歷程，它賦予行爲動力，促使產生行動，並引導朝向組織目標，爲員工由工作本身所獲得的滿足狀況。外在激勵是一種透過外在酬賞的誘導激發作用，滿足個人的願望需求，引發個人朝向組織期望的目標行動的動機，產生特殊的目標導向的行爲反應（胡，2003）。

1%的激勵可以激發員工99%的潛力，所以領導者和管理者應用員工可以看得到的未來激發其工作潛力（諸，2015）。

二、激勵的重要性

茲綜合各學者專家的論述，彙整於下（胡，2003；楊，1993；諸，2015；盧，2014；Bellamy, 1997；Fisher, Hinson, & Deets, 1994；Irvine & Evans, 1995）：

1. 激勵可提升員工因應壓力的能力。
2. 激勵可提升員工的工作滿意度。
3. 激勵可增進員工對工作的投入。
4. 激勵可激發員工的工作潛能，提高工作表現。
5. 激勵可促使員工爲組織／機構效力，提高組織經營績效。

II. 激勵理論

與激勵有關的理論，最早提出的是Maslow（1954）的需求層級理論，之後又有Herzberg（1959）的雙因子理論，Vroom（1964）的期望理論和Alderfer（1972）的ERG理論以及McClelland（1976）的三需求理論，茲分別說明於下：

一、需求層級理論（hierarchy of needs theory）

需求層級理論是Maslow於1954年提出，強調人類內在需求變化呈現層級化分布，茲說明於下（許，2001；盧，2014；Cubbon, 1994；Hersey, Blanchard, & Johnson, 1996；Hiam, 2003；Huber, 2000；Marquis & Huston, 2000；Maslow, 1954；Steers & Porter, 1991）：

（一）理論要點

1. 引發行爲的動機是具體的。

2. 各種需求呈現層級關係，當個人基本需求獲得相當程度的滿足感後，才會出現次高一層需求，並影響其行為。

（二）理論內容

Maslow將人類需求歸為五大類，由低至高依序為：

1. 生理需求（physiological needs）：係人類生存的基本需求；包括空氣、水、食物、睡眠、衣服和宿泊處所等。對護理人員而言，三班輪值與吃不定時、睡眠不足等將影響其生理需求的滿足。
2. 安全需求（safety and security needs）：係人類免於威脅、危險或剝奪的需求；包括不被傷害、免於恐懼、享有應享的福利等。在護理工作上若醫院有很好的員工福利制度和安全的工作環境，將對護理人員具激勵作用。
3. 歸屬感需求（belonging needs）：係人類對感情、歸屬、愛和被人接納的需求；這些社會需求包括結交朋友、愛、歸屬和友誼等。在護理工作上，工作團隊的肯定和社會支持是一重要激勵因素。
4. 自尊需求（esteem and ego needs）：係人類需要發展自尊，獲得別人認同和有用感等。被賞識在護理是一項重要的激勵因素。
5. 自我實現需求（self-actualization needs）：係人類發揮潛力，實現個人理想的需求；包括發揮個人潛力、創造力、能力，並獲得成就感。

（三）理論的應用

Steers和Porter（1991）將Maslow需求層級理論進一步應用於員工的激勵上，茲略加修正後，以表列方式呈現於表26-1。

表26-1　Maslow需求層級理論於護理的應用

需求層級	具激勵之因素
生理需求	合理薪資與工作時數，愉快的工作環境，合理工作負荷
安全需求	安全的工作環境，工作有保障
歸屬感需求	人性化管理，高凝聚力的醫療團隊
自尊需求	被賞識、受尊重
自我實現需求	具挑戰性的工作，有發揮個人能力的機會，有升遷機會，工作上有成就感

二、雙因子理論（two-factors theory）

Herzberg於1959年提出雙因子理論，又稱激勵—保健理論（motivation-hygiene theory）。茲綜合論述於下（徐，盧，陳，1999；許，2001；黃，1990；盧，2001；2014；Herzberg, 1959；Hersey, Blanchard, & Johnson, 1996；Huber, 2000；Marquis & Huston, 2000）：

（一）理論要點

1. 強調需要雙重論概念，認爲每個人都同時有動物性需求和人性需求，它是需求體系的兩層面。
2. 使員工感到滿足和不滿足的因素並不相同。
3. 認爲「滿足」的相反詞並不是「不滿足」，而是「無滿足」。「不滿」的相反詞並不是「滿足」，而是「無不滿」。滿足和不滿足是兩個不同的連續帶，分別於兩條直線上的兩個單極（見圖26-1）。

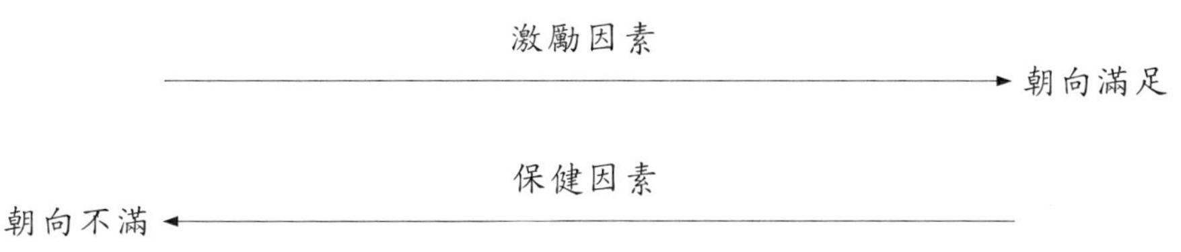

圖26-1　Herzberg的雙重論概念

資料來源：黃麗莉（1990）。組織行爲。臺北：楊智。

（二）理論內容

本理論包括激勵和保健因素：

1. 激勵因素（motivation factor）

激勵因素大多與Maslow的高層次需求有關，有了這些因素之後會使員工感到滿足，但缺乏這些因素也不會讓員工覺得不滿足，它也是一種內在因素，包括：

(1) 工作具挑戰性。

(2) 賦予責任與權力。

(3) 被主管賞識。

(4) 獲得相當名分或地位。

(5) 能發揮所長。

(6) 具成長與發展機會。

(7) 前途充滿希望。

(8) 可實現個人理想。

2. 保健因素（hygiene factor）

保健因素大多與Maslow的低層次需求有關，是使員工覺得不滿足的因素，這些因素若能提供給員工，員工不一定會滿足，但若不能提供給員工，則員工必定會不滿足，它是一種外在因素，包括：

(1) 合理的薪資。

(2) 合宜的工作環境。

(3) 合理的工作時數。

(4) 良好的福利制度。

(5) 基本的互相尊重。

(6) 良好的人際關係。

(7) 合理的制度與政策。

(8) 合用的教育訓練。

（三）理論的應用

在臨床上，若醫院不能提供足夠的保健因素給員工，則員工必定會不滿足，其工作績效一定很差。另方面，若醫院能提供足夠的激勵因素給員工，則會使員工感到滿足，將可提高員工的工作績效（見圖26-2）。

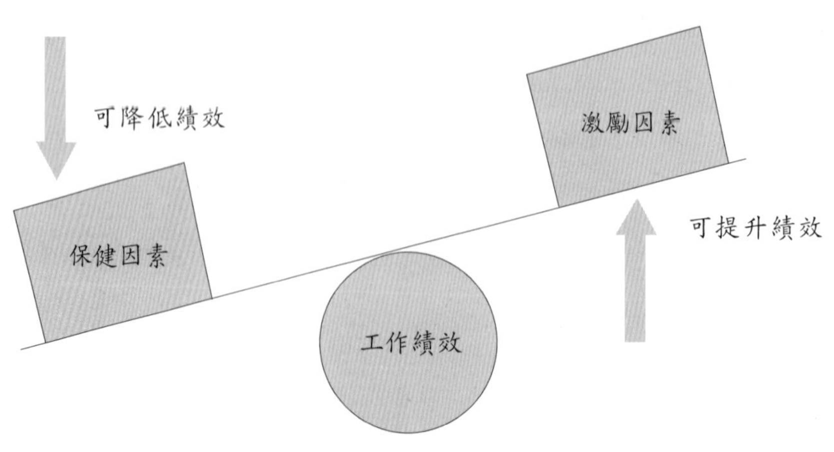

圖26-2　Herzberg 兩因素理論

三、期望理論（expected theory）

Vroom於1964年提出期望理論，認為員工會去了解工作完成後可得到的報酬，並評估工作的成功機率，再決定是否具有吸引力，是否要努力投入（許，2001；Vroom, 1964）。

（一）理論要點

1. 主張個人行為動機作用力（Motive Force; MF）係由下列兩因素構成，其關係如圖26-3（戴，2015）：

   (1) 做某件事成功後預期得到的報酬（Valence; V）。

   (2) 做某件事成功的主觀機率（Expected Probability; E）。

   其公式為 $MF = E \times V$

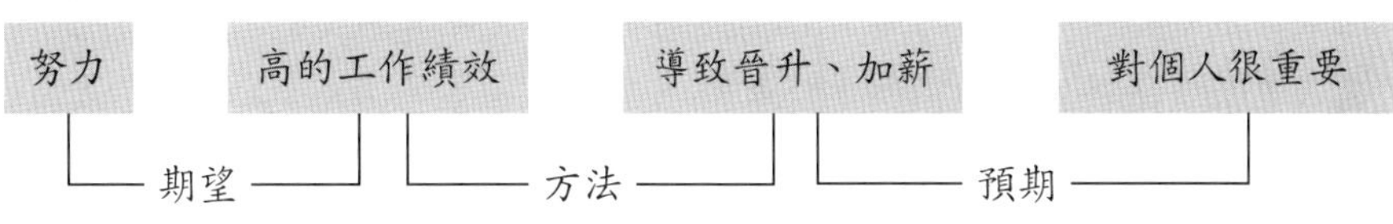

圖26-3　期望理論下的激勵程序

2. 假定每個人都是理性決策者，若某件事能讓員工得到想要的報酬，員工就會努力去做。

（二）理論內容

本理論包括下列三個變項：

1. 吸引力：係指員工對工作中所能獲得的潛在報酬或結果，在其心中所認定的重要性。
2. 績效與報酬之間的關聯性：係指員工相信當績效達到某種水準時，能獲得所想要結果的程度。
3. 努力與績效之間的關聯性：係指員工認為付出一定程度的努力後，所能獲得績效的機率。

（三）理論的應用

員工會知道他們想從工作中得到什麼，並會了解他們的績效決定其可得到多少想要的報酬，因此為得到想要的報酬，就會努力去做。

四、生存、關係與成長需求理論

Alderfer於1969年提出生存、關係與成長需求理論，被稱爲ERG theory，其內容如下（許，2001；Alderfer, 1969；Huber, 2000；Steers & Porter, 1987）：

（一）理論要點

1. 假設所有的需求是同時作用與同時存在。
2. 認爲並非低層次需求滿足後，高層次需求才會出現。
3. 當追求高層次需求受挫時，則會退回到下一層次的需求。

（二）理論內容

Alderfer認爲人類需求有下列三種類型：

1. 生存需求（existence needs）

   是屬於物質上的需求，需藉由環境因素來得到滿足；例如食物、水、空氣、薪資、福利與工作環境需求等。

2. 關係需求（relatedness needs）

   係指員工想維持重要人際關係的慾望，努力透過與其他人的互動，以滿足其建立身分地位的慾望；例如與醫療團隊、主管、部屬、專業團體、朋友等建立良好關係的需求等。

3. 成長需求（growth needs）

   係指員工之自信、創造與具生產力的需求。

當員工的重要能力與才能有所成長時，上述需求才能獲得滿足。

（三）理論應用

員工可能同時會有許多需求存在，它們都具有激勵作用，身爲護理主管者應設法了解員工的需求，以追求良好的醫療照護成效。

五、三需求理論（trichotomy of needs theory）

McClelland於1976年提出三需求理論，認爲所有的人，其需求結構皆由三種需求混合而成，已有許多研究證明此三種需求與工作表現有密切相關，茲簡要說明於下（許，2001；盧，2014；Harrell & Stahl, 1984；Huber, 2000；McClelland & Burnham, 1976；McClelland, Atkinson, Clark, & Lowell, 1983；McClelland, 1985）：

（一）理論要點

1. 每個人或多或少都有此三種需求，只是每個人的需求比重不一定相同而已。
2. 成就感需求高者，喜歡在風險適中，可自負責任，工作回饋多的環境中工作。
3. 權力需求高者，喜歡追求影響力，會選擇能發號施令，競爭激烈，有明顯階級的機構工作。
4. 隸屬需求高者，喜歡在有良好人際關係的環境中工作。

（二）理論內容

本理論包括下列三大需求：

1. 成就需求（the need for achievement）：係指追求卓越，獲得成功的需求。
2. 權力需求（the need for power）：係指迫使他人依其意願行事的需求。
3. 隸屬需求（the need for affiliation）：係指人際關係的需求。

（三）理論應用

其較偏重於高層次需求，只能應用於已開發國家。

Ⅲ. 落實激勵的各種概念架構

諸葛袁（2015）所編著的《懂激勵就沒以C咖員工》一書，有許多論述和圖解頗值得護理領導者和管理者參考。本人特融入護理的概念並運用上述五大激勵理論；以繪圖方式提供大家做爲激勵員工的參考。

（一）建立護理專業價值觀作為激勵的基礎（圖 26-4）

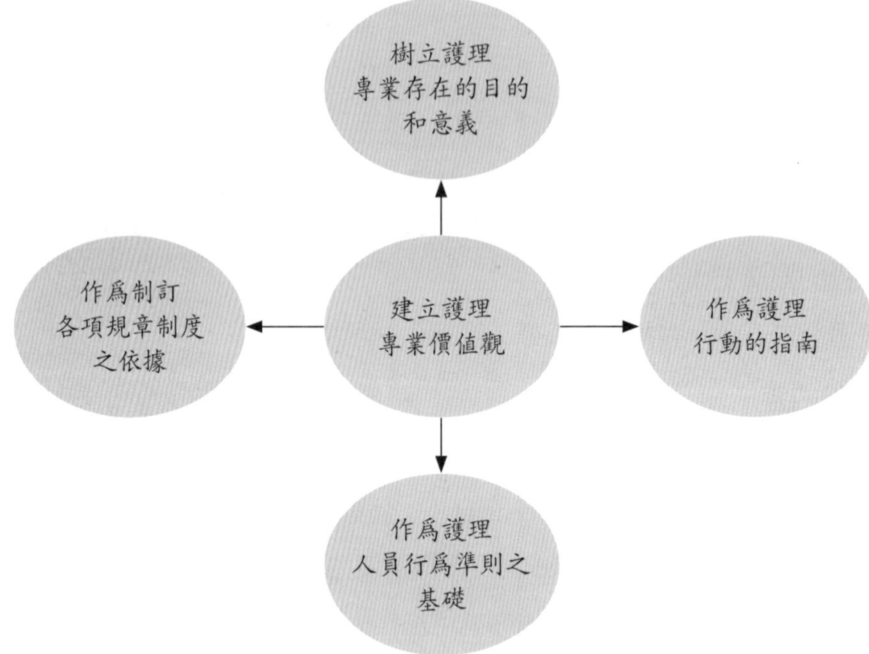

圖 26-4　建立護理專業價值觀

（二）以願景提升員工的向心力，激發員工為組織／機構效力（圖 26-5）

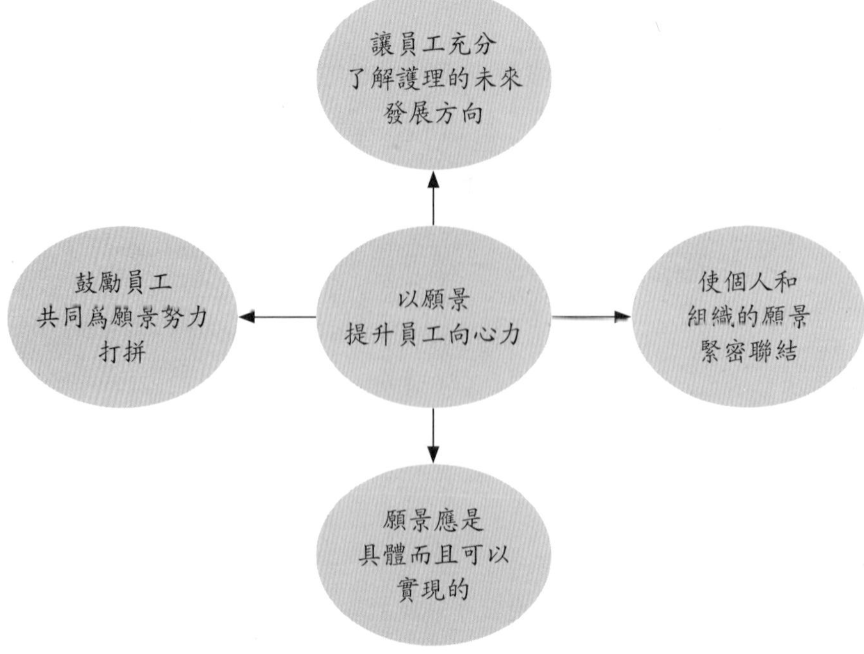

圖 26-5　以願景提升員工的向心力

（三）運用上進動力激勵員工的工作鬥志（圖26-6）

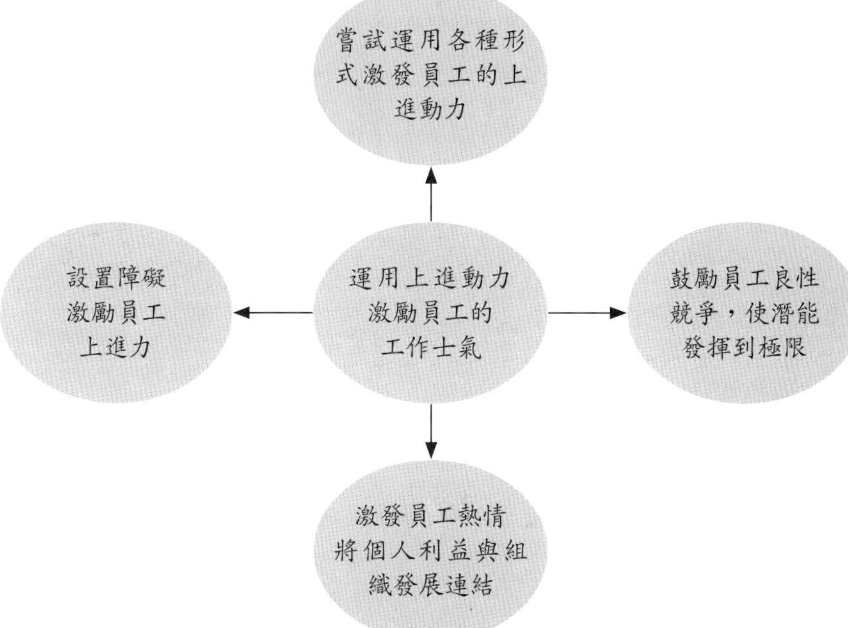

圖26-6　運用上進動力激勵員工的鬥志

（四）激勵員工自我實現（圖26-7）

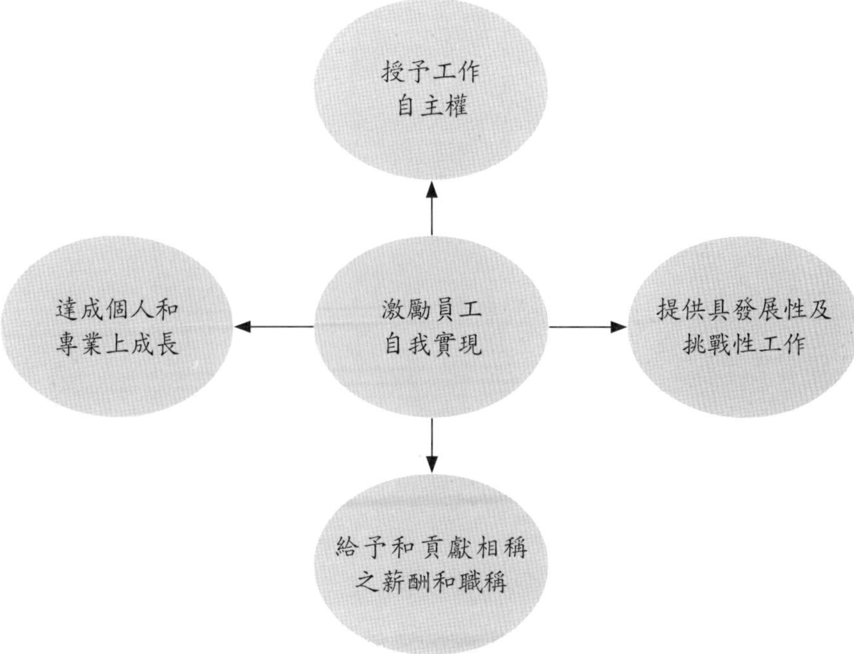

圖26-7　激勵員工自我實現

（五）適時讚美員工的優良表現（圖26-8）

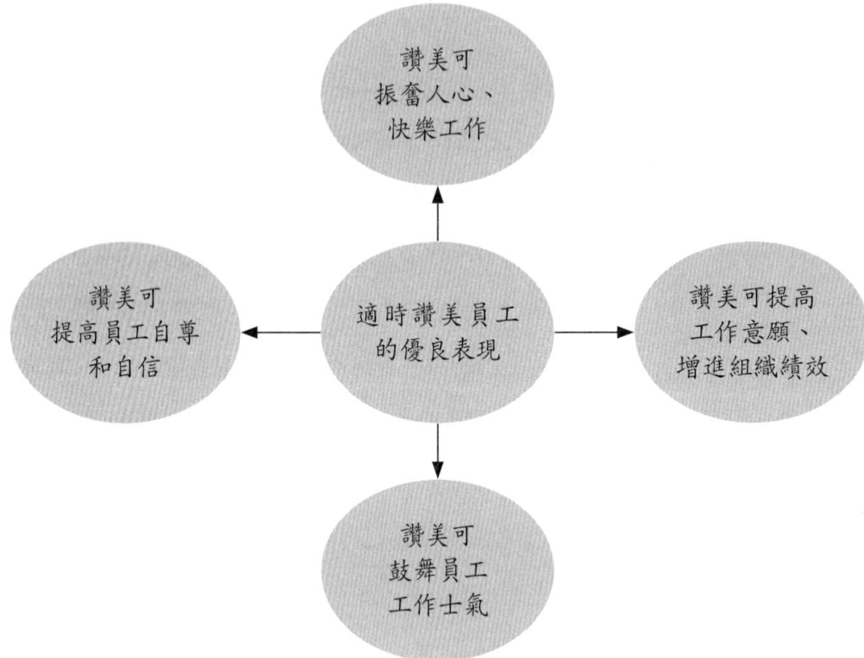

圖26-8　適時讚美員工的優良表現

（六）鼓勵創新、培育勇於創新員工，可提高組織的競爭力（圖26-9）

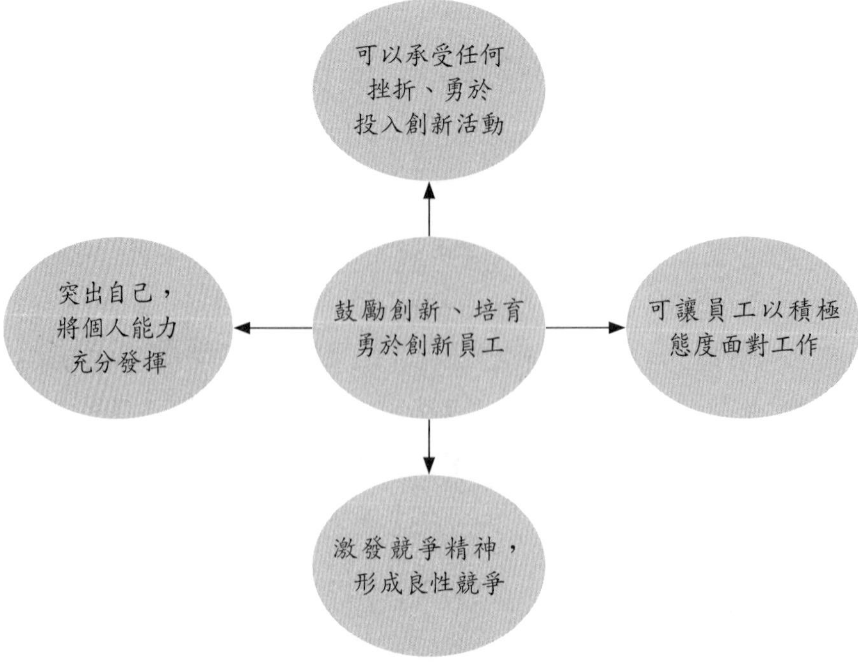

圖26-9　鼓勵創新，培育勇於創新員工

（七）讓員工當家做主，可激勵員工積極貢獻所長、並養成獨當一面的勇氣和責任感（圖26-10）

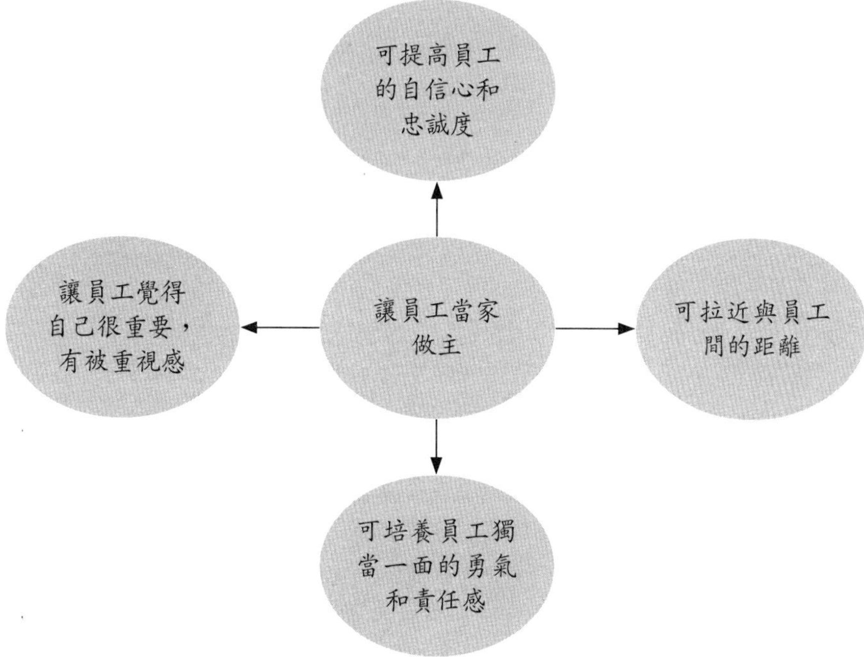

圖26-10　讓員工當家做主

（八）激勵員工勇於追求夢想，可讓員工努力超越自己（圖26-11）

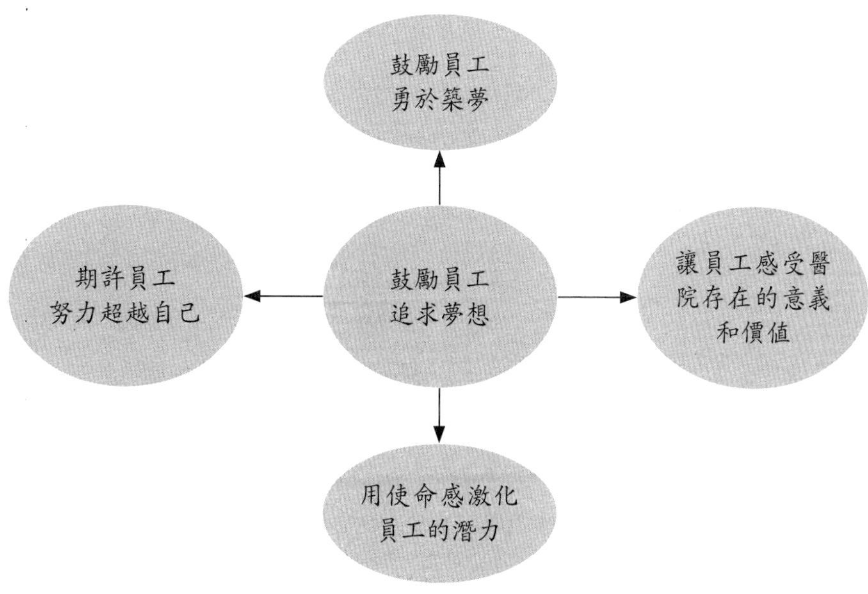

圖26-11　鼓勵員工追求夢想

（九）用關心取代管理，可拉近與員工距離（圖26-12）

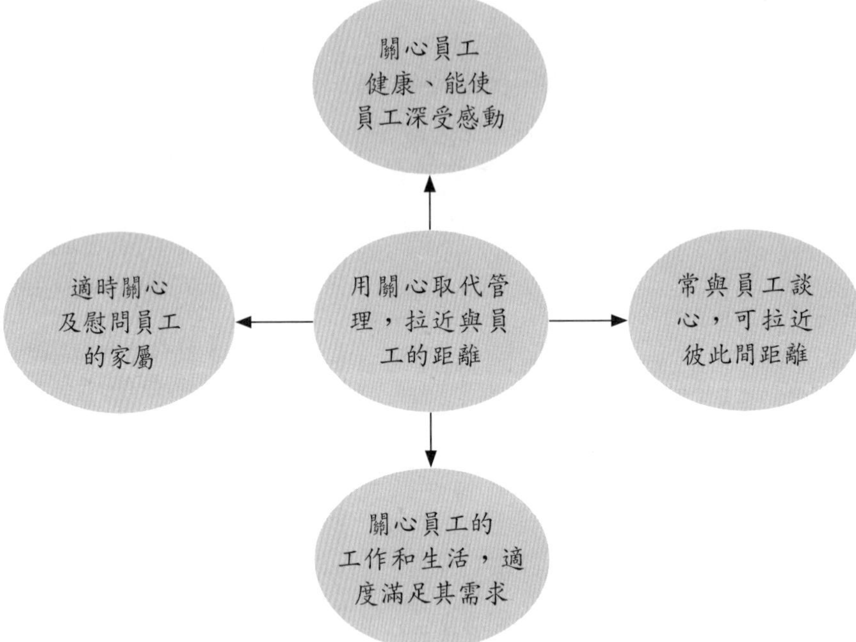

圖26-12　用關心取代管理，拉近與員工的距離

（十）讓員工參與決策，可凝聚共識（圖26-13）

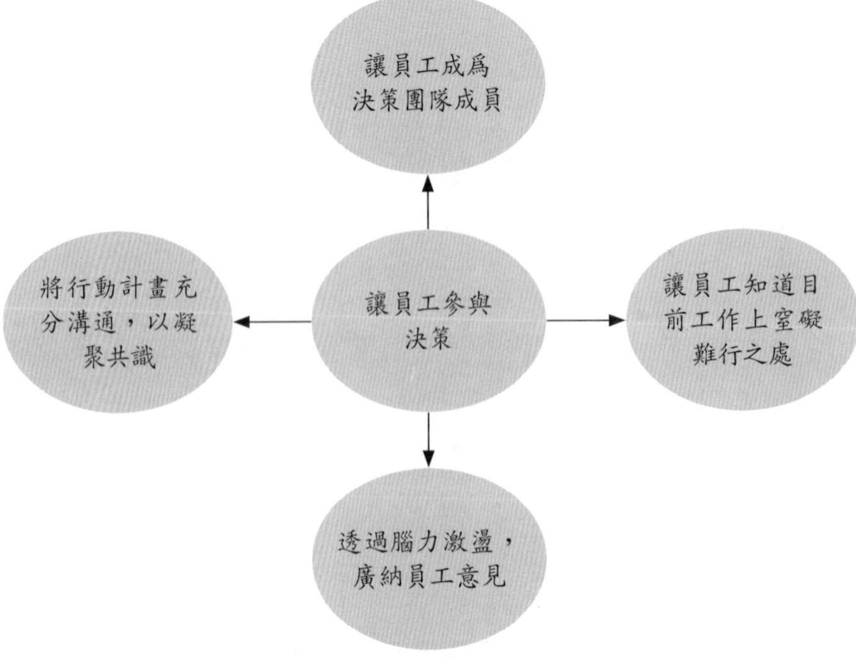

圖26-13　讓員工參與決策，可凝聚共識

（十一）建立合理化獎勵制度，可留住優秀人才（圖26-14）

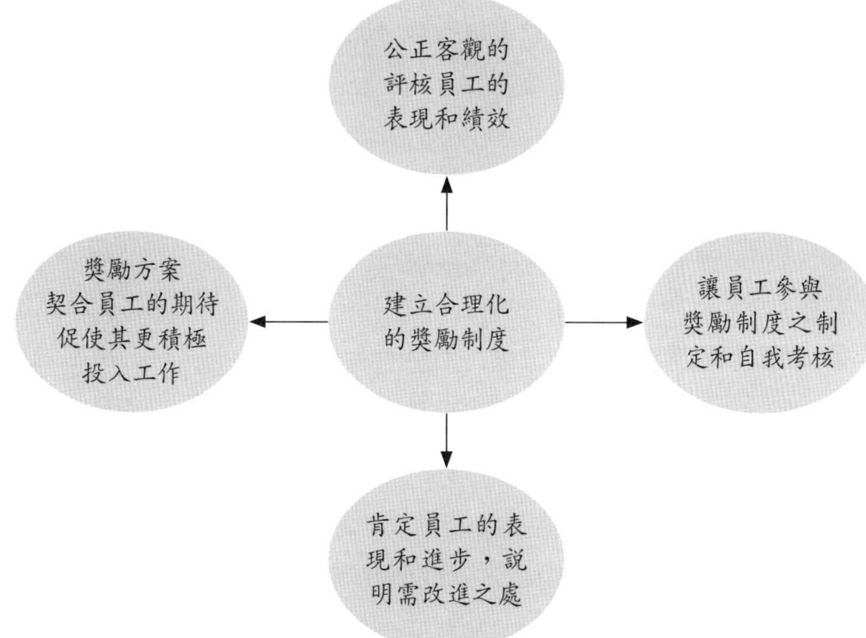

圖26-14　建立合理的獎勵制度可留住優秀人才

（十二）以勉勵和勸導，可以激勵員工具更積極的工作態度（圖26-15）

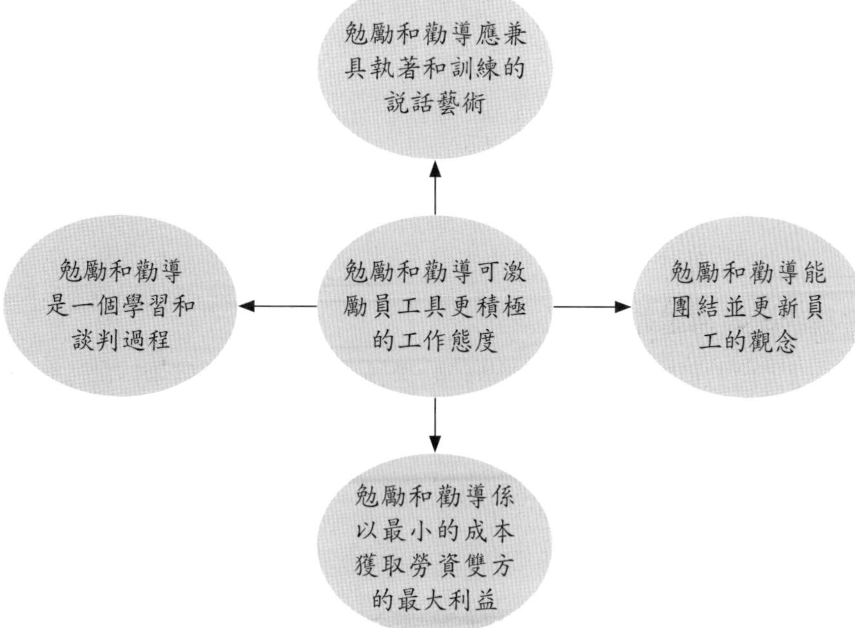

圖26-15　以勉勵和勸導，可以激勵員工具更積極的工作態度

IV. 激勵的策略

激勵是否有效與所運用的策略是否符合員工的需求有關，以下是運用前面各種激勵理論，所擬定的激勵策略（洪，1999；林，2003；陳，2003；張，2001；張，1998；蔡，2001；盧，2001；2014）。

一、了解何種激勵對員工最有效

從美國激勵聯盟協會（The Incentive Federation）的資料顯示，大約有63%的美國企業是以獎金作爲業務人員的獎勵，但是獎金多了，久而久之在員工的心理上是否會認爲是理所當然的收入，而漸漸失去激勵的效果，值得加以探討。針對此點臺灣突破雜誌市調小組（2004）特地針對不同行業採取的激勵項目與制度進行調查，結果發現，大部分員工認定獎金爲最有效的激勵方案，其他依序爲加薪、旅遊、公開表揚、發給股票、教育訓練以及休假等；與國外調查頗爲雷同，顯示金錢的激勵最高，其次才是成就動機與個人成長。此外員工的性別、婚姻、年齡、職位不同，其激勵偏好亦有所不同，男性除了獎金之外，偏重公開表揚，女性則偏好旅遊。在婚姻方面，不論已婚或未婚都偏好獎金和加薪。但已婚者除了上述金錢激勵之外，另較偏好公開表揚和教育訓練。年輕人對獎金與休假較偏好，年長者則較偏好公開表揚與教育訓練，在職位方面，中高階主管對公開表揚較爲偏好，基層員工則偏好獎金與加薪，明顯的呈現物質需求重於精神社會需求。

二、採用具創意的激勵方案

一個有創意的激勵方案，即使財務的獎勵不高，效果仍很顯著（EMBA編輯部，2004）。

（一）金錢報酬與肯定並重

對有傑出表現的員工除了給予獎金獎勵之外，一個體貼的手勢，眞誠的感謝，或安排他在會議中分享其成功的經驗都是一種激勵。

（二）在不同預算下，採用不同的激勵方案

1. 預算有限

即使預算有限，只要發揮創意，也能收到很好效果。例如某醫院的護理師

對病人照護特別用心，時常及時發現病人病情驟變，緊急處理而挽救病人生命，護理長和護理部主任帶給她一束鮮花與餐券，讓這位護理師感動不已。這便是主管的態度和主管的眞心激勵了員工。

2. 預算中等

如有中等的預算，則可將焦點放在實質的獎勵；包括送給表現優秀的護理同仁電子用品、家用品、國內旅遊招待或接受短期教育訓練等。應特別注意激勵方案一定要結合員工的偏好，才能收到最好的效果。

3. 預算充裕

即使預算充裕，仍應謹愼規劃激勵方案。醫院一開始就應設定目標，達到目標的前 10 名或 20 名，才能獲得這個獎勵；包括國外旅遊、出國進修或提供員工平常難以接觸到的活動等。

三、建立良好的激勵環境

（一）讓員工有機會得以在工作上開創新局

1. 對偏好穩定的員工

有些護理同仁比較喜歡固定的工作，或在較不具壓力下工作，則可加深其對目前工作的了解，重新體認工作的意義，提升工作的價値感。

2. 對喜歡接受挑戰的員工

有些護理同仁並不以目前工作爲滿足，對這些護理同仁則可提供新的工作，訓練新的技術，創新護理用品，創新護理服務內容，引發其接受挑戰的動機，並從成功的經驗中獲得成就感。

（二）推動賦能管理

賦能管理（empowerment management）係指員工在兼顧個人與組織目標下，運用並開發他們的工作技能。賦能管理必須透過組織、團隊和個人的共同參與，採公平分擔責任的工作設計，讓大家都可以有所貢獻（Anderson, 2000）。

許多推動賦能管理成功的機構，都有其強勢的內在社會與文化控制機轉，以確保工作團隊的目標與機構的目標一致。

四、建構合理的激勵制度

（一）期望理論學派所提出的激勵模式包括三個要件

1. 第一要件爲績效—結果，指的是員工對特定行爲的期望結果。
2. 第二要件爲員工對特定行爲的期望結果所抱持的價值觀，這將決定特定獎賞的激勵強度。
3. 第三個要件則是員工對成功完成某項任務的困難度大小之預期，這會影響其是否繼續下去的意願。

（二）醫療機構應建構合理的激勵制度，並時常查核獎勵系統的運作是否符合原來設計，務必注意只根據年資加薪或升遷，是產生不了激勵作用的，如果獎勵大部分是論功行賞，只有小部分才是採用資歷，也應讓員工信服，因是否具激勵作用端賴員工個人認知。

（三）獎勵制度的分配是否公平合理，也應加以檢視。如果有員工覺得獎勵不公，就不是一個好的獎勵方案。

五、做好工作設計，讓工作帶給員工激勵作用

（一）工作的安排應考慮擔任該工作者的興趣與能力

合適的工作設計與安排可以激發員工的工作動機，把工作做得盡善盡美。

（二）改善員工個人需求與工作需求

傳統用來改善員工個人需求與工作需求的方法包括：

1. 職位擴充（job enlargement）：係指將工作內容擴大，亦稱爲工作擴大化，包括增加業務活動範圍和提升職責層級。
2. 工作輪調（job rotation）：係指將工作項目的範圍增加，讓任職者在不提高職責層級下，願意考慮增加工作的多樣化。
3. 工作內容豐富化（job enrichment）：係指提升某個職位的職責層級；例如改變原來該職位職責的分配，或增加新的責任層級，或兩者兼具。

六、採用向上管理

向上管理（managing up）是護理業務常用的方法。

當各病房或護理部主管休假或請假時，由部屬承接其職責，此種方式，不但能提供訓練機會，也可以建立互信互賴關係，頗具激勵作用（Badowskt, 2003）。

七、遵守激勵原則

激勵不是對員工施恩，必須做得恰到好處，才能產生最大激勵效果。以下提供一些原則供大家參考（曾、劉，1991；諸，2015；盧，2001；2014）。

（一）激勵是爲提升員工士氣，所以應分辨清楚，應該激勵才激勵，而且應獎勵值得獎勵的員工。

（二）建立正確的激勵觀念

1. 主管激勵員工，不可心存有恩，員工也不可將激勵視爲主管應盡的義務。
2. 激勵應能產生感應，主管應以眞誠的心激勵員工，員工應能有所認知，並產生感應，才能發揮激勵功效。
3. 員工若沒獲得主管激勵，應能檢討改進，創造足以被獎勵的事蹟，必要時應充電以求突破。
4. 能力是接受激勵的基礎，所以每一個員工都應努力充實自己，讓自己在專業知識與技能上不斷成長，使能有更傑出的表現。

（三）激勵應以正當方式公開爲之。

（四）合乎組織目標的行爲才給予激勵，以鼓勵大家一致朝向共同目標努力。

（五）激勵應兼顧有效溝通，讓員工了解爲什麼被激勵，以及爲什麼有些員工無法獲得獎勵。事實上，用心傾聽員工的心聲，適時予以回應也是一種很好的激勵。

結語

凡是人都渴望獲得激勵，激勵並不是員工的特權。主管也需要被激勵，本章雖然將重點放在員工激勵，不過身爲領導者／管理者，也應能自我激勵。如此，才更能以開闊的心胸來欣賞員工的表現。

本章介紹五種激勵理論，雖然有些論點不盡相同，但大家可以在熟讀後，選擇適合自己部門應用的內容，尤其所列舉「落實激勵的各種概念架構」圖示，大家不妨多加參考應用。

激勵的方式並非一成不變，應配合時代變遷，以及員工個人對激勵的認知，做適度的修正，才能眞正發揮激勵效果。

參考文獻

中文文獻

1. 丁逸豪（1992）。企業人事管理。臺北市：五南。
2. 林水波（2003）。領導者的員工激勵角色。人事月刊，37(5)，7-19。
3. 胡玉英（2003）。臺北市某醫院護理人員激勵與工作滿意度之相關研究。未發表之碩士論文。臺北市：國立師範大學。
4. 洪瑞璘（1999）。管理技巧。臺北市：五南。
5. 突破雜誌市調小組（2004）。何種激勵最有效？突破雜誌，225，64-65。
6. 徐美玲、盧美秀、陳品玲（1999）。護理人員激勵與工作投入相關性之探討。護理研究，7(3)，253-246。
7. 陳文彬（1993）。科技人員與行政人員的激勵作用——以新竹科學園區公民營機構爲例。未發表之碩士論文。新竹：交通大學。
8. 陳定國（1994）。企業管理。臺北市：三民。
9. 陳恆鈞（2003）。士氣激勵之研究：社會資本觀點。人事月刊，37(5)，20-32。
10. 張瑋恩（2001）。激勵與工作滿足關係的研究。未發表之碩士論文。臺南市：長榮管理學院。
11. 許雅隸（2001）。主管領導型態、員工人格特質、組織激勵制度與員工工作績效之相關性——以保險業務員爲例。未發表之碩士論文。花連縣：東華大學。
12. 張世宇（1998）。不同激勵制度對新世代工作族群之激勵效果及對其工作滿意度與組織承諾之影響——以一電腦製造公司爲例。未發表之碩士論文。桃園市：國立中央大學。
13. 張建興（1987）。基層員工激勵因素之研究。未發表之碩士論文。臺中市：東海大學。
14. 黃麗莉譯（1990）。組織行爲。臺北市：楊智。
15. 曾仕強，劉君政（1991）。有效的激勵。臺北市：伯樂。

16. 葉政治（1995）。高雄市護理人員工作滿意度探討：*Herzberg*兩因素理論的應用。未發表之碩士論文。臺南市：成功大學。
17. 蔡得雄（2001）。工作認知與激勵因素對工作績效之相關研究——以高雄市公里幹事爲例。未發表之碩士論文。高雄市：義守大學。
18. 諸葛袁（2015）。懂激勵就沒有C咖員工。新北市：商流文化。
19. 盧美秀（2001）。激勵。於盧美秀著。護理管理，p.7-1～7-15。臺北市：華騰。
20. 盧美秀（2014）。員工激勵。於盧美秀著。護理行政與管理（二版），p.299-314。臺北市：五南。
21. 戴國良（2015）。激勵。於戴國良著。圖解管理學（二版），p.142-145。臺北市：五南。
22. 謝雯仔譯（2015）。跟頂尖CEO學領導。新北市：奇光出版。

英文文獻

1. Anderson, E. F. F. (2000). Empowerment job satisfaction and professional governance of nurses in hospitals with and without shared governance: a descriptive correlation and comparative study. *Unpublished doctoral dissertations.* University of Louisiana State.
2. Alderfer, C. P. (1972). *Existence, relatedness and growth: human needs in organizational settings.* New York: Free press.
3. Badowskt, R. (2003). *Managing up.* New York: Currency.
4. Bellamy, F. B. (1997). *Job characteristics and job satisfaction among nurse practitioners. Unpublished doctoral dissertation.* Florida: University of Florida College of Nursing.
5. Cubbon, M. (2000). Motivational theories for clinical managers. *Nursing Management,* 7(6), 30-35.
6. EMBA 編輯部（2004）。激勵不要金錢，要創意，210，20-21。
7. Fisher, M. L., Hinson, N., & Deets, C. (1994). Selected predictors of registered nurses' intent to stay. *Journal of Advance Nursing,* 20, 950-957.
8. Gifford, J. (2011). 100 Great leadership ideas from successful leaders and management

around the world. London: Marshall Cavendish International (Asia) Pre Ltd.

9. Harrell, A. M., & Stahl, M. J. (1984). McClelland's trichotomy of needs theory and the job satisfaction and work performance of CPA firm professionals. *Accounting, Organization & Society,* 9, 241-252.

10. Hersey, P., Blanchard, K. H., & Johnson, S. (1996). *Management of organizational behavior: Vitalizing human resource.* Englewood Cliffs. New York: Prentice-Hall Inc.

11. Herzberg, F. (1959). *The motivation to work.* New York: Wiley.

12. Hiam, A. (2003). *Motivational management.* New York: American Management Association.

13. Huber, D. (2000). *Leadership and nursing care management.* Philadelphia: W. B. Saunders Co.

14. Irvine, D. M., & Evans, M. G. (1995). Job satisfaction and turnover among nurse integrating research findings across studies. *Nursing Research,* 44(4), 247-253.

15. Janssen, P. P. M., Jonge, J. D., & Bakker, A. B. (1999). Specific determinants of intrinsic work motivation, burnout and turnout intentions: a study among nurses. *Journal of Advance Nursing,* 29(6), 1360-1369.

16. Marquis, B. L., & Huston, C. J. (2000). *Leadership roles and management functions in nursing: theory and application.* 2nd ed. New York: Lippincott.

17. Maslow, A. (1954). *Motivation and personality.* New York: Harper and Row.

18. McClelland, D. C., & Burnham, D. H. (1976). Power is the great motivator. *Harvard Business Review.* March/April, 159-166.

19. McClelland, D. C., Atkinson, J. W., Clark, R. A., & Lowell, E. L. (1983). *The achievement motive.* New York: Trvington Publishers Inc.

20. McClelland, D. C. (1985). How motives, skills and values determines what people do. *American Psychologist,* 40, 812-825.

21. Olanrewaju, L. A. (2002). Job satisfaction of the business faculty in the Virginia Community College System: an examination of Herzberg's motivation-hygiene theory. *Unpublished doctoral dissertations.* Geoge: University of Geoge Mason.

22. Roark, M. F. (2001). Counselor motivations for choosing summer resident camp

employment. *Unpublished doctoral dissertations.* Illinois: University of Western Illinois.

23. Robbins, S. P. (1998). *Organizational behavior.* 8th ed. New Jersey: Prentice-Hall Inc.
24. Smucker, M. K. (2001). Job satisfaction and referent selection in the sport industry. *Unpublished doctoral dissertations.* Florida: University of Florida State.
25. Steers, R. M., & Porter, L. W. (1991). *Motivation and work behavior.* 5th ed. New York: McGraw-Hill.
26. Vroom, V. H. (1964). *Work and motivation.* New York: John Wiley & Sons.
27. Wallace, T. T. (1999). Motivation levels and factors influencing the motivation of teachers in differing circumstances of teaching based on Herzberg's Motivator-Hygiene theory. *Unpublished doctoral dissertations.* University of Kentucky.

第27章 衝突管理（Conflict management）

Ⅰ.前言

衝突（conflict）是無所不在的，是人類社會不可避免的社會現象；諸如個人和組織的衝突、工作和權利爭奪、自由和管制衝突、群體與群體之間角色的衝突、組織與組織間利益的衝突等。衝突並不完全是負面的，根據社會學衝突理論的觀點，社會一直處於動態的變化過程，社會體系的每個環節是傾軋不合與衝突的，但是藉由這些衝突，促進了社會的崩解重整，進而造成社會變遷。

根據統計，一般員工因工作衝突平均浪費了42%的工作時間。而一般員工離職的原因約有50%是因爲困擾於工作衝突。工作衝突對員工和組織都帶來傷害，所以解決職場的工作衝突及做好衝突管理，已是目前各組織，包括醫療機構的重要課題之一（丁，2003；劉，2002；盧，2014；戴，2015；Donaldson & Simpson, 1995）。根據對國內護理長衝突來源及衝突處理型態之探討中發現，護理長的衝突來源主要爲人際因素和組織因素，而其處理衝突的型態則偏好整合、妥協與讓步（袁、盧、徐、陳，2001），而國外對護士和護理管理者的調查中，則發現其在面對衝突時最常採用之處理方式爲逃避，其次爲妥協（Cavanagh, 1991）。因此，身爲護理管理者，若能對衝突的來源和因應策略有更深入的了解，將可學習使用更具建設性的方式來管理衝突事件。

一、衝突的意義

衝突有其共通性，大多數在衝突過程中隱含著異議（disagreement）、對立（contradiction）、不相容（incompatibility）、反對（opposition）及封鎖（blockage）等概念（戴，2016）。

衝突是指兩個以上相關聯的主體，因互動行爲所導致不和諧的狀態。衝突可能是利害關係人對若干議題的認知、看法不同、需要、利益不同，或是基本道德觀、宗教信仰不同所引起。因此衝突管理除了解決衝突外，更應著重於如何預防，並將衝突帶來的阻力引導爲組織的助力（朱，2002；陳，2000；盧，2014）。

二、衝突的迷思與正思

（一）迷思

大部分人不喜歡衝突，通常存有下列迷思（林，1993）：

1. 衝突是人類社會之不正常現象，具理性者應建立無衝突的關係。
2. 衝突的產生導因於團體成員間缺乏了解。
3. 衝突總是可以獲得解決。
4. 衝突應加以避免，以免危及社會結構，甚至導致結構瓦解。
5. 衝突表示雙方溝通的中斷。

（二）正思

事實上，有時刻意地避免或壓抑衝突，並不見得對個人、團體、組織或社會有利，若能將迷思轉變成下列思考方式更佳（盧，2001；2014；De Dreu, 1997；Laue, 1987）：

1. 適度的衝突有益於成就表現。
2. 避免衝突與壓抑衝突可能會降低個人創造力、團隊中的決策品質、成果發展以及工作團體間的溝通（可能朝向集體思考）。
3. 鼓舞性的衝突有時能提升個人、團體或組織的成就。
4. 將解決衝突視爲一個學習過程，可提升個人或組織的規劃與決策品質。
5. 衝突本身並無好壞之分，依其處理方法是否恰當而定。

II. 衝突的來源

綜合各專家學者對衝突來源的論述，約可歸爲三大項，茲摘述於下（袁、盧、徐、陳，2001；盧，2014；戴，2015；Beaon, 1989；Pinto, 1995；Robbins, 1998；Smyth, 1993；Wall, 1995）。

一、人際因素

可能源於溝通不良，感覺自己受到不平等的對待，此外在溝通過程中，若所收受的資訊產生錯誤、扭曲或模糊不清，很容易造成彼此間的誤解，甚至導致敵對狀態。

二、組織因素

與組織有關的衝突來源包括下列數項：

1. 組織的大小與特殊性：當組織愈龐大，活動愈特殊，衝突產生的可能性愈大。
2. 職責界定：當職責界定愈含糊，則衝突產生的可能性愈高。
3. 領導型態：採取參與式領導，鼓勵不同意見的表達，可能會助長衝突。
4. 獎懲制度：若獎懲設計不當，獎勵不該獎勵的員工，表現優良的員工反而未被獎勵，或處罰不該處罰的員工，該被處罰的員工反而未被處分，則也可能引發衝突。
5. 相互依賴關係：主要發生在直屬主管與員工之間，若主管沒有作為與擔當，或部屬表現怠惰都可能造成彼此的衝突。
6. 資源分配不當：當人力、物力、財源等資源分配不公平時，較容易引起部門之間的衝突。

三、個人因素

1. 員工個人的個性特質及其所持的價值觀與衝突的發生也頗有關聯。
2. 個性具高度威權與獨斷者，產生衝突的可能性較高。
3. 價值觀與理念不同，也是衝突發生的主要來源。

III. 衝突的類型（Kinds of conflict）

有關衝突的類型有各種不同的主張，茲綜合各學者專家的論點於下（陳，2000；盧，2001；2014；戴，2015；2016；Coombs, 1987；Steers, 1991）：

一、人際內衝突（intrapersonal conflict）

個人內在衝突，又細分爲下列三種：

（一）趨避衝突（approach-avoidance conflict）：係指個人對某一目標同時具有趨與避兩種意向；例如某一資深護理師想升爲護理長，但又怕無法勝任，產生矛盾無法取捨的心境。

（二）雙避衝突（avoidance-avoidance conflict）：係指個人面對兩個同時具有威脅性的任務，兩者皆不想要，但迫於情勢，只好接受其中一項，產生被迫接受的衝突感；例如某醫院在SARS流行期間，對護理人力重新調動，某一門診護理師被通知將調到SARS病房或外科加護病房，她兩種都不想要，但迫於醫院政策，只好接受其中一種，心裡總是存有被強迫的不舒服感。

（三）雙趨衝突（approach-approach conflict）：係指個人有兩種很想要的東西，產生取捨上的困難；例如某一護理長有晉升督導和出國進修機會，兩者都很想要，但只能選擇一種，因此有種難以抉擇的衝突感。

二、人際間的衝突（interpersonal conflict）

人際間衝突又可分爲下列二種：

1. 團體間的衝突（inter-group conflict）：兩個團體間的衝突通常發生於資源和目標之互依性部門，使產生權力和資源分配之衝突。
2. 組織間的衝突（inter-organizational conflict），又可分爲：
   (1) 垂直衝突：上下階層間衝突。
   (2) 水平衝突：平等階層、部門間衝突。
   (3) 斜向衝突：直線與幕僚間衝突。
   (4) 角色衝突：角色和立場衝突。

三、認知上的衝突（cognitive conflict）

係指思想意見或觀念對立，所產生的認知上衝突，此種類型較常出現於政治爭論中。

四、目標衝突（goal conflict）

係指兩個或兩個以上的目標不相容或不一致，此種類型較常出現於個人、團體或組織中，由於彼此目標不相容而發生摩擦。

五、情感衝突（affective conflict）

係指個人或團體在情感或動機態度上與其他人或團體不同所產生的衝突；例如兩人因個性或言語不合而發生衝突。這也是一種感覺或情緒上不相容的情況。

六、利益衝突（profit conflict）

係指個人或團體與其他個人或團體爲了某些事物，可能影響本身利益或損害而發生的衝突。

七、行爲衝突（behavior conflict）

係指個人或團體的行爲方式不被其他人或團體所接受時所發生的衝突。

Ⅳ. 衝突的過程（Conflict process）

很多學者專家對衝突過程的論述略有不同，茲綜合彙整如圖 27-1 和圖 27-2，並說明於下（李，1995；陳，2000；盧，2001；2014；戴，2016；Robbins, 1998；Steers, 1991）：

1. 潛在衝突：當身處衝突情境時，會有受挫感。
2. 感受衝突：開始認知衝突，會出現緊張不安。
3. 呈現衝突：衝突表面化，雙方出現僵持或對立，並試圖討回公道。
4. 管理衝突：決定衝突管理策略和行動，而此策略係經由競爭、合作、妥協、放棄或諒解等行動而來。
5. 結果：最後經雙方共同努力，達成各自希望解決的方式和結果。
6. 再衝突：雙方若無法達成協議，則可能發生再衝突，此時則必須重新檢視衝突原因，針對原因，提出衝突管理策略，直到雙方都滿意爲止。

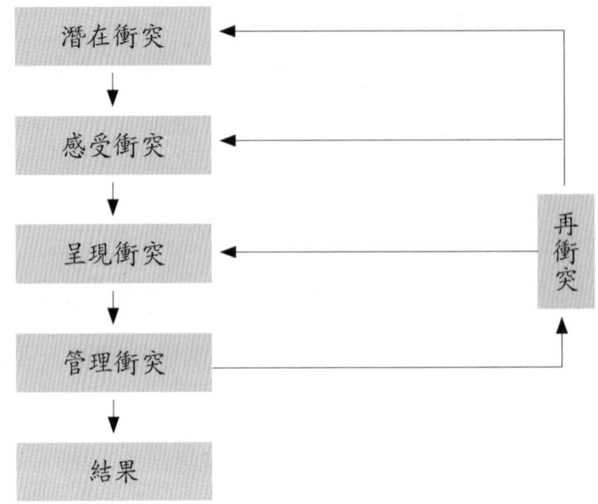

圖27-1　衝突過程

資料來源：採用陳建光（2000）。漫談組織內的衝突管理。技術及職業教育雙月刊，*58*，頁59修正而成。

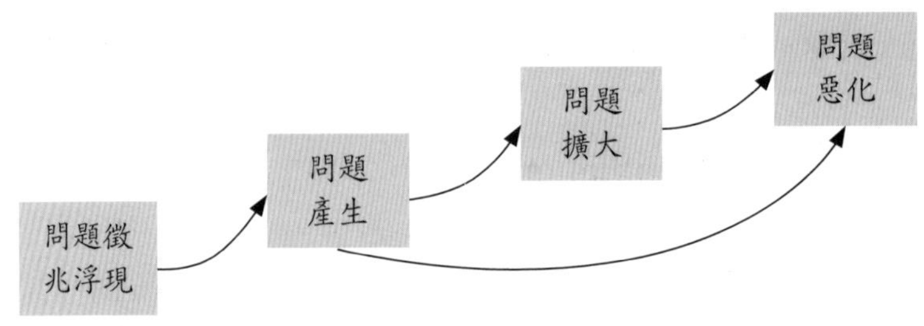

圖27-2　組織衝突的演進（戴國良，2016，p.271）

V. 衝突對組織的影響

在每個組織中衝突幾乎無所不在，其中有些衝突對組織是有益的，可增進組織績效，這些就是功能性和建設性衝突。相反的，有些衝突則會造成組織傷害，這些就是惡性的或破壞性衝突，茲將衝突對組織的正面和負面影響列於表27-1（程，1998；陳，2000；盧，2014；戴，2016；Robbins, 1998）：

表27-1 衝突對組織的影響

正面影響	負面影響
• 發現問題，及早謀求有效解決方法 • 激發創造力，引發創新構想 • 提升規劃和決策品質 • 引導變革，加速組織成長 • 提升組織向心力，促進完成工作 • 增進員工之間的溝通與互動	• 製造問題，削弱對目標的努力，降低組織績效 • 製造仇視和對立，使信任感瓦解，人才流失 • 影響組織的正常運作，降低生產力 • 阻礙進步，降低品質 • 破壞組織和諧，影響員工身心健康 • 阻礙溝通，使溝通愈來愈困難

VI. 衝突管理的原則

避免衝突淪爲意氣之爭，並積極導向正面生產效能的原則如下（邱，1999；陳，2000；盧，2014；戴，2015）：

一、將衝突引導到就事論事的具體事實上，注意問題癥結所在

1. 鼓勵員工以耐心、善意和誠意，打破彼此間的「無形之牆」。
2. 準備有助於討論具體事實的資料，並針對事實資料進行討論。
3. 討論時，以對事不對人的態度，平心靜氣的陳述個人意見。
4. 避免無謂的爭辯。

二、擬定多重備選方案

1. 提出各種解決衝突的可行方案。
2. 分析各種方案的優缺點。
3. 雙方共同找出可行的方案。
4. 避免因過度堅持立場而鬧僵。

三、創造出共同追求的目標

1. 運用各種方式讓衝突雙方目標一致。
2. 創造出共同努力的目標，使雙方在大局爲重下找到相互容忍的理由。
3. 有了共同目標，就會同心協力向前邁進。

四、多運用幽默感

1. 幽默可以降低壓力，緩和緊張氣氛，降低對立情緒。
2. 當雙方都放鬆的情況下，較容易聽進去對方所說的話和所持的理由。

五、平衡雙方的權力結構

1. 在衝突情境出現時，弱勢的一方常會有「被迫害感」。
2. 強勢的一方，應能以同理心，體察這項事實，並稍作禮讓，給對方留點餘地。
3. 在雙方權力平衡下進行協商，通常較會有滿意的結果。

六、避免強迫對方妥協

1. 強迫只會讓對方感覺更不舒服而已。
2. 衝突的結果最好是你贏我也贏，對事不對人。

七、引用規則或法規

1. 訂定明確的規則和法規，可以減少衝突的發生。
2. 當衝突發生時，可引用組織內現有的規則或法規，由直屬主管擔任仲裁者。

VII. 衝突管理策略

很多學者專家分別提出各種衝突管理策略，茲綜合彙整於下（丁，2003；朱，2000；江、朱，1999；李，2003；邱，1999；盧，2001；2014；戴，2015；2016；Barton, 1991；Borisoff & Victor, 1998；Cavanagh, 1991；De Dreu, 1997；Huber, 2000；Marguis & Huston, 2000；Pinto, 1995；Smyth, 1993；Wall, 1995）：

一、診斷衝突

在進行衝突管理時，應先了解衝突的性質，蒐集足夠的資料，並考慮清楚自己要介入到什麼程度，因此，首先應先對衝突做診斷。包括下列三個步驟：

（一）澄清具爭議性的問題

在診斷正醞釀中的衝突，應先了解衝突的性質，自己的想法和其他有關的利害關係人的想法是否一致，努力塑造開誠布公的氣氛，獲取眞正的意見，以便澄清衝突的問題點。

（二）確認「關係人」的身分

應確認衝突情境中雙方當事人的身分，及其與醫院或醫療照護者間的關係。

（三）評估衝突的來源

評估衝突係來自人際間、組織或個人因素，及其起因爲何，以便針對原因做合理處置。

二、擬定衝突管理計畫

在澄清具爭議性的問題，確認雙方當事人身分以及評估衝突的可能來源之後，緊接著，就應研擬處理衝突的計畫。

在研擬衝突的處理策略時，應小心陷阱，克服障礙，最好不要固執己見、優柔寡斷、多管閒事或漫不經心。

（一）擬定解決衝突策略

在充分了解整個衝突發生的來龍去脈後，可參考處理衝突的策略型態，選擇適合的策略，此些策略可以交叉運用（見圖27-3），茲分別說明於下：

1. 迴避型（avoiding）

   當面對衝突時，會從威脅的情境中退縮。當事情無關緊要，或潛在的破壞超過與他人對立時，可採用此種方式。不過若一味退縮，有時會造成你輸我也輸的狀況（lose-lose）。

2. 讓步型（obliging）

   是一種順應方式，係指當衝突發生時，爲息事寧人，會自我犧牲。此種類型的人會設法減少彼此差異和強調共同點去滿足他人的利益，是一種我輸你贏的狀況（lose-win）。

3. 壓制型（dominating）

   是一種競爭方式，當衝突發生時，爲贏得先機，常會忽視他人的需要與期望。壓制型的領導者（管理者）常喜歡使用職位權讓部屬服從，造成我贏

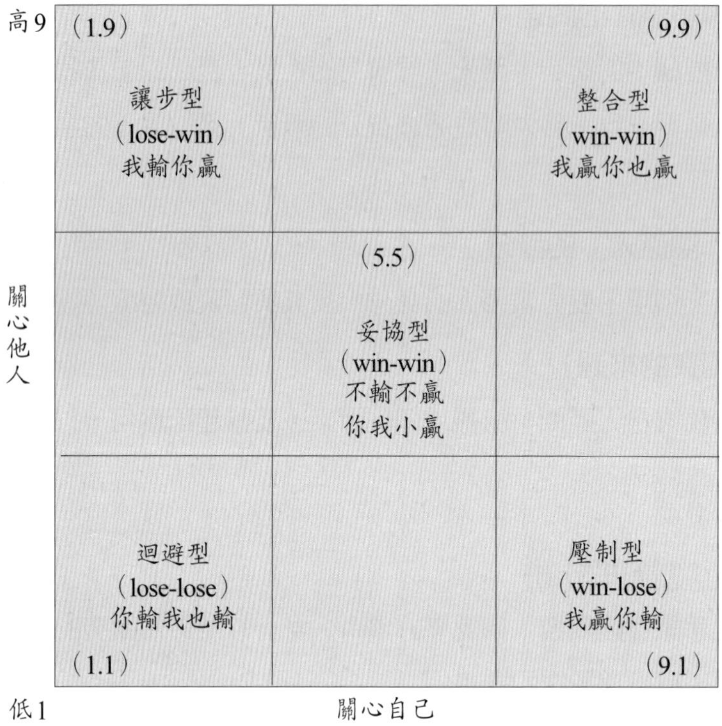

關心他人 ＼ 關心自己		
高9 （1.9） 讓步型 （lose-win） 我輸你贏		（9.9） 整合型 （win-win） 我贏你也贏
	（5.5） 妥協型 （win-win） 不輸不贏 你我小贏	
迴避型 （lose-lose） 你輸我也輸 （1.1） 低1		壓制型 （win-lose） 我贏你輸 （9.1）

圖27-3　衝突處理策略

資料來源：參考McKenn, E.（1994）與Rahim, M. A.（1983）之資料修正而成。

你輸局面（win-lose）。

4. 妥協型（compromissing）

當衝突發生時，採取「取和予」的方式，或雙方各放棄某些東西，以達成一個彼此都能接受的狀況，是一種「不贏不輸」或「你贏我也贏」的小贏策略，常用於兩個團體權力氣勢相當時。

5. 整合型（integrating）

是一種問題解決方式，藉由公開交換訊息和檢視差異來達成雙方都可接受的解決方法，最後造成你贏我也贏的大贏策略。一般當外部壓力強大時兩者間合作的可能性較大，不過，一旦外界壓力緩解，則合作破裂的可能性也會升高。

（二）採取行動

在選定適當的策略後，就應採取行動，在執行過程中，應注意：

1. 避免情緒化。
2. 注意自己的用辭。
3. 保持開放的心胸與彈性。
4. 打破僵局，使策略得以實行，但不要偏離正題。
5. 傾聽、重複釐清訊息。
6. 不要許下你無法實現的承諾。
7. 混合運用上述各種策略，並畫上完美句點。

三、追蹤檢討處理結果

1. 追蹤檢討可在必要時增加一些更正確或更適當的行動。
2. 可以從經驗中學習，以便日後能更有效率地預防衝突或化解衝突。
3. 當追蹤檢討結果顯示尚未達成目標時，可以繼續努力。如早已圓滿達成目標也可確保雙方的良好關係。

結語

人們對衝突的觀點已由避免談論轉而用心關注，並積極面對。護理工作面對的是病人、病人家屬以及醫療團隊所有成員，而且每天接觸非常頻繁，因此，發生人際或個人衝突事件頻傳，身爲護理主管應盡量避免來自個人或人際因素的衝突，並加強「整合型」的衝突處理能力，以提升領導與管理效能。

參考文獻

中文文獻

1. 丁惠民譯（2003）。解決工作衝突，企業才能健康。商周書摘，146-149。
2. 朱元祥（2002）。衝突管理策略分析。教育研究月刊，83，63-71。
3. 江明生、朱斌妤等（1999）。衝突管理。臺北市：五南。
4. 李芳齡譯（2003）。化衝突阻力爲成長動力。商周書摘，120-123。
5. 李茂興等譯（1995）。組織行爲。臺北市：揚智。
6. 林振春（1993）。衝突管理理論及其在團體中的應用。社會教育學刊，22，73-

106。

7. 邱毅（1999）。衝突管理與溝通技巧。經濟前瞻，1月，102-108。

8. 袁旅芳、盧美秀、徐美玲、陳品玲（2001）。護理長衝突來源及衝突處理型態之探討。新臺北護理期刊，3(2)，9-18。

9. 陳建光（2000）。漫談組織內的衝突管理。技術及職業教育雙月刊，58，57-61。

10. 程淑華（1998）。教導學生成爲衝突管理的高手。學生輔導，57，122-125。

11. 劉子立（2002）。衝突理論在學校社區化之運用。教育資料期刊，27，35-44。

12. 盧美秀（2001）。衝突管理。於盧美秀著。護理管理，p.12-1至12-13。臺北市：華騰。

13. 盧美秀（2014）。衝突管理。於盧美秀著。護理行政與管理（二版），p.315-326。臺北市：五南。

14. 戴國良（2015）。衝突管理。於戴國良著。圖解管理學（二版），p.183-191。臺北市：五南。

15. 戴國良（2016）。衝突的定義與型態。於戴國良著。圖解領導學，p.268-279。臺北市：五南。

英文文獻

1. Baron, R. A. (1989). Personality and organizational conflict: effect of the type A behavior pattern and self monitoring. *Organizational Behavior and Human Decision Process,* 44, 281-286.

2. Barton, A. (1991). Conflict resolution by nurse managers. *Nursing Management,* 22(5), 82-86.

3. Borisoff, D., & Victor, D. A. (1998). *Conflict management.* Boston: Allyn Bacon.

4. Cavanagh, S. J. (1991). The conflict management style of staff nurse and nurse manager. *Journal of Advance Nursing,* 16(10), 1254-1260.

5. Coombs, C. H. (1987). The structure of conflict. *American Psychologist,* 42, 355-363.

6. DeDreu, C. K. W. (1997). Conflict management and performance. In DeDreu. C. K. W. & VandeVliert, E. (eds). *Using conflict in organization.* London: SAGE.

7. Donaldson, L., & Simpson, J. (1995). Conflict, poser, neogotiation. *British Medical Journal,* 310(6972), 104-108.

8. Huber, D. (2000). *Leadership and nursing care management.* Philadelphia: W. B. Saunders Co.

9. Laue, J. (1987). The emergence and institutionalization of third party idea in conflict. In Sandole, D. J. D. & Sandole-Staroste, I. (eds). *Conflict management and problem solving.* London: Frances printer.

10. Marquis, B. L., & Huston, C. J. (2000). *Leadership roles and management functions in nursing.* 2nd ed. St. Louis: J. B. Lippincott Co.

11. McKenn, E. (1994). *Business psychology and organizational behavior.* UK: Lawrence Eribaum Association, Ltd.

12. Pinto, J. K. (1995). Project management and conflict resolution. *Project Management Journal,* 11, 45-53.

13. Rahim, M. A. (1983). A measure of styles of handling interpersonal conflict. *Academy of Management Journal,* 26(2), 369-376.

14. Robbins, S. P. (1998). *Organizational behavior.* 8th ed. New Jersey: Pantice-Hill.

15. Smyth, T. (1993). Confronting conflict. *Nursing Management,* 160(10), 21-24.

16. Steers, R. M. (1991). *Organization behavior.* 4th ed. New York: Harper Harper Collins Publisher.

17. Wall, J. A. (1995). Conflict and its management. *Journal of management,* 21(3), 515-517.

第28章 變革管理（Change management）

Ⅰ.前言

醫療機構的經營目前正面臨各種內外環境不斷變動的壓力，如何做好變革管理，以因應環境的變化，已是當務之急。此外，在這充滿競爭的年代，爲了常保領先地位，就必須改變現狀、精益求精、適時調整組織、策略、業務以及工作方法。因此，身爲醫療機構經營團隊中的護理管理者，應不斷思考，並積極扮演「變革推動者」的角色，排除阻力，肩負救亡圖存的重任。「變革」既是管理的重點方向，怎樣做好變革管理，主動領導變革，增加成功機會，就值得進一步探討（江，2016；盧，2014）。

一、變革管理的定義

1. 變革管理（change management, CM）係指以一連串計畫性活動，幫助企業體由現況平穩順利轉型，達到期望目標，並藉此提升員工執行組織再造的意願、能力與績效（Duck, 1993）。
2. 變革管理係對系統導入、作業方式和內容改變時所產生的恐慌或排斥等現象作有系統的管理（Carr, 1993）。
3. 變革管理是透過一連串的活動，將所欲變革的知識、工具與資源，加以組織並系統化應用，且提供關鍵性手法，引進新技術、新系統，以掌握變革（王、林，2003）。
4. 變革管理是指在組織變革中，不論是表現在結構、人員或科技等方面，都是爲使組織更具高效率、創造更高的經營績效，所以必須採取主動性和計畫性改變（戴，2016）。

二、引發組織變革的原因與目的（戴，2015，2016）

引發組織變革之內外在因素和變革目的如圖28-1。

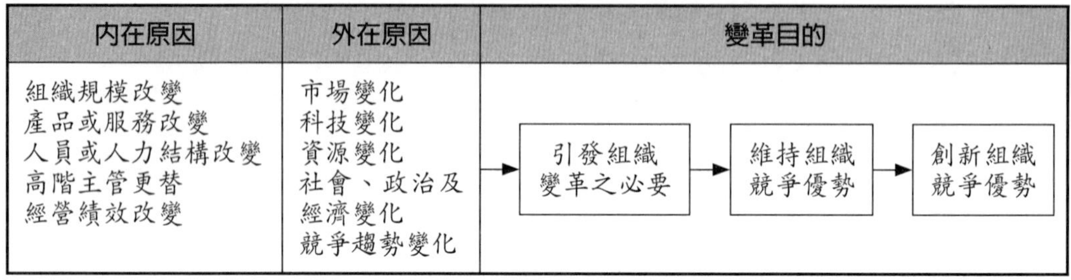

內在原因
外在原因
變革目的
組織規模改變
產品或服務改變
人員或人力結構改變
高階主管更替
經營績效改變
市場變化
科技變化
資源變化
社會、政治及經濟變化
競爭趨勢變化
引發組織變革之必要
維持組織競爭優勢
創新組織競爭優勢

圖28-1　引發組織變革原因與變革目的

三、影響成功變革的因素

影響組織變革因素的4R如下（王、林，2003）：

1. 高階主管觀念的變革（reframe）

   是組織變革的起點，組織經營者應認知：

   (1) 危機的觸動。

   (2) 原來高階主管觀念的改變。

   (3) 領導者的更換。

2. 組織結構變革（restructure）

   是組織變革的標誌，組織結構應：

   (1) 精簡；例如組織扁平化、部門合併、人員精簡等。

   (2) 流程再造。

   (3) 授權並賦予活力。

3. 策略變革（revitalize）

   是組織變革的生機，變革應以策略規劃為基礎，隨時評估內外在環境變化，確立明確的策略目標與行動方案，以便有效實施策略。

4. 能力與文化變革（renew）

   是組織變革的根本。組織在進行重大變革時，應掌握下列重點：

   (1) 以顧客為導向。

(2) 宏觀的系統性思考。

(3) 團隊學習。

四、變革管理最常見的障礙

根據變革管理最佳實務研究機構之研究指出，最大的障礙如下（盧，2001；2014；戴，2015；ProSci, 2001）：

1. 員工抗拒改變，害怕個人在組織中的權力被削弱。
2. 員工個人所持之認知、觀念和思維、理想不同而有歧見。
3. 管理階層未全力支持變革，員工負擔和責任日益加重，深恐無法完成任務。
4. 缺乏足夠的資源與預算。
5. 缺乏專家指導，對改變後能否帶來更多有利組織之事抱持懷疑態度。
6. 法律規章窒礙難行。

五、高階主管在變革中最常犯的錯誤

根據調查顯示，很多高階主管在啓動變革後，即交由低階主管執行，本身並未完全參與。其中常犯的錯誤如下（ProSci, 2001）：

1. 未直接參與變革計畫。
2. 並非所有管理階層皆完全參與。
3. 訊息傳遞錯誤，缺乏溝通。
4. 很快轉移焦點，或改變變革優先順序。
5. 未提供足夠資源。

六、有效變革的典範轉移趨勢

茲將 Zohar（1997）和 IBM（戴，2016）認爲有效變革的典範轉移趨勢彙整如下（表28-1）：

表28-1　有效變革的典範轉移趨勢

現在 From	To 未來
微小的	整體的
片段的	整合的
產出產品	迎合顧客的需求
確定	不確定
控制，依規定行事	信任，依原則行事
確信／可預測	不能確信／模糊／快速改變
小範圍的	緊急的、突現的
孤立的／控制的，對人不對事	重視背景關係／自我組織，對事不對人
以部分定義整體	整體大於部分的總和
採從上到下的管理	採從下向上的領導
層級分明	非層級網絡
反應性；坐而言，不能起而行	富想像的／實驗性的，主動積極作決策
權力集中在上級	權力在互動中心，觀念和意見多元化
競爭性	合作性
單一觀點	多方觀點
認識，只靠關係	發現，注重績效
工作的品質	生活的品質

資料來源：Zohar, D. (1997). Rewiring the corporate brain 和戴（2016）。

II. 變革理論（The theory of change）

Lewin在1951年提出變革理論，之後經由Bennis（1969）和Schein（1989）加以發展，其內容於下（盧，2001；2014；戴，2015；Bennis, 1969；Huber, 2000；Lewin, 1951；Marquis & Huston, 2000；Schein, 1989；Tomey, 2000）：

一、變革過程（process of change）

Lewin 和 Prosci 公司均將變革分成三個階段，認爲變革是一種動態過程，Lewin的變革三階段見圖28-2。Prosci公司的三階段見圖28-3至28-5。

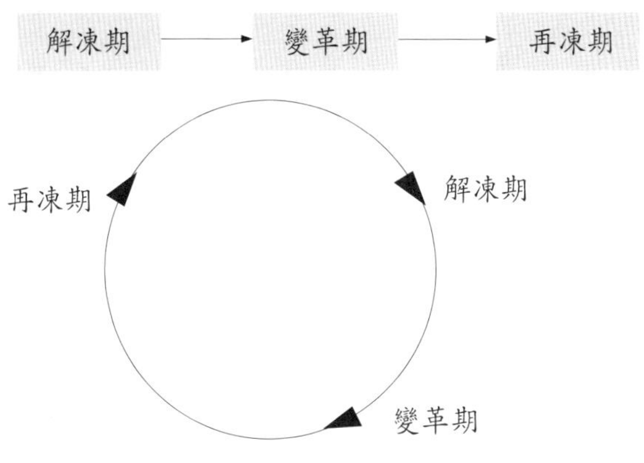

圖28-2　變革過程（Lewin, 1951）

（一）解凍期：亦稱準備變革（preparing for change）本階段目的在於引發員工改變的動機，定義變革管理策略，組成變革管理團隊以及發展變革支援模式，並爲其做好準備（圖28-3）。

1. 蒐集資料。
2. 正確診斷問題。
3. 決定是否需要改變。
4. 使大家警覺變革的需要。

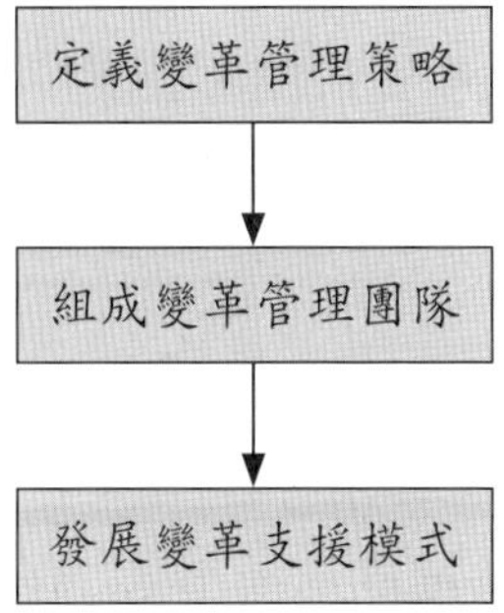

圖28-3　準備變革（prosci model）

（二）變革期（movement）：亦稱變革管理（managing change）本階段應提供改變對象新的行爲模式，發展變革計畫，使其學習，以便採取行動（圖28-4）。

1. 研擬有關變革計畫。
2. 設立目標。
3. 確認所能獲得的支持和阻力。
4. 將所有可能被變革影響者都列入變革計畫中。
5. 設定標的日期。
6. 發展變革策略。
7. 執行變革。
8. 提供必要的支持和鼓勵。
9. 使用策略克服變革的阻力。
10. 評値變革成效。
11. 若需要，則再修正變革策略。

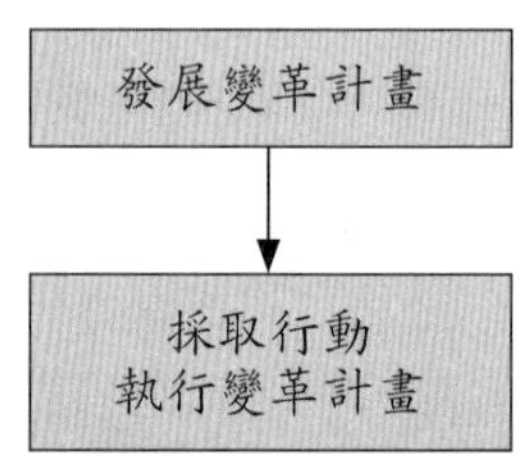

圖28-4 變革管理（proscis model）

（三）再凍期（refreezing）又稱強化變革（reinforcing change）：本階段是使員工學習到新知能、產生新態度與行爲，並支持改變的成果，避免故態復萌。應蒐集和分析回饋意見、診斷落差和管理阻力採取正確的行動，並慶祝變革成功（圖28-5）。

二、影響變革的力量

Lewin 認爲影響變革的力量爲助力與阻力，茲說明於下（盧，2001；2014；Bennis, 1969；Lewin, 1951；Marquis & Huston, 2000；Huber, 2000；Schein, 1989；Tomey, 2000）：

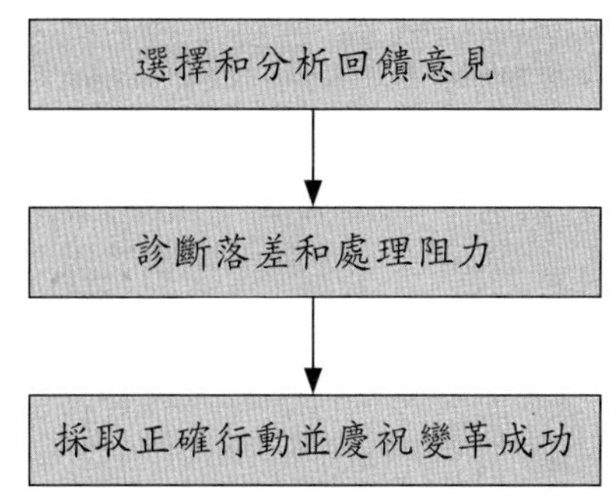

圖28-5　強化變革期（proscis model）

1. 助力（driving forces）：係指有益於推動變革的力量，又稱支持力或正驅力。
2. 阻力（restraining forces）：係指會阻礙變革推動的力量，又稱爲抗拒力或反驅力。

爲幫助對阻力與助力的了解，可將關鍵詞寫在水平線的上下兩方，並以箭頭表示力量的強弱，長線代表力量較強，短線代表力量較弱，也可直接以數字表示。例如某醫院要實施大夜班固定班別的制度，是否可能成功，則可採用阻力與助力分析。從圖28-6統計分析結果，阻力7，助力+10，表示可以成功推動大夜班固定班別。

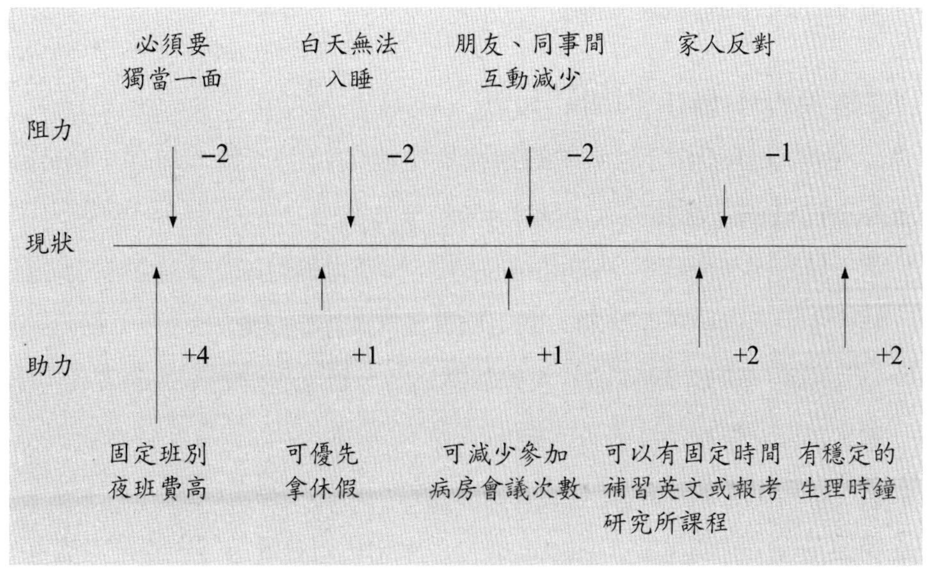

圖28-6　阻力與助力分析

III. 員工抗拒變革的關鍵因素及情緒反應

不論變革的方式與程度如何，員工大多會爲追求穩定而不願意配合，甚至產生抗拒，認爲變革是以未知與不確定的狀況取代已知的事實，尤其如果員工從原來組織獲益愈多，則對個人損失的關切程度愈強，對變革的抗拒也愈大。組織若要達到變革的目標，就必須了解員工抗拒變革的原因以及可能產生的情緒反應，茲分別說明於下（王、林，2003；徐，1996；盧，2014；蕭，2003；Loh, 1998；Robbins, 1998）：

一、員工抗拒變革的關鍵因素

員工抗拒變革的主要因素如下（盧，2014；Loh, 1998; ProSci, 2017）：

1. 缺乏足夠的溝通、資訊不足、認知不足。
2. 員工的意見未被考慮。
3. 憂慮與感受未被關注。
4. 擔心專業技術受到挑戰。
5. 擔心權力或權益受威脅。
6. 缺乏安全感，害怕不明確的未來。
7. 經濟因素：擔心裁員或減薪。

二、變革過程中員工的情緒反應

員工在變革過程中可能產生的情緒反應變化如下（盧，2014；Marquis & Huston, 2000; Perlman & Takacs, 1990）：

1. 第一階段：平衡狀態（equilibrium）；變革之前員工個人處於精力旺盛，情緒和智力也處於平衡狀態，個人和專業目標互相一致。
2. 第二階段：否認（denial）；變革開始時，員工否認變革的眞實性；出現身體、認知和情緒功能的負向變化。
3. 第三階段：生氣（anger）；表現出憤怒、忌妒和怨恨反應。
4. 第四階段：討價還價（bargaining）；希望藉由討價還價企圖排除變革。
5. 第五階段：混亂（chaos）；出現無力感，缺乏安全感。

6. 第六階段：憂鬱（depression）；不再應用防禦機轉，陷入抑鬱狀態，自我憐憫。
7. 第七階段：順從（resignation）；被動接受，聽天由命。
8. 第八階段：開放心胸，虛心接受（openness）；已能接受變革的新角色和工作分配。
9. 第九階段：待機行事（readiness）；已能探討新的事件，身體、認知和情緒功能逐漸恢復正常。
10. 第十階段：再出發（reemergence）；重新注入力量，充滿賦能感覺，開始出現新的觀念並參加變革專案計畫。

三、變革過程中員工之情緒變化曲線

員工面對變革，在開始時是期待變革，接著希望能立即看到改善，慢慢的會感受到變革的實際影響，可能會產生不適應感，尤其當要放棄整個舊制度時，情緒低落，不過高階主管若能不斷投入關懷給予支持與協助，員工將可很快的重新專注於新制度，最後圓滿的完成整個變革，請見圖28-7（王、林，2003）：

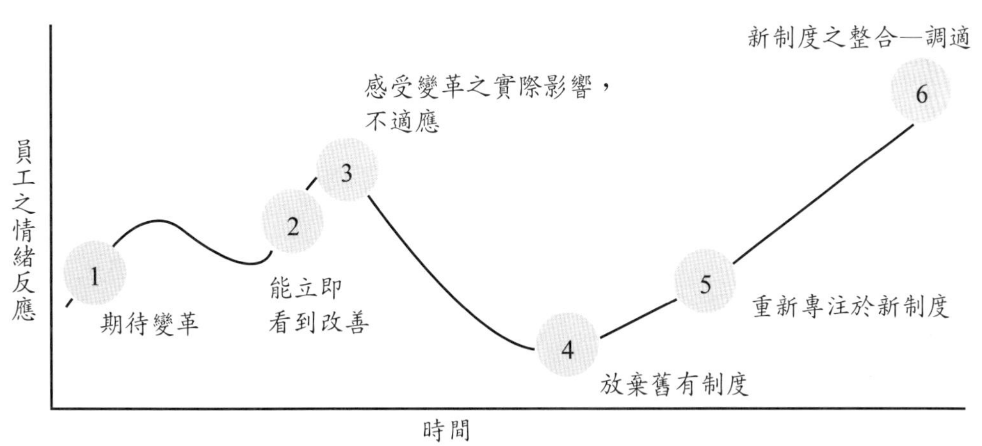

圖28-7　變革過程中員工的情緒變化曲線

資料來源：王本正、林余任（2003）。企業導入ERP之變革管理。電子商務研究，*1*(2)，185-202。

IV. 變革成功的策略

具體策略如下（王、林，2003；盧，2001；2014；戴，2016；Huber, 2000；Marquis & Huston, 2000；Prosci, 2017; Tomey, 2000）：

一、讓員工共同參與變革行動

1. 向員工說明變革的目的和重要性，使員工能清楚想像與描繪未來狀態，堅信變革是最佳選擇，並將個人目標與變革目標相結合。
2. 讓所有員工參與變革的各種程序。
3. 鼓勵員工共同面對外界挑戰。

二、改變領導方式

1. 領導者應以開闊的心胸，廣納員工的意見。
2. 虛心傾聽員工的意見。
3. 提供關懷、支持與指導。
4. 給予適當的激勵。

三、加強變革訓練

1. 在實施變革之前就應擬妥員工教育訓練計畫。
2. 針對變革內容施予訓練，讓員工了解整個變革內容。
3. 將變革後所需的知識與技能有計畫的傳授給員工。

四、提供必要的資源

1. 應讓員工了解現有的資源。
2. 讓員工有足夠的軟硬體設備以配合變革的推動。

五、做好員工的情緒管理

組織變革中員工的情緒管理很重要，應掌握與管理員工的心情，並改善不適應的情緒反應，降低員工的焦慮害怕，做好變革的準備。

結語

目前很多醫療機構都在推動變革，包括組織再造、流程再造、職位再造、員工能力再造、制度再造……等。

最近幾年來由於消費者對醫療品質的要求不斷提高，而醫院又面臨健保支付緊縮之財務壓力，有的醫院已將組織扁平化，把原有的副主任、督導層級捨棄，有些醫院則遇缺不補，有的則採用約聘僱制度，有的醫院則變通護理照護制度，將照顧服務員納入，實施技術混合照護，凡此種種，都是醫院爲求生存和滿足病人需求的方法之一，身爲護理管理者，應能領導變革，掌握變革祕訣，做好變革管理，才能確保護理的競爭優勢。

參考文獻

中文文獻

1. 王本正、林余任（2003）。企業導入ERP之變革管理。電子商務研究，1 (2)，185-202。
2. 江宗翰譯（2016）。領導變革。於江宗翰譯。敏捷人才管理。臺北市：高寶出版集團。
3. 徐聯恩（1996）。企業變革系列研究。臺北市：華泰。
4. 寧致遠（2000）。變革管理的中庸之道。管理雜誌，8，94-96。
5. 盧美秀（2001）。改變。於盧美秀著。護理管理，p.14-1至14-15。臺北市：華騰。
6. 盧美秀（2014）。變革管理。於盧美秀著。護理行政與管理。臺北市：五南。
7. 蕭國露（2003）。探討降低員工抗拒變革因素之研究。未發表之碩士論文。彰化縣：大葉大學。
8. 戴國良（2015）。組織變革的意義與原因——組織變革管理。於戴國良著。圖解管理學（二版），p.62-69。臺北市：五南。
9. 戴國良（2016）。領導與組織變革。於戴國良著。圖解領導學，p.152-167。臺北市：五南。

英文文獻

1. Bennis, W. G., Benne, K. D., & Chin, R. (1969). *The planning of change.* Holt: Rinehart & Winston.
2. Carr, D. (1993). Managing for effective business process redesign. *Cost Management,* 16-21.
3. Duck, J. D. (1993). Managing change: the art of balancing. *Harvard Business Review.* On Point Enhanced Edition.
4. Huber, D. (2000). *Leadership and nursing care management.* 2nd ed. Philadelphia: W. B. Saunders Co.
5. Lewin, K. (1951). *Field theory in social science.* New York: Harper & Row.
6. Loh, M. (1998). *Managing change in these hard time.*
7. Marquis, B. L., & Huston, C. J. (2000). *Leadership roles and management functions in nursing: theory and application.* 3rd ed. Philadelphia: Lippicott Williams &Wilkins.
8. Perlman, D., & Takacs, G. J. (1990). The ten stages of change. *Nursing Management,* 21(4), 33-38.
9. Prosci com. (2017). *Prosci change management methodology*. Retrieved from: http//www.prosci.com/managing change.html.
10. Robbins, S. P. (1998). *Organizational behavior.* 8th ed. New Jersey: prentice-Hall Inc.
11. Schein, E. H. (1989). *Organizational culture and leadership.* San Francisco: Jossey-Bass.
12. Tomey, A. M. (2000). *Guide to nursing management and leadership.* 6th ed. St. Louis: Mosby Co.
13. Zohar, D. (1997). Rewiring the corporate brain: *using the new science to rethink how we structure and organizations.* San Francisco: Berrett-Koehler.

第七篇

控制（Controlling）

控制是爲確保各種護理行動均能獲得預期結果（戴，2015）。

一、控制的類別

1. 事前控制

係指在規劃過程中已採取各種預防措施。例如同時制訂相關政策、制度、規定、程序、預算等。在醫療機構中很多醫療處置和護理照護都會制訂標準流程制度（standard of procedure, SOP），醫護人員在照護病人時則依標準流程執行。

2. 及時同步控制

係指在有異常狀況之執行當下，即同步獲得資訊並馬上進行處理改善。在醫療機構中目前係使用資訊管理系統，設計防錯機制，預防開錯藥，打錯針或手術部位錯誤等。

3. 事後控制

係指在事件發生一段時間後，再進行檢討補救，在醫療機構中多用於給錯藥、輸錯血等之事後立即補救。

二、採取控制的理由

1. 醫療的不確定性高

面對多重疾病的高複雜度和醫療處置的多元化，有許多的不確定性，必須事先設計可以發揮控制功能的機制。

2. 避免發生危機

有了預防偏差的設計，即在避免異常事件發生。

3. 鼓勵成功

透過控制系統的回饋功能，可以鼓勵醫護人員努力執行安全的醫療處置，提供病人高品質的照護。

本篇重點將放在品質和病人安全照護。

第29章 全面品質管理（Total quality management）

Ⅰ. 品質概念（The concepts of quality）

一、品質的定義

品質就是能為內部及外部顧客提供創新而又能充分滿足其需要的產品和服務。因此，品質是為符合顧客的需求，是由顧客來衡量，是價值與尊嚴的表徵。必須建立下列新的價值觀念（石，1992；邱、黃、林、林，2003；盧，2014）：

1. 追求品質不是唱高調，而是「符合顧客的需求」。
2. 品質是製造出來的，而不是檢驗出來的。
3. 預防錯誤，第一次就做對的品質成本最經濟。
4. 提高品質就是降低成本。
5. 品質是追求卓越及永無止境的學習。
6. 品質除了減少錯誤之外，更要與時俱進追求完美。

總而言之，品質是一種合用性產品或服務，能滿足使用者的需求，亦即符合顧客的需求與期待。

二、品質的等級

品質的等級一般分為下列三類（鍾，1997；盧，2014）。

1. 基本品質（Minimum Quality; MQ）
   是必須滿足的期望品質，例如醫院評鑑在結構面對人員及設施的要求，或是到醫院就醫不能有院內感染。
2. 平均品質（Average Quality; AQ）
   是指一般醫院都能做到的水準，例如選住院感染率作為全院性品質指標，而以 3‰ 爲閾值等。

3. 超級品質（Exceptional Quality; EQ）

指提供世界級水準的服務，如 Houdice Hospital 的腹股溝疝氣修補手術，僅有 0.2% 的復發率，可以吸引各地的病人前往就醫。

三、品質觀念的演進

（一）品質的界定觀點

茲綜合品管專家對品質觀點的演進摘述於下（鍾，1997；Crosby, 1995；Donabedian,1998；Juran, 1995）：

1. 形而上（transcendant）

品質是一種持久且超越個人喜好的概念，其代表的是產品或服務優異的程度。是一種不可被分析的特質，人們藉由經驗來學習及體認何謂品質。

2. 產品導向（product-based）

產品或服務的品質是可以利用一組特質或屬性來加以描述的。相當於在組織的結構面（包含人員、設施等），是產品或服務設計的品質。品質被視爲一個精確，且可被測量的變項。屬性的創造是需花費成本的，高品質同時也代表了高成本。

3. 製造導向（manufacturing-based）

品質是指產品在製造過程中或在服務過程中所具備的優異程度。著重於過程，強調的是符合標準。

4. 使用者導向（user-based）

產品或服務的品質不僅在於如何設計與如何製造，主要決定於使用者能否方便使用，品質的好壞端看產品或服務是否能符合顧客的需求。產品或服務所增加的更多特徵，意味著成本及價格的偏高。

5. 價值導向（value-based）

以使用者導向的觀念爲基礎，並加上了「價值或成本」的概念。一個有品質的產品或服務，必須符合顧客的成本價值，以一個可被顧客接受的價格成本來提供。品質是指「物超所值」或「物稱所值」。

6. 顧客潛在需求導向（customer potential needs-based）

   是設計及製造出產品或服務，來滿足顧客所不清楚，或是呼之欲出、隱而不明的需求。

7. 即時完美導向

   設計及製造出的產品或服務，要不斷創新，而且做到最好，才能掌握競爭優勢。

茲將不同品質觀點列表比較於表29-1，並將品質觀念的演進圖示於圖29-1。

表29-1　不同品質觀點之比較

界定品質的途徑	品質衡量依據	品質屬性	限　制
形而上的定義	產品或服務優異的程度	主觀認定	無法客觀且具體地指示應如何追求品質
產品導向的定義	產品符合結構要求	設計品質	忽略市場需求，無法解釋個人品味與偏好的差異
製造導向的定義	產品製造符合規格（標準）	製成品質	較關心技術及產品控制，不是站在顧客角度考量品質
使用者導向的定義	產品符合使用者需求	績效品質	成本及價格偏高
價值導向的定義	產品符合顧客的成本價值	製成品質	競爭者若有相當的技術，會跟進模仿
潛在需求導向的定義	產品滿足顧客未指明或不知的需求	設計品質	需不斷追求創新

資料來源：鍾，1997；Crosby, 1995；Donabedian, 1988；Juran, 1995.

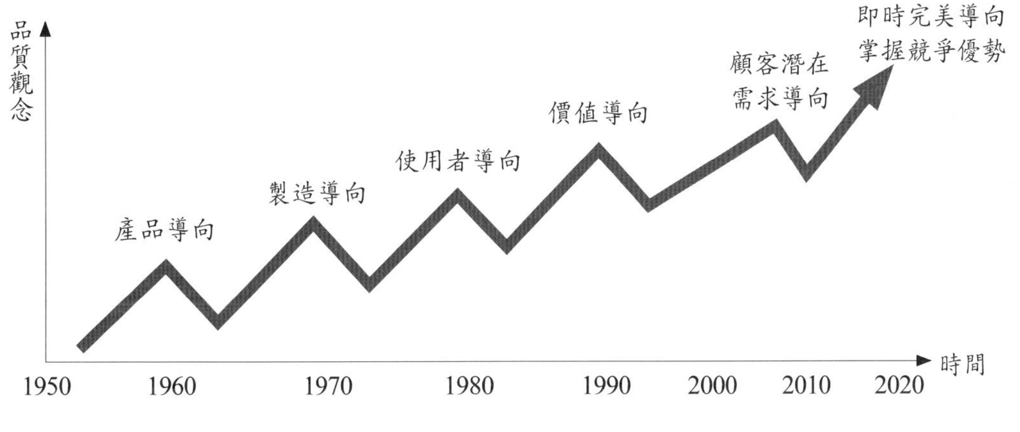

圖29-1　品質觀念的演進

（二）品質概念演進的過程

Bounds、Yorks、Adams和Ranney（1994）提出品質概念演進的過程如下：

1. 檢查時期（inspection era）

   品質定義爲「與事先所設定標準間的一致性」。利用全面性的檢查來達成品質，並將焦點放於計數、分級及重做上。

   • 限制：檢查部門及品質專家們，只需要發現問題，並不被要求去解決問題，或是了解造成不良的原因。

2. 統計品質控制時期（statistical quality control era）

   利用變異理論來分析過程或產品，其主要工作便是要確認變異，並使用機率及統計的原則，來區分可接受的（正常、系統的、共同原因）及不可接受（不正常、特殊原因）的變異。強調統計方法（抽樣、變異）的應用及對製造過程的控制。

   • 限制：品質的控制仍屬於工程師及作業者的責任，中高階管理者並沒有什麼涉入，且對於品質的觀念仍是以檢查爲主。

3. 品質保證時期（quality assurance era）

   品質的觀念由原來的製造導向，擴展到整個組織的管理應用，利用更主動的態度，來預防缺陷。認爲品質是每一個人的責任，因此品質控制的工作應由產品設計時開始，並一直持續到產品交至顧客手中爲止。重視各部門間的協調工作。

   • 限制：達成品質的方法，仍屬於被動性的，品質控制乃是針對缺陷而行動，其對品質的觀念是一旦忽略了，會造成損失，仍未將品質視爲提升競爭優勢的必要特質。

4. 策略品質管理時期（strategic quality management）

   融合了前面各期的特質，高階管理者開始對品質有正面的看法，認爲品質有利於其競爭優勢，並將品質納入以顧客價值爲焦點的策略性規劃過程當中。

茲將品質演進的主要時期的執行重點列於表29-2。

表29-2　品質演進的主要時期

重點 / 時期	檢查時期	統計品質控制時期	品質保證時期	策略品質管理時期
開始年代	1800s	1930s	1950s	1980s
關切點	發現問題	控制變異	與各部門間之協調	策略的影響
對品質的看法	一個待解決的問題	一個待解決的問題	一個應主動因應的待解決問題	一個競爭的機會
強調重點	產品的一致性	統計方法（抽樣、變異）的應用及對製造過程的控制	強調整個生產鏈從設計到行銷及所有功能部門的貢獻，特別是設計者的貢獻，以預防品質的失敗	市場及顧客的需求
品管方法	評估與測量	統計工具與技巧	程式與系統	策略規劃、目標設定及組織動員
品管專業的角色	檢查、排序計數、分級	找麻煩、應用統計方法	品質測量、品質規劃與程式設計	設定目標、教育訓練、向其他部門諮詢及程式設計
擔負品質責任者	檢驗部門	製造及工程部門	所有部門的責任，但上層領導人僅暫時的涉獵設計、規劃與執行品質政策	組織中所有員工的責任，由高階領導人帶動堅強領導
達成品質的方針與方法	用檢查以達成品質	用控制以達成品質	用設計以達成品質	用管理以達成品質

資料來源：Bounds, Yorks, Adams, & Ranney. (1994). Beyond Total Quality Management. New York: McGraw-Hill Press.

四、品質概念的典範轉移

最近十多年品質概念已逐漸從管理導向轉爲領導導向（鍾，1997）：見表29-3。

表29-3　品質概念的典範轉移

管理（managing） ——→	領導（leading）
控制（directing）	指引教導（coaching）
重數量（quantity）	重品質（quality）
意見（opinion）	資料（data）

（續）

（續）

拒絕改變（resistance to change）	樂於改變（open to change）
當人是物品（people as commodities）	將人視爲資源（people as resources）
懷疑（suspicious）	信任（trust）
順從（compliance）	承諾（commitment）
注重內部（internal focus）	以顧客爲尊（customer focus）
個人（individual）	團隊（team）
發現問題（detection）	預防問題（prevention）
穩定成長（stable）	不斷創新（innovation）

在這些時期中對於品質觀念的演進爲：品質是檢查出來的→品質是製造出來的→品質是設計出來的→品質是管理出來的→品質是要求出來的→品質是學習出來的→品質是習慣出來的。

管理者從扮演單純的管理，進而成爲領導的角色。管理者不只是發號施令，更要放下身段、拉起衣袖、捲起褲管，帶動且教導屬下，一起投入品質管理的行列；不再只是追求數量的突破，更注重質量的精益求精；不靠主觀的意見來看問題和解決問題，而要以客觀的資料來說話，呈現事實眞相；不再拒絕改變，而是主動延伸視野及觸角，主動去做必需的修正與調整。人是推動品質的根本，因此要把員工當成資源加以開發，透過教育訓練及授權使其潛能充分發揮；以人性本善的信念看待員工；注重外部顧客需求，以團隊運作來解決問題，更以預防問題爲重點，並且鼓勵員工創新，開發新產品和新的服務模式。

II. 醫療品質觀念的演進

醫療品質觀念也頗受工業界品質觀念的影響，其演進過程如下（鍾，1997；盧，2014）：

一、醫療品質觀念的發展

1. 1854～1870年間，英國以專業醫師審查病人醫療過程與結果，作爲評估品質的良窳。

2. 1854～1920年間，主要以建立品質保證計畫與評鑑制度、加強醫學教育內容與入學標準，及蒐集病人醫療照護結果資料爲主。

3. 自1920年早期至今，醫療品質的發展趨勢可分爲三個模式：

(1) 專業模式（professional model）：又稱傳統模式，主要是透過同儕的專業團體（即由醫療專業人員組成，負責審查醫療行爲適當性、必要性的團體）來審查與監督醫師的診療行爲；品質的標準是隱藏的，以不犯錯、沒有缺失便可以了；而品質的責任歸屬，則是以醫師個人爲主。

(2) 官僚模式（bureaucratic model）：主要是透過內部的品質控制機制（醫療及行政權威系統），及外部機構（如：JCAHO等負責醫院評鑑的機構）來加強醫療機構的品質保證活動。由於在具有衝突的權威系統下，無法得到醫師的支持，使品質保證活動在醫療機構內並不十分成功。

(3) 工業模式（industrial model）：由於品質管理成功的應用在工業界，促使醫界將工業界的品質管理模式引進醫療產業。而且傳統病人的角色，已逐漸轉向以顧客或醫療消費者爲中心，品質的定義便是滿足並超越顧客的期望，並將Crosby（1995）的四個品管定理和Juran（1995）的品管三部曲引進醫療照護產業，以取得競爭優勢。

二、醫療照護概念的典範轉移

醫療照護概念也與品質概念有類似的典範轉移（鍾，1997；盧，2014，2017）：見表29-4。

表29-4　醫療照護概念的典範轉移

舊典範	新典範
強調急性住院病人的照護	強調照護的持續性
強調治療疾病	強調維護和增進健康
爲個別病人負責	爲特定人群的健康負責
所有的供給者都相同	由增加價值的能力區分
由增加市場占有及入院病人而成功	由照護人數與使人健康而成功

（續）

（續）

以占滿床爲目標	以提供最適當的照護爲目標
醫院、醫師與計畫是分開的	整合的醫療照護體系
管理者注重組織內部	管理者監視市場
管理者是部門主管	管理者打破組織界限、協調服務
管理者協調服務	管理者主動追求品質與持續改善

三、醫療照護品質觀念的發展（鍾，1997；盧，2014；邱、黃、林、林，2003）

1. Nightingale（1860）在克里米亞戰爭（Crimean War）改善照護英國受傷士兵的狀況，用死亡率評估醫院照護的品質。
2. Codman（1914）提倡的概念與做法形成了對病人結果的評估及對病例的審查。
3. 美國醫療機構聯合評鑑委員會（Joint Commission on Accreditation of Healtth Organization; JCAHO）在 1952 年開始辦理醫院評鑑，以確保醫院達到最低標準及對組織結構的要求。
4. 1960 年代開始，品質保證隨著美國聯邦與州政府的管制而發展，例如：1965 年國會要求受評估的醫院設立「利用評估委員會」檢查入院標準、平均住院日及處置。
5. 1966 年 Donabedian 提出品質評估的概念，被稱爲品質保證之父。
6. 在 1970 年代的研究主題包括：住院和門診的不當手術、處方與檢驗結果的錯誤等文件紀錄；區分結構、過程和結果等變數來改進對品質的評估；發展測量品質的新方法。
7. 在 1970～1975 年之間，自發性的醫師組織（EMCRO），主要是評估老人健康保險（medicare）、低收入戶者健康保險（medicaid）的門診與住院服務。其有雙重使命：一爲支持醫師在大區域中聚集起來做品質保證；二爲改善及更新品質評估與保證的可用方法。
8. JCAHO（1992）以品質改善來取代過去的品質保證作爲評鑑標準。
9. 臺灣於 1997 年引進美國馬里蘭州的品質指標計畫（Quality Indicator Project; QIP）。

10.臺灣醫務管理學會於1999年創立臺灣品質指標系列（Taiwan Quality Indicator Series, TQIS）。隨後又於2001年改爲臺灣醫療指標系列（Taiwan Healthcarse Indicator Series, THIS）。

11.臺灣亦於2000年引進實證醫學（Evidence-based Medicine, EBM）概念，運用實證研究結果，考量病人的偏好或期望，以及以醫護人員的臨床經驗，提供最適化醫療照護。

Ⅲ. 品質管理（Quality management）

一、品質管理相關名詞解釋（鍾，1997；邱、黃、林、林，2003；盧，2014）

1. 品質管制（Quality Control; QC）：查核品質是否符合規定。
2. 品質保證（Quality Assurance; QA）：找出不良成品，追溯流程。
3. 全面品質管制（Total Quality Control; TQC）：整個機構全面合作推動品質管理。
4. 品管圈（Quality Control Cycle; QCC）：成立品管小組，推動品質管制活動。
5. 標竿學習（Benchmarking; BMK）：向同業或異業最佳典範學習。
6. 提案制度（suggestion system）：爲1985年日本松下公司所倡導，鼓勵員工提出改善建議。
7. 5S：是由日本倡導的改善活動，以每一種活動的日文發音英文字母爲簡稱；包括整理（seiri）、整頓（seiton）、整潔（seiso）、個人整潔（seiketsu）以及紀律（shitsuke）。
8. 品質指標計畫（Quality Indicator Project; QIP）：訂定評估品質的指標係美國馬里蘭系統，於1997年發展使用。
9. 全員參與之品質保證（Company-Wide Quality Assurance; CWQA）：起源於日本，由公司全體員工共同參與，不斷改良。
10. ISO-9000：起源於歐洲，將製程或流程標準化，「使說寫做一致」。
11. 全面品質管理（Total Quality Management; TQM）：以顧客爲導向，不斷改進，採卓越領導，由全體員工全面參與。

12.臺灣醫療品質指標系列（Taiwan Health Indicator Series; THIS）：係臺灣醫務管理學會於2001年所研擬，含長期照護、精神醫療，包括健保指標、評鑑指標及分科指標。

13.臨床路徑（clinical path）：是一種管理式醫療的治療計畫。

14.異常管理：是一種重大疏失之特別列管。

15.6σ（six sigma）：是一種具有高度紀律的過程，著重於發展及提供近乎完美的產品或服務，每一百萬中只允許3.4個失誤。

二、品質管理的年代演進

品質管理的年代演進如下（邱，1999；盧，2014；盧、周、蔣等，2016）：見圖29-2。

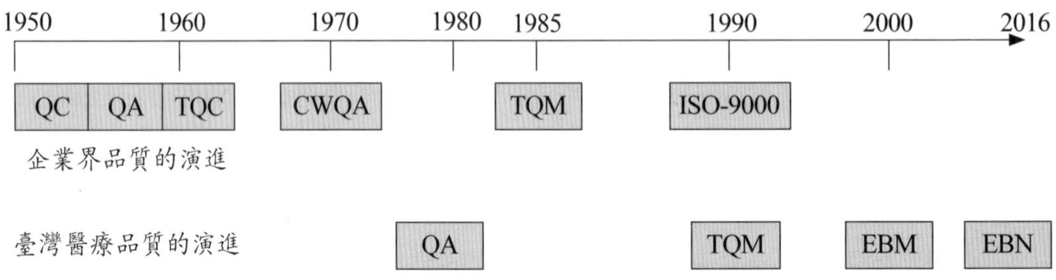

圖29-2　品質管理之年代演進

三、傳統品質管制與全面品質管理

茲將傳統品質管制與全面品質管理觀念的差異比較如表29-5（鍾，1997；盧，2014）：

表29-5　傳統品質管制與全面品質管理觀念之差異

傳統品質管制（QC）	全面品質管理（TQM）
• 只著眼於產品或服務的品質。	• 兼顧全部經營管理活動的品質。
• 品質是品管部門的責任。	• 品質是每位組織員工的責任。
• 出現缺失或錯誤無可避免。	• 以零缺點或6σ爲目標。
• 強調性能、規格、壽命等客觀的品質層面。	• 主張迎合顧客主觀的需要。
• 認爲品質不佳只是衍生報廢、重製等成本。	• 認爲品質不佳會衍生顧客流失、商譽受損。
• 維持品質標準。	• 不斷開創讓顧客驚喜的品質。

四、品質管理的基本原則

推動品質管理的原則如下（鍾，1997；盧，2014）：

（一）頭頭品質（total quality management）

推動品質管理的活動，要有「兩個頭」才能成功。第一個便是大頭（高階主管）的注重與覺知，第二個則是許多小頭的配合，也就是要全員參與一起動員。

（二）承諾（commitment）

品質活動的推行，領導者不只要了解品管的原理原則，最重要的就是領導者的承諾及有決心實行。

（三）塑造品質文化，並做內部整合（culture & infrastructure）

全面品質管理是一種由上而下的品質活動，領導者應塑造有助於品質的文化，加強宣導以顧客爲中心的觀念。藉由願景（vision）的塑造，使員工對於組織目標，有更明確的方向，達到垂直的部門內及水平的部門間的最大整合。

（四）品質第一（quality first）

將品質放在成本預算與排程之前，絕對不能用任何理由來犧牲品質，讓員工也有這樣的共識。

（五）顧客滿意（customer satisfaction）

應了解顧客的期望與需求，顧客分爲內部顧客（如醫師、護理人員、行政人員）及外部顧客（如病患、家屬、第三付費團體等）。又可分爲現有的、流失的及潛在的顧客，令顧客滿意才能留住現有顧客，減少流失的顧客及吸引潛在的顧客。

品質管理對內外顧客都必須重視，沒有快樂的員工，就沒有滿意的顧客。第一線的員工是直接提供專業照護病人的人，如果連員工都快樂不起來，顧客對於我們所提供的服務怎麼會滿意呢？

一般對品質的要求有下列三類：

1. 單一向度的品質（one dimension quality）：是指提供愈多愈好的照護，例如醫師提供診斷的資訊、與疾病相關的檢驗結果以及治療方法的說明等。
2. 期望的品質（expect quality）：如果某些特徵被忽略或沒做好，則顧客的滿意度會降低，但是若都具備時，不會顯著增加顧客的滿意；例如到醫院看門診時，不需要等太久，醫師看病親切、仔細都是病人的期望，若無法符合病人期望，則病人將會不滿意，但若符合病人期望也不會增加顧客的滿意度，因爲在其心中認爲看病本該如此。

3. 驚喜的品質（exciting quality）：顧客事先沒有預期到的，一旦出現會明顯增加顧客滿意度。由於顧客的期望會改變，許多驚喜的品質在用過之後，可能會轉變成預期的品質。所以醫院必須不停的改善創新，以滿足顧客善變的期望。

（六）教育與訓練（education & training）

每位員工都必須了解TQM的概念、原則與工具，必須透過教育訓練把品質管理的基本概念、原則及工具的使用，散播給組織內的員工，以改變想法、增廣知識及學到新的手法。經由多元化、活潑的課程設計，激發員工學習興趣及參與動機。

（七）工具與技巧（tools & techniques）

以資料、數據、圖表等客觀的內容，來確認組織中現存的問題，確認可能改善的機會，並且評估改善的效果，不可單獨依照主觀的直覺來做判斷。品質管理提供了相關的工具與技巧，協助我們做資料的蒐集、分析以及選擇可行的方案。

（八）團隊合作（teamwork）

品質活動並非要創造個人英雄，而是想利用團隊的力量，創造出使顧客滿意的服務。大到一個全面品質改善小組，小到品管圈，都是利用團隊合作的精神來執行品質改善。

（九）重視流程（process）

一般組織內大部分的（85%）問題來自其生產或服務流程、少部分（15%）來自個人。也就是說大多的努力應集中在改善流程，而不是責怪個人。想要了解流程，必須要有團隊的合作、工具技巧的配合，對於流程作進一步的展開、分析，確認問題所在，才能進一步謀求解決方案。

（十）醫師加入（physician involvement）

TQM強調的是團隊合作，流程中的工作人員都必須加入品質改善小組，醫師更應該加入，因爲醫師在整個醫療團隊中是處於領導的地位，是提供醫療照護的核心，品管活動缺少醫師的參與是不完整的，以臨床路徑讓醫師加入品管活動，是一種可行的做法。

（十一）獎勵表揚（reward）

對於表現好的員工，應該給予獎勵，一方面增加員工繼續努力的動機，一方面讓員工覺得有成就感。獎勵表揚的方式有很多種，必須考慮組織的規定、員工的需求，重要的是要讓員工有表達意見的機會及管道，看他們喜歡的是口頭上的獎勵？公開表揚？還是給予獎金、福利？也要看組織的預算寬鬆的情形來加以斟酌。

（十二）口碑流傳（recognition）

當顧客滿意時，基於「好東西要與好朋友分享」的觀念，顧客會介紹他的親戚、朋友前來就醫，醫院的高品質將逐漸藉由「口碑效應」散播開來。

（十三）耐心推行，持續不斷（patience）

TQM 推行必須經歷一段時間（約3～5年）才會有顯著的成果，從教育訓練、先驅小組、擴大推行、成果發表等，都需要花費時間。除了耐心之外，持續不斷的努力改善品質，才能滿足顧客因時間改變而改變的期望與需求，醫院才得以永續經營。

（十四）標竿學習（benchmark）

對於經營績效優良的醫療機構，我們應該以他們爲標竿，學習他們的長處。也可以擴展到其他產業，以其他表現優異的企業爲標竿，例如：手術室的排程不僅向醫療體系內表現最好的學習，更可向航空、旅館業學習。病房的設備也可以向飯店業學習。醫院內部也會有表現優越的單位，經由單位間互相學習，更能帶動整個醫院的成長、進步。

（十五）提高品質就是降低成本（high quality low cost）

推行 TQM 會因爲品質的提升，而降低重做（如抽血技術差）、錯誤（如給錯藥）的成本。也因爲品質的口碑，使得顧客成爲主要的宣傳途徑，帶動營運量的增加，建立良好的競爭優勢。

五、品質管理工具與品質管理成效

（一）品質管理技巧與手法（圖29-3）

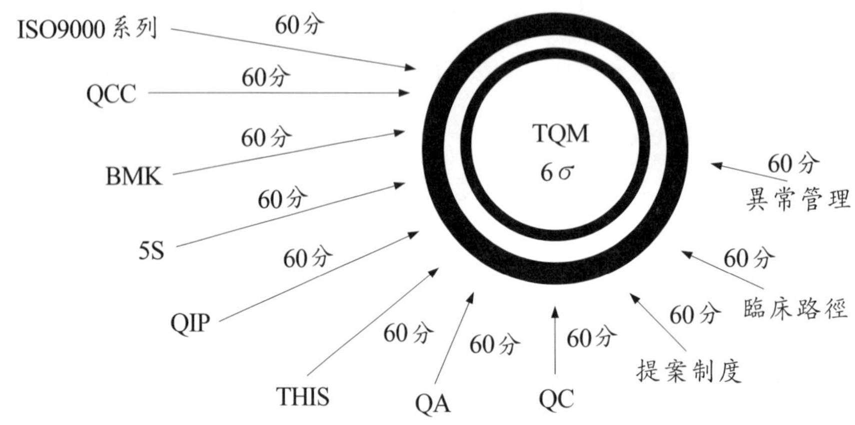

圖29-3 品質管理工具與品質管理成效

通常只採用一種品管技巧，也許只能得到60分，若能同時採用數種品管技巧或品管手法，將可獲得加分效果，醫療品質的最終目標希望能達到6σ（6 sigma）的目標（邱，1999；樂，2002；盧，2014）。

（二）國內各醫療機構品管工具使用情形

目前國內各醫療機構，依各服務部門性質不同，使用的品管工具或手法亦有所不同，詳見表29-6（邱，1999；盧，2014；2017；盧、周、蔣等人，2016）。

表29-6 國內各醫院品管工具使用情形

醫務部門	護理部門	醫技部門	行政部門
臨床路徑	QCC	QCC	QCC
TQM	TQM	TQM	TQM
提案制度	臨床路徑	5S	提案制度
5S	5S	提案制度	5S
QCC	異常管理	臨床路徑	ISO
QIP	提案制度	QIP	異常管理
實證醫學	實證護理	臨床實證實務	實證管理

Ⅳ. 全面品質管理（Total Quality Management; TQM）

一、全面品質管理推動流程

全面品質管理推動流程如下（圖29-4）：

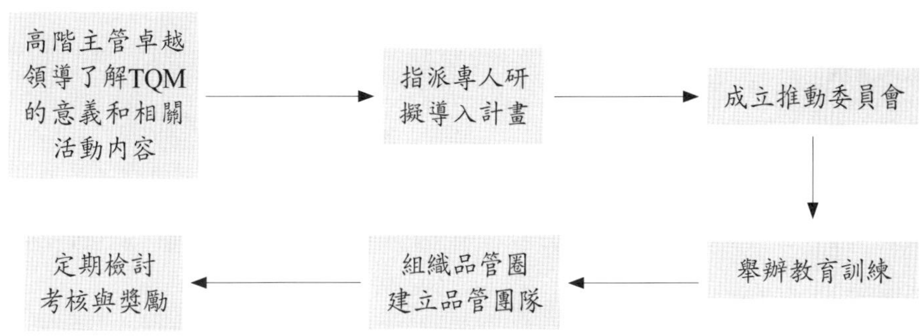

圖29-4　全面品質管理的推動流程

二、TQM與6σ（6 sigma）

醫療產業推動全面品質管理，希望能以6σ作爲品質標準，將醫療疏失降到最低，亦即每服務100萬病人中，只容許3.4個失誤（樂，2000），詳見表29-7。

表29-7　6σ

Z-value	每百萬次機會的誤差
1	690,000
2	308,527
3	66,807
4	6,210
5	233
6	3.4

6σ之達六標準差，表示每100萬個產品中只有3.4個不合格，若應用於醫療照護則表示每提供100萬次服務，只容許3.4次的疏失。

結語

全面品質管理強調醫院全體員工全員參與，並以零缺點（6σ）爲最終目標，尤其醫療照護工作攸關病人生命安全更應做好全面品質管理工作，因此所有醫護同仁均應以提供安全照護和最高品質爲己任。

參考文獻

中文文獻

1. 石滋宜（1992）。品質觀念。於陳生民編著。如何管理品質，頁 11-24。臺北市：遠流。
2. 邱文達（1999）。多重品管工具在臺灣實施與國際的比較。中華民國醫務管理學會：國際先進醫療品質工具應用研討會。（1999. 2. 6）。
3. 邱文達、黃仲毅、林慧雯、林曉蕾（2003）。萬芳經驗的回顧與前瞻。於邱文達主編。醫院品質實務管理，p.13-18。臺北市：合記。
4. 樂爲良譯（2002）。六標準差簡單講。臺北市：美商麥格爾。希爾（McGraw-Hill）。
5. 盧美秀（2014）。全面品質管理。於盧美秀著。護理行政與管理（二版），p.339-354。臺北市：五南。
6. 盧美秀、周幸生、蔣立琦等合著（2016）。實證護理的臨床應用：從 A 到 A⁺，p.1-353。臺北市：中華民國護理師護士公會全國聯合會。
7. 盧美秀（2017）。從A到A⁺——實證護理及其臨床應用。於盧美秀著。護理專業問題研討（三版），p.217-240。臺北市：五南。
8. 戴國良（2015）。控制的類別與原因。於戴國良著。圖解管理學（二版），p.170-171。臺北市：五南。
9. 鍾國彪（1997）。醫療品質管理手冊。臺北市：醫療區域網醫療品質促進組。

英文文獻

1. Bounds, G., Yorks, L., Adams, M., & Ranney, G. (1994). *Beyond Total Quality*

Management Toward the Emerging Paradigm. New York: McGraw Hill, Inc.

2. Codman, E. A. (1914). The product of the hospital. *Surgical Gynecology and Obsteric, 18,* 491-496.
3. Crosby, P. B. (1995). *Quality without tears: the out of Hassle free management.* New York: Mc Graw-Hill.
4. Donbedian, A. (1966). Evaluating the quality of medical care. *Milband Memorial Fund Quarterly: Health and Society, 44,* 166-206.
5. Donbedian, A. (1988). The quality of care: How can it be assessed? *JAMA,* 260(12), 1743-1748.
6. Joint Commission on Accreditation of Health Organizations. (1992). *A pocket guide to quality improvement tools.* Oakbrook Terrace, IL: JCAHO.
7. Joint Commission on Accreditation of Health Organizations. (1992). *Using Quality Improvement Tools in a Health Care Setting.* Oakbrook Terrace, IL: JCAHO.
8. Juran, J. M. (1995). *Managerial breakthrough: the classic book on improving management proformance.* New Yotk: McGraw-Hill.
9. Nightingale, F. (1860). *Notes on nursing: what it is and what it is not.* London: Harrison.

第30章 高品質低成本之經營策略（The management of high quality and low cost）

Ⅰ. 前言

一、關鍵詞

1. 高品質低成本：在高品質前提之下追求低成本，較能維持高的醫療品質。
2. 低成本高品質：在低成本前提之下追求高品質，較不可能維持高的醫療品質。
3. 最適品質與成本：在品質與成本之間取得平衡點，在控制成本的同時，也會考慮品質，至少不會讓醫療品質太差。

二、推動高品質低成本的背景因素

1. 自有醫療以來，醫療品質即為醫病間共同關切的重點。
2. 醫療服務僅此一次，無法儲存。
3. 消費者對醫療品質的需求與期望不斷提高。
4. 醫療市場對顧客服務品質的競爭日趨激烈。
5. 健保支付制度改變，必須講求給付面與品質面的對等性。

Ⅱ. 醫療品質模式（The health care quality model）

Larrabee（1996）所提出之醫療品質模式如下（圖30-1）：

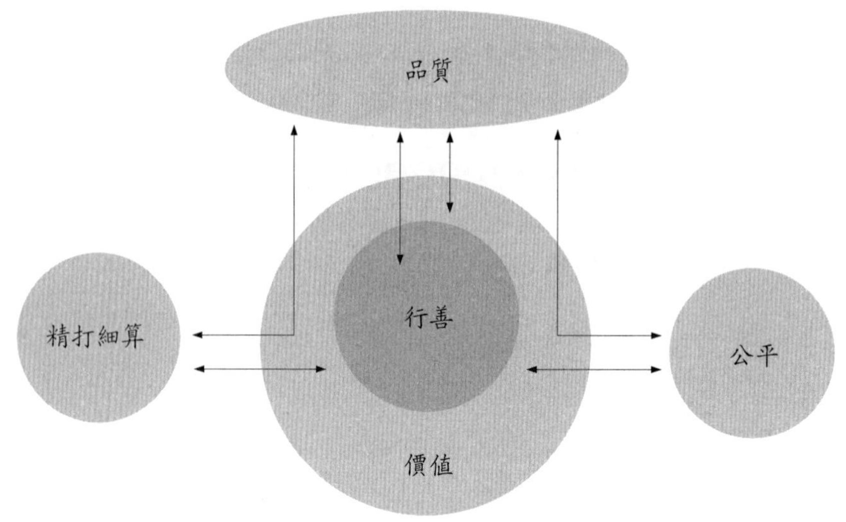

圖30-1 醫療品質模式

資料來源：Larrabee, J. H. (1996). Emerging model of quality. *Image: Journal of Nursing Scholarship, 28*(4), 353-358.

一、本品質模式的特色

我國之醫療照護正面對前所未見的危機，其核心正是有關「醫療照護成本、可近性、品質及結果面」。

過去之品質模式較偏重倫理道德面，而目前的品質模式則較偏重經濟面。

本品質模式則倫理道德面與經濟面並重。

二、本品質理論模式的發展

本品質模式的發展係依據：

1. 專業經驗：對醫護人員及品質規劃與推動的觀察結果。
2. 完整的世界觀：將人視爲全人的完整個體。
3. 醫療經濟學：強調資源是有限的，必須精打細算妥爲分配與運用。
4. 品質的口語化分析：將品質以通俗方式詮釋：即「品質是價值取向的，是可被比較的」。其同義字爲：
   (1) 卓越（excellence）：表現優異，達成甚或超出標準。
   (2) 美德（virtue）：代表生命行止遵從「善的道德標準」。

5. 亞里斯多德（Aristotle）道德哲學：追求「the good」。

三、本品質模式的四個概念

（一）價值（value）

是一種內在慾望，認爲品質是一種屬性，它代表優質，是具備好或壞的價值判斷。強調以價值判斷取向所引起的價值問題可由事實證據得到答案，即判斷品質好壞，可用品質之屬性和定義特徵，來評價其實際價值爲何？

（二）行善（beneficence）

1. 潛在的善：指想求好的意圖、能力與方法。
2. 實際的善：指利益目標的達成和得到相關的好處。

其前提在：

1. 促進安適，不讓病人受傷害。
2. 實際做好達成目標，比方法更具價值。
3. 團體的好，大於個人的好。

（三）公平（justice）

1. 指公平公正及遵守法律。
2. 以公平公正的方法取得資源、分配資源。
3. 以公平態度對待所有病人。

（四）精打細算（prudence）

1. 是設定實際目標的良好判斷。
2. 強調該用則用，不浪費、不吝嗇。
3. 注重成本與效益。
4. 會依病人的利益和安適狀態做考量。

III. 高品質低成本經營管理的概念架構

著者認爲要達到高品質低成本及產生最佳產能的經營目標，應從追求臨床效益、營運效率和品牌經營著手，強調做正確的事及以正確的方法做事（見圖30-2）。

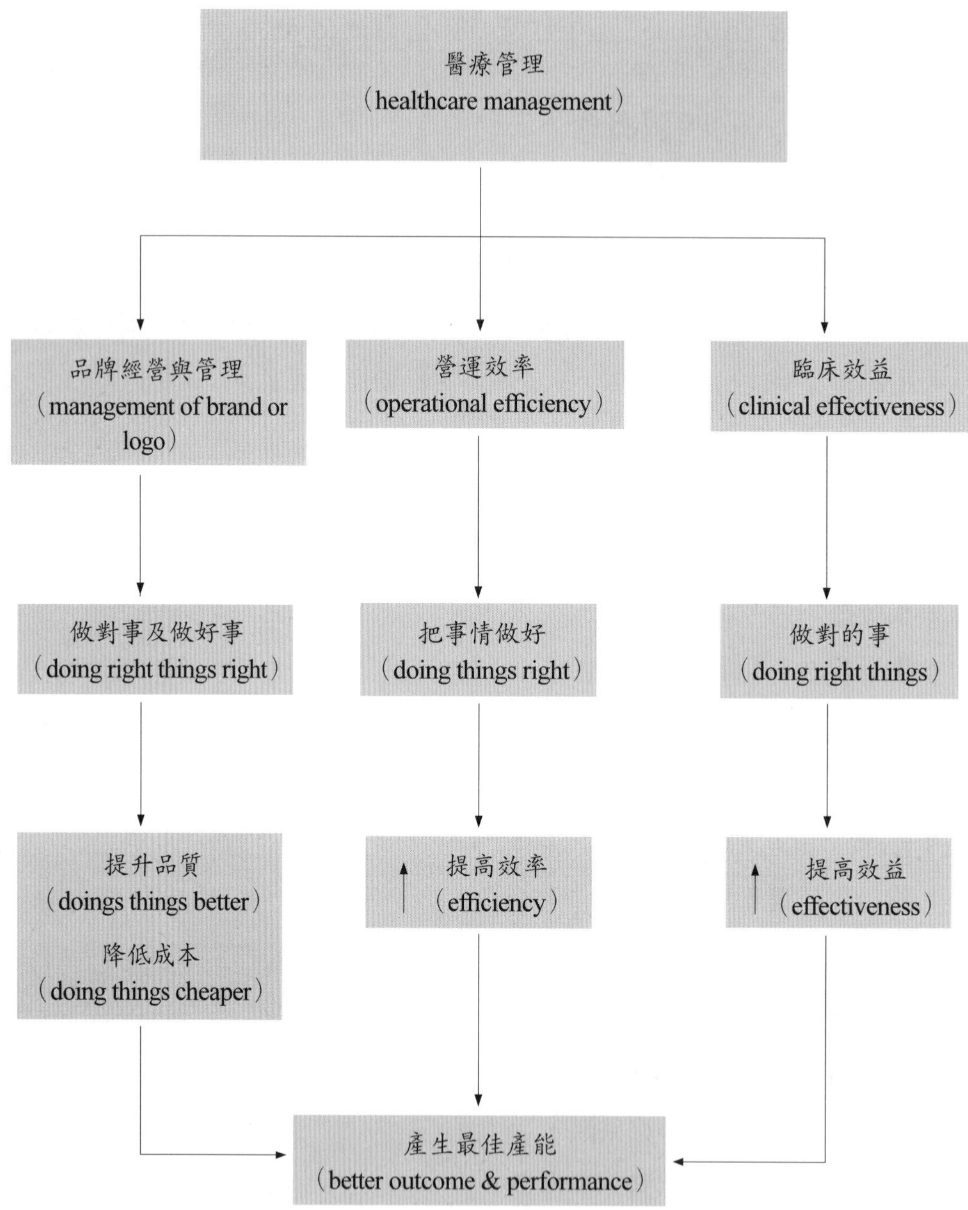

圖30-2 高品質低成本管理之概念架構

用對人做對事
以促進員工成長和組織成長爲己任
建立品質與成本的正確觀念
塑造品質文化

IV. 高品質低成本的經營策略

一、使組織內各級管理者都成爲人力資源管理者，以增進營運效率與效益（盧，2001；2014）

1. 使各級管理者都是人力資源政策制訂參與者與執行者。
2. 使各級管理者均負有人力資源之徵聘、培育與確保責任。
3. 使各級管理者都是組織內員工士氣激勵與意見溝通的代表。
4. 使各級管理者都是組織文化之形成與推廣者。

二、塑造重視品質的組織文化（石，1992）

1. 組織文化是追求品質之根。
2. 本位主義是許多品質惡劣引起災難的源頭。
3. 革除馬虎之心，是追求品質的第一要務。
4. 商品或服務品質，不但展現了社會的價值與尊嚴，也建立工作、管理、決策和環境品質，進而提升了生活品質。
5. 品質是自我不斷的反省，是醫療機構中唯一不能妥協的經營理念。

三、了解品管定理

品質管理的定理，就是改進品質的四個基本概念（Crosby, 1995）。

1. 品管定理一：品質合乎標準
   (1) 訂定明確的品質標準。
   (2) 制訂對員工工作的要求。
   (3) 提供員工必需的工具、經費、方法，以期達到要求。
   (4) 盡全力鼓勵並幫助員工達到要求。

2. 品管定理二：預防重於事後檢驗

(1) 事先了解標準和做法。

(2) 檢查整個過程，找出每個可能出錯的環節加以改進。

3. 品管定理三：零缺點

(1) 第一次就做對。

(2) 執行標準不打折扣。

(3) 謹慎做事，避免錯誤。

(4) 要求完美無缺，朝6σ 目標邁進。

4. 品管定理四：不符標準的昂貴代價

(1) 「品質成本」是指達成與維持某種品質水準而支出的一切成本，和因為不能達成水準而發生的損失成本，其可分爲兩個範疇

①爲不合要求所付出的代價：「品質不合要求的成本」：

- 購買廉價醫療設備和衛材造成服務品質低劣所付出的代價。
- 醫療照護不合乎標準所造成病人生命危害（包括診斷錯誤、用藥錯誤、輸血錯誤等）的事後追蹤補救之代價。
- 未提供安全照護環境所造成的院內感染、跌倒事件之醫療成本耗費。
- 其他流程不符合要求所造成的補救成本。

而上述項目加總可能占服務總營業額的20%。

②一切符合要求的代價：「品質符合要求的成本」，包括預防成本，是指機構投入在品管的教育和訓練和檢驗成本。在營運良好的機構，約占總營業額的3～4%。

(2) 比較兩者間之差異

從上述的結果加以比較，我們寧可投資在使品質符合要求，而不要爲品質不合乎要求而付出更多代價。

四、應用品質管理三部曲概念，推動品質管理

品質管理三部曲是Juran於1995年所提出，包括品質規劃、品質管制及品質改善（見圖30-3）：

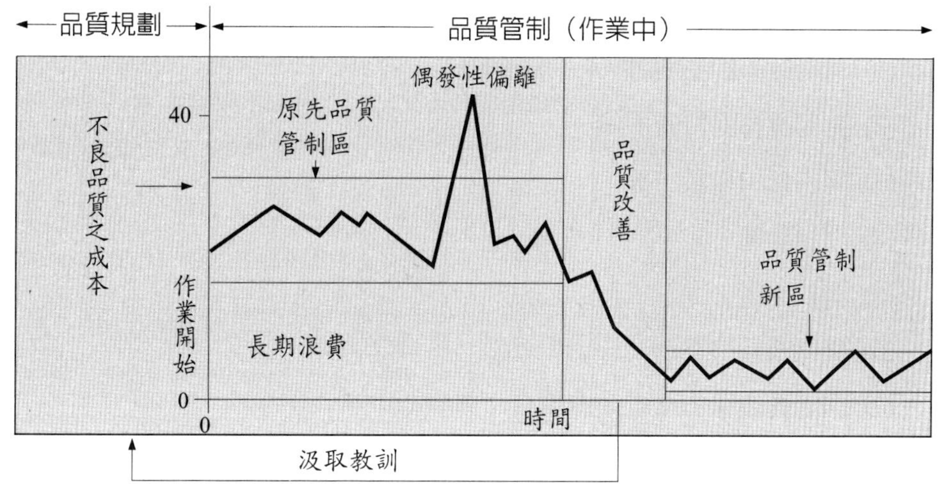

圖30-3　品質三部曲

資料來源：Juran, J. M. (1995). *Managerial break through: the classic look on improvity management performance.* New York: McGraw-Hill.

1. 品質規劃
   (1) 確認內部、外部的顧客。
   (2) 決定顧客的需求。
   (3) 發展產品或服務特性以滿足顧客需求。
   (4) 建立品質目標以配合顧客與供應商之需求，並使成本最小。
   (5) 發展一套能生產出所需產品或服務的程序。
   (6) 證明品質能力——證明該套程序能在現有操作條件下符合品質目標。
2. 品質管制
   (1) 選擇管制對象——要控制什麼。
   (2) 選擇衡量單位。
   (3) 建立衡量系統。
   (4) 建立績效標準。
   (5) 衡量實際績效。
   (6) 實際與標準間之差異的解釋。
   (7) 採取校正措施。

3. 品質改善

(1) 證明改善的必要性。

(2) 確認改善的特定方案。

(3) 組織以引導該方案。

(4) 問題診斷。

(5) 尋找原因。

(6) 提供改善方法。

(7) 證明該改善方法在現有條件下是有效的。

(8) 提供控制步驟，以確保整體利益。

4. 採用整合型領導統御執業模式，做好品牌經營與管理

Perra（2001）所提出的整合型領導統御執業模式如下（見圖30-4）：

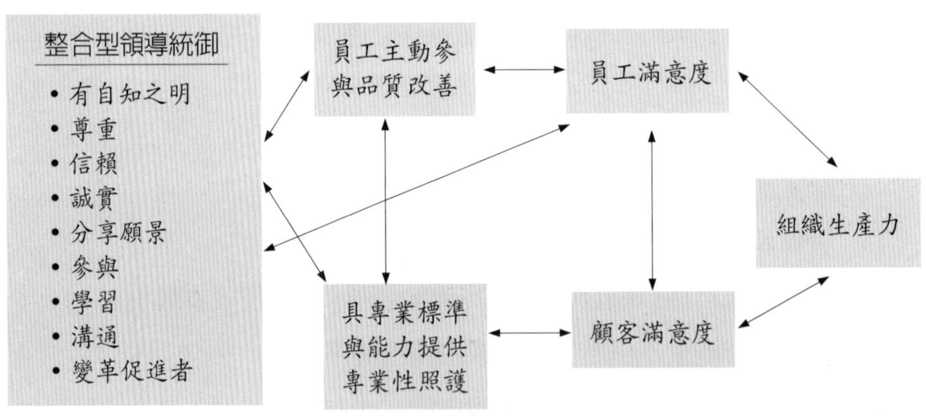

圖30-4　整合型領導統御執業模式

資料來源：Perra, B. M. (2001). Leadership: the key to quality outcome. *Journal Nursing Care Quality, 15*(2), 68-73.

五、使用多重品質管理技巧或手法，提升照護品質

要維持一定的照護品質，應選擇合適的品管手法請參閱第29章（圖29-3）。

六、善用品質管理工具

可供使用的品質管理工具很多，特列舉於下（鍾，1997）：

1. 流程圖（flow chart）：係用於描述產品或服務流程所有步驟的圖形。
2. 查核表（check list）：係蒐集數據時設計的一種簡單表格，將有關項目和預定蒐集的數據依使用目的，以簡單的符號塡註，有助於了解現況，並作爲分析或核對使用。
3. 特性要因圖（Cause and Effect Diagram; CED）：係指針對結果（特性）與原因（要因或根本原因）間，或期望與對策間，詳加分析原因或對策的圖形。又可分爲原因追求型特性要因圖、流程分類圖以及原因列舉法等三種。
4. 柏拉圖（Pareto chart）：係依所蒐集之數據，按其不良原因、不良狀況等因素，從左到右依遞減方式排列的柱狀圖，每一柱子代表一個原因，其有兩條縱軸，左方爲要因的次數或頻度，右方爲累計之百分比。
5. 直方圖（histogram）：係指顯示不同事件，不同服務之測量值變動情形，是以長條柱狀顯示資料次數的圖形。
6. 散布圖（scatter diagram）：係測量兩類因子間關係強度之圖形。
7. 層別法：係指針對不同部門、人員、工作方法、設備、地點或時間等所蒐集的數據，依照其共同的特徵加以分類統計的方法。
8. 控制圖（control chart）：是利用判斷製程是否穩定？有無共同原因或特殊原因的變異統計分析工具，包括中心線管制上限和管制下限。
9. 趨勢圖（run diagram）：係指預測某一件工作過程的長期趨勢和型態變化的圖形。
10. 腦力激盪法（brainstorming）：係指利用集體思考、相互激發以引發創造性思考的方法。
11. 親和圖（affinity diagram）：是指將未知或未曾經驗過的問題，經由腦力激盪方式提出意見，再將各種不同意見歸成數類，以了解問題的本質，突破難解問題的卡片塡寫法。
12. 競力分析（forcefield analysis）：係指在解決問題時，用以分析存在的支持或反對的因素與力量的方法，可分爲正反競力，又稱之爲驅力（+）和限制力（–）。

13.雷達圖（radar chart）：係指使用目測的方式，以顯示組織或小組之實際績效與理想績效間的差距，可同時對多項類別進行比較。

七、採用管理式醫療照護（managed care），提升臨床效益與醫療品質（盧，1997；2014；廖、盧，1997；Conger, 1999；Goode, 1995）

將醫療照護具體化、系統化與書面化，配合差異性管理和例外管理以提高醫療品質，降低成本。目前採行方式如下：

1. 技術標準（technical standard）或作業標準（standard of operation, SOP）。
2. 臨床路徑（clinical pathway）。
3. 臨床執業指引（clinical practice guideline）。
4. 個案管理（case management）。

管理式醫療照護與DRG制度的發展，是爲了要管理風險，使醫院與醫師二者更緊密的結合在一起。

爲建立更好的醫療照護計畫，對於醫療院所所需的基層醫療提供者、專科照護提供者應有合理的規劃與訓練。

此外，結果管理（outcome management）亦應加強，醫療部門應更緊密合作。

八、注重成本與效益

1. 精確地衡量作業成本
2. 以持續和間歇性改良手法來降低成本，例如：
   (1) 以門診手術取代住院手術。
   (2) 擴大實施臨床路徑。
   (3) 門診應設計配合電腦控制每次健保給藥天數或給藥量。
   (4) 定期檢討用藥、檢驗和檢查之適當性。
   (5) 在不影響醫療品質下，使用成本較低之醫材，或採用聯合採購降低成本。
   (6) 實施住院日數控制。
   (7) 簡化流程。
3. 減少無效醫療，以避免醫療資源浪費。

九、推動實證醫學、實證護理與實證管理，引用研究結果改善醫療品質與節省成本（盧，2001；2017；盧、周、蔣等，2016；Axelsson, 1998；Kovner, Elton, & Billings, 2000）

1. 從龐大的醫學、護理與管理之資料庫中，過濾出值得信賴的部分，嚴格評核，綜合分析後應用於病人的醫療照護與醫務管理上。
2. 將所能獲得的最佳文獻證據、醫護人員的經驗與病人的期望結合，應用於臨床工作中，亦即三E之整合：evidence, experience, & expectations.
3. 正確而且詳盡的利用現有的最佳經營與管理之研究證據，來爲醫療機構訂定經營計畫，提高經營績效。

十、建立整合性醫療服務體系，提供更好的醫療可近性，在降低醫療費用的同時，維持良好的醫療品質（黃，2000）

1. 定義

整合性醫療服務體系係指單一的醫療提供體系就可以提供全面而完整的醫療照護，而且醫療服務的提供，應是依病人的臨床醫療需求而設計的。至少應包括下列層級：

(1) 急性照護（acute care）。
(2) 急性復健（acute rehabilitation）。
(3) 長期急性照護（long-term acute care）。
(4) 亞急性照護（sub-acute care）。
(5) 技術性照護（skilled care）。
(6) 長期照護（long-term care）。
(7) 居家照護（home care）。
(8) 門診照護（ambulatory care）。

2. 整合性醫療服務體系的成功因素

(1) 應進行以人口爲基礎的社區健康狀態需求評估。
(2) 使用以人口爲基礎的資料，計算合適的服務系統與網絡規模大小，包括所需的基層醫療醫師、專科醫師、急性醫療病床、護理之家、居家護理、安寧照護以及其他相關的醫療照護部門。
(3) 給予特定人群的醫療服務，必須承擔起財務風險。

(4) 產生正確且及時有關於病人的醫療成本、臨床與醫療結果的資料以及整體人群的健康狀態指標。

(5) 更新組織的管理架構，以適應新型態的醫療服務體系。

3. 整合性醫療體系高階領導者應關心之事項

(1) 增進成本、品質與治療結果的衡量能力。

(2) 增進風險管理能力。

(3) 加速醫師群體執業的形成。

(4) 增加基層醫療醫師數量和其他基層照護人員數量。

(5) 決定如何建構適當規模的醫療服務網絡。

(6) 更有效的滿足民眾與病人的健康照護需求。

十一、建立論病例計酬醫師績效模式——採最佳提成模式，以提高醫院經營績效（江，2001），請見圖30-5

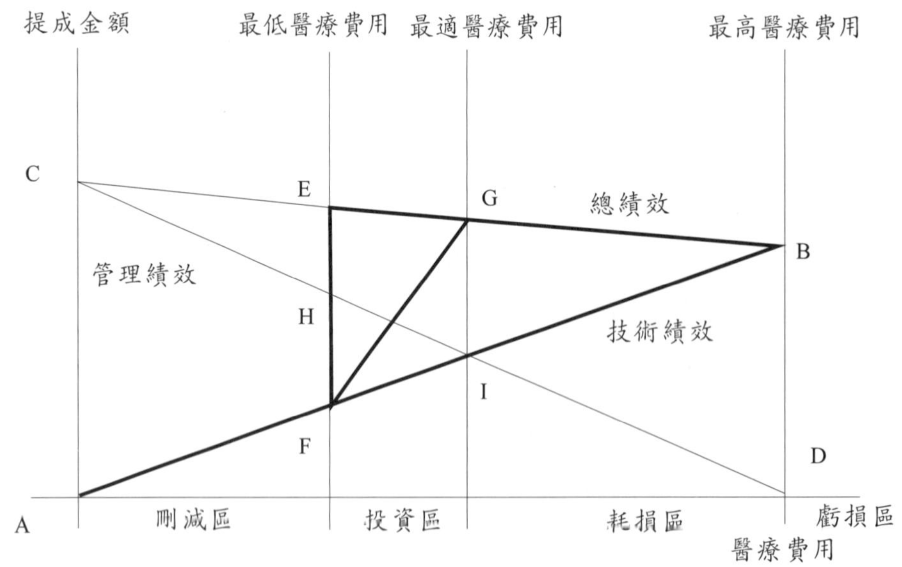

圖30-5　醫師最佳提成與總績效曲線圖（江琇琴，2001）

1. 優點

以正面激勵，促使醫師主動維護品質與節約資源並控制成本，即：

(1) 降低平均住院天數與總醫療費用，提高醫院營運利潤。

(2) 降低臨床路徑之差異。

(3) 導引醫師控制醫療費用，使趨近於最適醫療費用，以確保醫療品質。

(4) 將節省下來的費用，提成分配給醫師，醫院也可增加盈餘。

2. 關鍵詞

(1) 最低醫療費用：由回溯資料分析擷取各DRG之最低醫療費用。

(2) 最適醫療費用：由臨床路徑中所訂定之診療項目，以論量計酬方式推算之。

(3) 最高醫療費用：健保支付定額。

(4) 技術績效：醫師執行醫療行爲之成果，需要醫院支付相對成本來支援。

(5) 管理績效：因個案管理致使實際醫療費用與支付定額之差距。

①Line AB：項目別提成，技術績效曲線，隨著醫療費用增加而遞增。

②Line CD：論病例計酬盈餘提成，管理績效曲線，隨著醫療費用增加而遞減。

③Line CB：總提成金額，總績效曲線爲技術績效與管理績效之合計。

④Line AB：上升之趨勢必須小於Line CD下降之趨勢。

⑤△FEB：醫師在各實際發生醫療費用情形下，因論病例計酬盈餘提成所多獲得之利潤。

⑥△EFG：醫院由醫師因論病例計酬盈餘提成所多獲得之利潤中取回之利潤。

⑦Curve AFGB：最佳總提成曲線，F點之前（刪減區）管理績效爲零、投資區總績效遞增、耗損區總績效遞減，G點爲總績效最高點。

結語

在目前健保支付制度限制下，各醫療機構如何維持一定品質，但又不至於造成虧損情況，是每個醫院經營管理者所面臨的挑戰，事實上，醫院是否眞的能在高品質的前提下追求低成本，一直是一熱門話題，不過，如果每一個人心中都能有第一次就做對，第一次就合乎標準或合乎要求的觀念，一定可以維持高品質，並且降低成本。

參考文獻

中文文獻

1. 石滋宜（1992）。塑造重視品質的組織文化。於陳生民編著。如何管理品質（頁11-24）。臺北市：遠流。
2. 江琇琴（2001）。論病例計酬醫師績效模式之建立及其在臨床路徑變異控制的應用。未發表的碩士論文。臺北市：臺北醫學大學。
3. 黃崇哲（2000）。整合性服務體系的新觀念。臺北市：華杏。
4. 廖美南、盧美秀（1997）。臨床路徑的建構。護理雜誌，44(5)，29-33。
5. 盧美秀（2001）。實證護理與實證管理。新臺北醫學期刊，3(1)，1-6。
6. 盧美秀等（1997）。個案管理與臨床路徑。護理雜誌，44(5)，23-28。
7. 盧美秀（2014）。高品質低成本之經營策略。於盧美秀著。護理行政與管理（二版），p.355-369。臺北市：五南。
8. 盧美秀、周幸生、蔣立琦等合著（2016）。實證護理的臨床應用，p.1-353。臺北市：中華民國護理師護士公會全國聯合會。
9. 盧美秀（2017）。從A到A+——實證護理及其臨床應用。於盧美秀著。護理專業問題研討（三版），p.217-240。臺北市：五南。
10. 鍾國彪（1997）。醫療品質管理手冊。臺北市：臺北醫療區域醫療網協調委員會醫療品質促進組。

英文文獻

1. Axelsson, R. (1998). Toward an evidence-based health care management. *International Journal of Health Planning and Management,* 13(4), 307-317.
2. Conger, M. M. (1999). *Managed care: practice strategics for nursing.* London: SAGE pub. Inc.
3. Crosby P. B. (1995). *Quality without Tears: the art of hasske-free management.* New York: McGraw-Hill Inc.
4. Goode, C. J. (1995). Impact of a care map and case management on patient management of patient satisfaction and staff satisfaction, collaboration, and autonomy.

Nursing Economics, 13(6), 337-348.

5. Juran, J. M. (1995). *Managerial breakthrough: the classic book on improvity management performance.* New York: McGraw-Hill Inc.
6. Kovner, A. R., Elton, J. J., & Billings, J. (2000). Evidence-based management. *Frontiers of Health Services Management,* 16(4), 3-24.
7. Larrabee, J. H. (1996). Emerging model of quality. *Image: Journal of Nursing Scholarship,* 28(4), 353-358.
8. Perra, B. M. (2001). Leadership: the key to quality outcome. *J. Nurs Care Qual,* 15(2), 68-73.

第31章 品管圈（Quality control cycle）

Ⅰ. 前言

品管圈係日本品管大師石川馨博士於1962年所倡導，係日本品質第一的祕訣。臺灣自1966年引進，於1981年行政院指示經濟部應大力推行品管圈活動。品管圈活動除了應用於製造業外，也可使用於服務業，美國早在1980年代後期即已引進醫療服務業，而且發現應用於醫院作業上，以護理部門最具成效（呂、高、郭、陳，2003；鍾，1998；Adair, Fitzgerald, Nygard, & Shaffer, 1982；Boaden & Dale, 1993；Helmer & Gunatilake, 1988；Lees & Dale, 1988；Watanabe, 1999）。

Gray（1993）強調推動品管圈活動能落實全面品質管理，護理品管圈是醫療全面品質管理中重要的一環。國內醫療品管圈活動在財團法人醫院評鑑暨醫療品質策進會的積極推動下，已有很好成果。

一、品管圈的定義

品管圈（Quality Control Cycle; QCC）係指同一工作單位的同仁，自動自發地組成小組，進行品質管制活動。係透過團隊合作來發現問題及解決問題的一種過程（徐，1996）。

二、品管圈活動的基本觀念

推動品管圈活動的基本觀念如下（呂、高、郭、陳，2003；徐，1996；郭、李，2004；鍾，1997；盧，2014；Lee, Yang, & Chen, 2000）：

1. 尊重組織內員工間的意見溝通，形成開朗又具幹勁的工作氣氛。
2. 採用科學方法，充實改善的知識與技能，提升解決問題的能力，激發員工的潛能。

3. 改善醫療機構體質，預防危機發生。

4. 提高醫療機構經營績效。

5. 確保醫療照護品質，提升醫療機構的競爭力。

三、品管圈的目標

品管圈活動的主要目標如下（徐，1996；鍾，1997）：

1. 提高員工士氣，滿足員工需求。
2. 發揮員工潛能，提高組織經營績效。
3. 加強問題意識，消除推行上的困擾。
4. 提高品質意識，提高改善意識。
5. 提高執業水準，使執業現場成為品管重心。
6. 增進全面品管的效果。

II. 推動品管圈的事前準備

要成功的推動品管圈活動應做好下列事前的準備工作（鍾，1997）：

1. 獲得高階領導者的認同與支持。
2. 灌輸品管圈的正確概念。
3. 組成品管圈。
4. 品管圈圈員應接受適當的教育訓練。
5. 創造能持續改善的環境。

III. 品管圈的推行步驟

綜合國內外專家學者的看法，將品管圈活動的推行，依管理四大循環PDCA即計畫（plan）、執行（do）、確認（check）和回饋（action）（見圖31-1），導出十個執行步驟，作為進行工作改善的依據（呂、高、郭、陳，2003；徐，1996；陳，1991；鍾，1997；戴，2015；Adair, Fitzgerald, Nygard, & Shaffer, 1982；Brennan, 1992；Deming, 1982；Goulden & Gray, 1993；Helmer & Gunatilake, 1988；Lee, Yang, & Chen, 2000；Watanabe, 1991）。

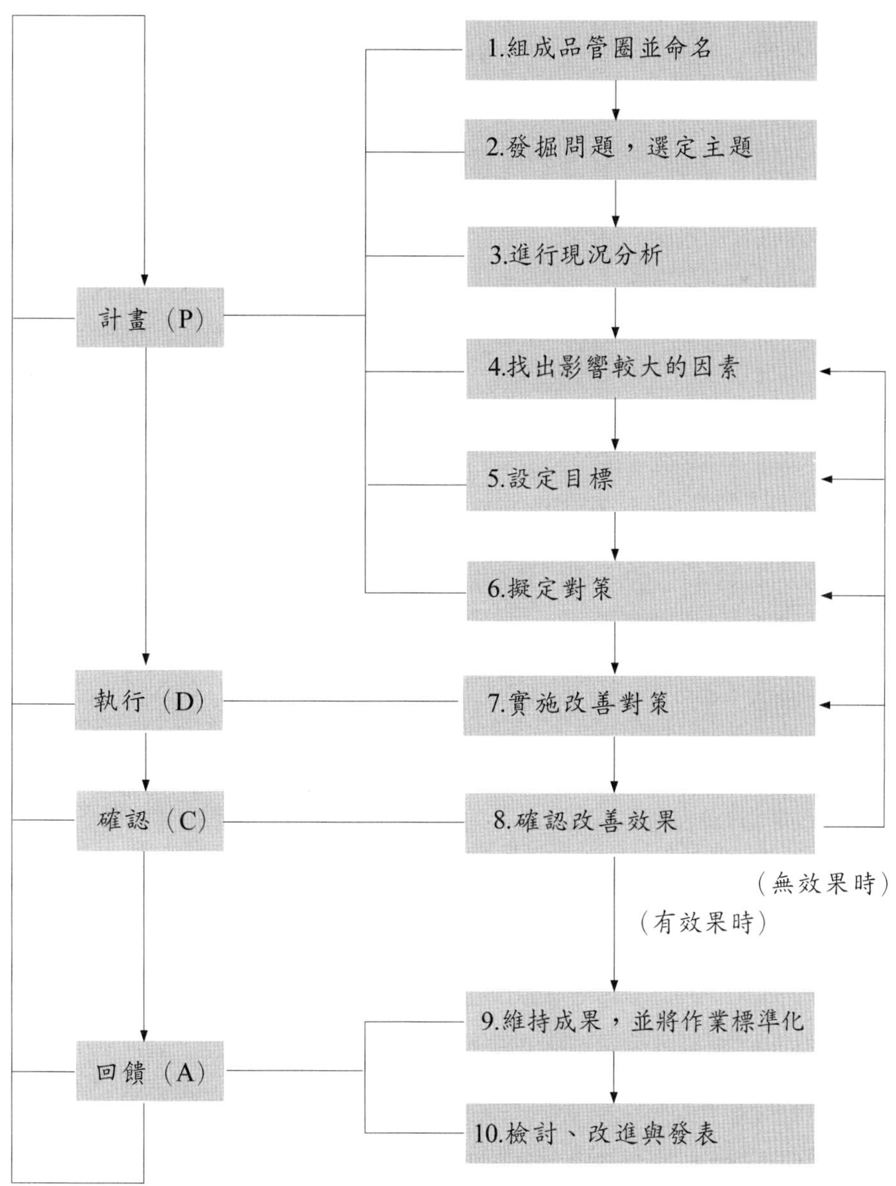

圖31-1　推動品管圈活動之步驟

一、組成品管圈，並命名

以工作性質相似的工作夥伴組成，以4～10人爲原則，並推選1人爲圈長，領導圈員積極參與活動，在第一次圈會上，要爲自己的品管圈命名。

二、發掘問題，選定主題

利用腦力激盪、層別法、直方圖、柏拉圖等品管工具，列出工作單位目前最迫切解決、短期內可解決及品管圈有能力解決的問題，並依問題的背景、重要性、急迫性與可行性選定主題。

三、進行現況分析

現況分析應包括下列六大項：

（一）單位簡介

單位簡介的目的在讓讀者了解專案進行的必要性及其時空背景。內容包括問題在何處發生？相關的人、事、物爲何？例如「加護病房自拔氣管內管」問題，應敘明病患類別、意識狀況、插管率、拔管率、占床率、病人／護理人員比例、自拔氣管內管病人被約束比率等。

（二）異常狀況

係指問題的實際狀況，應實際蒐集資料，以自製或現成的工具，在特定時間內，對特定對象用特定方法，進行了解後加以分類、統計，並以數據表示。

（三）異常狀況的負面影響

問題造成的負面影響大概包括下列各項，應一一加以量化。

1. 對病人生命安全或病情惡化的影響。
2. 對醫院或醫護人員聲譽所受之影響。
3. 對醫病或護病關係所受之影響。
4. 對醫院或醫護人員安全所受之影響。
5. 醫療糾紛的刑事與民事責任。
6. 財務上的負擔。
7. 其他。

（四）分析導致異常狀況的原因

1. 在分析異常狀況時，若單位中有建立的檔案，可使用檔案資料；例如單位中的異常事件紀錄單等。若沒有檔案，則應自行調查或利用腦力激盪法找出與異常相關的因素。

2. 找出原因後，應依據原因加以討論，必要時，應以數據資料佐證。

（五）將所分析出的原因，歸納成特性要因圖

將所分析出的原因畫成因—果圖，又稱魚骨圖（圖31-2），魚骨圖箭頭的右邊代表「果」就是「異常現象」。左邊代表造成異常現象的「因」，魚骨的兩旁所呈現的魚刺，代表「可能的原因」，對於每一根魚刺的原因都應經過調查、驗證，證實其確實存在。

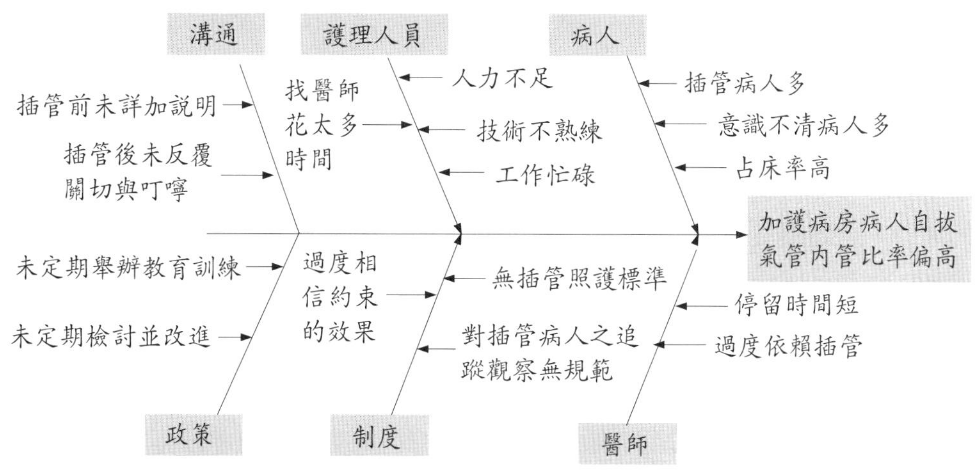

圖31-2　自拔氣管內管特性要因圖

（六）確定影響較大的原因

根據特性要因圖，對各要因製作檢查表，蒐集資料和數據，並製作柏拉圖以確定較主要的要因。若不易蒐集數據，也可以採用投票方式排出次序。

四、找出影響較大的因素

在確定主要要因後，再做一次要因分析，找出影響最大的因素，以徹底掌握現行作業流程及需改善的問題點。

五、設定目標

1. 主題一經決定，便應設定目標，亦即決定「做什麼」、「到何時爲止」以及「達成什麼目標」。

2. 依據現有的規定、標準、同業實績以及全體圈員能力及範圍，擬定目標，並決定完成期限。

六、擬定對策

依 80/20 原則選出最重要要因，針對最重要要因由全體圈員共同討論擬定改善方案。一個原因即可衍生多個對策，應依效益性、圈員能力、時效性、預算和風險等因素，作綜合討論，選擇可行的改善方案。並依前後關係、互補性、替代性與互斥性等決定實施對策的優先順序，整個對策擬訂完成後，應陳報上級核准。

七、實施改善對策

將改善方案依 P—D—C—A 循環徹底實施，有效運用統計方法，以數據表現實施的成果，全體圈員都應了解數據變動情形，若發現改善方案無具體成效應立即停止，並檢討無效的原因，以進一步重新擬定對策。

八、確認改善結果

實施改善方案前，應先建立數據資料，改善方案實施後應連續蒐集實施中及實施後之數據資料，以柱狀圖、趨勢圖或雷達圖確認改善效果。當確認改善方案無顯著效果時，應停止實施，並檢討改進，若已有負面影響出現，則應採取因應措施。

九、維持成果，將作業標準化

「標準化」的目的在使具有改善效果的對策或方案得以繼續維持，使主管易於監督，員工也可於短時間內依正確的作業標準執行工作。因此當改善對策執行效果良好時，應繼續推動，並將實施方法做好文件標準化手續，完成標準操作程序或作業標準，並經有關主管確認。對所有發展的新標準應安排教育訓練，並納入日常管理系統進行管理。

十、檢討、改進與發表

將整個改善過程作綜合性檢討，並列出殘留的問題和新發生的問題，將未來應該繼續進行改善的問題明列出來，開始另一個改善循環。此外，也應繼續追蹤標準化的遵守狀況及效果是否持續，並完成報告陳報上級主管，同時準備發表。

結語

品管圈活動是一種由下而上的管理活動，應有高階主管的參與，並給予基層員工參與決策的機會。其對組織內部溝通及員工之間的團隊合作，具有潛移默化的功效。除了會帶給醫療機構利益外，也會帶給員工另一種工作激勵，不但改變員工過去之反射性、習慣性及缺乏思考的工作方式，也養成互相討論，研究如何改善工作品質的習慣，使工作氣氛變得更快樂、和諧，無形中提升護理人員士氣與照護品質，並減少離職率，進而帶動整個醫院的活力，使醫院更具接受挑戰的能力與競爭力（郭，李，2004；盧，2014；Lee, Yang, & Chen, 2000）。

參考文獻

中文文獻

1. 呂嵐欽、高靖秋、郭家英、陳怡君（2003）。飛揚品管圈。於邱文達主編。醫院品質實務管理（頁71-80）。臺北市：臺灣醫務管理學會。
2. 徐世輝（1996）。品質管理。臺北市：三民。
3. 郭信智，李來涼（2004）。護理品管圈實施成效之影響因素——以臺灣南部醫院爲例。醫務管理期刊，5(1)，34-54。
4. 陳生民（1991）。如何管理品質。臺北市：遠流。
5. 盧美秀（2014）。品管圈。於盧美秀著。護理行政與管理（二版），p,371-378。臺北市：五南。
6. 戴國良（2025）。P—D—C—A管理循環。於戴國良著。圖解管理學（二版），p.4-5。臺北市：五南。
7. 鍾國彪（1997）。醫療品質管理手冊。臺北市：臺北醫療區域醫療網協調委員會。
8. 鍾朝嵩譯、石川馨著（1998）。日本式品質管理。桃園市：先知。

英文文獻

1. Adair, M., Fitzgerald, M. E., Nygard, K., & Shaffer, F. J. (1982). *Quality circles in nursing service: A step-by-step implementation process.* NY: National League for

Nursing.

2. Boaden, R. J., & Dale, B. G. (1993). Teamwork in service: Quality circles by another name? *International Journal of Service Industry Management,* 4(1), 5-24.
3. Brennan, M. (1992). Mismanagement and quality circles: How middle managers influence direct participation. *Management Decision,* 30(6), 35-45.
4. Deming, W. E. (1982). *Quality, productivity and competitive position.* Cambrige: Massachusetts Institute of Technology.
5. Goulden, C. (1995). Supervisory management and quality circle performance: An empirical study. *Journal of Management Development,* 14(7), 15-27
6. Gray, G. R. (1993). Quality circles: An update. *Advanced Management Journal, 58*(2), 41-47.
7. Helmer, F. T., & Gunatilake, S. (1988). Quality control circles: A supervisor's tool for solving operational problems in nursing. *Health Care Supervisor,* 6(4), 63-71.
8. Lee, L. C., Yang, K. P., & Chen, T. Y. (2000). A quasi-experimental Study on a quality circle program in Taiwanese hospital. *International Journal for Quality in Health Care,* 12(5), 413-418.
9. Watanabe, S. (1991). The Japanese quality control cycle: why it works. *International Labour Review,* 130(1), 57-80.

第32章 醫療品質報告卡（The report cards of medical quality）

Ⅰ. 發展醫療品質報告卡的現況

「品質」係以一種等值或物超所值的花費，滿足或超越消費者的需求，是以一種值得的付費，提供高於消費者期望，且絕對無需補償或託詞的服務。將此品質概念應用於臨床病患，是指提供超越病患、家屬、社區、醫療院所及給付機構期望的專業服務。

醫療市場具有下列特殊性（謝、盧，2000）：

1. 醫療資源不對等性。

2. 醫療結果不確定性。

3. 政府高度干預。

其中第一項，將會因民眾就醫資訊不足，而造成民眾以重複嘗試性方式就醫，極易造成醫療資源的浪費（黃、吳、張等，2001）。因此，爲改善醫療資源不對等問題，減少民眾就醫障礙和醫療資源浪費，確有提供各醫療院所在醫療品質的各種表現相關資訊的必要（Shepperd & Charnock, 1999）。

Ⅱ. 醫療品質報告卡的發展史

歐美各國因鑑於民眾就醫資訊的不足，近年來致力於醫療品質報告卡的研擬，期望藉由公布醫療提供者的品質表現來改善民眾與醫療提供者之間，醫療資訊不對等的問題，並促使醫療提供者更積極、謹慎用心的爲病人提供更好的服務品質（Turner, 2000）。

美國健康財務署（Health Care Financing Administration; HCFA）是最先公布醫

療品質報告卡的機構，它將個別醫院住院病人死亡率的標準化資料於 1986 年公布給民眾，讓民眾作爲選擇醫院的依據（Schauffler & Mordavsky, 2001）。

英國從 1994 年起，爲使全民健保下的醫療服務更獲得民眾的信賴，也開始發展類似醫院品質報告卡的聯盟表（league table），聯盟表上的資料可提供民眾就醫選擇的參考（Anderson, 1999）。

加拿大安大略醫院協會（Ontario Hospital Association）也於 1998 年公布醫院品質報告卡（Tu, Schull, & Ferris et al., 2001）。

已有許多研究顯示品質報告卡不僅可協助民眾進行正確的就醫選擇，也可藉由公布醫院的品質資訊，促使醫療院所更重視醫療品質。臺灣也應效法發展品質報告卡，並公布給民眾參考（勞、林、陳，2002；陳、楊、林，2004；Harris, 1994；Hochhauser, 1998；Chassin, Hannan, Debuono, & Schneider, 1996；Schneider, 2001）。

III. 醫療品質報告卡的定義及影響醫療院所使用的因素

一、醫療品質報告卡的定義

品質報告卡的定義有下列各種不同表達方式：

1. 品質報告卡是「向民眾公開的醫療品質標準化報告」（Epstein, 1995）。
2. 品質報告卡是「某一段期間內醫療機構或醫療照護計畫的品質表現摘要」（Slovensky, Fottler, & Houser, 1998）。
3. 品質報告卡是「能比較不同醫療照護計畫之間表現的報告」（National Committee for Quality Assurance; NCQA）。
4. 品質報告卡是「能呈現出於同一醫療市場中，相互競爭之醫療服務提供者所提供醫療品質優劣的公開報告」（Bodenheimer, 1999）。
5. 品質報告卡是「能表現醫療機構或醫療照護計畫品質的公開報告」（陳、楊、林，2004）。

二、影響醫院使用醫療品質報告卡的可能因素

可能影響因素如下（盧，2014；Bentley & Nash, 1998; Jacklevic, 1999;

Rainwater & Romano, 1998; Royal Woman's Hospital, 2000; Romano, Rainwater, & Antonius, 1999; Schauffer & Mordavsky, 2001; Turner, 2000; Wynn, 1999）：

（一）正面影響因素

1. 可協助民眾進行正確的就醫選擇。
2. 可促使醫療院所提升醫療服務品質。
3. 可彰顯醫療機構的品質特色。
4. 可提升醫療機構的形象。
5. 可提升醫療機構間的競爭力。
6. 可增加民眾對醫療機構的忠誠度。

（二）負面的影響因素

1. 社會輿論會要求醫療機構應尊重民眾知的權利。
2. 可能增加醫療糾紛的發生率。
3. 可能降低民眾或病患對某些醫療機構的信任度。
4. 民眾不願意使用（品質報告卡發展過程中未邀請民眾參與，致所發展的品質指標與民眾的期望有落差）。

Ⅳ. 醫療品質報告卡之指標

我國與歐美各國已發展出下列指標，茲分別就結構面、過程面和結果面列舉如下（勞、林、陳，2002；陳、楊、林，2004；盧，2014；Anderson, 1999；Fogg, 1998；Health Grades, 2002；Harris, 1994；Hass, 2001；Hibbard & Jewett, 1997；Maxwell, 1998；Pennsylvania Health Care Cost Containment Council, 2000；Schultz, Thiede, Call, Feldman, & Christiason, 2001；Slovensky et al., 1998）：

一、結構面的品質指標

1. 醫師具有專科醫師資格比率。
2. 主治醫師與病床比率。
3. 加護病房專任主治醫師與病床比率。
4. 醫師專長與資歷。

5. 護理人力結構（資深和資淺比率）。
6. 護病比（全日平均護病比或三班護病比，即每班每位護理師照護病人數）。
7. 其他醫事人員結構和數量。
8. 貴重儀器設備種類與數量。
9. 醫院評鑑等級。
10. 各種病床數及空間規劃。

二、過程面指標

1. 平均門診候診時間。
2. 院內感染率。
3. 病患意外事件發生率。
4. 各種手術後感染率。
5. 手術後主要併發症發生率。
6. 剖腹產率。
7. 醫療糾紛發生率。
8. 誤診事件發生率。

三、結果面指標

1. 住院期間死亡率。
2. 手術後30天內死亡率。
3. 出院後1個月內死亡率。
4. 出院後6個月內死亡率。
5. 新生兒死亡率。
6. 疾病關聯群（DRG）組別死亡率。
7. 心肌梗塞死亡率。
8. 加護病房粗死亡率。
9. 肺炎死亡率。
10. 乳房切除術後存活率。
11. 病房壓瘡發生率。

12.加護病房壓瘡發生率。

13.病患滿意度。

14.同一疾病14天再住院率。

15.24小時內重返急診率。

16.48小時內重返急診率。

17.72小時內重返急診率。

18.平均住院日。

19.占床率。

V. 醫療品質報告卡的種類

一、依評估對象而分

目前美國的品質報告卡依其所評估對象概分爲下列三類：

1. 醫療照護計畫品質報告卡。
2. 醫院品質報告卡。
3. 醫師品質報告卡。

我國目前的健康保險制度是以「中央健康保險署」爲單一保險人，民眾沒有選擇醫療照護計畫的自由，加上發展以醫師爲評估對象的品質評估，仍有其困難，因此目前應先發展以醫院爲評估對象的品質報告卡。

二、依發行組織而分

美國現有的品質報告卡依其發行組織，共分爲以下五類：

1. 州政府強制命令公布的品質報告卡。
2. 醫療照護計畫所發展的品質報告卡。
3. 醫療保險購買者聯合組織所發展的品質報告卡。
4. 非營利組織所發展的品質報告卡。
5. 醫療提供者聯盟或單一醫療服務提供者主動發展的品質報告卡。

結語

雖然品質報告卡在歐美已被證明對民眾正確選擇就醫場所，及促使醫療服務提供者改善醫療服務品質有相當程度的貢獻，不過我國仍在發展之中，希望能以勞、林、陳（2002）和陳、楊、林（2004）之研究結果做基礎，積極發展，在不久的將來，國內能有一份共同被醫院和民眾接受的品質報告卡，作爲民眾選擇就醫場所的參考，並促使醫療院所提供更好的醫療照護品質。

參考文獻

中文文獻

1. 陳楚杰、楊銘欽、林恆慶（2004）。門診病人對醫院品質報告卡需求之初探。醫護科技學刊，6(1)，29-42。
2. 勞寬、林恆慶、陳楚杰（2002）。探討臺灣醫院使用品質報告卡之意願與能力。醫務管理，3(4)，61-68。
3. 黃明和、吳尤君、張筱雯、楊朝欽、顏裕庭（2001）。醫療費用的上升。臺灣醫界，44(2)，55-58。
4. 盧美秀（2014）。醫療品質報告卡。於盧美秀著。護理行政與管理（二版），p.379-386。臺北市：五南。
5. 謝啓瑞、盧瑞芬（2000）。醫療經濟學。臺北：學富。

英文文獻

1. Anderson , P. (1999). England publishes first tables of hospital performance. *British Medical Journal,* 318(7200), 1715.
2. Bentley, J. M., & Nash, D. B. (1998). How Pennsylvania hospitals have responded to publicly released reports on coronary artery bypass graft surgery. *Jt Comm Journal Quality Improvement,* 24(1), 40-49.
3. Bodenheimer, T. (1999). The American health care system: Physicians and the changing medical marketplance. *The New England Journal of Medicine,* 340(7), 584-588.

4. Chassin, M. R., Hannan, E. L., & Debuono, B. A. (1996). Benefits and hazards of reporting medical outcomes publicly. *The New England Journal of Medicine,* 334(6), 394-398.
5. Epstein, A. (1995). Performance reports on quality: prototypes, problems, and prospects. *The New England Journal of Medicine,* 333(1), 57-61.
6. Fogg, D. M. (1998). Health care report cards. *AORN Journal,* 67(3), 669-672.
7. Harris, N. (1994). Report cards. Part2: How hospitals measure up. *Business Health,* 12(8), 20-24.
8. Hass, J. (2001). Canada lags in development of report cards for hospitals. *Canadian Medical Association,* 164(6), 853.
9. Health Grades. (2002). *How to choose a hospital.* Retrieved October 17, 2002, from http://www.healthgrads.com/public
10. Hibbard, J. H., & Jewett, J. J. (1997). Will quality report cards help consumers. *Health Affairs,* 16(3), 218-228.
11. Hochhauser, M. (1998). Why patients have little patience for report cards. *Managed Care,* 7(3), 31-32, 34.
12. Jacklevic, M. C. (1999). Hospital report-card model in peril. *Modern Healthcare,* 29(3), 14-15.
13. Maxwell, C. I. (1998). Public disclosure of performance information in Pennsylvania: impact on hospital charges and the view of hospital Executives. *Joint Commission Journal of Quality Improvement,* 24(4), 491-502.
14. Pennsylvania Health Care Cost Containment Council. (2001). *Western Pennsylvania Hospital Performance Report.* Harrisburg, PA: Author.
15. Rainwater, J. A., Romano, P. S., & Antonius, D. M. (1998). The California Hospital Outcomes Project: how useful is California's report card quality improvement? *JT Comm J Quality Improvement,* 24(1), 31-39.
16. Romano, P. S., Rainwater, J. A., & Antonus, D. (1999). Grading the graders how hospital in California and New York perceive and inter their report card. *Medical*

Care, 37(3), 295-305.

17. Royal Women's Hospital. (2000). *Review of existing Models of reporting to consumers on health service quality.* Victoria: Turner ACT, NA: Author.
18. Schauffler, H. H., & Mordavsky, J. K. (2001). Consumer reports in health care: do they make a difference? *Annual Review Public Health,* 22, 69-89.
19. Schnedier, E. C., & Lieberman, T. (2001). Publicly disclosed information about the quality of heal care : Response of US public. *Quality in Health Care,* 10(2), 96-103.
20. Schultz, J., Thiede, Call, K., Feldman, R., & Christianson, J. (2001). Do employees use report cards to assess health care provider systems? *Health Service Research,* 36(3), 509-530.
21. Shepperd, S., & Charnock, D. (1999). Help patients access high quality health information. *British Medical Journal,* 319(7212), 764-766.
22. Slovensky, D. J., Fottler, M. D., & Houser, H. W. (1998). Developing an outcomes report card for hospitals: A case study and implementation guidelines. *Journal of Healthcare Management,* 43(1), 15-34.
23. Tu, J. V., Schull, M. J., Ferris, L. E., Hux, J. E., & Redelmeier, D. A. (2001). Problems for clinical judgment: Surviving in the report card era. *CMAJ,* 164(12), 1709-1712.
24. Turner, A. C. T. (2000). *Review of existing models of reporting to consumers on health service quality.* Royal Women's Hospital.
25. Wynn, P. (1999). California medical groups keeping score. *Dermatol Times,* 20, 49-51.

第33章 平衡計分卡（Balanced scorecard）

Ⅰ. 平衡計分卡的源起

平衡計分卡（BSC）源自於哈佛大學教授Kaplan與Norton於1990年所從事的「未來組織績效衡量方法」之研究計畫，目的在找出超越傳統以財務會計量度爲主的績效衡量模式。計分卡的目標和量度，是從組織的願景和策略衍生而來，其透過財務、顧客、內部流程及學習與成長四個構面，共同考核一個組織的績效（盧，2014；Kaplan & Norton, 1996）。

Ⅱ. 平衡計分卡之意義

平衡計分卡具下列四大意義（林，1998）：

1. 它平衡了外部衡量指標（顧客）和內部衡量指標（內部營運、技術、學習、創新與成長）。
2. 它平衡了成果衡量指標（如利潤、市場占有率）和動因衡量指標（如新產品開發投資、員工訓練、資訊設備更新）。
3. 它平衡了客觀衡量指標（如利潤、員工流動率、顧客抱怨次數）和主觀衡量指標（如顧客滿意度、員工忠誠度）。
4. 它平衡了短期衡量指標（如利潤）和長期衡量指標（如顧客滿意度、員工訓練成本與次數）。

Ⅲ. 平衡計分卡轉化策略為營運之架構

Kaplan和Norton（1996）所設計的平衡計分卡觀念，係將績效評估指標分爲四個重要構面，透過「顧客」、「財務」、「內部流程」和「學習與成長」四個構面，分別設計適當的績效衡量指標，提供醫療機構營運所需資訊，促進醫療機構策略與願景的達成，因此績效衡量指標也可以作爲策略方向（見圖33-1）。

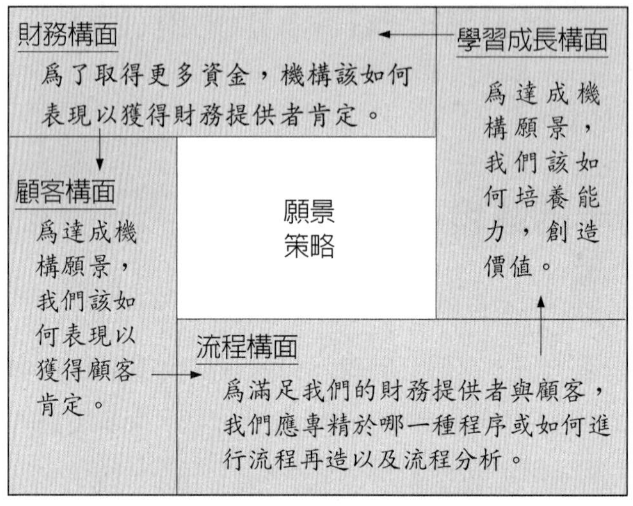

圖33-1　平衡計分卡轉化策略為營運之架構

一、顧客構面（customer perspective）

在顧客構面中，醫療機構應先找出市場與顧客區隔，將核心顧客與目標市場結合，透過產品／服務屬性、顧客關係、形象等方向，協助醫院找出及衡量與顧客相稱的價值需求（見圖33-2及表33-1）。

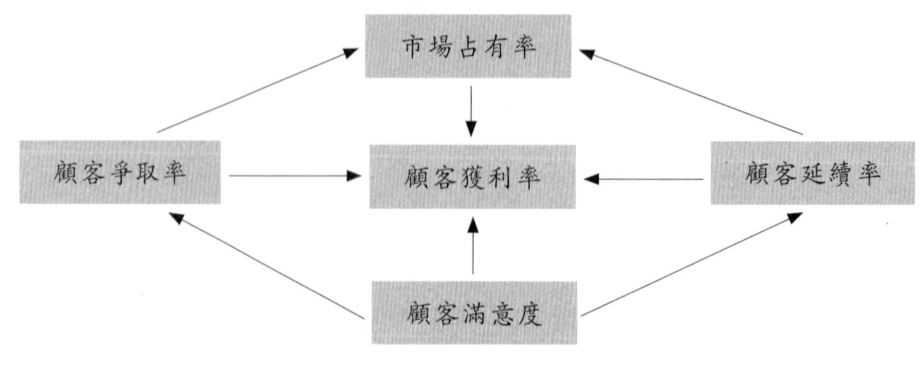

圖33-2　顧客構面—核心量度

資料來源：Kaplan & Norton (1996).

表33-1 顧客構面核心量度內涵

市場占有率	反應一個事業單位在既有市場中所占的業務比率（以顧客數、消費金額或銷售量來計算）
顧客爭取率	衡量一個事業單位吸引或贏得新顧客或新業務的速率，可以是絕對或相對數目
顧客延續率	記錄一個事業單位與既有顧客保持或維繫關係的比率，可以是絕對或相對數目
顧客滿意度	根據價值主張中特定績效準則，評估顧客的滿意程度
顧客獲利率	衡量一個顧客或一個區隔扣除支持顧客所需的特殊費用後的純利

二、內部流程構面

為滿足顧客面期望，應確認其創造顧客價值的程序並使流程卓越化，最好建構完整內部流程價值鏈包括：創新流程、營運流程、後續服務追蹤流程等，以建立各種衡量指標（見圖33-3）。

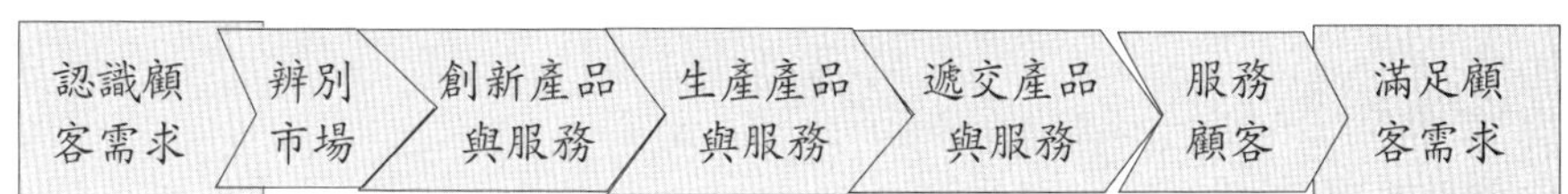

圖33-3 內部流程價值鏈

資料來源：Kaplan & Norton (1996).

三、財務構面（financial perspective）

醫療機構應針對其在發展過程中之不同階段，因應不同生命週期而擬定對應的財務策略，並訂定適合的財務衡量尺度，配合收入成長，降低成本、提升生產力、資產利用／投資策略等三個財務議題，找出適合之績效衡量指標（見表33-2）。

四、學習與成長構面（learning and growth perspective）

為使顧客、內部流程與財務三個構面能順利達成，實現醫療機構長期成長目標，醫療機構應投資在強化競爭基礎的結構上，包括員工、系統及流程，透過增強員工技能、資訊能力、強化科技基礎設備，塑造良好的組織氣候，以及激勵與授權等，以建構學習與成長的績效衡量指標（見圖33-4）。

表33-2 財務構面衡量指標

		策略主題		
		營收成長和組合	降低成本／提高生產	資產利用
事業單位的策略	成長	• 市場區隔的營收成長率 • 新產品／服務、顧客占營收的百分比	• 員工平均收益	• 投資占營收的百分比 • 研發占營收的百分比
	維持	• 目標顧客和客户的占有率 • 交叉銷售 • 新顧客營收的百分比 • 顧客和產品線的獲利率	• 相對於競爭者的成本 • 成本下降率 • 間接開支占營收的百分比	• 營運資金比率（現金週轉率） • 主要資產類別的資本運用報酬率 • 資產利用率
	豐收	• 顧客和產品線的獲利率 • 非獲利顧客的比率	• 單位成本（每種產品或服務）	• 回收期間長短 • 產出量

資料來源：Kaplan & Norton (1996).

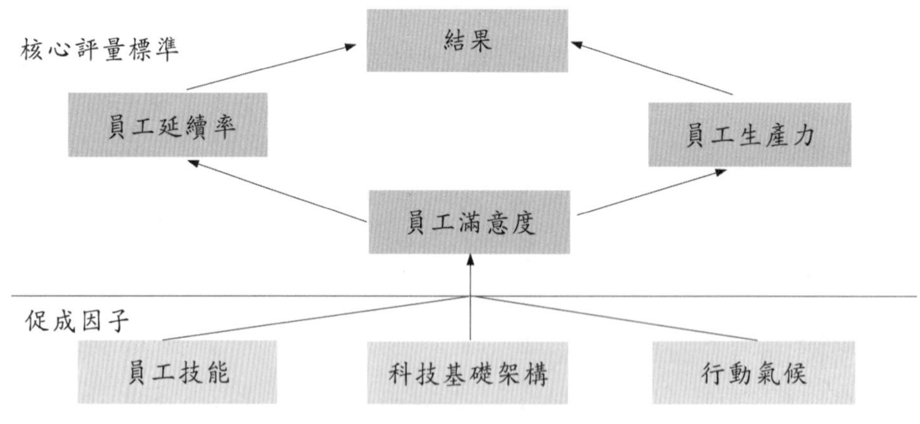

圖33-4 學習與成長的衡量

資料來源：Kaplan & Norton (1996).

Ⅳ. 平衡計分卡實施流程

茲綜合各專家學者的論述，彙整平衡計分卡的實施流程，如圖 33-5（王，2000；朱，1996；朱，2001；林，2000；吳，1997a-d；顏、嚴、江、江，2002；盧，2014；Pink & McKillop, 2001；Jose, 1999；Kaplan & Norton, 1996；Oliveira, 2001；Robert & David, 1996；Weber, 2001）。

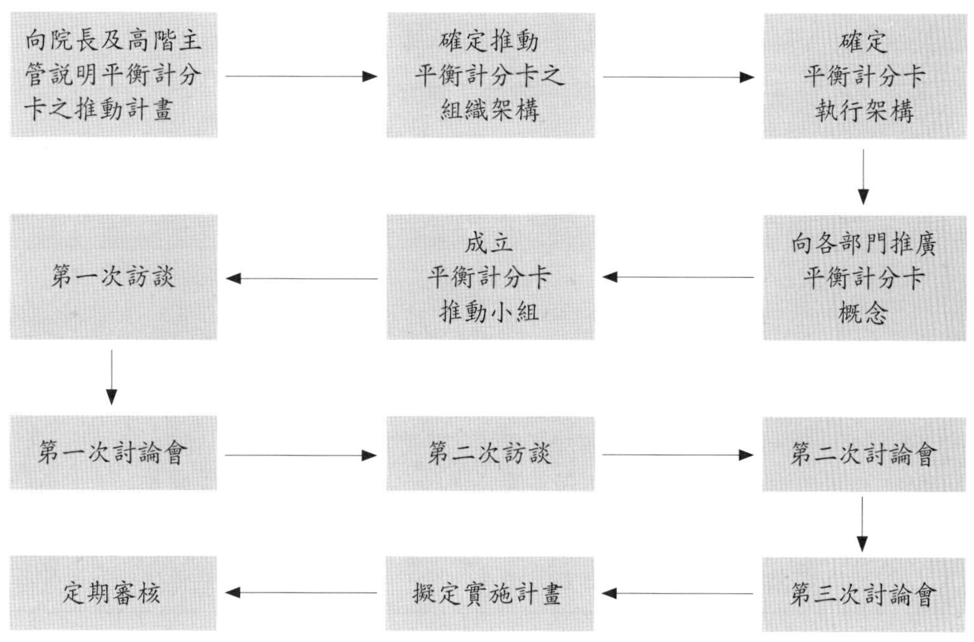

圖33-5　平衡計分卡之實施流程

1. 向院長及高階主管說明平衡計分卡之推動計畫

   將有關傳統性以財務指標為衡量醫療機構營運績效之缺失提出說明，並指出平衡計分卡概念及實施步驟，強化院長和高階主管對平衡計分卡的認識。

2. 確定推動平衡計分卡之組織架構

   當院長與高階主管同意推動平衡計分卡之後，應同時界定推動的組織架構，討論是以原有組織架構中單位及幹部組成，或組織新的單位及幹部負責。

3. 確定平衡計分卡執行架構

為使平衡計分卡能順利推動，應明確劃分各管理階層職責。首先應將醫院經營管理策略區分為長期與短期兩種：

(1) 長期策略是醫療機構的發展願景。

(2) 短期策略是支持長期策略達成所訂定之當年度具體行動計畫。

不論是長期或短期策略，都應由院長召集高階管理者共同討論確定，最後再依平衡計分卡的四個構面將所制定出的策略分類，具體提出策略的內容及關鍵衡量指標及其目標值，以作為推動、控制與激勵的依據。

各管理階層在長期和短期策略的職責（如圖33-6）。

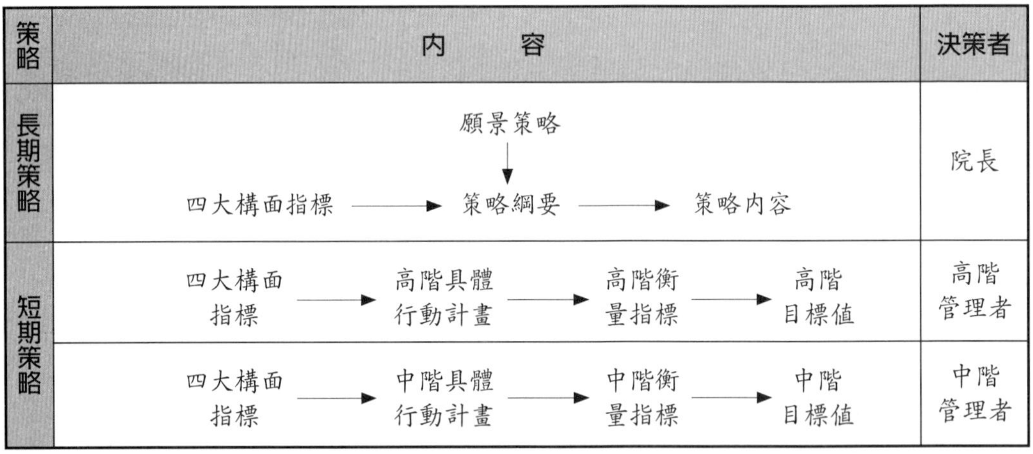

策略	內容	決策者
長期策略	願景策略 ↓ 四大構面指標 → 策略綱要 → 策略內容	院長
短期策略	四大構面指標 → 高階具體行動計畫 → 高階衡量指標 → 高階目標值	高階管理者
	四大構面指標 → 中階具體行動計畫 → 中階衡量指標 → 中階目標值	中階管理者

圖33-6　醫療平衡計分卡執行架構

4. 向各部門推銷平衡計分卡概念

將平衡計分卡概念，已確定之組織架構、執行策略提出向各部門主管說明，聽取各主管意見，並形成推動之共識。

5. 成立平衡計分卡推動小組

在向各部門推銷平衡計分卡概念時，即可共同討論推動小組成員如何產生，並由院長發聘組成推動小組。

6. 第一次訪談

由推動小組訪談院長、高階主管及顧客，了解其對服務、營運、財務及顧客各方面的看法，以確認醫院在四個構面中之長期和短期策略。

7. 召集第一次討論會

訪談後隨即召開第一次由院長、高階主管組成的討論會，針對訪談資料彙整結果進行討論，在討論會中各高階主管除對所彙整之資料提出修正外，對醫院當年度之短期策略一併提出具體行動計畫、衡量指標及目標值。

8. 進行第二次訪談

由推動小組對中階主管進行第二次訪談，分別就第一次討論會中高階主管對醫院未來3～5年長期營運策略，及當年度短期策略提出說明，並請受訪的中階主管針對醫院當年度短期策略提供意見，以確定中階主管因應醫院策略達成而研擬的行動方案、衡量指標及目標值。

9. 召開第二次討論會

本次討論會係針對高階主管初步草擬之平衡計分卡，個別進行討論與修正，將定義不明確致無法蒐集資料之績效衡量指標重新定義，主要參與討論成員爲中階主管。

10.召開第三次討論會

召開由院長、高階主管及中階主管共同組成的討論會，以複核醫院平衡計分卡內容，將各單位績效衡量指標進行因果關係聯結，並對各單位間如何合作達成醫院目標進行討論。

11.擬定實施計畫

12.定期審核

V. 臨床應用實例

黃慈心在其指導教授盧美秀的指導下，進行新設立的護理之家，爲提升營運績效特運用平衡計分卡，分別提升顧客、財務、流程以及學習與成長四個構面的績效，茲摘錄於下（黃，2003）。

（一）運用平衡計分卡提升護理之家營運績效的概念架構（圖33-7）

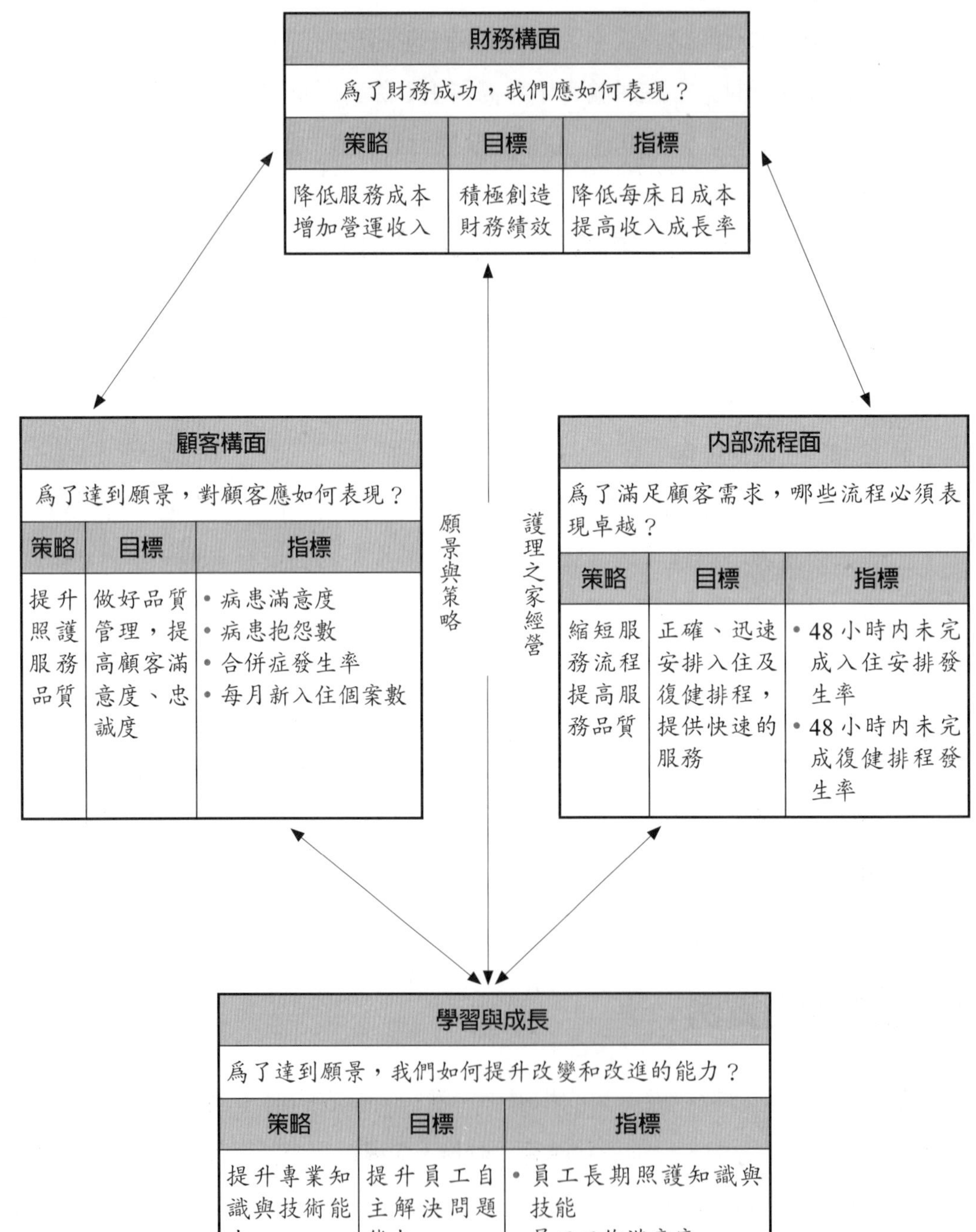

圖33-7 運用平衡計分卡提升護理之家營運績效的概念架構（黃，2003）

（二）護理之家在四個構面的績效衡量指標

護理之家平衡計分卡策略目標與績效指標，請參閱表33-3（黃，2003）。

表33-3　護理之家平衡計分卡策略目標與績效指標

構面	策略目標	績效指標	現況值	目標值
學習與成長構面	強化長期照護核心技能，提升對問題的解決能力	• 提升護理人員照護評估計畫的知能與記錄完整性 • 提升病患服務員日常生活照護知能及記錄完整性 • 提升員工工作滿意度	65.68分及64.09% 63.95分及63.45% 70分	90分及90% 88分及90% 80分
內部流程構面	改進品質水準提升營運效率	• 轉至急性醫院件數／月 • 跌倒發生件數／月 • 院內感染發生率／月	6.5件／月 3.5件／月 2.50‰／月	1.5件／月 2.2件／月 1.8‰／月
顧客構面	提供創新服務，建立形象開拓新客源	• 提升占床率／月 • 提升長期住民占有率／月 • 降低住民抱怨件數／月 • 住民家屬滿意度（4分法）	58%／月 50.3%／月 1.83件／月 2.67分	75%／月 70%／月 1件／月 3.20分
財務面	降低營運成本增加營收成長	• 降低每床日營運成本 • 增加營收成長率／月	1,392元／月 23.69%／月	1,292元／月 +5%／月

（三）實施流程

實施流程如圖33-8。

（四）結果

運用平衡計分卡於護理之家之具體結果如下：

1. 學習與成長構面

(1) 護理人員照護評估知能從65.68分升高至93.9分。

(2) 護理人員照護評估計畫記錄完整性從64.09%升高至95%。

(3) 病患服務員日常生活照護知能從63.95分升高至95.7分。

(4) 病患服務員日常生活記錄完整性從63.45%升高至95.5%。

均有顯著進步，具統計上顯著差異。

2. 內部流程構面

(1) 跌倒發生率在實施後從每月3.5件降至0.83件，具統計上顯著差異。

(2) 轉住急性醫院照護件數也從每月6.5件減少爲每月3.5件。

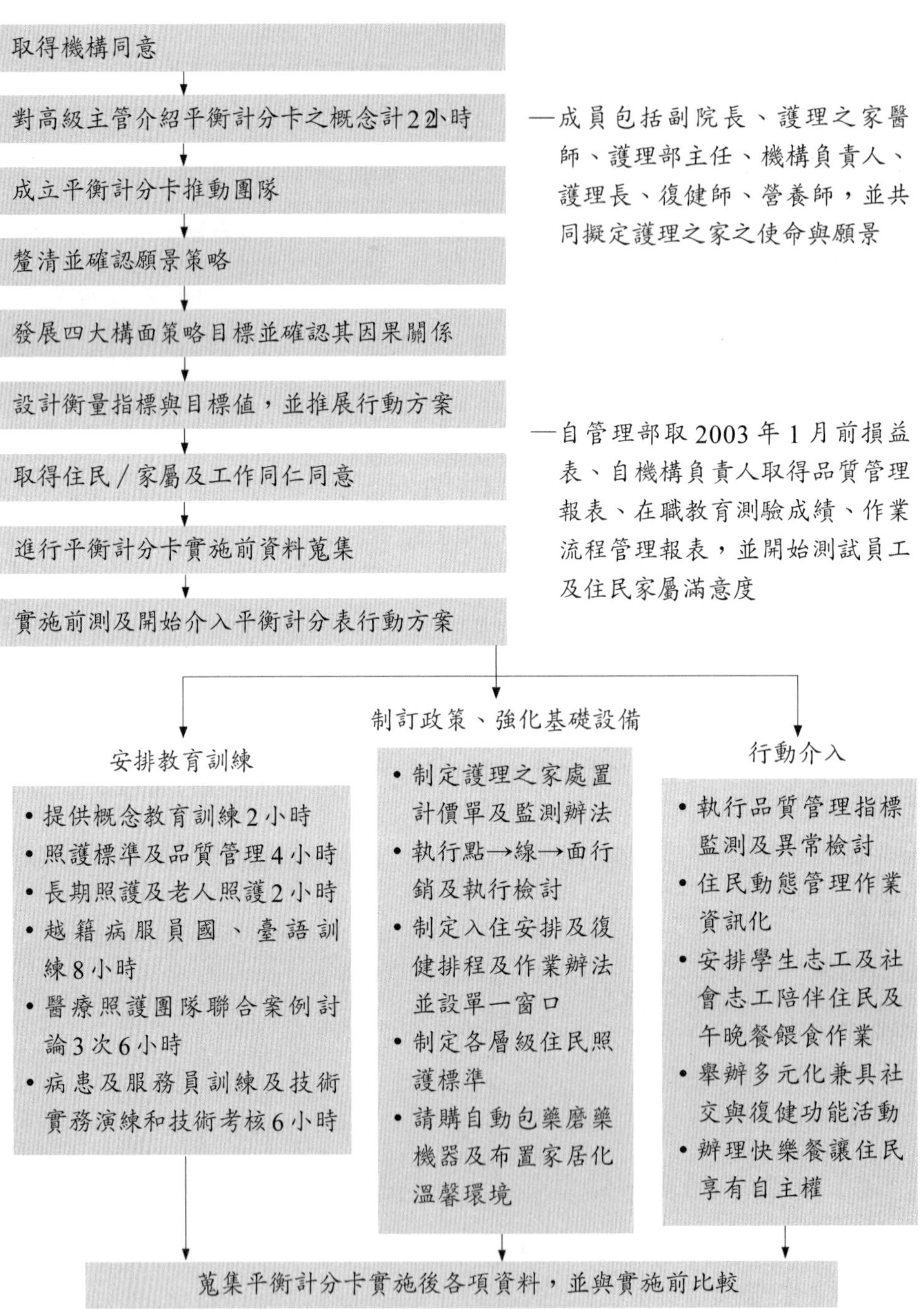
取得機構同意
對高級主管介紹平衡計分卡之概念計22小時
成立平衡計分卡推動團隊
釐清並確認願景策略
發展四大構面策略目標並確認其因果關係
設計衡量指標與目標值，並推展行動方案
取得住民／家屬及工作同仁同意
進行平衡計分卡實施前資料蒐集
實施前測及開始介入平衡計分表行動方案
—成員包括副院長、護理之家醫師、護理部主任、機構負責人、護理長、復健師、營養師，並共同擬定護理之家之使命與願景
—自管理部取2003年1月前損益表、自機構負責人取得品質管理報表、在職教育測驗成績、作業流程管理報表，並開始測試員工及住民家屬滿意度
安排教育訓練
• 提供概念教育訓練2小時
• 照護標準及品質管理4小時
• 長期照護及老人照護2小時
• 越籍病服員國、臺語訓練8小時
• 醫療照護團隊聯合案例討論3次6小時
• 病患及服務員訓練及技術實務演練和技術考核6小時
制訂政策、強化基礎設備
• 制定護理之家處置計價單及監測辦法
• 執行點→線→面行銷及執行檢討
• 制定入住安排及復健排程及作業辦法並設單一窗口
• 制定各層級住民照護標準
• 請購自動包藥磨藥機器及布置家居化溫馨環境
行動介入
• 執行品質管理指標監測及異常檢討
• 住民動態管理作業資訊化
• 安排學生志工及社會志工陪伴住民及午晚餐餵食作業
• 舉辦多元化兼具社交與復健功能活動
• 辦理快樂餐讓住民享有自主權
蒐集平衡計分卡實施後各項資料，並與實施前比較

圖33-8 實施流程圖

(3) 院內感染從2.5‰降低爲1.17‰。

3. 顧客構面

(1) 占床率從58%升高至75.33%。

(2) 長期住民占有率每月從50.3%升高至73.8%。

(3) 抱怨件數從每月1.833件降至0.33件。

(4) 住民家屬滿意度從2.67分升高至3.24分。

在統計上均具顯著差異。

4. 財務構面

(1) 每床日營運成本從1,392元降至1,127元。

(2) 營收成長率從23.69%再提升9.93%。

在統計上均具顯著差異。

結語

平衡計分卡係透過財務、顧客、流程以及學習與成長四個構面共同考核一個組織（醫療機構）的營運績效，不僅適用於企業界，也適用於醫院或護理之家，護理界同仁可嘗試應用於自己服務的機構或部門。

參考文獻

中文文獻

1. 王清弘（2000）。企業建立平衡計分卡之研究。未發表的碩士論文。臺北市：國立政治大學。

2. 朱文洋（2001）。中小型醫院經營策略與營運績效之探討——以平衡計分卡觀點分析。醫務管理期刊，2(2)，109-136。

3. 朱道凱譯（1996）。平衡計分卡。臺北市：臉譜文化事業。

4. 吳安妮（1997a）。未來企業經營利器——「平衡計分卡」轉換策略爲行動（上）。會計研究月刊，134，133-139。

5. 吳安妮（1997b）。未來企業經營利器——「平衡計分卡」轉換策略爲行動（中）。會計研究月刊，135，102-115。

6. 吳安妮（1997c）。未來企業經營利器——「平衡計分卡」轉換策略爲行動（下）。會計研究月刊，136，108-117。

7. 吳安妮（1997d）。平衡計分卡觀念之靈活運用。會計研究月刊，138，117-119。
8. 林佩琪（1998）。高科技產業研究發展績效衡量之研究——以平衡計分卡觀點。未發表的碩士論文。臺北市：國立臺灣大學。
9. 林姿菁（2000）。平衡計分卡的規劃與設計——以證券商X公司爲個案研究。未發表的碩士論文。臺北市：私立中國文化大學。
10. 黃慈心（2003）。運用平衡計分卡提升護理之家營運成效之探討。未發表的碩士論文。臺北市：臺北醫學大學。
11. 盧美秀（2014）。平衡計分卡。於盧美秀著。護理行政與管理（二版），p.387-398。臺北市：五南。
12. 顏志展、嚴鍾琴、江明憲、江宜靜（2002）。數位醫管：醫療知識新風暴。臺北市：葛瑞特健康生技學園。

英文文獻

1. Jose, M. (1999). Use of balanced scorecard to improve the quality of behavioral health care in Santiago. *Psychiatric Services,* 50(12), 1571-1576.
2. Kaplan, R. S., & Norton, D. P. (1996). *The Balanced Scorecard: translating strategy into action.* Boston: Harvard Business School press.
3. Oliveira, J. (2001). The balanced scorecard: An integrative approach to performance evaluation. *Health Financial Management,* 55(5), 42-46.
4. Pink, G. H., & McKillop, I. (2001). Creating a balanced scorecard for a hospital system. *Journal of health care finance, Spring,* 1-20.
5. Robert, S. K., & David, P. N. (1996). Using the balanced scorecard as a strategic management system. *Harvard Business Review, Jan-Feb,* 134-147.
6. Weber, D. O. (2001). A better gauge of corporate performance. *Health Forum Journal,* 44(3), 20-24.

第34章 病患安全管理（The management of patient safety）

Ⅰ. 前言

現代化醫療體系的複雜性、動態性及片斷性隨著高科技之應用而日益深化，對病人造成傷害的風險也日益增加。此外，於醫療具有高度的複雜性與不確定性，發生的風險比其他行業高出許多，不管任何程度的疏失都有可能危害病人的生命安全或對病人造成難以彌補的身心傷害，加上消費者意識抬頭，病人都希望能接受安全的醫療照護，因此「病患安全」已成爲醫療品質的核心，做好病患安全管理已勢在必行，如何經由提升醫療照護系統的安全性，以減少醫療疏失發生，確保病患安全，應是我們要迎接的挑戰之一（謝，2003；盧，2014）。

美國醫療政策的智囊機構——美國醫學研究所（Institute of Medicine; IOM）在1999年提出「人孰無錯：建構一個較安全的醫療體系」報告，指出現今的醫療照護體系正以不同的方式造成病人的傷害，在美國每年因醫療疏失的死亡人數約爲44,000～98,000人，比死於交通意外、乳癌或愛滋病的人數還多。在2001年，美國醫學研究所又提出「跨越品質鴻溝：二十一世紀的新醫療體系」報告，除了指出醫療錯誤的嚴重性外，也提出對促進醫療安全性的建議，尤其強調「建立非懲罰性通報制度」的重要性。

美國醫療機構評鑑組織（Joint Commission on Accreditation of Healthcare Organization; JCAHO）於2003年提出醫療機構應該致力促進病人安全的六大目標，又於2004年增加另一目標，成爲七大目標落實醫院安全作業。此外，又分別於2004年、2005年公告2005年及2006年之病人安全目標。

我國衛生署於2004年首次公布醫院病人安全五大工作目標，2006～2007年修正為八大目標，衛生福利部亦於2015年12月24日公布2016～2017年度醫院醫療品質及病人安全年度工作目標，期許各醫療院所皆能重視病人安全（衛生福利部，2015）。

II. 與病患安全有關之因素

一、影響病患安全之疏失情況

與病患安全有關之疏失包羅萬象（Rockville, 2000），認為較常見者為：(1)診斷錯誤；(2)檢驗錯誤；(3)給藥錯誤；(4)手術錯誤；(5)系統疏失。

Rockville（2000）認為醫療疏失不僅發生於醫院，也會在下列機構中發生：(1)診所；(2)藥局；(3)護理之家；(4)健檢中心；(5)檢驗院；(6)其他。

二、造成醫療疏失的原因

醫療疏失的發生大多不是單一因素引起，而且很多疏失發生在常規事件中，茲綜合彙整於下（盧、林、陳、張、高、林，2004；盧，2014；Anonymous, 2001；Stafford, 2000；Lin & Liang；2007）：

1. 醫療系統過度複雜。
2. 醫護間或醫病間溝通不良。
3. 醫護人員不專心、不用心。
4. 醫護人員專業能力不足。
5. 醫院管理不當。
6. 手寫醫囑潦草、口頭醫囑傳遞不清楚。
7. 護理人力不足，工作負荷過重。
8. 護理人員異動頻繁、經驗不足。
9. 工作環境缺乏安全設備及動線規劃不良。
10. 病人家屬來往頻繁、干擾或中斷醫療照護之執行。

Ⅲ. 增進病患安全的具體策略

一、建立病人安全照護目標

（一）美國醫療機構評鑑組織（JCAHO）所提出的「2005及2006年病人安全目標」內容如下：

1. 增進病人辨識的準確性

(1) 最少使用兩種辨識病人的方法：當採取病人血液標本、輸血或給藥時，應直接稱呼病人姓名，並核對病人手圈，不能只核對床號。

(2) 在執行外科手術或侵入性治療時，應有最終確認病人正確、手術部位及程序正確步驟，採用主動的溝通確認病人的準確性。

2. 提升醫護人員間溝通的有效性

(1) 接受口頭或電話醫囑時，宜再度確認醫囑的內容：

①將容易弄錯的數字直接說出，例如中文的「4」與「10」發音相近，其中「10」可直接將「1」、「0」分開唸。

②避免在口頭醫囑時使用縮寫，例如「1 tab tid」，宜改為「一顆每天3次」。

③接受口頭醫囑者應向開立醫囑者複誦醫囑內容，包括病人姓名、年齡、藥名、劑量、劑型、途徑等。

④最好有第二個人同時接聽口頭醫囑。

⑤如果可能，在病人病歷上直接記錄口頭醫囑。

⑥建立執行口頭醫囑的政策，將上述重點列入規範內容。

(2) 降低開立藥物醫囑導致的錯誤

①在處方上註明用藥目的，協助藥師配藥時能篩選藥物劑量、適當性，減少錯誤發生。

②所有藥物都能提供學名和商品名。

③提供病人藥物說明書，並包括藥物的學名和商品名。

(3) 加強預防藥物錯誤措施

①將容易錯誤的縮寫，製成海報張貼於單位內，提醒醫護同仁防範錯誤。

②盡量避免使用容易導致誤認的縮寫，例如q.d改爲daily。

③明確規定哪些縮寫是禁用的，例如Lanoxin.25mg應寫成0.25mg，以免被誤認爲25mg，不應將小數點前的0省略。

④盡量以電腦打字代替手寫。

3. 改善用藥的安全性

(1) 在護理單位不可放置高濃度的電解質製劑，包括高濃度的氯化鉀、磷酸鉀、氯化鈉等。

(2) 對高濃度電解質的使用應有標準化及領用限制的規定。

(3) 高濃度藥品必須對劑量做管制，由藥劑部統一監控。

(4) 包裝相似或外觀相似的藥品不應同置一處，以免混淆。

(5) 準備高危險藥物時應仔細核對，或規定由第二位護理師或醫師再確認。

4. 增進輸液幫浦使用的安全性（2006年已取消）

輸液幫浦包括：一般點滴使用，或疼痛控制的靜脈滴注幫浦。

(1) 建立標準化的給藥程序：對高危險性的藥物，例如morphine或aminophylline等，應由一位護理師設定幫浦控制後，由另一護理師再核對一次。

(2) 確保所有執行人員均受過適當的訓練，了解幫浦所造成的危險性，並有處理幫浦失靈的能力。

(3) 使用時應測試幫浦功能是否正常，而且有預防全速失控的安全裝置，不會造成液體外洩危險。

(4) 應定時確認滴速是否過快，不應只依賴調整器上數字顯示。

(5) 在點滴注射瓶上註記時間，可監測流速是否正常。

(6) 新購輸液幫浦時，應有護理人員參與，以提供使用上的需要或困難，避免購置不良品。

5. 減少醫療照護相關的感染風險

(1) 遵守疾病管制中心（CDC）的洗手指引。

(2) 適當處理所有已確認併發院內感染的非預期性死亡或重大永久性失能之警訊事件。

6. 確保病人持續性照護之用藥正確性及完整性

發展能將病人先前就醫時所接受的藥物治療清單完整紀錄的流程，並使該紀錄能與病人來院的就診紀錄一起保存，紀錄應包括醫院提供的藥物對照表。

7. 減少病人因跌倒造成傷害的風險

評估且視需要定期再確認每一個病人跌倒的可能風險，包含病人因用藥而發生的危險，並針對確認的風險採取預防或改善措施。

8. 避免手術部位錯誤、病人錯誤和手術錯誤

(1) 建立及實施手術前確認病人及部位的程序。

(2) 採用將手術部位做記號的方法，也讓病人參與此步驟。

(3) 在手術劃刀前再次口頭確認手術部位和手術方式的正確性。

(4) 手術室應有X光看片燈之設置。

(5) 監測規定的程序是否落實。

9. 改善臨床警報系統的效益（2004年之安全目標）

臨床警報系統係指所有生理監視系統，包括：心臟監測器、迷亂病人按鈴警報器、靜脈注射幫浦、血液透析器以及呼吸器等。

(1) 定期測試警報系統的功能是否正常，聲音大小應以聽得見，但不會干擾病人造成噪音的程度爲宜。

(2) 建立預防警報系統被關掉的預防措施。

(3) 確保警報系統測試時，有及時回應。

10.降低老年人罹患流行性感冒及肺炎的風險。

11.降低手術室失火的風險。

12.基層醫療院所層級需要執行適當的病人安全目標與要求。

13.病人安全策略應包含鼓勵病人及其家屬主動參與病患照護。

14.避免因健康照護造成的壓瘡。

（二）我國衛生署和衛生福利部公布的醫院病人安全目標

衛生署在2003年發生SARS風暴後，即成立病人安全委員會，研擬醫院病人安全之目標及策略，每兩年修訂一次如表34-1及表34-2（衛生署，2004，2006）。

表34-1 我國2004年度醫院病人安全目標與策略

病人安全目標	執行策略
避免藥物錯誤	• 落實正確給藥程序 • 有效管理高警訊藥物
落實院內感染控制	• 落實醫療照護相關工作人員正確洗手 • 重大或異常院內感染事件視爲警訊事件
杜絕手術部位錯誤、病人錯誤及手術程序錯誤	• 正確執行手術病人、部位及程序之核對 • 落實執行手術室安全作業規範
避免病人辨識錯誤	• 以主動溝通方式確認病人 • 至少有兩種以上辨識病人身分之方法
預防病人跌倒	• 加強監測與通報病人跌倒與其傷害程度 • 落實執行有效的跌倒防範措施

表34-2 我國2006－2007年病人安全目標

目標	執行策略
提升用藥安全	• 落實正確給藥程序 • 確立病人用藥過敏史，加強慢性病患者用藥安全 • 確實檢討用藥品項及進藥流程
落實醫療機構感染控制	• 落實醫療照護相關工作人員正確洗手 • 重大或異常院內感染事件視爲警訊事件處理
提升手術正確性	• 落實手術部位標記 • 落實執行手術室安全作業規範
提升病人辨識的正確性	• 以主動溝通方式確認病人 • 至少要有兩種以上辨識病人身分之方法
預防病人跌倒	• 落實執行有效的跌倒防範措施 • 加強監測與通報病人跌倒與其傷害程度
鼓勵異常事件通報	• 營造異常事件通報文化 • 落實院內病人安全通報標準作業程序，並對重大異常事件進行根本原因分析 • 鼓勵參與全國性病人安全通報系統，建立機構間經驗分享以及資訊交流之平臺
改善交接病人之溝通與安全	• 落實單位內交班之標準作業程序 • 落實單位間交接病人之標準作業程序 • 落實單位間運送病人之標準作業程序
提升民眾參與病人安全	• 擴大病人安全委員會參與層面 • 鼓勵與民眾代表進行溝通與對談，了解民眾端之思維 • 落實民眾申訴管道

我國衛生福利部多年來皆採滾動式修訂病人安全目標，2015年12月又公布2016～2017年度醫療品質及病人安全年度工作目標及策略，爲增進大家對各執行策略的了解，並落實執行，特將所公布的病安目標、執行策略和一般原則，摘列於表34-3（衛生福利部，2015）。

表34-3　我國2016-2017年度醫院醫療品質及病人安全年度工作目標及策略

病安目標	執行策略	一般原則
目標1、提升醫療照護人員間的有效溝通	1. 落實訊息傳遞之正確、完整與及時性	1.1 醫院訂定醫療人員交接班之標準作業程序 1.2 訊息傳遞與記錄應採多重方式，任何不清楚的地方，應有提問與回應的機制 1.3 醫院訂有禁止使用的縮寫表 1.4 醫院應建立儀器及設備之警示系統（alarm system）的安全管理規範 1.5 醫療資訊系統應避免發生數據不完整或錯誤之情況
	2. 落實轉運病人之風險管理與標準作業程序	2.1 醫院訂定醫療人員轉運病人之標準作業程序時，應包括運送之風險評估、人力、設備與運送流程，以確保訊息傳遞之正確性與運送途中之病人安全
	3. 落實放射、檢查、檢驗、病理報告之危急值或其他重要結果及時通知與處理	3.1 醫院應訂定並評估及檢討放射、檢查、檢驗與病理報告危急值或其他重要結果的時效性 3.2 對於放射、檢查、檢驗、病理報告之危急值或其他重要結果應有適當策略，確保能及時知會相關醫護人員
	4. 加強團隊溝通技能	4.1 建立醫療團隊間溝通模式，強化團隊合作的概念與行動
目標2、落實病人安全事件管理	1. 營造病安文化，並參與臺灣病人安全通報系統（TPR）	1.1 醫院應對全院所有同仁加強病人安全觀念的宣導，並對不同單位層級給予不同內容的繼續教育，共同營造一個非懲罰性的環境，來鼓勵異常事件的通報 1.2 積極參與全國性病人安全通報，主動與其他醫院分享經驗，達到共同學習的目的 1.3 鼓勵參與病人安全文化調查，定期分析檢討並積極營造病安文化
	2. 分析病安事件並推動改善方案	2.1 醫院應定期檢討院內病人安全通報事件，提升通報資料之正確性 2.2 根據異常事件分析結果提出具體可行之改善措施，避免類似事件重複發生
	3. 訂有病安事件管理計畫	3.1 訂定不良醫療事件處理機制 3.2 建立涉及醫療事故員工心理及情緒支持之措施

（續）

(續)

目標3、提升手術安全	1. 落實手術辨識流程及安全查核作業 2. 提升麻醉照護品質 3. 落實手術儀器設備檢測作業 4. 避免手術過程中造成的傷害 5. 建立適當機制，檢討不必要之手術	1.1 落實病人辨識 1.2 落實手術部位標記及辨識 1.3 手術安全查核項目應包括：術前照護、病人運送、擺位、感染管制、各項衛材之計數、儀器設備、放射線使用、正確給藥、輸血、檢體處理及運送等安全作業 2.1 應由麻醉專科醫師負責或在其全程指導下完成麻醉前評估、麻醉中的生理監控及手術後的恢復，並訂有標準作業流程 2.2 麻醉機、各類監視器及麻醉藥物之管理及使用應建立標準機制 3.1 手術儀器及設備應定期保養並留有紀錄，手術儀器使用前應確認功能良好及適當 3.2 手術器械應有手術前後清點及交班機制 4.1 應依病人特性、術式及手術時間，給予適當減壓措施，以利良好循環 4.2 手術過程中，熱源及易燃物，應有適當防護，盡可能避免使用高濃度氧氣 5.1 醫院應有適當機制，以定期檢討手術的適當性
目標4、預防病人跌倒及降低傷害程度	1. 落實跌倒風險評估及防範措施 2. 提供安全的照護環境，降低跌倒傷害程度 3. 跌倒後檢視及調整照護計畫	1.1 對醫院工作人員、病人、家屬及其照顧者應提供跌倒預防的宣導教育 1.2 運用具有信效度的風險評估工具及早發現跌倒高危險群的病人 1.3 針對不同病人屬性提供不同程度與個別性的跌倒防範措施 2.1 應提供安全的醫療照護環境，以降低跌倒後傷害程度爲優先改善方向 3.1 跌倒後重新檢視照護計畫並適時調整預防措施 3.2 醫療團隊能全面評估跌倒發生率，並調整預防措施
目標5、提升用藥安全	1. 推行病人用藥整合（medication reconciliation） 2. 落實用藥過敏及不良反應史的傳遞 3. 加強高警訊藥品及輸液幫浦的使用安全	1.1 醫院應有用藥整合的機制 1.2 醫院訂有用藥整合的明確政策與程序 1.3 讓病人及家屬參與用藥整合過程 2.1 醫療人員應主動詢問病人目前用藥情形與用藥過敏史及不良反應史，並確實登錄與更新 2.2 醫療團隊應透過各種方法，有效傳遞病人用藥過敏史 3.1 提升高警訊藥品的使用認知 3.2 高警訊藥品的使用管理 3.3 監測高警訊藥品療效與副作用的機制
目標6、落實感染管制	1. 落實手部衛生遵從性及正確性	1.1 醫院應建置完善的洗手設備，以提高人員落實手部衛生之可近性 1.2 應透過各種方式宣導並落實確認必須的洗手時機及方式

(續)

（續）

	2. 落實抗生素使用管理機制	2.1 醫院不論規模大小，皆應由管理領導階層支持，建立基本的抗生素管理機制。管理範圍需涵蓋門診及預防性抗生素使用 2.2 應由相關醫護人員，共同組成抗生素管理團隊
	3. 落實組合式照護（care bundles）的措施，降低醫療照護相關感染	3.1 對於使用中心導管、留置性尿路導管、呼吸器及手術病人，建議推廣組合式照護介入措施
	4. 定期環境清潔、監測與建立消毒、滅菌管理機制	4.1 醫院不論規模大小，應有合適的環境清潔管理 4.2 落實醫材、器械的消毒、滅菌流程與管理
目標7、提升管路安全	1. 落實管路使用之評估及照護	1.1 確實執行管路放置及移除之標準作業規範 1.2 確實執行管路留置照護
	2. 提升管路置放安全及減少相關傷害	2.1 醫療人員能正確置放管路，並有確認機制 2.2 醫院應有管路照護品質管理及異常事件通報之機制 2.3 應制定管路意外事件的預防和處理機制，並強化人員的應變能力
	3. 加強團隊合作，提供整合性照護	3.1 提升管路安全是醫療團隊的共同責任
目標8、鼓勵病人及其家屬參與病人安全工作	1. 鼓勵醫療人員主動與病人及其家屬建立合作夥伴關係	1.1 醫療人員宜將病人及其家屬納入照護團隊，共同維護病人安全
	2. 提供民眾多元參與管道	2.1 與病人相關的作業，宜有機制蒐集病人及家屬意見
	3. 鼓勵民眾通報所關心的病人安全問題	3.1 醫療人員應營造信任的溝通氣氛，主動邀請病人及其家屬表達所關心的病情照顧與安全的問題 3.2 鼓勵病人及其家屬勇於說出對其所接受的治療與處置之任何疑問
	4. 主動提供病人醫療安全相關資訊，推行醫病共享決策（shared decision making）	4.1 醫院或醫療人員可藉由多元方式主動提供病人及其家屬就醫安全相關資訊 4.2 醫療團隊宜提供不同治療選擇，和病人進行互動性討論，協助病人決定最適宜之治療方式

二、跨越品質鴻溝，提供病人安全照護

美國醫學研究所（IOM）於2001年提出「跨越品質鴻溝：二十一世紀的新醫療體系」報告，指出醫療院所應做根本改變，以改善醫療照護品質，其六大目標和十項原則中均將病人安全列為重點項目，詳細內容如下（盧，2014）：

（一）六大目標

1. 安全

病患不應因接受醫療照護而遭受傷害，為改善病患安全，醫療院所應營造能夠發現醫療傷害並從中學習的環境。

2. 有效

有效的醫療照護應植基於科學的證據，而非傳統的經驗，應依據實證醫學訂定臨床執業準則，作為醫療決策的支援工具。

3. 以病患為中心

醫療提供者應建立「以病患為中心」的醫療照護概念，重視病患的需求，依病患的偏好、期待和價值觀執行臨床決策。

4. 適時

目前各醫療院所似乎已讓「等候」成為醫療的一部分，病患等待醫師、醫師等待檢驗檢查結果，讓醫—病雙方均產生挫折感，也影響醫療品質。醫療院所應加強醫病間互動關係，醫療檢驗部門也應加速檢驗結果的提報，以縮短服務流程，增進醫病關係。

5. 有效率

醫療照護應避免無謂的資源與精力浪費，應做好資源的分配與使用、減少浪費、增加效率，讓病人獲得更好的照護。

6. 公正

醫護人員應公平對待所有病患，不可因性別、族群、社經地位等之不同而有差別待遇，應讓所有病患都可獲得同樣標準的醫療照護品質。

（二）十項原則

1. 醫療照護應維持醫護人員與病人之間持續性的痊癒關係（healing relationship），不應受時間和空間的限制，應利用電話、網路繼續提供醫療照護相關諮詢。
2. 醫療照護活動應依病人需求和價值觀而調整，應建立足夠的彈性以回應病人的不同需求。
3. 醫療照護的主控權應做適度的調整，應提供相關醫療資訊，讓病人參與醫療決策。

4. 醫療資訊應與病人共享，讓病人也可獲得相關病歷資料，醫護人員也應能夠有效的與病人溝通討論醫療相關資訊。
5. 醫療照護決策應以實證醫學、實證護理爲依據。
6. 病患安全應由整個醫療體系來確保，各醫療院所應建立病患安全管理制度，以確保病人不會受到不必要的傷害。
7. 醫療照護過程應完全透明，醫護人員所考慮的因素應公開與病人一起討論後共同做成決定。
8. 醫護人員應能預期病人的需求，並將預期的病人需求做好準備，以因應民眾就醫意識的改變。
9. 應減少醫療上的浪費。
10. 應加強醫療機構間的合作和醫護人員間的合作，以達到照護的協調，提升醫療照護品質。

三、建構安全的醫療照護環境

各醫療院所有倫理責任建構安全的照護環境，以維護病患安全（石，2004a；盧，2014；謝，2003；Lin & Liang, 2007；Rockville, 2001）：

1. 醫院應建構無障礙環境，讓殘障、老弱婦孺在院內能安全活動。
2. 建立明確易執行的安全規範，設計、安排適當的醫療作業程序，讓醫療照護無延遲，能有效和完整的進行。
3. 醫院對特定病人群；例如急診、年長、殘障等病人，應訂定特別程序加以照顧。
4. 醫院應做好感染控制，預防發生院內感染。
5. 醫院對各種儀器設備應定期保養維護，確保其功能良好。
6. 醫院應努力減少醫病資訊不對等現象，適當的讓病人參與其醫療照護方式的決定。
7. 醫院應經由醫護人員的親自告知說明、衛教門診、海報、電視、講座等方式，對病人或家屬提供相關醫療照護資訊。
8. 對病情不穩定、病情嚴重、意識不清病人應定期觀察巡視，提供必要的服務，預防發生意外。

9. 加強標準的作業流程，隨時做好流程管理。

四、營造重視病患安全的文化

將重視病患安全的概念烙印於每一員工心中，讓其成爲醫療院所的組織文化，其具體做法如下（盧，2014；Reason, Parker, & Lawton, 1998; Smith, 2002）：

1. 強烈且清楚的宣示注意醫療安全是醫療院所每個員工的責任。
2. 高階管理者應預測醫療疏失發生的可能性，並將安全議題列入常規管理之中。
3. 建立通報文化及推動非懲罰性通報制度。
4. 隨時蒐集、分析相關資料，做好風險管理。
5. 醫院各項醫療資訊應能直達高階管理階層。
6. 醫療相關會議應包含各層級和各部門。
7. 醫療疏失通報者應被獎勵而非懲罰，醫療疏失之處罰應依公平原則，並考量其爲可接受或不可接受的錯誤。
8. 養成依標準提供服務的好習慣。
9. 營造每一員工心中都能有第一次就做對，第一次就合乎標準的觀念。

五、建構非懲罰性的通報制度

美國醫學研究所（IOM）在 1999 年提出「人孰無錯：建構一個較安全的醫療系統」（to err is human: building a safer health system）報告，指出現今的醫療提供系統正以不同的方式造成病人的傷害，特提出促進醫療安全的建議，其中「建立非懲罰性的通報制度」被認爲是醫療機構改善病患安全的最基本且重要的措施之一，茲簡述於下（石，2004b；盧等，2004；盧等，2010；IOM, 1999）：

（一）通報的目的與好處

通報的目的在於從經驗中學習，以便排除錯誤或預防錯誤發生。

1. 內部通報

藉由內部通報制度，院內共同工作的個人或單位，可分享彼此的經驗，也憑藉著系統化思考和改善措施的推行，避免錯誤反覆發生，同時也促進系統的安全性。

2. 外部通報

以醫院爲單位向中立的第三者進行通報（例如中華民國護理師護士公會全國聯合會已建立外部通報系統，希望各醫院能上網通報）。外部通報有下列優點：

(1) 發現新出現的危害模式，可提醒大家注意預防危害發生。

(2) 藉由意外事件的多方通報，進行趨勢分析，可針對常見錯誤提出建議。

(3) 分享各醫療院所偵測錯誤或排除錯誤的方法或策略，避免相同的錯誤在不同醫院反覆發生。

（二）通報制度實施不易的原因

1. 員工因工作太忙或訓練不足，無法及時察覺異常事件。
2. 通報制度缺乏回饋機制，員工覺得通報並不會產生改變或帶來好處。
3. 害怕通報的結果會使某些人或自己受到懲罰或發生不好的影響。
4. 擔心通報的結果可能會造成醫療糾紛。
5. 不了解那些事件應該通報。
6. 若通報事件牽涉到醫師，擔心損及醫師個人名譽，甚至遭到同儕輕視或排擠。

（三）建構通報制度的方法

1. 通報制度不應作爲懲罰或報復工具，應排除大家對通報可能造成某些人因而受罰的憂慮。
2. 通報資料應予保密，所有與通報事件相關的個人、通報者、單位或醫院，都應該被保護。通報事件的歸納分析與檢討可以公布，但不應涉及私人資訊。
3. 接受通報者最好是獨立的單位（內部通報）或獨立的機構（外部通報），以保持公正客觀的態度來面對所有通報的錯誤，免除通報者害怕受罰的憂慮。
4. 所有通報事件都應由熟悉錯誤處理與分析技巧的專家來進行評估，以找出造成錯誤的背後因素，並提出有效的改善措施。
5. 通報事件的分析結果和建議，應盡快回饋給通報單位，和所有相關單位，以避免錯誤的反覆發生和危害的擴大。

6. 對於通報事件的分析和建議，應針對系統的改善來達到安全機制與環境的建構，不應將錯誤的癥結和改善朝向對個人的指責。
7. 接受通報的單位或機構，應將從通報事件中分析所得的經驗和預防改善的建議廣為宣導，以達到提升整體安全之目標。

六、加強安全管理

（一）成立病患安全委員會

每個醫療機構均應成立「病患安全委員會」負責發展相關預防性監測方法及制訂相關因應策略與執行方案，以發展更完善的病患安全制度與政策。

（二）加強人力資源的開發與管理

1. 安排足夠的醫事人力

   依據醫院規模、病人特性等配置足夠的醫事人力，包括醫師、護理師（士）、藥師（生）、醫檢師（生）、放射師（生）等，以免工作負荷過重而增加醫療疏失的發生率。

2. 縮短住院醫師的工作時數

   美國目前各醫院住院醫師每週的工作多達120小時，監督美國醫師訓練的醫學教育鑑定委員會宣布，住院醫師每週的工作時數不得超過80小時，值班之後必須休息10小時，每週休息一天（鍾，2002）。

3. 增加護理人力的配置

   Aiken、Clarke、Sloane、Sochalski和Silber（2002）針對10,184名護理人員和232,342名一般外科、骨科與血管外科病人的研究，發現護理人員照護病人的個案數，每增加1人，病人在30天內的死亡率就會增加7%，病人急救失敗率增加7%，如果醫院將護理人員平均照護的病人數由4人增加到6人，會出現大於14%的死亡機會。若再增加到8人時，則死亡率將增加到31%。她們並提出護理人員過高的工作負荷是造成一年內20,000病人不必要死亡的原因，已證明護理人員照護病人人數與造成病人傷害有直接關係。

我國各班別的人力配置，明顯不足，照護病人數明顯偏高，經過護理專業團體多年的努力，於2014年12月18日完成全日平均護病比的訂定，並於2015年列入醫院評鑑基準及評量項目，三個層級之全日平均護病比如表34-4（財團法人醫院評鑑暨醫療品質策進會，2016）。

表34-4　我國三層級醫院全日平均護病比

醫院層級	全日平均護病比
醫學中心	1：9（白班少於7）
區域醫院	1：12
地區醫院	1：15

此項全日平均護病比是最低標準，仍必須學習國外先進國家做法朝向更合理的護病比方向努力。

4. 先進國家的安全護病比

澳洲維多利亞郡在2000年即立法規範護病比應維持在1：4～6。昆士蘭省亦於2016年修訂醫院和健康局法案，規定白班和小夜班護病比爲1：4，大夜班爲1：7。美國加州也立法通過自2004年起護病比應依病房性質不同，配置1：4～6。日本亦在2006年將護病修訂爲全日平均護病比1：7，並與住院醫療給付連動成功突破護理人力配置不足之困境（谷、林王、呂，2007；盧，2014；2017a；2017b；CNA, 2007；ICN，2007）。

5. 加強醫事人員教育訓練

醫事人員能力不足或對工作不熟悉都可能影響病患的安全，各醫療院所應：

(1) 安排跨醫療部門的訓練計畫。
(2) 加強職前訓練：各類新進醫事人員都應接受有計畫的職前訓練，讓她們了解各類作業常規以及常用的技術，並練習操作，以確保有足夠的能力，提供安全的醫療服務。
(3) 加強在職訓練：醫院應定期舉辦醫事人員在職訓練，針對容易疏失之事項或新引進的醫療照護技術加以訓練，以確保執業的安全。

（三）加強用藥的管理

有關藥物的安全論述極多，茲重點列舉於下（楊，2003；Jech, 2001；Janine, 2004）：

1. 各類藥品均應使用條碼

美國食品藥物管理局（FDA）因鑑於日益增多的醫療錯誤，於2003年3月13日要求所有藥品均應有條碼，以便醫院透過條碼掃描來確定病患得到正確的藥品和劑量。所以建議衛福部應將其列為對全國各藥廠的規範。

2. 建立安全用藥管理架構

每家醫院都應建立安全的用藥管理架構（見圖34-1），從採購開始就應做好管理（楊，2003）。

3. 做好藥品安全管理

(1) 將藥品分類及分級管理，危險藥品應集中管理。

(2) 限定及規範藥品的儲存量、存放區及其他放置區。

(3) 定期盤點：密集週期盤點，確保藥品數量正確無誤。

(4) 對外觀相似藥物應提高警覺。

(5) 確保給藥設備或儀器功能正常。

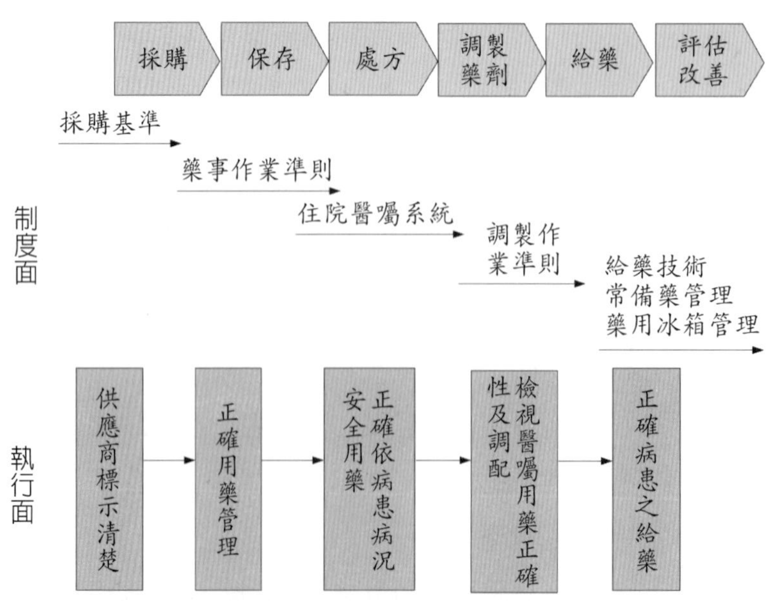

圖34-1 安全用藥管理架構內涵（楊，2003）

4. 加強用藥安全

(1) 對高危險藥物的調劑，應建立標準操作流程。

(2) 全面實施給藥技術及流程稽核。

(3) 具體規定醫師開立處方的寫作方式：

①美國華盛頓州和佛羅里達州均已立法規定醫師開立處方的寫作方式（Adams, 2003）包括：

- 禁止使用阿拉伯數字寫月分。
- 處方要用大寫字體或打字。
- 每張處方限制藥物數量。

②美國醫學研究所也強烈建議醫囑電腦化，避免潦草的手寫醫囑，以降低藥物錯誤率。

（四）院內張貼病人自保的海報

美國衛生部、美國醫院協會（AHA）、美國醫學會（AMA）自2003年8月起，免費寄給醫院張貼病人自保海報，及減少醫療錯誤的衛教單張，海報的印製費和發送費由這三個機構分攤，郵費由衛生部負擔，建議我國也可比照學習使用。

有關海報內容，強調病人應：

1. 主動詢問檢驗結果。
2. 自行保存完整用藥紀錄。
3. 了解該地區最好的醫院為何。

結語

病患有接受安全照護的權利，醫療機構和所屬醫護人員均有提供安全照護的義務，各醫療機構應主動建立安全的醫療照護環境和安全的醫療照護管理制度，營造病患安全的組織文化，讓每一員工均以病患安全為己任，努力提供各項合乎安全的照護。

參考文獻

中文文獻

1. 石崇良（2004a）。營造安全的醫療環境——病人安全架構。衛生行政人員醫療品質與病人安全分區研討會。臺北市：臺北市政府衛生局。
2. 石崇良（2004b）。淺談通報制度。醫院診所醫療安全研討會。臺北市：臺北市政府衛生局。
3. 行政院衛生署（2004）。93 年度醫院病人安全工作目標。臺北市：行政院衛生署。
4. 行政院衛生署（2006）。2006～2007 年病人安全目標。臺北市：行政院衛生署。
5. 谷幼雄、林王美園、呂月榮（2007）。日本看護協會參訪報告。全聯護訊，59，14-17。
6. 財團法人醫院評鑑暨醫療品質策進會（2006）。2006 年美國病人安全年度目標，2006 年 3 月 21 日取自 http://220.130.179.218/ticha data/sale/2006 NPSG.pdf
7. 財團法人醫院評鑑暨醫療品質策進會（2016）。105 年醫院評鑑基準及評量項目：急性一般病床 100 床以上醫院適用。新北市：財團法人醫院評鑑暨醫療品質策進會。
8. 楊麗珠（2003）。藥品的安全管理。於以病人爲中心之安全照護護理論壇。臺北市：中華民國護理師護士公會全國聯合會。
9. 衛生福利部（2015.12.24）。105～106 年度醫院醫療品質及病人安全年度工作目標。臺北市：衛部醫字第 1041669823 號函。
10. 盧美秀（2014）。病患安全管理。於盧美秀著。護理行政與管理（二版），p.399-415。臺北市：五南。
11. 盧美秀、林秋芬、陳玉枝、張文英、高靖秋、林月桂（2004）。醫療照護疏失原因之探討。行政院衛生署研究成果報告。
12. 盧美秀、陳玉枝、林秋芬、徐美玲、張元玫、汪蘋、潘純媚、張文英、高靖秋（2010）。護理人員在病人安全及通報系統中的角色與功能（DOH 099-TD-M-113-099003）。臺北市：行政院衛生署計畫成果報告。

13. 盧美秀、曾修儀、梁淑媛、林秋芬（2017a）。護病比與護理費給付連動制度之規劃構想。護理雜誌，64(1)，17-24。

14. 盧美秀（2017b）。護病比與護理費給付連動之規劃與推動。於盧美秀著。護理專業問題研討（三版），p.123-150。臺北市：五南。

15. 鍾行憲（2002）。美國規定縮短年輕住院醫師的的工作時數。中央社記者於2002年6月13日華盛頓報導。

16. 謝博生（2003）。醫療概論。臺北市：國立臺灣大學醫學院。

英文文獻

1. Adams, D. (2003). *Florida Bill 2084, which became law.* 取自 www.fisenate.gov/data/session/2003/senate/bills/billtext/pdf/s2084er.pdf

2. Anonymous. (2001). Patient fact sheet: 20 tips to help prevent medical errors: Agency for Healthcare Research and Quality. *Maryland Nurse,* 4(3), 26.

3. California Nurses Association, (2007). RN to patient ratios Helping to salve nursing shortage. *Retrieved Dec, 16,* 2007. from http://www.calnurses.org.

4. Institute of Medicine (1999). *To Err is Human: Building a Safer Health System.* Washington, DC: National Academy Press.

5. Institute of Medicine (2001). *Crossing the quality chasm: a new health system for the 21st century.* Washington. DC: National Academy press.

6. International Council of Nurses.(2007). Nurse: patieut ratios. *Retrieved Dec, 16,* 2007. from http://www.icn.ch/matters rnptratio.htm

7. Janine, B. K. (2004). How far has healthcare come since to err is humun? Exploring the use of medical error data. *Journal of Nursing Care Quality,* 19(1), 5-7.

8. Jech, A. O. (2001). The next step in preventing med errors. *RN,* 64(4), 46-49.

9. Joint Commission on Accreditation of Healthcare Organizations. (2003). A position statement of the joint commission on accreditation of healthcare organizations. *Patient safety indicators.* Available http://www.jcaho.org/accredited+organizations/home+care/sentinel+events/position+statements/index.htm

10. Joint Commission on Accreditation of Healthcare Organizations. (2005). 2006

Hospitals National Patient Safety Goals. Available http://www.jcaho.org/accredited+organizations/patient+safety/05+npsg/05 npsg hap.htm

11. Lin, L., & Liang, B. A. (2007). Addressing the nursing work evironment to promote patient safety. *Nursing Forum,* 42(1), 20-30.
12. Reason, J., Parker, D., & Lawton R. (1998). Organizational controls and safety: the varieties of rule-related behavior. *Journal of occupational and organizational psychology,* 71, 289-304.
13. Rockville, M. D. (2000). *Reducing errors in health care.* Translating research into practice. Available http://www.ahrq.gov/research/errors.htm
14. Rockville, M. D. (2001). *AHRQ releases new evidence on proven patient safety practices.* Available http://www.ahrq.gov/news/press/pr2001/ptsafpr.htm
15. Smith, R. (2002). *Reducing medical error and increasing patient safety.* Available http://bmj.com/talks/medicalerror/sld001.htm
16. Stafford, M. S. (2000). *"To err human: building a safer health system" nursing's response to IOM report on medical errors.* Illinois Nurses Association. Available http://www.illinoisnurses.org/errorIOMrpt.html

第35章 異常事件管理與根本原因分析（Management of incident and root cause analysis）

Ⅰ. 前言

在醫院的醫療過程中，由於病患病情的多樣性，診斷和治療的不確定性，因此潛藏著相當程度的風險。根據兩個大型調查結果顯示急性住院病人中不良事件發生率在Colorado和Utah約有2.9%，New York約3.7%，其中導致死亡的比率前者為6.6%，後者為13.6%。這些不良事件中雖有一部分來自個人的疏忽或技術的不良，但是更大部分係來自長期潛在於系統中的潛藏失誤（latent failure），因此很多研究者認為其中約有30～50%的不良事件應可以藉由系統的介入加以預防（Beyea, 2002）。

國內學者專家於2003年針對醫院內工作人員做了一次大規模調查，並就受訪者經驗中進行醫療不良事件類型統計分析，其結果如下（薛、石、廖、羅、曾、張，2004）：

1. 藥物錯誤：23%。
2. 醫療處置所導致之感染症：12%。
3. 手術或侵襲性治療（檢查）所造成之併發症或後遺症：10%。
4. 住院中跌倒並導致嚴重傷害而需手術處置或延長住院：10%。
5. 呼吸器導致之相關傷害：9%。
6. 點滴幫浦失常導致之傷害：8.6%。
7. 約束病人導致之傷害：6%。

8. 住院病人自殺死亡：5.5%。

9. 意外針扎事件波及病人：5.5%。

10.輸血錯誤：4%。

11.手術病人身分或手術部位或術式錯誤：3.4%。

12.高危險藥物造成之傷害：3%。

因此，如何做好風險管理，預防異常事件發生應是每一醫療院所要加強的工作。

II. 異常事件的類型

茲將國內外學者專家對異常事件的類別和定義論述如下（黃，2011；盧，2014；Dunn, 2003; Hofer & Haymand, 2002; IOM, 2000; Swihart, 2002; Wilson & Tingle, 1998）。

異常事件（incident）是非計畫中發生的事件。在醫療照護體系係指人為錯誤或設備失靈造成醫療作業系統中某些部分的偶然失誤，而不論此失誤是否導致整個系統運作中斷。包括下列四類：

一、不良事件（adverse event）

係指導因於醫療處置而非原有的疾病所造成的傷害，並因而導致病患住院時間的延長，或在離院時仍帶有某種程度的殘疾。

二、未造成傷害的異常事件（no harm event）

係指錯誤或異常事件雖已發生於病人身上，但是並未造成傷害或是傷害極為輕微，連病人都不知道。

三、跡近錯失（near miss）

係指可能導致意外、傷害或疾病，但由於及時的介入，而使其並未真正發生的事件或情況。

四、警訊事件（sentinel event）

係指個案非預期的死亡，或非自然病程中永久性的功能喪失，或發生下列事件：例如病人自殺、輸血或使用不相容血品導致溶血反應、病人或手術部位辨識錯誤、跌倒受傷、院內感染、藥物錯誤等事件。

III. 醫療機構常見的警訊事件

在異常事件中，情況最嚴重的應屬警訊事件，茲將常見的警訊事件列舉於下（石，2004）：

1. 院內感染。
2. 呼吸器相關之死亡與傷害。
3. 手術部位錯誤。
4. 治療延遲。
5. 藥物錯誤（配錯或給錯藥）。
6. 高警示性藥物事件。
7. 嚴重後果之院內跌倒或墜落。
8. 輸血錯誤。
9. 院內自殺事件。
10. 點滴幫浦失常。
11. 嚴重後果之病人約束事件。
12. 院內員工傷害事件，包括針扎，HIVD等。

IV. 異常事件發生模式

通常各種異常事件的發生大多與情境有關，而且應有潛在失誤存在，若再加上誘發失誤的狀況，也沒有安全的把關，最後就極可能發生意外事件，詳見圖35-1（石，2004；Beyea, 2002）。

許多意外事件的發生大多是由一連串的失誤所造成，醫療不良事件有一部分是因爲個人的疏忽或缺乏訓練所造成，但絕大部分（75%）是來自系統的失誤（Beyea, 2002）。

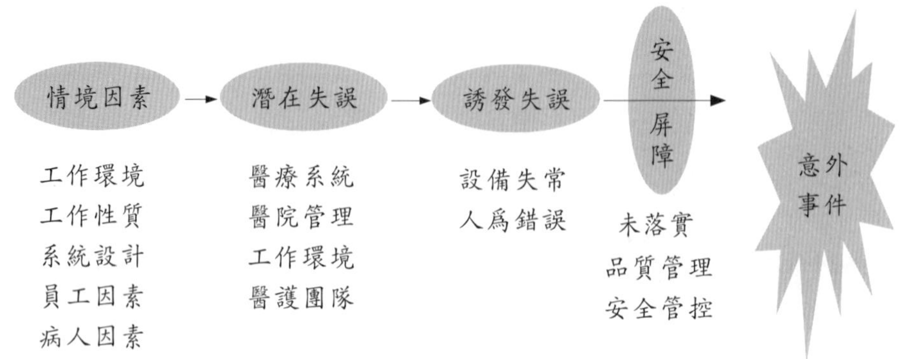

圖35-1 異常事件發生模式

V. 異常事件管理策略

一、建構安全醫療體系

美國醫學研究所（Institute of Medicine; IOM）在其1999年出版之《To err is human》一書中，特別強調建立安全醫療體系的重要性，認為每一個醫療機構應：

1. 重視病人安全：高階管理者對追求病人安全應清楚宣示。
2. 建立明確而且容易執行的安全規範。
3. 研擬跨醫療部門的訓練計畫，並切實執行。
4. 推行有效的藥物安全管理措施。
5. 推動非懲罰性通報制度。

二、建立異常事件通報制度

機構內的不良事件和警訊事件事實上只是冰山的一角，應採取強制性通報，將其揭露於大眾，負起醫療人員之社會責任，但對於為數較多的未造成傷害事件和跡近失誤事件則採自主性通報，對當事人予祕密保護，以學習改進為重點（石，2004；IOM, 1999）。其概念架構如圖35-2。

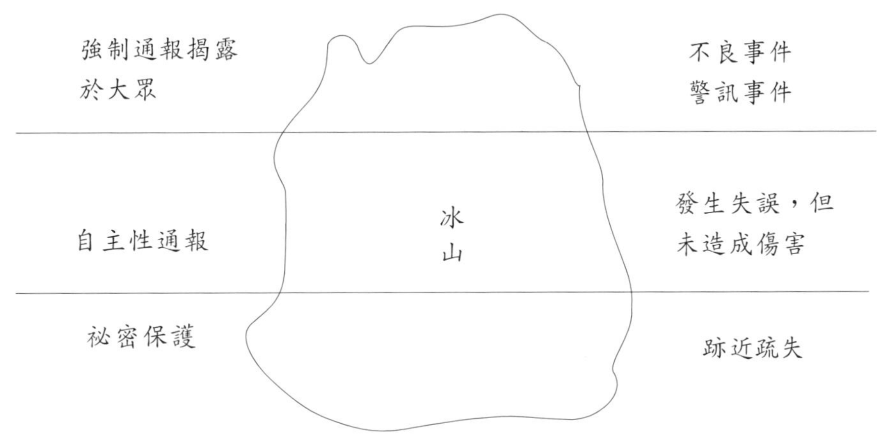

圖35-2　異常事件通報概念架構圖

資料來源：石崇良（2004）。營造安全的醫療環境——病人安全架構。

（一）通報制度的種類

1. 強制性通報

(1) 我國目前只有要求傳染性疾病應強制通報，違者予重罰。

(2) 美國目前約有二十多州執行強制性通報，需要通報的事件包括：傳染病、中毒事件、非尋常原因的死亡和重大意外致死事件。

2. 自主性通報

(1) 我國實施自主性通報的醫院正在增加之中，但有待更積極推廣。通報內容大多包括異常事件、醫療不良事件、醫療疏失、跡近疏失等。

(2) 美國之全國性自主通報系統包括：

①美國醫療機構聯合評鑑委員會（Joint Commission on Accreditation of Health care Organization; JCAHO）：前哨事件通報。

②美國疾病管制中心（Center of Disease Control; CDC）：院內感染調查。

③美國（USP）：藥物錯誤通報。

（二）建構異常事件通報規範

每一家醫療機構均應建構「異常事件通報規範」以作爲員工遵循的依據，茲以盧、陳、林、高、林（2004）所執行之「以病人爲中心之病患安全輔導模式」中所研擬之「異常事件通報規範」爲例，提供大家參考（見表35-1）。

表35-1 異常事件通報規範

定 義
通常指因爲人爲錯誤或設備失靈造成作業系統中某些部分的偶然失誤，而不論此失誤是否導致整個系統運作中斷。
目 的
建立自願性不以懲罰爲手段的病人安全通報系統。 • 維護病人的安全，降低異常事件發生頻率。 • 及早發現問題，落實預防效果，防止類似事件的再發生。 • 加強護理人員對異常事件預防觀念，減少醫療糾紛之發生。 • 確保醫護品質，減少醫療資源浪費。
適用範圍
醫療處置不當、輸／備血異常、給藥異常、非預期性拔管、病人辨識疏失、病人自殺、跌倒、逃跑、醫療儀器或設備操作不當、暴力行爲及護理人員針扎意外等醫療相關事件。
處理步驟
• 如有危害到病人生命安全之異常事件發生時，應立即通知醫師做緊急處置，使病人傷害減到最低。 • 發生（發現）異常事件之當事人，需盡快向單位或值班護理長口頭報告事情之詳細經過，如有暴力行爲發生時需再通知警衛，護理長應視情況採取應變措施。 • 發生（發現）異常事件之護理人員應於24小時內完成異常事件通報處理單，交班給單位護理長或護理長代理人，視需要會簽主治醫師後，呈報負責督導長（副主任）、主任，視嚴重情況分級呈報。 • 護理部根據異常事件通報處理單做實地調查，並採取適當的處理措施，以預防類似事件的再發生。 • 若發生之事件涉及本院其他部門或人員時，則異常事件通報處理單於護理部處理後轉會相關單位主管。 • 護理部定期做異常事件分析檢討報告，並追蹤改善措施。 • 異常事件通報處理單應建檔與管理。

（三）建構異常事件通報流程

每一家醫療機構也應建立一套具體可行的網路通報流程（見圖35-3），而且也要做好流程管理，尤其通報後的「事件確認」與「原因分析」特別重要，以便找出癥結所在，加以改進（盧、陳、林、高、林，2004；盧等人，2010；Dunn, 2004）。

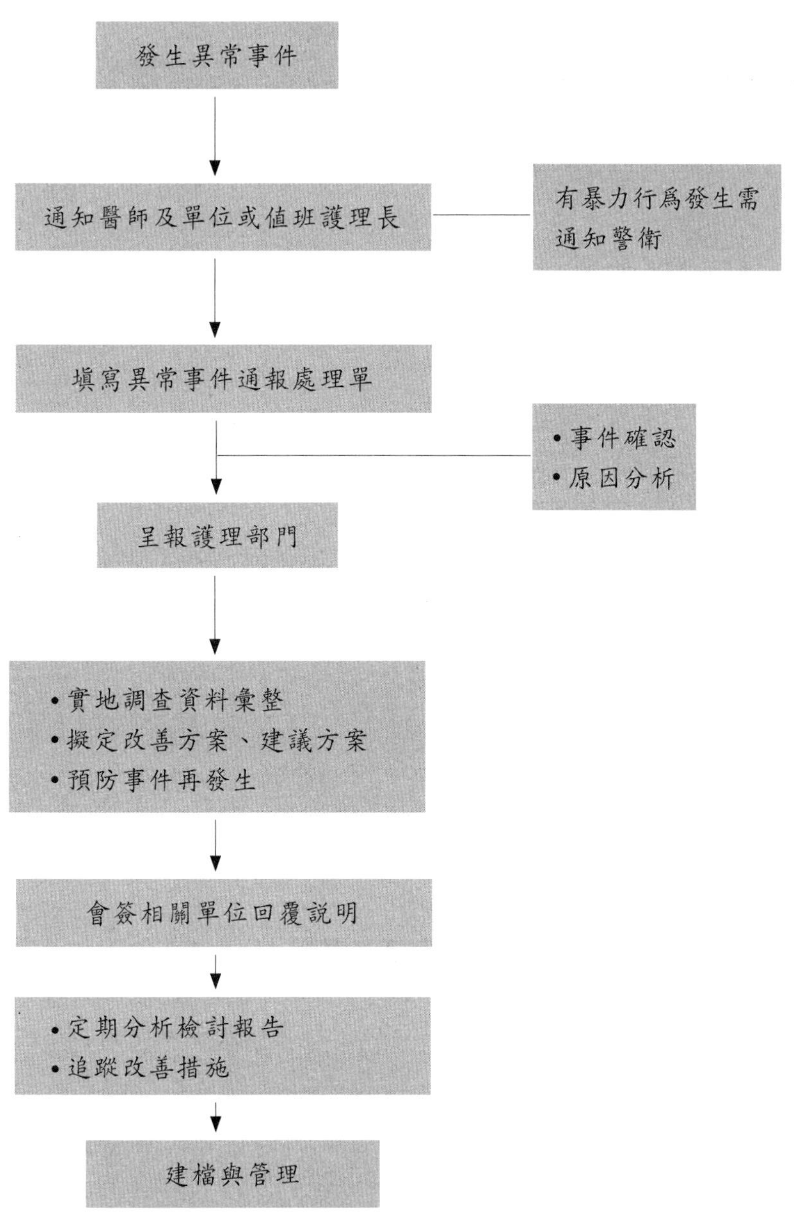

圖35-3　異常事件通報流程

（四）建構異常事件通報系統

盧等（2004）建議異常事件通報資訊系統的設計應掌握重點，以簡單而且容易操作爲主（見表35-2和表35-3）。

表35-2　異常事件通報處理單

<table>
<tr><td colspan="4">填寫人：__________ 單位名稱：__________ 填寫日期：　年　月　日　時</td></tr>
<tr><td colspan="4">病人姓名：__________年齡：______性別：______診斷：__________</td></tr>
<tr><td colspan="4">問題敘述：

當時處理情形：

建議改善方法：</td></tr>
<tr><td colspan="2">護理長：</td><td>督導長：</td><td>主任：</td></tr>
<tr><td colspan="4">會簽：</td></tr>
<tr><td>批示</td><td colspan="2">院長</td><td>副院長</td></tr>
<tr><td colspan="4">改善結果追蹤：

單位主管簽章：__________</td></tr>
</table>

表 35-3　異常事件類別

藥物	□誤給藥物　□誤給劑量　□誤給途徑　□執行錯誤醫囑 □遺漏給藥　□誤給時間　□給錯病人　□藥局無藥 □UD 無標籤　□藥品遺失　□打破針劑　□管制藥品作業不良 □其他＿＿＿＿＿＿
輸血	□誤輸血液　□誤輸劑量　□輸錯病人　□輸錯血單號碼 □輸過期血　□缺血　□發錯血　□血液輸送作業疏失 □其他＿＿＿＿＿＿
檢體	□重複檢驗　□檢驗項目勾錯　□使用錯誤容器 □檢體與檢驗單不合　□檢體遺失　□檢體標籤不清楚或無 □檢體送出延誤　□病理組織遺失　□抽錯病人 □保存方式錯誤　□檢體數據有誤　□報告延遲送出 □檢體處理不當　□異常數值疏於通報　□溶血 □異常值延誤通報　□其他＿＿＿＿＿＿
檢查	□檢查項目錯誤（勾錯或看錯項目）　□送錯檢查病人　□重複檢查 □檢查前準備不完整　□檢查時間未安排好 □其他＿＿＿＿＿＿
跌倒	□未使用床欄杆　□地面滑或有障礙物　□有陪伴者　□無陪伴者 □其他＿＿＿＿＿＿
其他	□病人辨識錯誤　□紗布計數不正確　□暴力事件 □管路自拔或滑脫　□儀器、技術操作錯誤　□器械遺失或不足 □儀器故障　□竊盜或病人遺失物品　□自殺 □針扎事件　□檢驗報告未貼或遺失　□病人自行離院 □壓瘡發生　□檢驗（查）報告黏貼錯誤 □其他＿＿＿＿＿＿

（五）建立稽核制度

每一個醫療院所都應建立以病人爲中心、安全爲導向的稽核制度。依據作業標準或安全規範建立稽核制度，有計畫的定期稽核，有關異常事件通報處理稽核表見表 35-4（盧等，2004）。

稽核說明：

1. 詢問護理人員至少能說出三個目的。
2. 詢問護理人員至少能說出五項，其中應包含：跌倒、給藥異常及針扎事件三項。
3. 詢問護理人員能說出異常事件發生時的通報對象。
4. 查看過去該院異常事件通報單書寫內容。
5. 必要時調閱發生異常事件病人之護理紀錄。

表35-4　異常事件通報處理稽核表

稽核者：＿＿＿＿＿＿ 稽核日期：＿＿＿＿

標準	結果		
	是	否	不適用
1. 護理人員能說出異常事件通報的目的			
2. 護理人員能說出哪些異常事件需通報			
3. 異常事件發生時，需向單位或值班護理長口頭報告			
4. 護理紀錄中呈現異常事件發生的情況及處理過程			
5. 護理長視情況採取應變措施			
6. 24小時內上網完成異常事件通報			
7. 異常事件需視嚴重情況分級呈報			
8. 根據異常事件通報做實地調查，並採取適當的處理措施			
9. 若發生之事件涉及本院其他部門或人員時，則通報單於護理部處理後，轉會相關單位主管			
10.護理部能定期做異常事件分析檢討報告，並追蹤改善措施			
11.建檔管理			

三、執行異常事件之根本原因分析

要做好異常事件管理，應建立執行異常事件根本原因分析的概念與態度。具有執行根本原因分析的技能，茲簡介於下（廖，2003；盧，2014；Dunn, 2003；Meurier, 2000；Medical Risk Management Association, 2004；National Center for Patient Safety, 2004）：

（一）根本原因分析（Root Cause Analysis; RCA）

「根本原因分析」是一種回溯性之失誤分析，在工業界已運用了二十多年，特別在高風險產業，例如飛行安全、核電廠事故等。1997年JCAHO開始引用到醫院的不良事件分析。在美國，若醫院發生警訊事件，應在5天內向JCAHO通報，並在45天內完成RCA報告。

「根本原因分析」著眼於整個系統面和過程面，最終成果是要產生可行的行動計畫，以避免未來再發生類似事件。

（二）根本原因分析的目的

根本原因分析的目的在發現下列事項（National Center for Patient Safety; NCPS, 2004）：

1. 發生了什麼事？
2. 爲什麼會發生這種事？
3. 如何處理以預防類似事件再發生？

（三）需要進行根本原因分析的事件

1. 警訊事件（sentinel event）：包括非預期地死亡或非自然病程中永久性功能喪失事件。
2. 不良事件（adverse event）：包括醫療處置而非原有疾病造成的傷害事件。
3. 跡近錯失（near miss）：包括所有因及時的介入而使傷害未眞正發生的事件。

（四）根本原因分析常用的五項規則（Marx, 2004）

1. 原因的敘述必須清晰呈現「原因與結果的關係」。
2. 原因敘述時避免使用負面用語（例如不良、不足等）。
3. 每一個人爲疏失都會有一前導原因。
4. 每一個處置偏差都會有一前導原因。
5. 當本來就有採取行動的義務時，疏於行動就是唯一的原因。

（五）異常事件嚴重度評估（serve assessment code, SAC）

黃（2011）提出SAC可分爲對病人造成的臨床結果（表35-5）和對醫療機構造成的結果（表35-6）。

（六）異常事件根本原因分析之步驟

通常醫療機構在進行根本原因分析時，大概包括下列步驟（廖，2004；盧，2014；Rex, Turnbull, Allen, Vande Voorde, & Luther, 2000；Medical Risk Management Association, 2000；Wilson, Harrison, Gibberd, & Hamilton, 1999）：

步驟一：成立小組

成立一工作小組，最好不超過10人，參加成員最好具有批判性思考能力及良

表35-5　異常事件嚴重度評估（SAC Matrix）

	嚴重	重度	中度	輕度	輕微
臨床結果	病人因非疾病因素死亡，或有以下之狀況： 1. 手術部位或病人身分錯誤 2. 院內自殺 3. 器物或物料留置體內需手術移除 4. 血管內之栓塞致死或導致嚴重神經學後遺症 5. 輸血相關之溶血反應 6. 藥物錯誤致死 7. 產婦致死或因生產所致之嚴重後遺症 8. 新生兒遺失或抱錯嬰兒 9. 現行法律所規定需報告之事項	病人因非疾病因素造成永久性功能喪失，或有以下情況： 1. 因醫療意外致容貌損毀 2. 心智障礙病人走失 3. 對病人或醫院員工發生身體或語言恐嚇或威脅事件	病人因非疾病因素造成永久性功能障礙，或有以下情況： 1. 因醫療意外事件造成住院時間延長 2. 因醫療意外事件需後續之手術處置	病人因非疾病因素導致醫療照護之增加，包括以下情況： 1. 再評估或診斷 2. 額外的醫療處置 3. 轉至其他醫療機構或長照機構	病人雖發生意外事件，但是未造成任何傷害也無需額外的醫療照護。

表35-6　異常事件嚴重度評估（SAC Matrix）

		嚴重	重度	中度	輕度	輕微
醫療機構結果	員工	1. 因意外導致員工死亡 2. 員工自殺 3. 3名以上員工住院	1. 因意外導致員工永久性傷害 2. 2名員工住院 3. 3名以上員工因病需停止工作	1. 因意外導致員工需額外醫療處置或暫時無法工作 2. 2名員工因意外無法工作	只需緊急處置，無其他後遺症或影響	未造成任何傷害
	訪客	1. 訪客死亡 2. 3名以上訪客住院	1. 2名訪客住院	1. 2名訪客需額外醫療處置，但不需住院	僅需評估，無需額外醫療處置	不需任何評估或處置
	服務	服務作業完全終止	主要之服務作業停止，如開刀房停止作業、門診停診等	部分服務提供不完全	服務效率降低	服務未受影響
	財務	因意外導致之財物損失估計超過100萬元	因意外導致之財物損失估計在數十萬元	因意外導致之財物損失在數萬元以上	財物損失在萬元以下	無財物損失
	環境	1. 有毒物質外洩導致中毒事件 2. 火警需撤離	1. 有毒物質外洩，但未發生中毒 2. 火警需外部支援	1. 非毒性物質外洩，需外部協助 2. 火警初期已控制	非毒性物質外洩，不需外部協助	

好分析技巧，從中選一具有與事件相關之專業知識者擔任組長，主導整個小組運作。

步驟二：事件發生經過敘述

重點應包括當時的情境，發生的時間、地點，有關的當事人以及做錯了什麼？造成的結果如何？

步驟三：蒐集與事件有關的資訊

事件發生之後應盡快蒐集有關的資訊，以免重要細節隨著時間變模糊或被淡忘。蒐集之內容應包括目擊者的指證、觀察所得資料、相關物證以及可供證明的文件等。

步驟四：找出近端原因

1. 深入了解事件發生的經過，確認事件發生的先後順序，將焦點放在事件的事實面，不要一下子就跳到結論。可以採用列表方式，將日期、時間和事件發展情形做一摘要表。
2. 深入評估所執行的照護程序是否符合作業標準規範，確認操作程序是否有問題。
3. 列出事件的近端原因，包括人爲因素、設備因素、可控制和不可控制的外在環境因素，以及是否有其他因素直接影響事件的結果等。
4. 再蒐集資料作爲佐證，可由資料中的指標了解近端原因的現況和趨勢，精確完整的辨別事件的始末。

步驟五：針對近端原因採行即時介入措施

若已找出近端原因，便應針對原因立即採行補救措施，以減少事件造成的不良影響。

步驟六：確認根本原因

1. 列出與事件有關的系統，包括：人力資源管理系統、資訊管理系統、環境設備管理系統、組織領導與溝通系統、作業管理系統等。
2. 從上述相關系統因素中篩選出根本原因，在篩選時可以問下列問題，若回答「是」者爲近端原因，回答「否」者爲根本原因：
   (1) 當此原因不存在時，問題還會發生嗎？
   (2) 若此原因不矯正，此問題還會因相關因素而再發生嗎？

(3) 原因矯正後還會導致類似事件發生嗎？

3. 確認根本原因間的關係：應確認所有有關的根本原因，避免只排除其中一個根本原因，結果問題依舊存在，又造成後續嚴重事件的發生。

步驟七：擬定改善計畫並進行改善

當已找出近端原因和根本原因之後，應擬定改善計畫，依計畫積極採取改善行動，尤其如果是系統性的問題，應從制度面和執行面雙管齊下，才能產生具體的成效。

步驟八：檢討與追蹤

事情告一段落後應針對整個事件進行檢討，並追蹤改善措施是否已具體執行。成效如何？如果成效不佳，應繼續探討原因所在，務必找到真正之問題癥結所在，杜絕類似問題再發生。

結語

醫療機構的異常事件發生率不論國內外都有逐漸增加趨勢，而且每年有不少病人死於這些本來可以避免的事件中，因此預防異常事件發生，做好病人安全管理，應是醫療機構每一員工的責任，讓我們共同努力，儘量做好異常事件管理，培養重視病患安全的文化，營造安全的醫療環境，確實維護病患安全。

參考文獻

中文文獻

1. 石崇良（2004）。營造安全的醫療環境——病人安全架構。衛生行政人員醫療品質與病人安全研討會。臺北市：臺北市衛生局。
2. 黃嗣芬（2011，9 月）。異常事件管理。於中華民國護理師護士公會全國聯合會主辦、100 年度長期照護醫事人員繼續教育計畫、護理人員長期照護 Level II 專業訓練。行政院衛生署委託辦理。新北市：雙和醫院。
3. 廖薰香（2003）。根本原因分析介紹。新北市：財團法人醫院評鑑暨醫療品質策進會。

4. 廖薰香（2004）。進行*RCA*之步驟。新北市：財團法人醫院評鑑暨醫療品質策進會。

5. 盧美秀（2014）。異常事件管理和根本原因分析。於盧美秀著。護理行政與管理（二版），p.417-430。臺北市：五南。

6. 盧美秀、陳玉枝、林月桂、高靖秋、林秋芬（2004）。病患安全管理與異常事件通報之建構護理論壇。臺北市：中華民國護理師護士公會全國聯合會。

7. 盧美秀、陳玉枝、林秋芬、徐美玲、張元玫、汪蘋、潘純媚、張文英、高靖秋（2010）。護理人員在病人安全及通報系統中的角色與功能（DOH 099-TD-M-113-099003）。臺北市：行政院衛生署計畫成果報告。

8. 薛亞聖、石崇良、廖薰香、羅恆廉、曾慧萍、張穎貞（2004）。建立安全的醫療環境——病人安全架構之規劃。行政院衛生署92年研究計畫。

英文文獻

1. Beyea, S. C. (2002). Reporting medical errors and adverse events. *Association of Operating Room Nurse,* 75(4), 853-855.

2. Dunn, D. (2003). Home Study program: incident report-their purpose and scope. *Association of Operating Room Nurses,* 78(1), 45-70.

3. Hofer, T. P., & Hayward, R. A. (2002). Are bad outcomes from questionable clinical decisions preventable medical errors? *A case of cascade iatrogenesis. Annals of Internal Medicine,* 137(5), 327-334.

4. Institute of Medicine. (2000). *To err is human: building a safer health system.* Washington DC: National Academy press.

5. Marx, D. (2004). *Using the five rules of causation.* From http://www.patientsafety.gov/causation.html

6. Medical Risk Management Associates. (2004). *Root cause analysis and sentinel events in healthcare.* From http://www.rootcauseanalyst.com/fagindes.htm

7. Meurier, C. E. (2000). Understanding the nature of errors in nursing: using a model to analyze critical incident reports of errors which had resulted in an adverse or potentially adverse event. *Journal of Advanced Nursing,* 32(July), 202-207.

8. National center for patient safety. (2004). *Root cause analysis.* From http://www.patientsafety.gov/tool.html

9. Rex, J. H., Turnbull, J. E. Allen, S.J; Vandle Voorde, K., & Luther, K. (2000). Systematic root cause analysis of adverse drug events in a tertiary referral hospital. *Jt Comm J Qual Improv,* 26, 563-575.

10. Swihart, D. (2002). First do no harm: Preventing medical errors. *Advance for Nurses,* 4(3), 17-22.

11. Wilson, J., & Tingle, J. C. (1998). Healthcare risk management: incident reporting. *British Journal of Nursing,* 7(6), 670-671.

12. Wilson, R. M., Harrison, B. T., Gibberd, R.W., & Hamiltom, J. D. (1999). An analysis of the cause of adverse events from the quality in Australian Health care study. *Med J, Aust,* 170, 411-415.

第36章 因應勞基法修法之護理排班釋疑和排班範例

I. 前言

勞動基準法（以下簡稱勞基法）在1984年立法通過時，「醫療保健服務業」並未被納入適用行業。經過護理專業團體的多年努力之下，才於1998年將排除醫師之醫療保健服務業納入適用範圍。不過，卻在第84條之1，將「醫院的急診室、加護病房、手術室等單位」視爲責任制，將這些單位護理人員之工作時間、例假、休假、女性夜間工作等不受第30條、第32條、第36條、第37條和第49條規定之限制（全國法規資料庫，1998）。導致在醫療院所管理者的誤解下，使護理人員工作時時間完全不受限制，或無例假和休假，以及不另發給延時工資（加班費）。護理師護士公會全國聯合會爲解除此項爭議，亦積極努力遊說修改勞基法84條之1，終於在2013年3月30日以勞動二字第1010130829號公告，讓醫事人員自2014年1月1日起，排除勞基法第84條之1之適用，全面回歸勞基法之一體適用（勞動部，2013）。

勞基法修法之用意旨在保護勞工，並使國定假日全國一致，並落實週休二日，立意良善。但各行各業一時要修正過去的用人習慣，有些適應上和做法上的困難，就如護理的排班雖然可以採用變形工時，但很多醫療院所，由於本來就處在護理人力不足狀態，以致造成排班上的困難，而有許多違反勞基法的排班現象出現。爲增進大家對勞基法修法重點的認識，並讓護理人員能夠週休二日，換班別之間也能有足夠休息，超時工作也能有合理的加班費，營造勞資雙方和諧關係，達成共榮共贏，特將勞基法修法與護理相關之重點及其因應策略介紹於下。

II. 勞基法修法的目的

勞基法修法之目的如下（全國法規資料庫，2016）。

一、讓全國國定假日一致

在保障既有休假福利不倒退的原則下，重新檢討特休制度，讓初入職場的年輕人，以及資淺的員工享有更多的特別休假，並達成國定假日全國一致目標（表36-1）。

表36-1　國定假日全國一致

全國國定假日	刪除不一致假日
中華民國開國紀念日（國曆1月1日） 和平紀念日（國曆2月28日） 農曆除夕（農曆12月之末日） 春節（農曆1月1日至1月3日） 婦女、兒童合併假日（國曆4月4日） 民族掃墓節（國曆4月5日） 勞動節（國曆5月1日） 端午節（農曆5月5日） 中秋節（農曆8月15日）	中華民國開國紀念日之翌日（國曆1月2日） 革命先烈紀念日（國曆3月29日） 孔子誕辰紀念日（國曆9月28日） 臺灣光復節（國曆10月25日） 先總統蔣公紀念日（國曆10月31日） 國父誕辰紀念日（國曆11月12日） 行憲紀念日（國曆12月25日）

二、調增休息日，落實週休二日

為將自2015年12月31日至2016年12月31日之休息日和國定假日不一致做合理調整，讓全國勞工都能週休二日以及國定假日一致，每人每年都可以享受法定放假日數116日，確保勞工權益，調整如表36-2。

表36-2　法定放假日數統一（日）

期間	例假	休息日	國定假日	全年合計
2015.12.31前	52	0-39	19	71-110
2016.1.1至2016.6.20	52	0-52	12	64-116
2016.6.21至2016.12.31	52	0-52	19	71-123
修法後2017.1.1起	52	52	12	116

三、檢討特休制度（勞動部，2017）

爲讓初入職場的員工和資淺員工享有更多的特別休假，將其調增爲表36-3。

表36-3　特別休假修正前後對照表（日）

年資	修正前	修正後	年資	修正前	修正後
滿6個月	0	3	滿13年	18	19
滿1年	7	7	滿14年	19	20
滿2年	7	10	滿15年	20	21
滿3年	10	14	滿16年	21	22
滿4年	10	14	滿17年	22	23
滿5年	14	15	滿18年	23	24
滿6年	14	15	滿19年	24	25
滿7年	14	15	滿20年	25	26
滿8年	14	15	滿21年	26	27
滿9年	14	15	滿22年	27	28
滿10年	15	16	滿23年	28	29
滿11年	16	17	滿24年	29	30
滿12年	17	18	滿25年	30	30

III. 勞基法修法前後勞工權益比較

依據勞基法對第24條、第34條、第36條和第37條修法前後內容比較於表36-4（全國法規資料庫，2016；周，2017）。

表36-4　勞基法修法前後勞工權益比較

修法條文	修法前		修法後
第24條 休息日加班費	按平日每小時工資加給 $1/3$ 以上 按平日每小時工資加給 $2/3$ 以上 按實際加班時間計算	前2小時 第3小時起	按平日每小時工資另再加給 $1\frac{1}{3}$ 以上 按平日每小時工資另再加給 $1\frac{2}{3}$ 以上 4小時內以4小時計，逾4小時至8小時內，以8小時計，逾8小時至12小時，以12小時計
第34條 輪班換班 休息時間	適當休息時間		至少應有連續11小時 （尚未公布實施）
第36條 週休二日	每7日應有1日例假		每7日應有1日例假＋1日休息日
第37條 國定假日	勞工與公務人員不一致		回歸內政部規定，全國一致
第38條 特別休假	詳細調增內容請見表36-3		同左，見表36-3 未休完特休假須結算工資
第74條 申訴保護	雇主不得因勞工申訴而予解僱、調職或其他不利之處分		雇主不得因勞工申訴而予解僱、降調、減薪或其他不利處分 主管機關或檢查機構應對申訴人身分資料嚴守祕密
第79條 罰則 違反工資、工時等之處罰	2萬至30萬元		2萬至100萬元 （依事業規模、違反人數或違反情節，可加重至150萬元）

IV. 勞基法修法後加班費給付計算方式和醫療機構排班範例

一、加班費給付計算方式（周，2017）

以勞工每月薪資36,000元，每日工資1200元，每小時工資150元爲例，個別列舉工作日、例假日、國定假日和休息日加班4小時之加班費計算方式於表36-5。

表 36-5　加班費給付計算方式

加班類別	勞基法規定	試算	當日工資
1. 工作日加班	前2小時加給 $1/3$，之後每小時加給 $2/3$	以加班4小時爲例 $[150+(150\times 1/3)]\times 2 = 400$ 元 $[150+(150\times 2/3)]\times 2 = 500$ 元	1200元 + 400元 + 500元 （原有工資）（加班費） = 2100元
2. 休息日加班	前2小時加給 $1\frac{1}{3}$，之後每小時加給 $1\frac{2}{3}$，未滿4小時以4小時計，以此類推。但休息日加班時數列入第32條每月延長工時總數46小時計算	以加班4小時爲例 $150\times 1\frac{1}{3}\times 2 = 400$ 元 $150\times 1\frac{2}{3}\times 2 = 500$ 元	1200元 + 400元 + 500元 = 2100元
3. 國定假日加班	給加倍工資（原有工資再加1倍），未滿8小時以8小時計，超過8小時者以勞基法第24條規定發給	雖只加班4小時，仍以8小時計算 1200元 + 1200元	1200元 + 1200元 （原有工資）（加班費） = 2400元
4. 例假日加班	只在天災、事變、突發事件可出勤，除發給加班工資外，再加補休1天，加班未滿8小時仍需發給1日工資	雖只加班4小時仍應給1日工資並再加一天補休 1200元 + 1200元 + 1天補休	1200元 + 1200元 （原有工資）（加班費） + 1200元 = 3600元 （補休成本）

上述規定的用意，旨在強調已安排給勞工的休息日、國定假日和例假日，應該讓勞工休息放假。所以各醫療機構，若在護理人員休息日、國定假日或例假日讓其到院上班，參加病房會議等，都必須依照上述規定核發加班費，否則就算違法，將被處罰鍰。

二、對休假日和例假日的規定（周，2017）

依勞基法第36條規定：「勞工每7日中至少應有2日之休息，其中1日爲例假，1日爲休息日」，若醫療機構實施變形工時，對例假和休息日的安排，可參考表36-6。

表36-6 實施變時工時應遵守的例假和休息日之規定

假別／週別	例假安排	例假＋休息日
二週	每7日中至少應有1日	每2週至少應有4日
四週	每2週內至少應有2日	每4週至少應有8日
八週	每7日中至少應有1日	每8週至少應有16日

三、排班範例

依勞基法第30條第1項規定，勞工每日正常工時8小時，每週40小時，全年免出勤日數爲116日。其排班方式每週固定於星期六、日週休二日，及二週、四週和八週之變形工時排班方式。分別列舉於下：

1. 每週固定週休二日（未實施彈性工時制）

門診護理人員可適用此種正常工時排班（表36-7）。

表36-7 正常工時排班

星期／工時	一	二	三	四	五	六	日
	※D	D	D	D	D	休息日	例假

※D爲白班

2. 二週變形工時排班

醫療機構通常都會申請採變形工時排班，若以兩週爲一週期，應有休息日和例假各2日，其排班方式，可採每天上班8小時，和每天上班10小時，其可適用於血液透析室、手術室、麻醉恢復室、急診室或病房等單位，視工作性質及其連續性選擇運用。若採每日10小時，則每星期只需上班4天（表36-8和表36-9）。

表36-8 每日工作8小時排班

星期／週別	一	二	三	四	五	六	日
第一週	D	D	D	休息日	D	D	例假
第二週	休息日	例假	※E	E	E	E	E

※E爲小夜班

表36-9　每日工作10小時排班

星期／週別	一	二	三	四	五	六	日
第一週	休息日	空班	10	10	10	10	例假
第二週	休息日	例假	空班	10	10	10	10

3. 四週變形工時排班

每日工作8小時，四週共有休息日和例假日8日。此種排班方式等於月排班，可適用於三班輪班或固定班別，適合各單位排班（表36-10至表36-12）。排班時遵守每7日中至少應有1日之休息，作爲例假之規定，並且安排每四週至少應有至少2天的休息日或例假日是在星期六、日。四週輪班制務必注意更換班別時，至少應有連續11小時之休息。

表36-10　四週輪班（每日工作8小時）

星期／週別	一	二	三	四	五	六	日
第一週	D	D	D	休息日	例假	D	D
第二週	E	E	E	E	E	休息日	例假
第三週	例假	休息日	※N	N	N	N	N
第四週	休息日	例假	D	D	D	D	D

※N爲大夜班

表36-11　四週固定小夜班（每日工作8小時）

星期／週別	一	二	三	四	五	六	日
第一週	E	E	E	E	休息日	例假	特休
第二週	休息日	例假	E	E	E	E	E
第三週	休息日	E	E	E	E	E	例假
第四週	例假	休息日	E	E	E	E	E

表36-12 四週固定大夜班（每日工作8小時）

星期／週別	一	二	三	四	五	六	日
第一週	N	N	N	休息日	N	N	例假
第二週	休息日	N	N	例假	N	N	N
第三週	N	N	休息日	例假	N	N	N
第四週	N	N	休息日	N	N	特休	例假

4. 八週變形工時排班

雇主經工會同意或經勞資會議同意後，可將8週之正常工時重分配，但每日正常工時不超過8小時，每週工作總時數不得超過48小時（勞基法第30條第3項），維持每週有例假1天。護理師若要出國旅遊或有特別需求想集中休假，排班時符合8週至少應有8天例假，8天休息日即可，也可將特休排在一起，但以不影響各單位護理工作爲原則（表36-13）。

表36-13 八週中四週白班三週小夜班連休12日

星期／週別	一	二	三	四	五	六	日
第1週	D	D	D	D	例假	D	D
第2週	D	D	D	D	D	例假	D
第3週	D	D	D	D	D	D	例假
第4週	例假	D	D	D	D	D	D
第5週	例假	E	E	E	E	E	E
第6週	E	例假	E	E	E	E	E
第7週	E	E	特休	特休	休息日	休息日	例假
第8週	休息日	休息日	休息日	休息日	休息日	休息日	例假

四、對調移休假的規定

1. 「調移休假」係指國定假日與工作日對調。
2. 調移休假日應徵得勞工同意，並簽名爲證。
3. 勞工同意休假日調移出勤工作、工資應依勞基法第39條規定加倍發給。例如5月1日爲勞動節，若將其調移到5月6日，5月6日即爲國定假日，若該日又請員工出勤，就要給加倍工資。

五、勞基法修法常見問答集

勞基法修訂後，有些相關規定大家還不是很清楚，所以勞動部特別提供「勞基法修法常見問答集」，特摘錄於下，供大家參考（周，2017；勞動部網站，2017）。

（一）例假與休息日之差別為何？

答：1. 「例假」屬強制性規定，俾以適當地中斷勞工連續多日之工作，保護其身心健康，雇主不得任意剝奪勞工此項基本權益。例假之合法出勤要件，僅限於勞動基準法第40條所列「天災、事變或突發事件」之極特殊狀況，若無該等法定原因，縱然勞工同意，亦不得使勞工於例假日工作。

2. 「休息日」之出勤較爲彈性，其出勤性質屬延長工作時間，雇主如有使勞工於休息日工作之必要，在遵守勞動基準法第24條第2項、第3項、第32條及第36條規定之前提下，可徵求勞工之同意出勤。

（二）例假及休息日一定要安排在星期六、日嗎？

答：1. 例假及休息日之安排，以每7日爲1週期，除變形工時之情況外，每1週期內應有1日例假、1日休息日。

2. 勞工的「例假」及「休息日」得由勞雇雙方於不違反現行規定情形下，依照事業單位營運特性及勞工的需求自行約定，並未限制僅能安排於星期六、日。

（三）雇主可否將國定假日、休息日與工作日調移？

答：國定假日依照《勞動基準法》規定要放假。雇主如果確實有需要，可以經勞資協商將國定假日調移至其他工作日放假，但要經勞工同意。

休息日係由勞資雙方協商排定，如有調整。須經勞工同意，非由雇主單方面變更。

(四) 勞工於配合調移後之國定假日當日出勤工作，雇主是否應加倍發給工資？

答：依勞動基準法第三十七條暨同法施行細則第二十三條所定之應放假之日。雖均應休假，惟該休假日得經勞資雙方協商同意與其他工作日對調。調移後之原休假日（紀念節日之當日）已成爲工作日，勞工於該日出勤工作，不生加倍發給工資問題。惟事業單位另有優於法令之規定者，可從其規定。

(五) 勞動基準法原有的二週、四週及八週彈性的規定，是否有刪除或修正？

答：本次修法主要在落實週休二日，原有各種彈性工時規定，其彈性並未再放寬，也未另予緊縮。在此原則下，僅將第 30 條之 1 四週彈性工時中有關每二週應有二日例假之規定，移列至第 36 條，並搭配新增之休息日，集中規範。其他工時彈性，並未變動。

(六) 勞動基準法第 34 條有關輪班制勞工換班之休息時間修正內容？

答：勞工工作採輪班制者，在換班的時候至少應有連續 11 小時以上之休息時間，係考量到事業單位必須從增僱人力或調整出勤模式等方式回應，無法即時施行，該新規定之施行日期，將另由行政院定之。

(七) 勞動基準法第 36 條所定之例假、休息日，如何與一般正常工時或彈性工時配套執行？

答：本次修法明定每週應有二日之休息，一日爲原來的「例假」一日爲新增之「休息日」。搭配勞動基準法現行各種工時規定，細分爲以下 4 種規範：

一般單週規定（第 30 條第 1 項）：每 7 日中至少應有 1 日之例假、1 日之休息日。

二週彈性工時（第 30 條第 2 項）：每 7 日中至少應有 1 日之例假，每 2 週內之例假及休息日至少應有 4 日。

八週彈性工時（第 30 條第 3 項）：每 7 日中至少應有 1 日之例假，每 8 週內之例假及休息日至少應有16日。

四週彈性工時（第30條之1）：每2週內至少應有2日之例假，每4週內之例假及休息日至少應有8日。

（八）勞工之特別休假，因年度終結或契約終止而未休之日數，雇主應發給工資，此工資應該要怎麼計算？

答：1. 依新規定，凡是勞工未休完特別休假之所有日數，雇主均應折發工資。至於工資之金額，係以勞工平日一日正常工作時間之工資為準（不包括延時工資及假日出勤加給之工資）。

2. 舉例而言：勞工每月工資為30,000元，每日為1,000元，假如勞工剩餘7日特別休假未休，雇主應發給7日未休特別休假工資7,000元。

（九）勞工休假日挪移後的上班日，若延長工時加班費薪資如何計算？

答：如勞工同意將原休假日調移為工作日，則因原休假日已成為工作日，因此，無法依勞動基準法第39條，請求雇主發給假日工作之加倍工資，但雇主應於事後給予補假休息。又因原休假日已成為工作日，工作日之延長工作時間工資計算，應依勞動基準法第24條規定辦理：延長工作時間在二小時以內者，按平日每小時工資額加給三分之一以上，再延長工作時間在二小時以內者，按平日每小時工資額加給三分之二以上。

V. 最適化排班原則

排班的基本原則如下（李、楊，2003；高，2016）：

1. 合理人力配置：為提供既定的護理品質，應配置基本需求人力。
2. 三班人力配置應考慮護理人員素質和工作經驗，每班都應安排資深有經驗的護理師。
3. 應考慮不同時段的特性，若白班和小夜班的醫療處置業務量較大，則白班和小夜班的上班人數應較多，但大夜班至少應有2人上班，其中1人應為資深有經驗護理師。
4. 排班的方法

目前很多醫院都有排班資訊系統，應將勞基法的相關規定設計進去，可以由護理長排班，或由護理人員輪流排班，護理人員也可預先將休假日和例假日預作安排，藉助電腦排班，必要時再互相協調，以符合單位的業務需求爲主，護理人員的休假需求爲輔，盡量使排班的合適性和滿意度最大化。

5. 排班應符合公平原則

 排定的班表應能使每一位護理師都能感受到排班是公平的，個人想要的假日和週六、週日的輪休符合個人需求。

6. 排定的班表應具有穩定性並兼具彈性

 班表排定後應檢視是否符合三班業務需求，經大家認可後簽名就應遵守班表上班。但也應有因應措施，以因應臨時變動的需求，例如有人因病或重大變故臨時無法前來上班的配套措施，事先應先安排好備案。

7. 醫院的制度和護理照護模式不同，排班要考量的重點亦會有所不同。各單位護理長和所有護理同仁，應該定期討論，排出符合病人需求和令護理人員滿意的班表。

結語

勞基法修法後讓全國國定假日一致，在檢討特休制度後，調增特休日，讓初入職場的年輕人工作滿半年就有3天特休假，同時也調增資淺勞工的特休假，並落實週休二日。修法後對勞工權益更有保障，希望各醫療院所能改善工作條件和職場環境，以吸引畢業生投入和現職護理人員留任護理職場，只有護理人力充足，護理長在排班上才能順利進行，而且讓護理人員對排班的滿意度最大化，輕鬆快樂的執行護理業務，並提供病人安全的照護。

參考文獻

1. 全國法規資料庫（1998；2013；2016）。勞動基準法。臺北市：全國法規資料庫。
2. 李麗紅、楊政議（2003）。人力資源管理——排班。於李麗紅等編著。護理行政學（pp.168-175）。新北市：高立。

3. 周登春（2017.3.4）。勞基法修法護理排班因應作法探討。於中華民國護理師護士公會全國聯合會會員代表大會。高雄市：義大世界皇冠酒店。

4. 高靖秋（2016.7.19～10.15）。彈性排班與排班規範：排班滿意度最大化。於基層護理主管培訓。臺北市：衛生福利部／中華民國護理師護士公會全國聯合會。

5. 勞動部（2013）。廢除 84 條之 1 對特殊單位護理人員責任制之規定。勞動二字第 1010130829 號公告。臺北市：勞動部。

6. 勞動部（2017）。勞動基準法修法常見問答集。取自 http://www.mol.gov.tw/service/1985/19851/19852/19861/30631/。

測驗題

(　　)1.　行政（administration）與管理（management）最大的不同是

(A)行政將資源之使用視爲首要任務，而管理則視爲次要任務

(B)行政將授權極大化，而管理則授權有限

(C)行政者角色係爲帶頭提倡者，而管理者角色則爲仲裁者

(D)行政只需做極少數卻影響許多人的決策，而管理則需做許多但影響少數人的決策

(　　)2.　下列哪一項敘述最符合行政程序「指揮（directing）」的定義？

(A)是指爲達成組織目標而擬定工作方針與執行方法

(B)是指建立組織結構，以規劃員工之間的權利義務關係

(C)是指運用領導行爲影響部屬，發揮最大工作績效

(D)是指組織中各部門之間的溝通聯繫

(　　)3.　下列對PDCA的敘述哪一項最正確？ (1)是一種管理程序 (2)PDCA之D代表Directing (3)也稱爲載明之輪 (4)將經營管理視爲一種循環

(A)(1)+(2)+(3)

(B)(1)+(2)+(4)

(C)(1)+(3)+(4)

(D)(2)+(3)+(4)

(　　)4.　在各層主管應具備之管理技能中，高階主管最需具備

(A)概念性能力

(B)人際關係能力

(C)技術能力

(D)相關專業知識

(　　)5.　下列哪些項目是護理長近年來新強調的角色？ (1)環境管理者 (2)護理研究者 (3)教育訓練者 (4)業務創新者 (5)品質促進者 (6)資訊應用者 (7)資料管理者

(A)(1)+(2)+(3)+(4)+(5)

(B)(2)+(3)+(4)+(5)+(6)

(C)(3)+(4)+(5)+(6)+(7)

(D)(1)+(2)+(3)+(6)+(7)

(　　)6. 護理專業的發展深受護理理念所影響，目前護理人員工作負荷重、超時工作，薪資待遇偏低，係受哪一種觀念影響最大？

(A)苦行僧主義（asceticism）

(B)浪漫主義（romanticism）

(C)實用主義（progmatism）

(D)具人文色彩的存在主義（humanistic existantialism）

(　　)7. 下列對傳統組織（工業時代）與未來組織（資訊時代）在經營管理上之敘述，哪些項目最正確？ (1)傳統組織係爲扁平式、虛擬式 (2)傳統組織採團隊決策 (3)未來組織經營定位爲全球性 (4)未來組織之升遷以能力好與績效佳者優先 (5)未來組織多採集權式管理 (6)未來組織經營指標放在全面品質管理與價值創新

(A)(1)+(2)+(3)

(B)(2)+(3)+(4)

(C)(3)+(4)+(5)

(D)(3)+(4)+(6)

(　　)8. 爲確保護理人力資源合理開發與管理，護理科部的各階層領導幹部應 (1)都是人力資源政策制訂參與者與執行者 (2)負起徵聘、培育與確保留任責任 (3)是士氣激勵與意見溝通的代表 (4)不需介入組織文化的形成與推廣

(A)(1)+(2)+(3)

(B)(1)+(3)+(4)

(C)(1)+(2)+(4)

(D)(2)+(3)+(4)

(　　)9. 定期評估各單位之總工作量及人力配置，重新分配護理人力，以消除勞逸不均現象稱之爲

(A)組織設計合理化

(B)工作設計合理化

(C)組織設計與工作設計合理化

(D)工作設計及人力配置合理化

(　　)10. Crosby所提出的品管定理包括哪幾項？ (1)品質應合乎標準 (2)預防重於事後檢驗 (3)追求零缺點 (4)不符標準將付出昂貴代價 (5)最後的品質管制才是最重要

(A)(1)+(2)+(3)+(4)

(B)(1)+(3)+(4)+(5)

(C)(2)+(3)+(4)+(5)

(D)(1)+(2)+(4)+(5)

(　　)11. 管理理論的演進大致分爲四個時期，權變理論（contingency theory）是屬於哪一時期？

(A)傳統管理理論

(B)行爲科學

(C)系統理論

(D)現代管理理論

(　　)12. 下列哪一種理論主張人是可以激勵的，重視員工的意見，由員工參與制定決策，運用團隊運作達成組織目標？

(A)角色理論

(B)X理論

(C)Y理論

(D)Z理論

(　　)13. 各階層主管都應具備決策能力，而且每一項管理程序也都應做出合適決策，請問決定組織的短、中、長程目標，及目標的優先順序與策略是屬於哪一項管理程序？

(A)規劃（planning）

(B)組織（organization）

(C)人員管理（staffing）

(D)領導（leadership）

(　　)14. 在評估組織現有潛力和條件時所採行的SWOT分析，係指評估 (1)組織內部的優勢與劣勢 (2)組織外部的機會與威脅 (3)組織外部的優勢與劣勢

(4)組織內部的機會與威脅 (5)組織內部的優勢與機會 (6)組織外部的劣勢與威脅

(A)(1)+(2)

(B)(3)+(4)

(C)(5)+(6)

(D)(1)+(3)

( )15. 管理者在做決策時，常會碰到許多陷阱，當管理者面對重大決策時，常常只求安全可靠就好，甚至使用「最壞情況分析」，結果使經營成本大幅增加，此種係屬於哪一種決策陷阱？

(A)先入爲主

(B)安於現狀

(C)過度自信

(D)過度謹愼

( )16. 下列對直覺式決策（intuitive decision-making）的敘述，哪一項是錯誤的？

(A)是一種不做比較就下決定的決策方式

(B)一個人一旦擁有直覺決策技巧，就可以在分秒間立即做出有效決策

(C)直覺需要專業知識與經驗做基礎，並經過時間的累積才可能具備

(D)任何人均可運用直覺做出有效的決策

( )17. 下列哪一項不是目標管理（management by objective; MBO）的特點？

(A)強調規章、程序

(B)強調員工共同參與

(C)以成果爲導向

(D)強調授權比指揮、督導工作的進度更重要

( )18. 下列哪一種不是目標管理的理論基礎？

(A)需求層次理論（hierarchy of needs）

(B)管理方格理論（managerial grid theory）

(C)保健－激勵兩因子理論（two-factor theory）

(D)X理論（X theory）

( )19. 下列有關目標管理中「設立目標」之敘述，哪一項是錯誤的？

(A)最高管理階層應先決定組織目標

(B)部門主管與基層主管共同決定員工的目標

(C)目標應包括組織的經營目的、產出、結果或績效標準

(D)有點難度的目標比極度困難或太簡單的目標，更能引發員工的工作動機

(　　)20. 在編列年度預算時，每一預算項目都和新列項目一樣，都應說明編列理由，並經過檢討與評估，是屬於哪一類預算？

(A)計畫預算（program budgeting）

(B)零基預算（zero-base budgeting）

(C)變動預算（variable budgeting）

(D)移動預算（moving budgeting）

(　　)21. 組織結構除了維持傳統的功能部門外，又有直屬於高層主管的專案經理，此為下列哪一種組織類型？

(A)科層式結構（bureaucratic organization）

(B)功能式結構（functional organization）

(C)矩陣式結構（matrix organization）

(D)部門式結構（divisional organization）

(　　)22. 在設計組織結構時，應注意許多原則，其中強調組織中各項任務應順應時勢變化，適時調整，以維持組織最高效益，稱為

(A)任務權宜原則

(B)維持平衡原則

(C)權責分明原則

(D)切合實際原則

(　　)23. 下列對管轄幅度（span of control）的敘述，哪一組答案最正確？ (1)各階層均為1：8-10 (2)高階主管為1：3 (3)中階主管為1：6 (4)基層主管為1：20-30

(A)(1)

(B)(2)+(3)

(C)(2)+(3)+(4)

(D)(3)+(4)

(　　)24. 下列護理照護型態是屬哪一種照護模式（nursing model）？

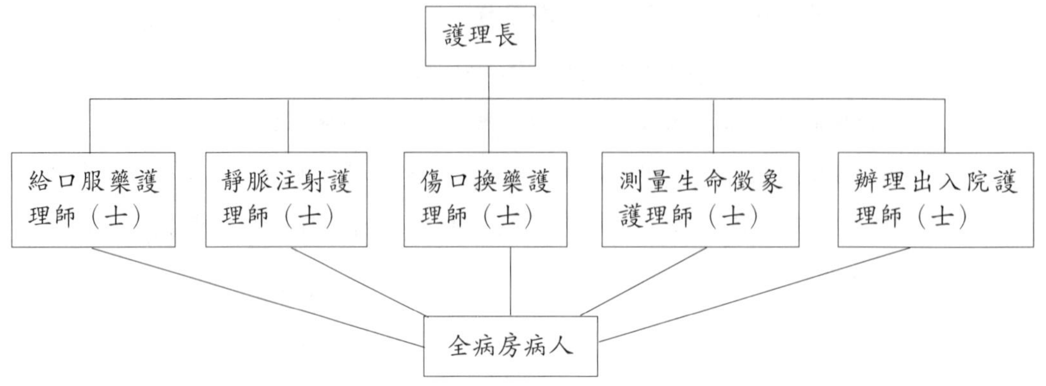

(A)個案護理（case method）

(B)功能性護理（functional nursing）

(C)成組護理（team nursing）

(D)技術混合照護（skill mix nursing）

(　　)25. 下列對強化組織文化（organizational culture）策略之敘述，何者最正確？

(A)組織創辦人所植入的文化通常只能維持3年

(B)家長式的文化無法提供以績效爲基礎的個人激勵

(C)組織文化是學習而來，建構一個有效的文化散播網絡是必要的

(D)工作環境穩定與否，與組織文化的強化無關

(　　)26. 下列哪一種組織氣候（organizational climate）在領導、激勵、溝通、互動、決策及控制等管理功能最佳？

(A)剝削權威型

(B)仁慈權威型

(C)參與民主型

(D)商討民主型

(　　)27. 下列對人力資源管理「二六二法則」之敘述，何者最正確？ (1)資質較佳、積極努力、自動自發者占20% (2)資質平平，依指示行事者占60% (3)資質不佳，又不努力者占20% (4)人力資源管理係將後面的20%向前推移至最前面的20% (5)人力資源管理係將中間的60%向前推移至最前面的20% (6)人力資源管理在設法將後面的20%資遣或解僱

(A)(1)+(2)+(3)+(4)

(B)(1)+(2)+(3)+(5)

(C)(1)+(2)+(3)+(6)

(D)(4)+(5)+(6)

(　　)28. 人力資源管理強調制定「工作規範」的重要性，有關工作規範係依據下列哪些內容制訂？ (1)工作設計 (2)工作分析 (3)工作說明 (4)工作評價 (5)工作紀律

(A)(1)+(2)+(3)

(B)(1)+(2)+(4)

(C)(1)+(2)+(5)

(D)(2)+(3)+(4)

(　　)29. 醫療機構有必要定期進行「護理人力盤點」，下列有關人力盤點之敘述，何者最正確？ (1)人力盤點是假設目前的組織、工作和人員三者之間尚未達到最佳契合 (2)爲達到最佳契合，有必要將工作與人員分離，各自形成一個集合進行盤點 (3)比對目前護理人員能力與未來工作規範間的契合度，將護理人員重新安置，使能力供需調和 (4)當護理人員能力未能符合工作規範，應安排護理人員晉升發展訓練 (5)若未來工作是目前護理人員無法勝任時，應進行護理人員招募

(A)(1)+(2)+(3)+(4)

(B)(1)+(2)+(3)+(5)

(C)(1)+(3)+(4)+(5)

(D)(1)+(2)+(4)+(5)

(　　)30. 在進行人力盤點時，直屬主管的職責包括 (1)跟催人力盤點進度 (2)設計人力盤點時程 (3)執行工作設計合理化 (4)執行人才評鑑 (5)執行人員配置合理化

(A)(1)+(2)+(3)

(B)(1)+(2)+(4)

(C)(3)+(4)+(5)

(D)(2)+(4)+(5)

(　　)31. 某神經內科病房6月離職2人，6月初護理人員總數20人，6月中20人，6月底18人，其月流動率爲

(A)10.5%

(B)10%

(C)11.1%

(D)13%

(　　)32. 進行護理人力招募包括下列五步驟，下列何者最正確？ (1)決定如何填補此空缺 (2)確認職缺 (3)確認目標群體人數 (4)通知目標族群 (5)進行甄選

(A)(1)→(2)→(3)→(4)→(5)

(B)(1)→(3)→(4)→(5)→(2)

(C)(2)→(1)→(3)→(4)→(5)

(D)(2)→(3)→(4)→(5)→(1)

(　　)33. 當護理人員年度績效評核結果爲「能力較差，但有改進空間」時，護理部應如何執行其護理生涯發展行動？

(A)執行前程管理，列爲培育對象

(B)維持績效，給予適當輔導

(C)改善績效，安排再教育

(D)勸退或資遣

(　　)34. 我國目前所推動的專科護理師相當於美國的

(A)臨床護理專家（clinical nurse specialist; CNS）

(B)執業護理師（nurse practitioner; NP）

(C)護理助產師（certified nurse midwife; CNM）

(D)註冊護理師（registered nurse; RN）

(　　)35. 專科護理師的執業角色包括 (1)直接照護者 (2)治療者 (3)健康教育者 (4)醫療照護協調者 (5)病人照護品質監測者

(A)(1)+(2)+(3)+(4)

(B)(1)+(2)+(3)+(5)

(C)(1)+(3)+(4)+(5)

(D)(2)+(3)+(4)+(5)

(　　)36. 我國專科護理師的分科包括 (1)內科 (2)外科 (3)骨科 (4)社區衛生 (5)急診加護單位

(A)(1)+(2)

(B)(1)+(2)+(3)

(C)(1)+(3)+(4)

(D)(1)+(2)+(5)

(　　)37. 下列對專科護理師證書有效期限及展延規定，哪一項最正確？ (1)有效期限6年 (2)期滿每次展延期限爲5年 (3)期滿展延時，繼續教育之積分累計應在120點以上 (4)期滿展延時，應有實際從事專科護理師工作二年以上 (5)品質課程、醫護倫理和醫護相關法規之積點至少應達12點

(A)(1)+(2)+(3)+(4)

(B)(1)+(3)+(4)+(5)

(C)(2)+(3)+(4)+(5)

(D)(1)+(2)+(4)+(5)

(　　)38. 美國進階護理師目前執業比率哪一類占最多數？

(A)執業護理師（nursing practitioner; NP）

(B)臨床護理專家（clinical nurse specialist; CNS）

(C)護理助產師（certified nurse midwife; CNM）

(D)麻醉護理師（certified registered nurse anesthetist; CRNA）

(　　)39. 績效評核（performance appraisal）時採用相對績效觀念，獎勵表現最佳的員工，塑造組織內部良性競爭，激勵員工超越自己的績效，也超越別人的績效，稱爲

(A)交替排序法

(B)配對比較法

(C)強迫分配法

(D)直接排序法

(　　)40. 績效評核（performance appraisal）時，考核者對被考核員工以「最近印象」或「刻板印象」作爲考核依據，稱爲

(A)投射效應（projective effect）

(B)向日葵效應（sun flower effect）

(C)友朋效應（peers effect）

(D)輪暈效應（halo effect）

(　　)41. 績效評核（performance appraisal）時，採用「強迫分配法」可防止哪些常見的評核偏差？ (1)輪暈效應 (2)個人偏見 (3)第一印象 (4)集中趨勢 (5)極端傾向 (6)向日葵效應 (7)友朋效應

(A)(1)+(2)+(3)

(B)(2)+(4)+(5)

(C)(4)+(5)+(6)

(D)(5)+(6)+(7)

(　　)42. 主管在告知員工其績效評核結果時，應遵守的原則包括 (1)以事實或數據作根據 (2)言詞坦誠而且內容應具體 (3)應隱惡揚善少談其缺點 (4)不比較員工間之績效差異或優劣

(A)(1)+(2)+(3)

(B)(1)+(2)+(4)

(C)(1)+(3)+(4)

(D)(2)+(3)+(4)

(　　)43. 下列有關領導與管理的概念，哪一個答案最正確？ (1)領導強調做對的事（do the right things） (2)管理強調把事情做好（doing things right） (3)做對的事，可提高效率（efficiency） (4)把事情做好，須有高品質的執行能力 (5)做對的事須有高品質的決策行爲

(A)(1)+(2)+(3)+(4)

(B)(1)+(2)+(4)+(5)

(C)(1)+(2)+(3)+(5)

(D)(2)+(3)+(4)+(5)

(　　)44. Hersey和Blanchard所倡導的情境領導模式（situational leadership model）認爲新進人員適合採用哪一種領導型態？

(A)推銷式（selling style）

(B)授權式（delegating style）

(C)指示式（directing style）

(D)參與式（participating style）

(　　)45. 下列哪些事項，最好不要輕易授權（delegation）？ (1)重大政策之研擬 (2)危機處理 (3)目標的設定 (4)機密事件 (5)常規工作

(A)(1)+(2)+(3)+(4)

(B)(1)+(2)+(3)+(5)

(C)(1)+(3)+(4)+(5)

(D)(2)+(3)+(4)+(5)

(　　)46. 第五級領導（level 5 leadership）所強調的「刺蝟原則」係指 (1)能把複雜的事物簡化爲單一的系統觀念 (2)主張單純、重視本質 (3)把達到頂尖當成目標 (4)把達到頂尖當成策略 (5)了解自己在那些方面能夠表現的最好而達到頂尖

(A)(1)+(2)+(3)

(B)(1)+(2)+(4)

(C)(1)+(2)+(5)

(D)(3)+(4)+(5)

(　　)47. 第五級領導（level 5 leadership）的領導策略包括 (1)先決定要做什麼，再找對的人 (2)應創造能聽到眞話的環境 (3)應了解在哪些方面能達到世界頂尖水準 (4)應管理「制度」而不是管理「員工」 (5)應將科技視爲「動力加速器」，而非「啓動器」

(A)(1)+(2)+(3)+(4)

(B)(1)+(3)+(4)+(5)

(C)(1)+(2)+(4)+(5)

(D)(2)+(3)+(4)+(5)

(　　)48. 時間資源具有哪些獨特性，所以應加以管理？ (1)無法暫停 (2)無法蓄積 (3)無法取代 (4)供給毫無彈性 (5)具可逆性，可失而復得

(A)(1)+(2)+(3)+(4)

(B)(1)+(3)+(4)+(5)

(C)(1)+(2)+(4)+(5)

(D)(2)+(3)+(4)+(5)

(　　)49. 許多人常有錯誤的時間觀念，若總是自我設定難以達成的時限，以便刷新紀錄，重視效率，輕視效能，係犯了哪一種錯誤的時間觀念？

(A)視時間爲神祕物

(B)做時間的奴隸

(C)視時間為敵人

(D)被時間所主宰

(　　)50. 第四代時間管理強調每個人應追求高品質的生活，滿足人生四大需求，並發揮人類四大天賦，所謂四大天賦係包括 (1)自覺 (2)良知 (3)情緒 (4)獨立意志 (5)創造力

(A)(1)+(2)+(3)+(4)

(B)(1)+(3)+(4)+(5)

(C)(1)+(2)+(4)+(5)

(D)(2)+(3)+(4)+(5)

(　　)51. 要做好時間管理可使用80/20原理，下列對80/20原理的敘述，哪一項最正確？(1)也稱為重點管理原理 (2)也稱為柏拉圖原理（Pareto Principle）(3)係指只要掌握重要的20%，即可完成80%成效 (4)係指投入80%時間處理瑣碎多數事務，只能產生20%功效 (5)應安排每天的工作順序，將不重要但有點緊迫的事列為第一優先處理

(A)(1)+(2)+(3)+(4)

(B)(1)+(3)+(4)+(5)

(C)(2)+(3)+(4)+(5)

(D)(1)+(2)+(4)+(5)

(　　)52. 時間管理專家提出「工作時間愈充裕，工作進度愈慢，工作總是要拖到最後一刻才完成」，主張應改變拖延習慣，以避免時間浪費，係稱為

(A)重點管理原理

(B)能力曲線原理

(C)帕金森定律

(D)農場法則

(　　)53. 下列對激勵（motivation）的敘述哪一項錯誤？

(A)是設法激起員工的行動，以達到特定目的的過程

(B)員工內在激勵愈高，將工作做好的正向感受愈佳

(C)激勵可提升員工因應壓力的能力

(D)缺乏激勵因素會讓員工覺得不滿足

(　　)54. 下列哪些項目屬於激勵因素？ (1)工作具挑戰性 (2)被主管賞識 (3)合

宜的工作環境 (4)合理的薪資 (5)能發揮所長

(A)(1)+(2)+(3)

(B)(1)+(2)+(4)

(C)(1)+(2)+(5)

(D)(2)+(4)+(5)

( )55. 下列哪些是正確的激勵原則？ (1)激勵不是對員工施恩，應只獎勵值得獎勵的員工 (2)主管激勵員工不可心存有恩，期待員工回報 (3)能產生感應的激勵，才能發揮激勵功效 (4)激勵應私下爲之，以免引起未受激勵員工的不滿 (5)激勵應兼顧有效溝通，讓員工了解爲什麼被激勵。

(A)(1)+(2)+(3)+(4)

(B)(1)+(2)+(3)+(5)

(C)(1)+(2)+(4)+(5)

(D)(2)+(3)+(4)+(5)

( )56. 下列對衝突（conflict）的看法，哪一項是錯誤的？

(A)衝突是人類社會之不正常現象，應絕對避免之

(B)適度的衝突有益於成就表現

(C)衝突可促進社會的崩解重整，進而造成社會變遷

(D)護理管理者應學習使用具建設性方式來管理衝突事件

( )57. 某一資深護理師，平時工作認眞，臨床能力頗佳，但因只有五專學歷，雖想升爲護理長，但又擔心護理同仁不認同，產生矛盾無法做出決定，此種衝突是一種

(A)雙趨衝突（approach-approach conflict）

(B)雙避衝突（avoidance-avoidance conflict）

(C)認知衝突（cognitive conflict）

(D)趨避衝突（approach-avoidance conflict）

( )58. 在病房發生醫護衝突時，護理長常爲避免衝突擴大而息事寧人，甚至犧牲護理人員權益，此種衝突處理策略，稱爲

(A)迴避型（avoiding）

(B)讓步型（obliging）

(C)壓制型（dominating）

(D)妥協型（compromissing）

(　　)59. 某區域醫院院長時常接到慢性病病人的抱怨「無法預約三個月後的門診掛號，造成無法在藥物服完之後順利看病」，院長非常重視，直接交給醫事處主任處理，期望能及早解決此問題，但已經過8個月，到目前此問題仍無解，主要原因爲 (1)院長未直接參與變革計畫 (2)未指示相關管理階層皆應完全參與 (3)缺乏溝通 (4)未提供足夠資源 (5)員工抗拒變革

(A)(1)+(2)+(3)+(4)

(B)(1)+(2)+(4)+(5)

(C)(1)+(3)+(4)+(5)

(D)(2)+(3)+(4)+(5)

(　　)60. Lewin所提出之變革理論（change theory），強調變革是一種動態過程，其順序爲

(A)變革期→解凍期→再凍期

(B)解凍期→再凍期→變革期

(C)再凍期→解凍期→變革期

(D)解凍期→變革期→再凍期

(　　)61. 某醫學中心欲全院推動「大夜班固定班別制度」，各有支持與反對意見，請問哪些是成功推動的助力（driving forces）？ (1)固定班別，夜班費800元 (2)可優先拿休假 (3)必須獨當一面，勇於接受挑戰 (4)有穩定的生理時鐘 (5)有固定時間可安排進修活動

(A)(1)+(2)+(3)+(4)

(B)(1)+(2)+(4)+(5)

(C)(1)+(3)+(4)+(5)

(D)(2)+(3)+(4)+(5)

(　　)62. 某醫學中心擬推動混合照護模式（skill mix care model），可以運用哪些策略成功完成變革？ (1)讓護理同仁共同參與變革行動 (2)虛心傾聽護理同仁的意見 (3)爭取院長及各階層主管的支持 (4)爭取足夠護理人力資源（含照顧服務員） (5)爲避免夜長夢多，變革期限愈短愈好

(A)(1)+(2)+(3)+(4)

(B)(1)+(3)+(4)+(5)

(C)(1)+(2)+(4)+(5)

(D)(2)+(3)+(4)+(5)

(　　)63. 下列哪一種品質價值觀是錯誤的？

(A)品質是製造出來的，而不是檢驗出來的

(B)第一次就做對的品質成本最經濟

(C)提高品質就是提高成本

(D)品質是追求卓越及永無止境的學習

(　　)64. 下列對品質觀念的演進，若著重於過程，強調的是符合標準，其係屬於

(A)產品導向（product-based）

(B)製造導向（manufacturing-based）

(C)使用者導向（user-based）

(D)價值導向（value-based）

(　　)65. 南丁格爾女士（Nightingale）在克里米亞戰爭時，致力於改善受傷士兵的健康狀況，採用下列哪一項來評估醫療照護品質？

(A)院內感染率

(B)罹病率

(C)死亡率

(D)併發症發生率

(　　)66. 目前國內醫療機構護理部門品管工具最常使用的是 (1)品管圈（QCC） (2)全面品質管理（TQM） (3)臨床路徑（clinical pathway） (4)5S (5)國際品質保證（ISO）

(A)(1)+(2)+(3)+(4)

(B)(1)+(2)+(4)+(5)

(C)(1)+(3)+(4)+(5)

(D)(2)+(3)+(4)+(5)

(　　)67. 在醫療經營管理過程中，下列哪一項最能「提升品質，降低成本」？

(A)做對的事（doing right things）

(B)把事情做好（doing things right）

(C)做對的事及做好事情（doing right things right）

(D)增進營運效率（promoted operational efficiency）

(　　)68. 下列哪一項不是管理式醫療照護使用的方式？

(A)臨床路徑（clinical pathway）

(B)臨床執業指引（clinical practice guideline）

(C)技術標準（technical standard）

(D)異常管理（management of incident）

(　　)69. 某醫院內科病房護理同仁，自動自發地組成小組，進行品質管制活動，除發掘病房問題，並擬訂改善對策並具體執行，此種品管活動稱爲

(A)標竿學習（benchmarking）

(B)品管圈（quality control cycle）

(C)全面品質管理（total quality management）

(D)異常管理（management of incident）

(　　)70. 特性要因圖（cause and effect diagram）將所分析的原因畫成因果圖，又稱爲

(A)柏拉圖（Pareto chart）

(B)散布圖（seatter diagram）

(C)魚骨圖（fishbone chart）

(D)控制圖（control chart）

(　　)71. 下列哪一種能提供各醫療院所「在醫療品質的各種表現相關資訊」？

(A)平衡計分卡（balanced score card）

(B)品質報告卡（report card）

(C)重大傷病卡

(D)全民健保卡

(　　)72. 下列哪些項目屬於醫療品質過程面的品質指標？ (1)院內感染率 (2)意外事件發生率 (3)住院期間死亡率 (4)占床率 (5)剖腹產率 (6)醫療糾紛發生率

(A)(1)+(2)+(3)+(4)

(B)(1)+(2)+(4)+(5)

(C)(1)+(2)+(5)+(6)

(D)(2)+(3)+(5)+(6)

(　　)73. 下列那些項目屬於醫療品質結果面的品質指標？ (1)平均住院日 (2)病

患滿意度 (3)同一疾病14天再住院率 (4)出院一個月內死亡率 (5)平均門診候診時間 (6)誤診事件發生率

(A)(1)+(2)+(3)+(4)

(B)(1)+(2)+(4)+(5)

(C)(1)+(2)+(5)+(6)

(D)(2)+(4)+(5)+(6)

( )74. 平衡計分卡（balanced score card）係以哪四個構面來衡量企業或醫療機構的經營績效？ (1)財務 (2)顧客 (3)內部流程 (4)組織文化 (5)學習與成長

(A)(1)+(2)+(3)+(4)

(B)(1)+(2)+(3)+(5)

(C)(1)+(2)+(4)+(5)

(D)(1)+(3)+(4)+(5)

( )75. 平衡計分卡顧客構面之核心量度內涵包括 (1)市場占有率 (2)顧客爭取率 (3)顧客延續率 (4)顧客滿意度 (5)顧客流失率 (6)顧客獲利率

(A)(1)+(2)+(3)+(4)+(5)

(B)(1)+(2)+(3)+(5)+(6)

(C)(1)+(2)+(3)+(4)+(6)

(D)(2)+(3)+(4)+(5)+(6)

( )76. 在醫院中最常見與病患安全有關之疏失包括 (1)診斷錯誤 (2)檢驗錯誤 (3)給藥錯誤 (4)手術錯誤 (5)麻醉錯誤

(A)(1)+(2)+(3)+(4)

(B)(1)+(2)+(3)+(5)

(C)(1)+(3)+(4)+(5)

(D)(2)+(3)+(4)+(5)

( )77.下列哪一項不是醫院中護理人員造成醫療疏失之主要原因？

(A)病人辨識不準確

(B)護理人力不足，工作過度負荷

(C)專業能力不足

(D)工作流程設計不良

(　　)78. 下列哪一項措施對改善用藥安全性無太大助益？

(A)高濃度電解質之使用應有標準化及領用限制規定

(B)包裝或外觀相似的藥品不應同置一處

(C)禁止接受醫師口頭或電話醫囑

(D)所有藥物都能提供學名和商品名

(　　)79. 下列哪一種措施對改善護理人員交接病人之安全性較不可行？

(A)制定交班標準作業程序

(B)落實單位內交班之標準作業程序

(C)落實單位間交接病人之標準作業程序

(D)落實單位間運送病人由資深護理人員執行

(　　)80. 我國所發生的醫療不良事件中，依調查資料顯示以哪一類發生率最高？

(A)醫療處置所導致的感染

(B)藥物錯誤

(C)手術或侵襲性檢查或治療所造成的併發症

(D)輸血錯誤

(　　)81. 醫療作業所造成的異常事件中，以哪一項最嚴重？

(A)不良事件（adverse event）

(B)未造成傷害的異常事件（no harm event）

(C)警訊事件（sentinel event）

(D)跡近錯失（near miss）

(　　)82. 我國目前規定哪一種疾病應「強制通報」，以維護病人及民眾安全？

(A)傳染性疾病

(B)中毒事件

(C)非尋常原因的死亡

(D)重大意外致死事件

(　　)83. 當發生哪些醫療異常事件時，應進行根本原因分析（root cause analysis）？ (1)警訊事件 (2)不良事件 (3)跡近錯失 (4)未造成傷害的異常事件

(A)(1)+(2)+(3)

(B)(1)+(2)+(4)

(C)(1)+(3)+(4)

(D)(2)+(3)+(4)

(　　)84. 下列哪一項顧客關係管理之敘述是錯誤的？

(A)以個別顧客的需求行銷，可提供個別化醫療照護

(B)以持續性的關係行銷爲導向，保持持續的關係與關懷，可留住病人

(C)運用資訊科技建立顧客知識資料庫，有違保密與維護隱私原則

(D)獲取病人的忠誠度及可以消費多重醫療保健服務的終身價值，可掌握永續經營的優勢

(　　)85. 爲與病人建立持久關係，保持與病人對話管道的暢通，應 (1)傾聽病人的意見 (2)讓病人參與醫療照護過程的討論 (3)單向觀察病人需求 (4)透過分享醫療資訊和醫療保健知識，提供病人學習機會 (5)讓病人可隨時隨地與醫院聯繫，分享其健康訊息

(A)(1)+(2)+(3)+(4)

(B)(1)+(2)+(4)+(5)

(C)(1)+(3)+(4)+(5)

(D)(2)+(3)+(4)+(5)

(　　)86. 各醫療院所均應定期進行服務品質評量，下列對評量標準內容的敘述，哪一項錯誤？

(A)可信賴：員工的專業知識與技能可使病人產生信任感和信心

(B)具可近性：當病人需要服務時，能立即滿足其需求

(C)具關懷之心：對每個病人均能表示關切

(D)具可信度：以一貫態度處理病人的抱怨

(　　)87. 我國現行專科護理師與醫師間的關係爲 (1)夥伴關係 (2)依附關係 (3)工作角色互補關係 (4)主從關係

(A)(1)+(2)+(3)

(B)(1)+(3)+(4)

(C)(1)+(2)+(4)

(D)(2)+(3)+(4)

(　　)88. 下列哪一項不是我國現行專科護理師的執業範圍？

(A)病人身體理學檢查之初步評估與病情詢問

(B)在醫師指示下，開立處方箋

(C)在醫師指示下，開立檢驗或檢查單

(D)處理病人其家屬醫學諮詢及病情說明

(　　)89. 下列哪一種品質管理強調「說、寫、做」一致？

(A)國際標準組織（ISO）所採取的國際品質認證

(B)美國醫療機構聯合評鑑委員會（JCAHO）所採用的臨床品質衡量

(C)國際品質指標計畫（IQIP）所推行的品質指標

(D)臺灣品質指標系列（THIS）之醫療品質指標監測系統

(　　)90. 下列哪一項不是醫療品質結構面之重要指標？

(A)醫師專長與資歷

(B)主治醫師與病床比例

(C)貴重儀器設備種類與數量

(D)醫療照護成本

(　　)91. 醫療照護品質之良好與否，與下列哪一項較無直接相關？

(A)有足夠的醫事人力配置

(B)有重視疾患安全的文化

(C)有全世界最頂尖且昂貴的醫療儀器

(D)醫事人員均有良好的專業能力

(　　)92. 預防異常事件發生模式中，強調需有「安全屏障」，下列哪幾項可作爲「安全屏障」？ (1)品質管理 (2)安全管控 (3)通報制度 (4)儀器維護

(A)(1)+(2)

(B)(1)+(3)

(C)(1)+(4)

(D)(2)+(3)

(　　)93. 下列哪一項不是異常事件通報制度實施不易的原因？

(A)擔心通報的結果可能會造成醫療糾紛

(B)擔心通報會因洩漏病人醫療秘密而遭受懲罰

(C)擔心通報會使同仁遭受懲罰

(D)擔心據實通報會遭受同儕排擠

(　　)94. 下列哪一項不是平衡計分卡「學習與成長構面」之評量指標？

(A)員工生產力

(B)員工延續率

(C)員工滿意度

(D)員工抱怨數

(　　)95. Crosby在其品管定理中強調「品質不符合標準需付出昂貴代價」，下列敘述哪一項不符合其論述？

(A)據估計品質不符合要求的成本約占總營業額的20%

(B)據估計品質符合要求的成本約占總營業額的3-4%

(C)使品質符合要求的成本將高出不符合要求的成本

(D)寧可投資在使品質符合要求，不要爲品質不合乎要求而付出更多代價

(　　)96. 國內外在醫療疏失中，以用藥錯誤發生率最高，爲加強預防用藥錯誤，下列敘述中，哪一項不正確？

(A)將最容易誤認的縮寫，製成海報，張貼於單位內，提醒同仁注意

(B)明確規定哪些縮寫是禁用的

(C)盡量以電腦打字取代手寫，以免字跡潦草不易分辨

(D)護理人員在給藥時，應針對藥名讀三次，核對五次

(　　)97. 規劃（planning）過程可以運用5W和3H原則，下列那一個不包括在5W中？

(A)Why

(B)What

(C)Where

(D)Win

(　　)98. 病房護理人員的臨床經驗都在3年以上，沒有新進人員，護理人力配置亦符合安全護病比，在此種情況下，採用哪種護理模式最適合？

(A)成組護理

(B)主護護理

(C)功能性護理

(D)成組護理+功能性護理

(　　)99. 當病房護理人力結構中資深有3年經驗者只有2人，其他年資都是1年以下，在此種情況下採用哪一種護理模式較適合？

(A)成組護理

(B)主護護理

(C)功能性護理

(D)技術混合照護

(　　)100.下列哪一項不是人力資源管理的新趨勢？

(A)由人力管理轉換爲人力發展

(B)由恩惠主義轉換爲參與管理

(C)由年資主義轉換爲能力主義

(D)幹部資深老練化

(　　)101.要制定病房護理工作說明書，下列哪一項不是必須完成分析的項目？

(A)完成工作必須具備的知識、技術與經驗能力

(B)執行工作的種類和內容

(C)如何執行工作

(D)爲何要執行此工作

(　　)102.制定病房的工作規範主要依據

(A)工作說明書

(B)完成工作需具備的知能

(C)執行工作的種類和內容

(D)(A)+(B)

(　　)103.下列哪一項不是工作設計應考慮的四大面向？

(A)組織設計

(B)工作過程

(C)工作要求

(D)工作型態

(　　)104.護理工作豐富化的定義不包括下列哪一項？

(A)將工作水平式擴張、擴大工作範圍

(B)增加護理師的職權

(C)讓護理師執行具挑戰性工作

(D)讓護理師有更大的自由度和獨立自主性

(　　)105.以下對彈性人力資源管理的敘述哪一項是不正確的？

(A)由企業界發起運用

(B)旨在去除工作規則和規章所造成的組織僵固性

(C)避免在人力資源管理付予過多彈性

(D)旨在運用彈性人力策略來強化競爭優勢

(　　)106.下列哪一項不是彈性人力資源管理所強調的項目？

(A)時間彈性

(B)法規彈性

(C)薪資彈性

(D)領導彈性

(　　)107.下列哪一項不是彈性人力資源管理之區隔彈性，主要強調的重點？

(A)配置質優量足的護理核心人力

(B)適度的聘用周邊人力，以減輕護理人員的工作負荷

(C)周邊人力最好採用人力外包或派遣方式

(D)不論是核心或周邊人力均應依工作性質給予合適的職位和薪酬

(　　)108.臺灣目前所推動的臨床護理進階制度，對N4在學術能力的要求是完成一篇

(A)讀書報告

(B)案例分析

(C)個案報告

(D)專案報告

(　　)109.臺灣目前所推動的臨床進階制度要取得N3資格，下列哪一項不是必要條件？

(A)具整體照護能力

(B)具教學能力

(C)具行政能力

(D)具護理品質之執行與改善能力

(　　)110.Benner所提出的護理專業技能成長模式，從生手到專家，其順序哪一項是正確的？

(A)生手→進階學習→勝任→精通→專家

(B)生手→勝任→精通→進階學習→專家

(C)生手→精通→勝任→進階學習→專家

(D)生手→勝任→進階學習→精通→專家

(　　)111.領導者的權力基礎來自六大項，護理長命令其管轄單位護理師在責任範圍

內應有所作爲，是運用下列哪一種權力？

(A)強制權

(B)專家權

(C)親和權

(D)法定權

(　　)112.領導者運用下列哪幾種權力，其部屬工作表現和對工作滿意程度最高？

(A)法定權和強制權

(B)法定權和獎賞權

(C)強制權和獎賞權

(D)專家權和親和權

(　　)113.有關領導力之發展，依循下列哪一種程序最恰當？

(A)由自我領導→人我→群我

(B)由人我領導→自我→群我

(C)由群我→人我→自我領導

(D)由自我→群我→人我領導

(　　)114.領導者會聽取部屬意見，獎懲分明，有時會授權給部屬並提供支持，係屬於哪一種領導？

(A)剝削權威式

(B)諮商式

(C)仁慈權威式

(D)參與式

(　　)115.領導者的領導行爲以導正員工行爲，建立工作紀律，讓員工內化標準化作業程序，採用權變獎酬，嚴格要求並且密切監督員工，係屬於哪一種領導型態？

(A)情境領導

(B)交易型領導

(C)轉換型領導

(D)眞誠領導

(　　)116.激勵員工有很多種做法，例如　(1)建立護理專業價值觀可作爲激勵的基礎　(2)以願景提升員工的向心力，可以激發員工爲醫院效力　(3)運用上進動力可以激勵員工的工作鬥志 (4)鼓勵創新、培育勇於創新的員工，可提高醫院的競爭力 (5)激勵員工勇於追求夢想，可讓員工努力超越自己。下列那些組合最適切

(A)(1)+(2)+(3)

(B)(2)+(3)+(4)

(C)(1)+(2)+(3)+(4)+(5)

(D)(2)+(3)+(4)+(5)

( )117.變革最主要目的在

(A)維持競爭優勢

(B)增進競爭優勢

(C)創造競爭優勢

(D)維持組織績效

( )118.控制是爲確保各種護理行動皆能獲得預期結果。目前很多醫院多使用資訊管理系統、設計防錯機制、預防開錯藥、打錯針，此種做法係屬於

(A)事前控制

(B)及時同步控制

(C)事後控制

(D)全程控制

( )119.衛生福利部所訂定之2016-2017年之醫療品質及病人安全目標共八大項，下列哪一項並不包括在內？

(A)提升醫療照護人員間的有效溝通

(B)鼓勵病人參與，推行醫病共享決策

(C)提升管路安全

(D)鼓勵異常事件通報

( )120.勞基法修法，讓勞工週休二日，並增加資淺勞工的特休假，不過爲維護勞工權益，將加強勞動檢查，下列哪一項並不違反勞基法規定？

(A)每工作7日未給予1天例日

(B)更換班別未給予11小時休息

(C)每個月加班超過46小時

(D)休息日加班給予加班費

1.(D) 2.(C) 3.(C) 4.(A) 5.(B) 6.(A) 7.(D) 8.(A) 9.(C) 10.(A)
11.(C) 12.(D) 13.(A) 14.(A) 15.(D) 16.(D) 17.(A) 18.(D) 19.(B) 20.(B)
21.(C) 22.(A) 23.(C) 24.(B) 25.(C) 26.(C) 27.(B) 28.(D) 29.(B) 30.(C)
31.(A) 32.(C) 33.(C) 34.(B) 35.(C) 36.(A) 37.(B) 38.(A) 39.(C) 40.(D)
41.(C) 42.(B) 43.(B) 44.(C) 45.(A) 46.(C) 47.(D) 48.(A) 49.(C) 50.(C)
51.(A) 52.(C) 53.(D) 54.(C) 55.(B) 56.(A) 57.(D) 58.(B) 59.(A) 60.(D)
61.(B) 62.(A) 63.(C) 64.(B) 65.(C) 66.(A) 67.(C) 68.(D) 69.(B) 70.(C)
71.(B) 72.(C) 73.(A) 74.(B) 75.(C) 76.(A) 77.(D) 78.(C) 79.(D) 80.(B)
81.(C) 82.(A) 83.(A) 84.(C) 85.(B) 86.(D) 87.(A) 88.(B) 89.(A) 90.(D)
91.(C) 92.(A) 93.(B) 94.(D) 95.(C) 96.(D) 97.(D) 98.(B) 99.(A) 100.(D)
101.(A) 102.(D) 103.(D) 104.(A) 105.(C) 106.(B) 107.(C) 108.(D) 109.(C)
110.(A) 111.(D) 112.(D) 113.(A) 114.(B) 115.(B) 116.(C) 117.(C) 118.(B)
119.(D) 120.(D)

國家圖書館出版品預行編目資料

護理行政與管理／盧美秀著. ——三版. ——
臺北市：五南, 2017.10
面；　公分
ISBN 978-957-11-9411-0（平裝）
1.護理行政管理
419.65　　106016217

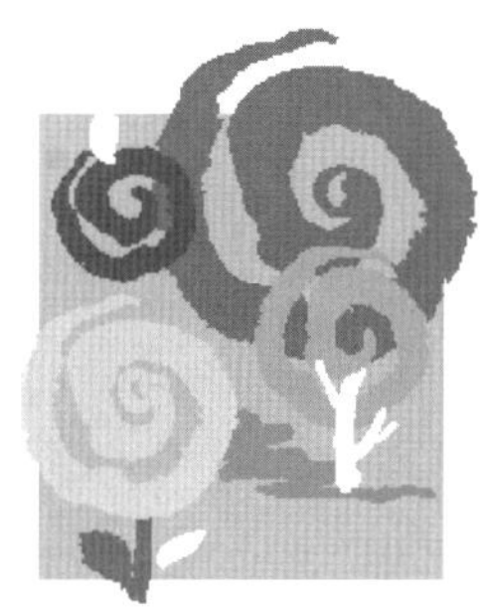

5K71

護理行政與管理

作　　者／盧美秀
發 行 人／楊榮川
總 經 理／楊士清
副總編輯／王俐文
責任編輯／金明芬
封面設計／斐類設計工作室
出 版 者／五南圖書出版股份有限公司
地　　址／106台北市大安區和平東路二段339號4樓
電　　話／(02)2705-5066　　傳　　真／(02)2706-6100
網　　址／http://www.wunan.com.tw
電子郵件／wunan@wunan.com.tw
劃撥帳號／01068953
戶　　名／五南圖書出版股份有限公司
法律顧問／林勝安律師事務所　林勝安律師
出版日期／2008年 9 月二版一刷
　　　　　2017年10月三版一刷
定　　價／新臺幣650元

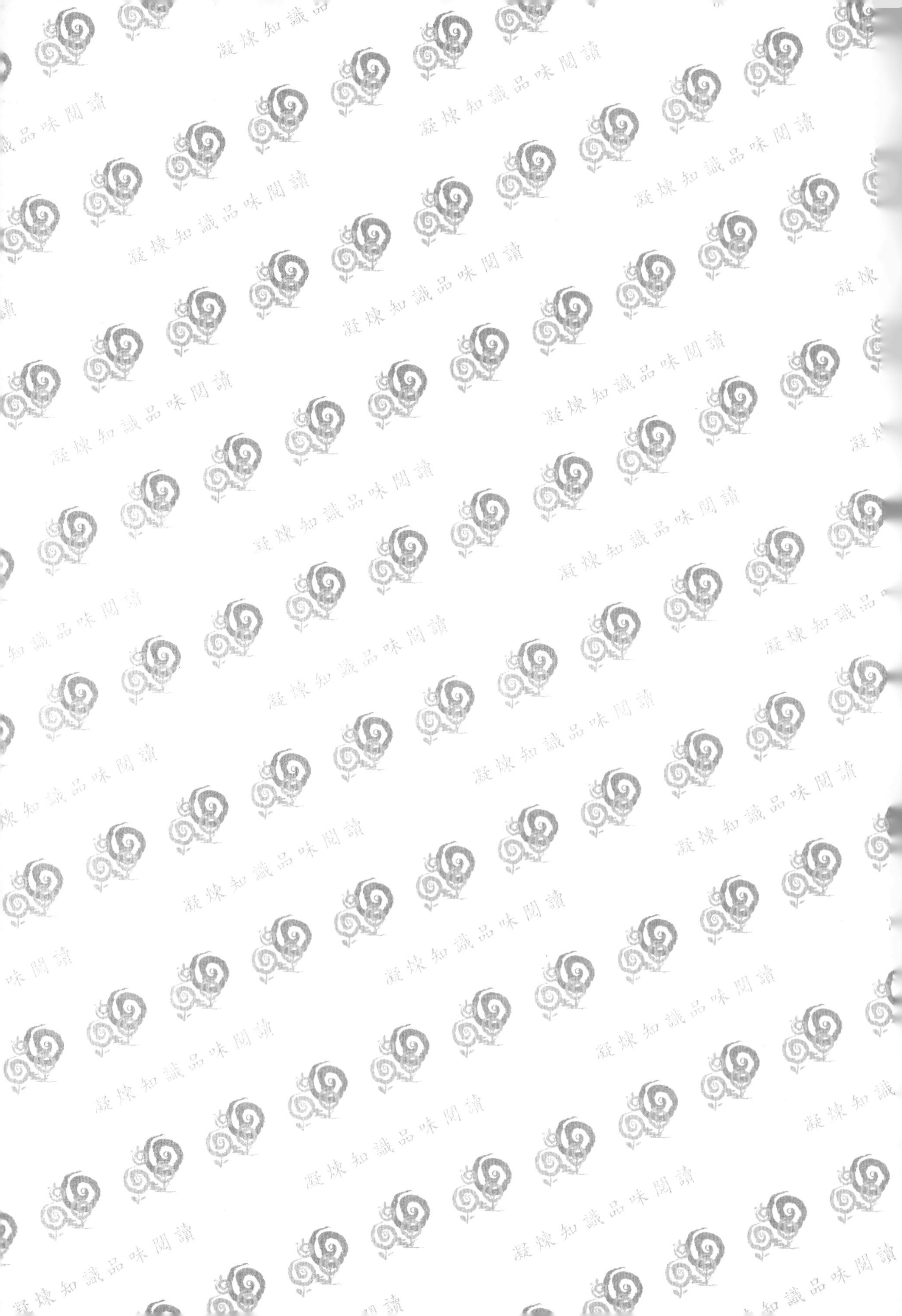

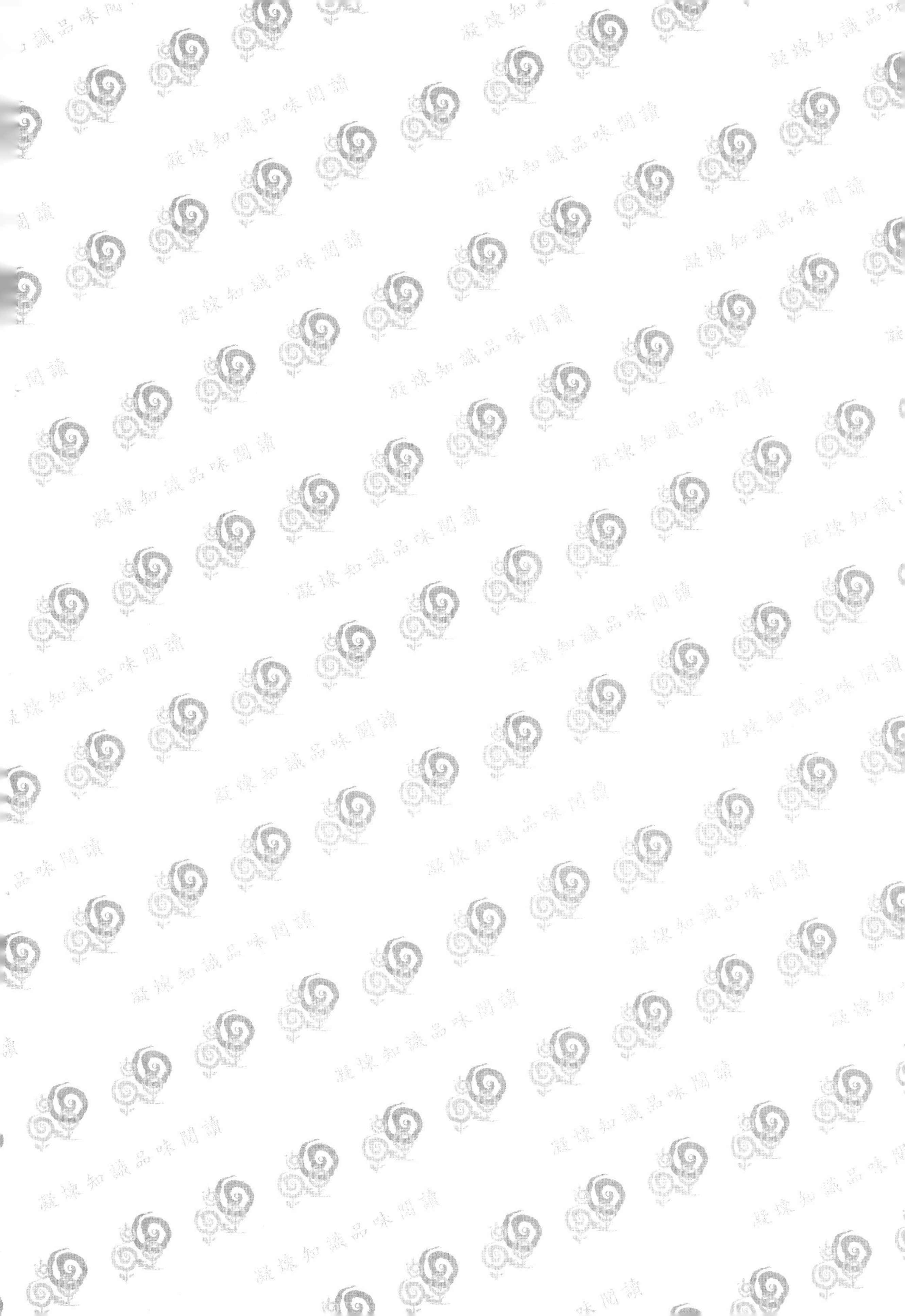